中华名医传世经典名著大系

刘民叔传世名著

刘民叔◎著

潘华信　点校

天津出版传媒集团

天津科学技术出版社

图书在版编目（CIP）数据

刘民叔传世名著 / 刘民叔著；潘华信点校. -- 天津：天津科学技术出版社，2020.1

ISBN 978-7-5576-7211-9

Ⅰ.①刘… Ⅱ.①刘… ②潘… Ⅲ.①中国医药学-中国-现代 Ⅳ.①R2-52

中国版本图书馆CIP数据核字（2019）第252041号

刘民叔传世名著

LIUMINSHU CHUANSHIMINGZHU

责任编辑：梁　旭　吴　頔

责任印制：兰　毅

出　　版：天津出版传媒集团
　　　　　天津科学技术出版社

地　　址：天津市西康路 35 号

邮　　编：300051

电　　话：（022）23332393（发行科）23332369（编辑部）

网　　址：www.tjkjcbs.com.cn

发　　行：新华书店经销

印　　刷：天津兴湘印务有限公司

开本 710×1000　1/16　印张 37.5　字数 574 000

2020年1月第1版第1次印刷

定价：198.00 元

目　录

素问痿论释难

伤寒论霍乱训解

时疫解惑论

伊尹汤液经

神农古本草经

鲁楼医案

华阳医说

鲁楼残简

素问痿论释难

《素问痿论释难》序

　　风、痹、痿、厥，奇恒之病也。奇恒者，言奇病也，谓其异于常也。《素问》分著四论，平载于第十二卷。然此四者，又每相兼病，如风痹、风痿、痹厥、痿厥之属。然则风、痹、痿、厥，可以分，可以不分，可以兼，可以不兼，分则其常，兼则其变也。虽然，经义何以必于风、痹、痿、厥，分著四论而平载之欤？盖四者为同病而异名者也，中于阳命曰风，留于阴命曰痹，绝于下命曰痿，逆于上命曰厥。风与痿近，偏于气分也；痹与厥近，偏于血分也；气出于脑，血出于心，所以四者之同，同其病机；四者之异，异其病状。智者察同，愚者察异，能识其一，则三者可以隅反。夫读万卷书，当行万里路，山海异候，五方异宜，乃能备悉其情。若足不出户，闭门著书，而谓能治异候异宜之疾，直是欺人语耳。此所以于民国十五年十月，背岷江，过三江，而来游申江之上也。悬壶沪滨，于今七载，固是以活人者活己，而吐我固陋，且欲以医世者医医。苏浙闽粤，地卑近海，病风痹痿厥者綦众。无如近代医流，避难就易，崇尚叶、薛之时派，不研圣哲之经籍，持论模棱，处方清淡，凡遇枯、挛、挈、躄、弹曳、瘫痪，诸半死者，在医家则弃而不顾，在病家则委而不治，忍心伤仁，尚更有甚于此焉者乎。既目击，倍觉心伤，爰述大圣人之意，撰为《素问痿论释难》一卷，别辑《痿方粹编》三卷。若能细心寻绎，虽未能尽起死人，肉白骨，而见病知源，十全其九，则必为可能者矣。

　　民国二十二年甲戌，刘复序于上海市南京路保安坊

3

痿论原文

（复按本论载王冰次注本，第十二卷，四十四篇，兹就本论王注：增附愚校，并陈于后）

黄帝问曰：五藏（复按脏通作藏，古书藏字，本皆作臧，从臣戕声。《汉书·王吉传》云："吸新吐故，以练臧。"《艺文志》有："客疾五臧狂颠病方。"从艸，后人所加，后又加肉作脏。《灵枢·本藏篇》云："五藏者，所以藏精神、血气、魂魄者也。"用藏训五藏者之藏字，则须从肉，若以藏训所以藏精神、血气、魂魄之藏字，则勿加肉字偏旁也。按肉篆作🔲。《正字通》云："肉字，偏旁之文，本作肉，石经改作月，中二画连左右，与日月之月异，今俗作月以别之。"）使人痿（复按从疒委声。疒本作𠤏，篆作𠤏。《说文》云："倚也，人有疾病，象倚著之形，凡疒之属皆从疒。"），何也（王注：痿谓痿弱，无力以运动。）？岐伯对曰：肺主身之皮毛，心主身之血脉（复按脉本作𧖴，《说文》云："𧖴血，血理分衺行体者，从辰从血，衇辰血或从肉，衇，籀文。"《正字通》云：脉俗脈字。《韵会》引毛氏云："脈字从月从辰，今从永者误也，永古咏字，反永为，音普拜切，辰，水之衺流也，从辰取衺流义，不当从永，但相承已久，不敢废也。"），肝主身之筋膜，脾主身之肌肉，肾主身之骨髓（王注：所主不同，痿生亦各归其所主。）。故肺热叶焦，则皮毛虚弱急薄著（复按：《一切经音义》三·引字书："著，相附著也。"《素问·三部九候论》云："皮肤著者死。"凡病至大骨枯槁，大肉陷下，皮毛未有不虚弱急薄，相附陷下者，与《本论》第三章"肺热者，色白而毛败"同义，但此句凡八字，语意欠莹，疑有脱文。），则生痿躄也（王注：躄谓挛躄，足不得伸以行也，肺热则肾受热气故尔，复按：躄广韵壁同，《说文》云：躄人不能行也，从止辟声。）。心气热，则下脉厥而上，上则下脉虚，虚则生脉痿，枢折挈（复按枢折挈三字成句，语意欠莹，虽下文王氏迁就为注，然固可必其有脱文也。），胫纵而不任地也（王注：心热盛则火独光，火独光，则内炎上。肾之脉常下行，今火盛而上炎用事，故肾脉亦随火炎烁而逆上行也。阴气厥逆，火复内燔，阴上隔阳，下不守位，心气通脉，故生脉痿，肾气主足，故膝腕枢纽如折去，而不相提挈，胫筋纵缓，而不能任用于地也。复按《论语·宪问皇疏》："胫，脚胫也，膝上曰股，膝下曰胫。"《灵枢·五色篇》云："膝以下者胫也，当胫以下者足也。"胫次于膝，足接于胫，以次而下也。）。肝气热，则胆泄口苦，筋膜于，筋膜干则筋急而挛，发为筋痿（王注：胆约肝叶，而汁味至苦。故肝热则胆液渗泄，胆病则口苦。今胆液渗泄，故口苦也，肝主筋膜，故热则筋膜干而挛急，发为筋痿也。《八十一难经》曰：胆在肝短叶间下。复按：《正字通》云："俗以胆为赡，非。"）。脾气热，则胃干而渴，肌肉不仁，发为肉痿（王注：脾与胃以膜相连，脾气热则胃液渗泄，故干而且渴也，脾主肌肉，今热薄于内，故肌肉不仁，而发为肉痿。）。肾气热，则腰脊不举，骨枯而髓减，发为骨痿（王注：腰为肾府，又肾脉上股内，贯脊属肾，故肾气热，则腰脊不举也。肾主骨髓，故热则骨枯而髓减，发则为骨痿。）。

上为《痿论》之第一章，叙述"五藏使人痿何也"之义。

帝曰：何以得之？岐伯曰：肺者，藏之长也，为心之盖也（王注：位高而布叶于胸中，是故为藏之长，心之盖。），有所失亡，所求不得，则发肺鸣，鸣则肺热叶焦（王注：志若不畅，气郁故也，肺藏气，气郁不利，故喘息有声，而肺热叶焦也。），故曰：五藏因（复按：三字当删。）肺热叶焦，发为痿躄，此之谓也（王注：肺者所以行荣卫，治阴阳，故引曰五藏因肺热，而发为痿躄也。复按：以上为第二章之第一节。）。

悲哀太甚，则胞络绝，胞络绝，则阳气内动，发则心下崩，数溲血也（王注：悲则心系急，肺布叶举，而上焦不通，荣卫不散，热气在中，故包络绝，而阳气内鼓动。发则心下崩，数溲血也。心下崩谓心包内崩，而下血也，溲谓溺也。）。故《本病》曰（复按本病二字，为古经论痿之篇名，疑原名非"本病"二字。）：大经空虚，发为肌痹（复按：《说文》云："痹，湿病也，从广畀声，"今通作痹。《集韵》："疕同，脚冷湿病也。"），传为脉痿（王注：《本病》古经论篇名也，大经谓大经脉也，以心崩溲血，故大经空虚。脉空则热内薄，卫气盛，荣气微，故发为肌痹也。先见肌痹，后渐脉痿，故曰：传为脉痿也。复按：以上为第二章之第二节。）。

思想无穷，所愿不得，意淫于外，入房太甚，宗筋弛纵，发为筋痿，及为白淫（王注：思想所愿，为祈欲也，施写劳损，故为筋痿及白淫也。白淫谓白物淫衍如精之状，男子因溲而下，女子阴器中绵绵而下也。）。故《下经》曰：筋痿者，生于肝，使内也（王注：《下经》，上古之经名也，使内，谓劳役阴力，费竭精气也。复按：以上为第二章之第三节。）。

有渐于湿（复按：湿俗作濕，《说文》云："濕幽濕也，从水，一所以覆也，覆而有土，故湿也，显省声。"徐铉曰："令人不知以湿为濕字，湿乃水名，非此也。"），以水为事，若有所留，居处相湿，肌肉濡渍，痹而不仁，发为肉痿（王注：业惟近湿，居处泽下，皆水为事也。平者久而犹怠，感之者尤甚矣，内属于脾。脾气恶湿，湿者于内，则卫气不荣，故肉为痿也。复按《素问·藏气法时论》云："脾病者，身重，善肌肉痿，足不收行，善瘈，脚下痛。"）。故《下经》曰：肉痿者，得之湿地也（王注：《阴阳应象大论》曰，地之湿气感则害皮肉筋脉，此之谓害肉也。复按：以上为第二章之第四节。）。

有所远行劳倦，逢大热而渴，渴则阳气内伐，内伐则热舍于肾。肾者水藏也，今水不胜火，则骨枯而髓虚，故足不任身，发为骨痿（王注：阳气内伐，谓伐腹中之阴气也，水不胜火，以热舍于肾中也。）。故《下经》曰：骨痿者，生于大热也（王注：肾性恶燥，热反居中，热薄骨干，故骨痿无力也。复按：以上为第二章之第五节。）。

上为痿论之第二章，叙述何以得之之义。

帝曰：何以别之？岐伯曰：肺热者，色白而毛败；心热者，色赤而络脉溢；肝热者，色苍而爪枯；脾热者，色黄而肉蠕动；肾热者，色黑而齿槁（王注：各求藏色及所主养而命之，则其应也。）。

上为《痿论》之第三章，叙述"何以别之"之义。

帝曰：如夫子言可矣，论言治痿者，独取阳明，何也（复按论言，为上古经论之言，帝举治痿者，独取阳明为问，则其为义，远出上古，至可宝也。）？岐伯曰：阳明者，五藏六府之海（王注：阳明，胃脉也，胃为水谷之海也。），主闰宗筋（复按：闰当作润，《广雅·释诂》云："润，益也。"《说文》云："益，饶也。"此言主闰宗筋者，谓水谷之精，阳明之气也，主益助宗筋，宗筋得其助益，乃富饶也，必其富饶，乃有为也。）。宗筋主束骨，而利机关也（王注：宗筋谓阴毛中，横骨上下之竖筋也，上络胸腹，下贯髋尻，又经于背腹，上头项，故云，宗筋主束骨而利机关也。然腰者，身之大关节，所以司屈伸，故曰机关。复按：《说文》云："束，缚也。"与朿不同。《说文》云："朿，木芒也。"今本宗筋主束骨，作朿骨，误也。）。冲脉者，经脉之海也（王注：《灵枢经》曰，冲脉者，十二经之海。），主渗灌溪谷（复按《素问·气穴论》云："肉之大会为谷，肉之小会为溪，肉分之间，溪谷之会，以行荣卫，以会大气。"），与阳明合于宗筋（王注：寻此则横骨上下，齐两傍竖筋，正宗筋也，冲脉循腹，挟齐傍，各同身寸之五分而上，阳明脉亦挟齐傍，各同身寸之一寸五分而上，宗筋脉于中，故云与阳明合于宗筋也，以为十二经海，故主渗灌溪谷也。）。阴阳总宗筋之会，会于气街（复按：气街为足阳明经穴，一名气冲。）。而阳明为之长，皆属于带脉，而络于督脉（王注：宗筋脉会，会于横骨之中，从上而下，故云阴阳总宗筋之会也，宗筋挟齐下，合于横骨，阳明辅其外，冲脉居其中，故云会于气街，而阳明为之长也。气街则阴毛两旁，脉动处也，带脉者起于季胁，回身一周，而络于督脉也。督脉者，起于关元，上下循腹，故云：皆属于带脉，而络于督脉也，督脉、任脉、冲脉三脉者，同起而并行，故经文或参差而引之。）。故阳明虚，则宗筋纵，带脉不引，故足痿不用也（王注：阳明之脉，从缺盆，下乳内廉，下挟齐，至气街中，其支别者，起胃下口，循腹里，下至气街中而合，以下髀，抵伏兔，下入膝膑中，下循胻外廉，下足跗，入中皆内间，其支别者，下膝三寸而别，以下入中指外间，故阳明虚则宗筋纵缓，带脉不引，而足痿弱，不可用也，引谓牵引。）。帝曰：治之奈何？岐伯曰：各补其荥（复按荣当作荥，《灵枢·九针十二原篇》云："所出为井，所溜为荥，所注为腧，所行为经，所入为合。"），而通其俞（复按俞当作腧，式朱切，读如输，《说文》云："委输也。"此云通俞，谓通经脉之腧也，经义以经脉之大支处名俞，或读俞为伤遇切者非是，考俞为余之俗字，俞字从 <<，<< 古浍字，田间小沟也，古文 < 为畎，<< 为浍，巛 为川，皆象水流形，流水输物，故俞字从 <<。），调其虚实，和其顺逆，筋脉骨肉，各以其时受月（复按余同学杨君回庵言："月为卩之讹，卩，节也，即节制也，盖月之篆为❨，卩之篆为❩，二篆形近，故传钞易讹，所谓各以其时受卩者，言各以其时受制也。"回庵此说，正与润宗筋束骨利机关之义相符合，洵足正古今注家望文生训之误也。），则病已矣（王注：时受月，谓受气时月也，如肝王甲乙，心王丙丁，脾王戊己，肺王庚辛，肾王壬癸，皆王气法也，时受月，则正谓五常受气月也。）。帝曰：善。

上为《痿论》之第四章，总述痿躄之治法也。

引　申（六论）

综读全论，凡原因病形治法，靡不具备，又痿躄之散见于《灵》《素》两经者，尚复不少。集而研之，义理至为丰富，惜古今注家，莫之探索，不揣谫陋，勉释其难，谨将应先为引申者，揭发于下。

按痿字从疒，委声，虽曰假借字，然亦有义存焉，诗云："委蛇委蛇。"《尔雅·释训》孙注："委委行之貌。"故释文引韩诗作逶迤，委加辶为逶，辶之篆为辵，六书正讹云："从彳从止，会意，隶作辶。"《春秋·公羊传》云："走阶而走。"然则逶而从辶，其具行步之义也明矣。《礼记·檀弓释文》云："委本作痿。"《后汉·马援传》，萎又作腰，注云："腰，软弱也。"古谚有之曰："痿人不忘起。"是则痿人，非但不能逶迤，抑且为之痿弱而不能起矣。《灵枢·藏府病形篇》云："风痿，四支不用。"《素问·阴阳别论》云："偏枯痿易，四肢不举。"《灵枢·杂病篇》云："痿厥为四末束愧。"据此则痿具枯萎之义也，在草曰萎，在人曰痿，各有所属而已。《素问·气交变大论》云："岁土太过，雨湿流行，甚则肌肉萎，足痿不收行，四肢不举。"据此则萎、痿同义，互为通用之字也。四引《灵》《素》，皆以痿主四肢，固知痿非足疾之专名，凡四肢枯痿，软弱不举者，皆可名为痿病也，若于痿下，连一躄字，则又专以足疾为训矣。

本论创始，黄帝首以五藏使人痿为问，是痿分五藏，为义至古。而五痿命名，显必具有同等意义者也，故于心则以心主身之血脉，而命名脉痿；于肝则以肝主身之筋膜，而命名筋痿；于脾则以脾主身之肌肉，而命名肉痿；于肾则以肾主身之骨髓，而命名骨痿；惟于肺脏，但曰肺热叶焦，则皮毛虚弱急薄著，则生痿躄也。揆以肺主皮毛之义，则此肺脏所生之痿躄，理当命名皮痿，其不曰皮痿，而曰痿躄者，良以肺病所致之痿，位冠四痿之首，故总其名曰痿躄。而于心、肝、脾、肾四脏所致之痿，则但指其所主者，而名之为脉痿、筋痿、肉痿、骨痿也，核其实，乃五痿之痿字下，皆当有躄字也。不然，独以肺所致者，名为痿躄，而与四痿异趣，不将失其同等命名之旨耶，盖痿躄二字，为五藏使人痿之总名，非为肺病皮痿之专名也。

《汉书·哀帝纪赞》集注引如淳云："病两足不能相过曰痿。"是则凡两足不能相过之病，固可以痿之一字名之矣，乃经义又必于痿下，连一躄字，何也？《灵枢·经脉篇》云："虚则痿躄，坐不能起。"《素问·疏五过论》云："皮焦筋屈，痿躄为挛。"按《史记·正义》云："躄，跛也。"《释文》云："躄，两足不能行也。"于此足征痿躄二字之义矣，盖痿躄连文，则此痿必不同于张口短气之肺痿唾沫，不能御女之阴痿不举，而为两足不能行步之痿躄，故痿亦书作跛。如《神农本草》附子主治下所云之寒湿踒躄是也，躄亦书作躄。如《礼王制》所云之喑、聋、跛、躄是也，书痿躄为踒躄，则专属足疾之义，益自昭然。然则《本论》第一章之胫纵而不任地，第二章之足不任身，第四章之足痿不用，皆为痿躄注脚，而痿躄二字之确为五痿总名，其义愈益彰彰矣。

考经义痿躄二字连文，与所谓风痿、痿痹、痿厥诸复名者不同。盖风也、痹也、厥也之与痿也，乃别为一病，经义不过连举两种病名，合而言之耳。所以然者，或以并病论治，或以比类相及，固不似痿躄二字之仅属一病者也。若《说文》训痿为痹疾，《汉书·小颜》注痿亦痹病，是痹与痿二而一也，不亦溷乎。征之《素问》第十二卷，痹论痿论并存，又《本论》第二章第二节云："发为肌痹，传为脉痿。"其第四节云："痹而不仁，发为肉痿。"可知痿之与痹原为二病，不过有相续之并病之义而已。《说文》又云："痹，湿病也。"则训痿为痹疾，是其以痿亦湿病之意，至为显著。后《正韵》宗之，遂直指为湿病，䜣矣，夫《说文》为哀集古义之载籍，则痿属湿病，古义然也。

《素问·通评虚实论》云："邪气盛则实，精气夺则虚。"此于诸病诊候，统用虚实二字，以归纳之者也。《灵枢·根结篇》云："太阳为开，开折则肉节渎，而暴病起矣，故暴病者，取之太阳，阳明为阖，阖折则气无所止息，而痿疾起矣，故痿疾者，取之阳明。"夫于太阳而统曰暴病，于阳明则仅言痿疾，所谓暴病，乃泛言诸病者也，暴病为始，受之邪实，痿疾为末，传之正虚。《灵枢·经脉篇》云："虚则痿躄。"固知诸凡百病，皆有末传为痿躄之可能者。《素问·生气通天论》云："湿热不攘，大筋緛短，小筋弛长，緛短为拘，弛长为痿。"此所谓湿热者，不过暴起之病耳，久而不攘，乃至拘挛痿躄，病由久患湿热，以至痿躄，谓非末传乎？此为外感六淫末传为痿躄之例证也。又《疏五过论》云："始富后贫，虽不伤邪，皮焦筋屈，痿躄为挛。"按此以富时，养尊处优，及其贫困无以自给，渐至皮焦筋屈，痿躄为挛，病由久贫失养，以至痿躄，谓非末传乎？此为内伤七情末传为痿躄之例证也。

　　痿躄为五痿之总名，足不任地，为五痿之同证。既同为不能行步，则痿躄有五，更将何以为别耶？故辨证者须于色应求之，如肺病皮痿，则色白而毛败应之；心病脉痿，则色赤而络脉溢应之；肝病筋痿，则色苍而爪枯应之；脾病肉痿，则色黄而肉蠕动应之；肾病骨痿，则色黑而齿槁应之。此不过就已成痿躄之色应求之耳，征之古义，凡六淫七情，病变百端，莫不归纳于五藏，则此五藏所致之痿躄，谓非百病之末传乎？既百病末传，皆足以致痿躄，则辨别五痿者，于色应之外，要不可忽其始因，更不可略其经过也。如皮痿之始因，为有所失亡，则发肺鸣，为其经过也；脉痿之始因，为悲哀太甚，则心下崩数溲血，为其经过也；筋痿之始因，为入房太甚，则筋急而挛，为其经过也；肉痿之始因，为以水为事，则肌肉不仁，为其经过也；骨痿之始因，为远行劳倦，则腰脊不举，为其经过也。综上观之，可知五痿之辨别，必于共同主证之两足不用外，尤须诊候其始因经过，并及最后之色应矣，否则，何以知痿躄之有五也。

　　上列引申六论，由第一论探索，则知四肢不举，总名痿疾，不仅限于足痿不用也。由第二论探索，则知经义原有皮痿、脉痿、筋痿、肉痿、骨痿之五名，其命名实具有同等意义者。由第三论探索，则知痿躄二字，确为五藏使人痿之总名。由第四论探索，则知痿躄连文，仅属一种病名，与风痿、痿痹、痿厥等之为复名者不同。由第五论探索，则知诸凡百病，皆有末传为痿躄之可能者。由第六论探索，则知五痿分别，不在两足不用，而在始因经过，以及最后色应之诊候。然则五痿各自为病，其义甚明，奈何本论更以五藏因肺热叶焦，发为痿躄，垂训千古，后世注家，毫不辨及，岂非一大隔膜耶，兹将疑义六则，胪举于次。

疑　义（六则）

　　《本论》云："肺热叶焦则皮毛虚弱急薄著，则生痿躄也。"按：肺热所生之痿躄，即所谓皮痿也。是则肺热叶焦，为皮痿之主因，皮毛虚弱急薄著，为皮痿之外证，其与《本论》第二章第一节，所引之"故曰：五藏因肺热叶焦，发为痿躄。"两相互校，其义正同。然何以前条与心气热生脉痿，肝气热生筋痿，脾气热生肉痿，肾气热生骨痿，相次骈列，则是肺气热生皮痿，正五痿骈列之一痿也。何以后条于肺热叶焦上，更加"五藏因"三字，其意若曰，五藏所致之痿躄，皆生于肺热叶焦，此其可疑者一也。

　　《本论》云："五藏使人痿。"则是五痿者，自有五藏各为其因也，何得又曰："五藏因肺热叶焦，发为痿躄？"夫肺热叶焦，发为痿躄可也，五藏除肺脏外，其余心肝脾肾四脏，所发之痿躄，亦皆由于肺热叶焦乎？果尔，则五藏使人之痿，皆肺所使之然也，何与于心、肝、脾、肾乎，更何与于脉、筋、肉、骨乎，直肺为皮痿而已矣，抑因当读如若字，谓心、肝、脾、肾四脏热焦，有若肺热叶焦，发为痿躄乎，然又其如文理不属何，此其可疑者二也。

　　《本论》于五藏所主，平等叙述，固无所谓轩轾也，其云："肺主身之皮毛，心主身之血脉，肝主身之筋膜，脾主身之肌肉，肾主身之骨髓"，则是五藏所主，各有辖区，不相假借者也，若必以"五藏因肺热叶焦，发为痿躄"为定而不移之论，则肺热叶焦者，不必发皮痿，而反可别发为脉痿、筋痿、肉痿、骨痿乎，此其可疑者三也。

　　《本论》于五藏所致之痿躄，皆分引古经成语，以作征信，其于脉痿，则引："《本病》曰，大经空虚，发为肌痹，传为脉痿。"其于筋痿，则引："《下经》曰，筋痿者，生于肝，使内也。"其于肉痿，亦引："《下经》曰，肉痿者，得之湿地也。"其于骨痿，亦引："《下经》曰，骨痿者，生于大热也。"由此观之，心、肝、脾、肾四脏所致之脉筋肉骨四痿，其病因竟无一相同者，何以独于肺脏所致之皮痿。但书："故曰，五藏因肺热叶焦，发为痿躄，此之谓也。"而不明书古经之名，则此所征引者，是否古经原文，尚属疑问，其此之谓也一句，尤与脉、筋、肉、骨四痿，引征异例。况以不同病因之四痿，胥隶于肺热叶焦乎，此其可疑者四也。

《本论》于肺热叶焦，既两出其文，宜其文同义亦同矣，何以前文不过仅为肺气热生皮痿之因，而后文则突加"五藏因"三字，遂一变而为五藏发痿之总因，前后舭触，经义绝不出此。况五藏因肺热叶焦之所谓五藏者，明是肺心肝脾肾也，肺热叶焦之肺，亦即此肺心肝脾肾之肺也，然则单就五藏使人痿之肺脏为说，则此句当读为肺因肺热叶焦，发为痿躄也，宁非语病哉？此其可疑者五也。

《本论》既以肺热叶焦，为五藏发痿之总因矣。王氏次注，深疑其非，虽亦回护其说，然不避舭触，竟于第一章《肺发皮痿注》云："肺热则肾受热气故尔。"于心发脉痿注云："心热盛，则火独光，火独光，则内炎上，肾之脉，常下行，今火盛而上炎用事，故肾脉亦随火炎烁而逆上行也，阴气厥逆，火复内燔，阴上隔阳，下不守位，心气通脉，故生脉痿。"于肾发骨痿注云："肾主骨髓，故热则骨枯而髓减，发则为骨痿。"综上三注之意，似以肺发皮痿，心发脉痿，亦皆关于肾者。王注又云："肾气主足，故膝腕枢纽如折去，而不相挈，胫筋纵缓，而不能任用于地也。"绎此则更似以五藏因肾气主足，发为痿躄者。《难经·十四难》云："五损损于骨，骨痿不能起于床。"《金匮要略》云："咸则伤骨，骨伤则痿，名曰枯。"夫肾主身之骨髓，王氏殆固执斯说，而发为肾主五痿之说欤。《本论》主五痿因于热叶焦，王注主五痿因于肾气主足，两相权衡，其误惟均，固知"五藏因"三字，决非《本论》原文所必有，疑为无识浅人所加入，而当付诸删例者矣，此其可疑者六也。

就以上疑义六则观之，必将"五藏因"三字，毅然删除，前后旨意，于焉贯通，盖原文论痿，可分四章，第一章叙述帝问"五藏使人痿何也"之义，第二章叙述帝问"何以得之"之义，第三章叙述帝问"何以别之"之义，第四章叙述痿躄之治法。今试绎前三章之文理，皆为平叙五痿者，何得于第二章平叙五节之第一节中，不顾文理如何，横插"五痿总因"一句，即云"肺者脏之长也，为心之盖也，有所失亡，所求不得，则发肺鸣，鸣则肺热叶焦"，亦不过述肺脏使人痿之所由得耳，与后文平叙心肝脾肾四痿之所由得者，同一文理。至于下文接入"故曰：肺热叶焦，发为痿躄"三句，亦不过引用古经成语，以为结证而已。与后心肝脾肾四痿，所引证之"故本病曰，故下经曰"等，文理正同，其不得以第一节，特殊于后之平叙四节也明矣。固知"五藏因"三字，必为浅人所增无疑，揆厥增入"五藏因"三字之意，得毋以肺位高踞上焦，而为脏长心盖之故耶？若然，则位居最高者，莫如至尊之脑，而鬲盲之上，父母并重者，则尚有神明君主之心在也，抑以肺为叶体，而主相传治节之故耶。若然，则体形如叶者，更有两叶之肝，而主束骨利关节者，则尚有受气于阳明之宗筋在也，其不得以肺者脏之长也，为心之盖也，作为五藏因肺热叶焦，发为痿躄之确据也明矣。不然，《金匮》所载之肺痿证治，不将成为五痿之总因哉，考《金匮要略》云："寸口脉数，其人嗽，口中反有浊唾涎沫者何，师曰，为肺痿之病。"此正《素问·至真要大论》所谓"诸痿喘呕，皆属于上"之痿也。据此则肺热叶焦，明明肺痿也，何以凡病肺痿者，两足不躄，则以病有始受末传之不同，末传至躄，始受未必躄也，且肺热叶焦，为肺病皮痿所独有，非其余四痿所同具，虽间有并病时，然究非凡病痿躄者之必肺痿也。所以"肺热叶焦"四字，不得为五痿之总因，而五痿得名，则皆缘于足痿不用之故，足痿不用，既为五痿之同证，则致此五痿之同证者，必另有一总枢在。于此足知苟不另有总枢，为其总因，奚能有不同病因之同证，此为所深堪自信者。且治痿独取阳明，不能舍阳明而分治五藏，于此更足知痿虽有五，因必为一，但绝非无识浅人所主之"五痿皆因于肺热叶焦也"，亦绝非王氏次注所主之"五痿皆因于肾气主足也"，然其能知五痿必具有共同发痿之总枢，为其总因，则又为难能可贵者矣。也至愚，谨就管窥所及，撰具释难于后。

释　难

　　夫五痿之名，何以不曰肺痿、心痿、肝痿、脾痿、肾痿，而必曰皮痿、脉痿、筋痿、肉痿、骨痿者何也，或以久病痿躄者，五藏并无所伤。不然，则《灵枢·本神》篇所谓："五藏主藏精者也，不可伤，伤则失守而阴虚，阴虚则无气，无气则死矣。"试观病五痿者，轻犹数月，重必逾年，鲜有颠覆其生命者。固知五藏并无所伤，而痿之不得以肺、心、肝、脾、肾名之者此也，或以皮、脉、筋、肉、骨为五藏之外合，久病痿躄者，脏真不能输精于其所合，故痿躄必以皮、脉、筋、肉、骨名之者此也。核其实，则斯两说者，皆非是也，既肺、心、肝、脾、肾，外合于皮、脉、筋、肉、骨，则以外合者名痿可也。即以五藏名痿，亦无不可也。病痿躄者，五藏并未失职，外合亦自向荣，所患者，不过两足软弱无力，不能任地而已。尝诊病痿躄者，眠食自若也，呼吸自若也，言语自若也，营卫之运行自若也，肌肤之充泽自若也，身半以上之随意行动，亦自若也，是岂五藏所致之痿躄哉，是岂五藏所合者所致之痿躄哉？瞑目静思，盖于肺、心、肝、脾、肾五藏，及其所合之皮、脉、筋、肉、骨外，必另有一总枢，确能致痿躄者在也。考《灵枢·九针十二原》篇云："节之交，三百六十五会，所言节者，神气之所游行出入也，非皮、肉、筋、骨也。"所谓神气游行出入于三百六十五会，必自有其游行出入之道路，其道路既非皮、肉、筋、骨。而皮、肉、筋、骨，必为此游行出入之神气所主宰，更可不言而喻，所以肺为皮痿，心为脉痿，肝为筋痿，脾为肉痿，肾为骨痿，乃直探致痿之始病，而非成痿之末传也。末传者，肺、心、肝、脾、肾所主之皮、脉、筋、肉、骨，因于病久，精华耗竭，不复煦濡此神气游行出入之道路，所以病至末传，则无所复传，即《素问·六微旨大论》："出入废，则神机化灭"，神机化灭者，即《五常政大论》："神去则机息"之谓也，固知病痿躄者，乃两足不复为此游行出入之神气所主宰，即局部之神机化灭耳。致痿有五，肺、心、肝、脾、肾也，成痿则一，神气不能游行出入也。经义不以此名痿，而必析而为五者，以其为五藏久病之末传，并有五藏之证可候也。夫神气藏于心，而出游于神庭，神庭即囟，囟即脑也，脑配君主，谓主脑也。《素问·灵兰秘典论》云："心者君主之官也，神明出焉。"《脉要精微论》云："头者精明之府，头倾视深，精神将夺矣。"身中为心，心曰神明，即《灵枢·营卫生会篇》所谓："血者神气也。"头中为脑，脑曰精明，即《灵枢·经脉篇》所谓："精成而脑髓生"也，心主血脉，脑主神机，神机即神经也，神经血脉，并行不悖，凡有血脉之处，即有神经，苟无神经之处，即无血脉，故心脑相贯，始能神其变化之妙用，此古义也。《灵枢·周痹篇》："黄帝曰：愿闻周痹何如？岐伯对曰：周痹者，在于血脉之中，随脉以上，随脉以下，不能左右，各当其所。帝曰：刺之奈何？岐伯对曰：痛从上下者，先刺其下以遏之，后刺其上以脱之，痛从下上者，先刺其上以遏之，后刺其下以脱之。帝曰：此痛安生，何因而有名。岐伯对曰：风寒湿气客于外，分肉之间，迫切而为沫，沫得寒则聚，聚则排分肉而分裂，分裂则痛，痛则神归之，神归之则热，热则痛解，痛解则厥，厥则他痹发，发则如是。"循此钻研，则知周痹在于血脉之中者，有沫寒聚，排分肉而分裂，以致神气不能游行出入于其间，所以必赖神经输热，归于痹所，以解其痛，非所谓血脉神经，互为妙用者耶。考囟之篆为⊗，《说文》云："头会脑盖也，象形。"故脑字从囟，囟加心为恖，《后书》作思。《说文》云："囟顶门骨空，自囟至心，如丝相贯不绝。"盖心为阳，脑为阴，阴为水，阳为火。《素问·解精微论》云："火之精为神，水之精为志，"心藏神，肾藏志，肾主身之骨髓，脑为髓之总海，故志虽藏于肾，而志之用，则在于脑。志与誌通，谓志而不忘也，必心神忆之，始能发其所志之迹象，故曰：谋于心，主于脑，心脑相贯，其用为思，苟不相贯，则神志不清，谓神昏而志亦不明也。心主血，脑主气，《素问·八正神明论》云："血气者，人之神，不可不谨养，"此其义也。心以应日，脑以应月，日如弹丸，月似镜体，镜体无光，必借日光，以为明也。脑既如月，不借心阳，则精明者，无以精其明。神气舍心，上不贯脑，则神经者，无以神其经。固知神经之为经，即神机所主之神气游行出入之道路也。《素问·方盛衰论》云："出入有行，以转神明。"所以皮、肉、筋、骨，莫不受此心脑相贯之神气所主宰，所谓"主明则下安，主不明则十二官危，使道闭塞而不通，形乃大伤"是也。征之西说，神经之于人身也，萦网至密，无处弗达，知觉运动，咸利赖之。其自体肤而集于脑海者，则司知觉。其自脑海，而遍布全身者，则司运动。《灵枢·海论》云："脑为髓之海。""髓海有余，则轻劲多力、自度"，轻劲多力，即脑主运动之谓，自度即脑主知觉之谓。《黄庭经》云："泥丸百节皆有神"，泥丸者囟也，百节者，即节之交，三百六十五会也。神者即神经所主游行出入之神也，一节无神，则一节不灵，或失其知觉，或废其运动，运动者，力之所主也，内而气血营卫之运，外而身首四肢之动，莫不赖此运动神经所发之力。病痿躄者，心欲动而足不随之，岂非司足部运动之神经，失其贯注之力也耶？《灵枢·邪气藏府病形篇》云："风痿四肢不用，心慧然若无病"，岂非显示诸痿为病，仅病司运动之神经，而知觉神经，则仍慧然无病也耶？若由麻木不仁，而痛痒难感，由语言蹇涩，而精神恍惚，乃为知觉神经，渐失职守之征候。《素问·六节藏象论》云："心者，生之本，神之变也，其华在面，其充在血脉，为阳中之太阳。"固知阳中之太阳者，即纯阳之谓也。生之本，神之变者，即纯阳之用也。百节有神，即百节有阳，一节无神，即一节无阳，无阳之处，即阴邪窃据之所在。《灵枢·根结篇》云："痿疾者，真气稽留，邪气居之也。"所谓真气稽留者，正运动神经，失其纯阳之用也。所谓邪气居之者，正无阳之处，阴邪窃据也。《素问·五运行大论》"寒暑六人，以暑统风火属阳，寒统燥湿属阴。"则此窃据之阴邪，当为寒湿之属。《灵枢·九官八风篇》云："犯其雨湿之地，则为痿。"《素问·生气通天论》云："秋伤于湿，上逆而咳，发为痿厥。"《阴阳应象大论》云："地之湿气，感则害皮肉筋脉。"是寒湿为致五痿之主因，莹然无疑，须知寒湿末传，固易痿躄，即燥热久病，末传至痿，亦必为寒湿所窃据。乃《本论》以肺气热生皮痿，心气热生脉痿，肝气热生筋痿，脾气热生肉痿，肾气热生骨痿，五痿病原，莫不属热。此热字当作《素问·热论篇》之"热"字解，即"人之伤于寒也，则为病热，热虽甚不死"之热也。治之之法，则《生气通天论》云："体若燔炭，汗出而散"是也。乃有不明经义者竟云："痿症总属热，而皆关于肺，后人治痿，而用燥热之药皆误。"一若五痿病原，尽属火热，孰知热即伤寒，伤寒即百病所始之总名，果能循此例以研经，则所获必多。非然者，请试检《本论》，既以肝气热生筋痿，脾气热生肉痿矣，乃复举意淫太过，人房太甚，为筋痿之所因；居处相湿，肌肉濡渍，为肉痿之所本，是岂经义之自矛自盾哉？盖五痿之病原不一，有因六淫末传者，有因七情末传者，有因肥贵高粱，及房室劳倦之末传者，凡此种种，《灵》《素》两经，皆有明文。况始传热中，末传寒中，为久病定而不移之大例。不然，病热者多矣，其能传为痿躄者，果有几人，即火热太甚，亦难即成痿躄。况火热为病，治之以寒，即转清凉，岂有热退身凉，而反成经年累月之痿躄者乎？若已成五痿者，再以清凉为治，其不碍阳明运化之机，以致生气日促者，未之有也。所以《本论》治痿"独取阳明"。《素问·阳明脉解篇》云："阳明者，胃脉也。"《五藏别论》云："胃者水谷之海也。"《灵枢·平人绝谷篇》

云："神者水谷之精气也。"所以阳而能明，则神气之游行出入，乃能致其妙用。若阳而不明，即为阖折，以阳明为阖故也。阖折则气无所止息，无所止息，则宗筋失其润，骨节失其束，机关失其利，四末之神机，势必化灭。虽运动神经之迹仍存，而神气之所游行出入者，以不得阳明之导，无由贯达于下，于是乎而痿躄成矣。然则所谓阳明者，正阳盛乃明者也，阳不盛则不明，阳何以不盛，以有寒湿窃据故也。《素问·气交变大论》云："足痿清厥。"以临病诊候，凡既成痿躄，未有不肌凉肤冷者。所以治之大法，首以大辛大温之品，驱除寒湿，奠安阳明，为当务之急，故《神农本草》于大辛大温之附子条下，大书其主治为："寒湿踒躄，拘挛膝痛，不能行步。"是痿躄之主因为寒湿，痿躄之部位在膝，痿躄之前证为膝痛，痿躄之兼证为拘挛，痿躄之主证为不能行步。缘初病而痛者为痹，久病不痛者为痿，不可屈伸者为痹，不能行步者为痿。附子主治，固不囿于初病久病，亦不限于为痿为痹，要着眼于寒湿二字而已。况久病末传，神机化灭之痿躄，舍用此大辛大温之附子，更将何药可能肩此重任哉。又《神农本草》三百六十五品中，其主治下，列有治痿躄之明文者，仅有附子、五加皮、紫菀、虎掌、牛膝等五品，而此五品中，除附子、五加皮为辛温外，余如紫菀、虎掌、牛膝，则皆为苦温品味。此无他，火热成痿，百难一遇，故《神农本草》，无寒药主治痿躄之明文，于此足知治痿躄之绝不容有阴凝寒凉之药参杂其间也。仲景《伤寒论·太阳下篇》云："经脉动惕者，久而成痿。"曰动惕，明其为阳虚也，曰久成，明其为末传也。治痿疾，即由此训悟入，选用甘草干姜汤，芍药甘草汤，四逆汤，再随五痿证候，加药辅治。所谓"各补其荣，而通其俞，调其虚实，和其顺逆。"是也。久服无间，功绩殊懋，盖辛甘温剂，正所以独治阳明者也，阳明为水谷之海。阳明得治，则水谷之气，慓悍以刚，精气之滋，蓄极自大。果能有此至刚至大之阳明，更挟渗灌溪谷之冲脉，以合于宗筋，冲脉主血为阴，阳明主气为阳，阴阳总宗筋之会，会于气街。血以气为帅，阴以阳为长，《素问·生气通天论》云："阳气者，精则养神，柔则养筋。"使柔则养筋，则宗筋得润而不纵，带脉能引，督脉能络，而骨节可复其束，机关可复其利矣。使精则养神，则足部已废之神机，赖此以复其游行出入之常，于是乎而动运神经所发之力，得以贯注于筋脉骨肉矣。诚若是也，则肺因之而皮痿愈，心因之而脉痿愈，肝因之而筋痿愈，脾因之而肉痿愈，肾因之而骨痿愈。所谓"筋脉骨肉，各以其时受卩"者，即受此至大至刚之阳明所节制。《素问·玉机真藏论》云："五藏者，皆禀气于胃，胃者五藏之本"是也。尝怪昔贤注经，不求甚解，以致金元而降，尽以痿属五藏虚热，金奉滋阴降火，为不易之宗法，倡用补阴、虎潜、金刚、地黄等丸，或又作湿热，而以潜行散为治痿妙药者，岂知人法天地之理，理出自然之道，绝不容有一分一毫之矫揉造作于其间。夫春生夏长，秋收冬藏，所谓生长属春夏之阳，收藏属秋冬之阴。阳则欣欣向荣，阴则万类深藏。然万类何以深藏，则以秋凉冬寒，不胜其风刀霜剑之逼也。病痿躄者，不能步履，岂向荣之象乎？虽仍具膝髀腨胻之形体，然以因寒而僵，因湿而软，痿弱无力，不能施其行步之用，凋萎既著，生气索然。《灵枢·根结篇》云："发于秋冬，阳气少，阴气多，阴气盛而阳气衰，故茎叶枯槁。"凋萎因寒，了无疑义，而治痿独取阳明之必尚辛甘温剂，以益其阳，以张其明，以复其神气游行出入之常，则学者当无所施其惑矣，然而信道笃，自知明，亦至不易也。噫难矣哉！噫难矣哉！

客有惑于《本论》论治，乃专为针道说法者，不知用针用药，理本一致，原非两途也。《素问·示从容论》云："夫圣人之治病，循法守度，援物比类，化之冥冥，循上及下，何必守经。"王氏次注："经谓经脉，非经法也。"能识诸此，则知治病，必守经法，不必守经脉。又可知治病之道，端"在循法守度、援物比类"八字。针灸家如此，汤液家何独不然？所以痿躄之治，必守独取阳明之经法，不必守胃足阳明之经脉。然则《本论》"各补其荣而通其俞，调其虚实，和其顺逆"，揆以法度比类，固不必泥其专为针治之法。要未始不可通之于用药之义，用药代针，理无二致，不可谓经文有法无方，而疑所引证之神农五药，仲景三方，为杜撰不经，爰释于下，以备考焉。

附　子（七论）

附子味辛温，主风寒，咳逆邪气，温中，金创，破症坚、积聚、血瘕，寒湿痿躄，拘挛，膝痛，不能行步。（生犍为山谷及广汉，冬月采为附子，春采为乌头。）

痿躄为神气不能游行出入于膝，所致之不能行步者也，与《灵枢·癫狂篇》所云"骨酸体重，懈惰不能动"及《动输篇》所云"其卒然遇邪气及逢大寒，手足懈惰"者不同，或以注夏当痿，解亦当躄者，尤为大错，何者酸重乏力，仅得名为懈惰，必拘挛无力，乃得谓之为痿躄也。《本品》主治云："踒躄拘挛。"《疏五过论》云："痿躄为挛。"然则痿躄真相，从可识矣。夫痛而能动者为痹，其病多浅在肌肉。不痛而又不能动者为痿，其病多深在筋骨。此言拘挛膝痛，则神气尚能游行出入于其间，即运动神经之功用，犹未全失，亦即由痹而痿，为痹痿相续之并病。如《素问·玉版论》"搏脉痹躄。"《逆调论》"骨痹挛节。"《气交变大论》"暴挛痿痹，足不任身。"皆是也，必膝不痛之不能行步。斯诚痿躄矣，若附子者，则统治寒湿痿躄，拘挛，膝痛，不能行步，固不必分其为始传病浅之痹，末传病深之痿，此附子功用之所以为大也。

细绎附子主治，知不能行步，为痿躄之主证，寒湿为痿躄之主因，辛温为痿躄之主治固矣。乃《神农本草》于白鲜之苦寒也，而主"头风，黄疸，咳逆，淋沥，女子阴中肿痛，湿痹死肌，不可屈伸，起止行步"，于茛菪子之苦寒也，而主"齿痛，出虫，肉痹拘急，使人健行"，于飞廉之苦平也，而主"骨节热，胫重酸疼，久服令人身轻"，于薏苡仁之甘微寒也，而主"筋急拘挛，不可屈伸，风湿痹，下气"，于女萎之甘平也，而主"中风暴热，不能动摇，跌筋结肉，诸不足"。据此五品，则知味不必辛，性不必温，似皆可治不能行步者，何也？此则当求《神农》于此五品主治下，何以不明书"痿躄"二字，苟能参透此旨，斯可知其为非正治痿躄之药矣。夫所谓不可屈伸，起止行步，固已近于痿躄也，第读白鲜"主湿痹死肌"，茛菪子"主肉痹拘急"，飞廉"主骨节热胫重酸疼"，薏苡仁"主筋急拘挛风湿痹"，女萎"主中风暴热"，则是诸药所主，犹是始传热中之疾。虽有传为痿躄之趋势，然究未至末传寒中，必至末传寒中，足部之神机化灭，神气不能游行出入于其间，乃得正其名为痿躄。所以神农不轻用痿躄二字，为此五品著录者，即此正名之不可苟也，又龟甲咸平，主"四肢重弱，小儿囟不合"，此则属诸内损，与麋脂辛温，主"四肢拘缓不收"者，有异曲同工之妙。且足以辅附子之不及，然与白鲜、茛宕、飞廉、薏苡、女萎五品，又不可同日而语矣。

王氏次注："痿谓痿弱无力以运动""躄谓挛躄，足不得伸以行"，诚是也。夫阳之用为神，神之征为力，蹉跛难行，非膝之无力也，乃力之不足也。若病而至于痿弱无力，足不得伸以行，则是运动神经已废，神气出入已绝。心欲行步，而足不应之以运动者，岂力之不足乎，直是无力而已矣。考《神农本草》之于力也，有三治焉，曰益力也，曰益气力也，曰倍力也。益力与益气力，乃为力不足者而言，所谓益其不足也，倍犹壮也。倍力者，壮其软弱无力，而复其轻身健行之谓也。按言倍力者，有四品，甘草、葡萄之甘平也，远志之苦温也，蓬藟之酸平也。言益气力者十品，薯蓣之甘温也，赤箭之辛温也，续断之苦微温也，胡麻、蒲黄、藕实茎之甘平也，菟丝子之辛平也，泽泻、芡实之甘寒也，淫羊藿之辛寒也。言益力者仅一品，茛宕子之苦寒是也。考《神农》称茛宕子"多食令人狂走，久服轻身，走及奔马。"似非性寒之品，所能致之者，疑苦寒之寒字，当为温或热字之讹。据此则倍力无性寒之品，其益气力者，虽间有性寒品类，然不过十分之三而已。凡病至末传，寒湿窃据，神机化灭，阳明之阳，不能下达，神经之神，不能贯注。膝者筋之府，筋膜得力，乃能束骨而利机关。若寒则僵而无力，湿则软亦无力，纵因暑热火燥，久病末传，神机化灭，亦必为寒湿所窃据。所以两足痿躄无力以运动者，必主性温之品，乃能驱除寒湿，壮益气力。尝考《千金方》马灌酒，《圣济总录》壮元酒，并用附子、天雄、乌头，生判不炮，其主治俱云："年高者服之，五十日力倍气充，百日致神明，如三十时，力能引弩。"又硫黄丸，其主治云："久服轻身倍力，耐寒暑，壮筋骨。"据此则壮益气力，舍用温药，固莫属也。不然，寒中败胃，阳且伤矣，力何由增，至于性寒益力之品，乃始受热中壮火食气者之所宜。所以然者，火热一清，气力自复故也，此属《灵枢·根结篇》"暴病者取之太阳"之暴病，然暴病非阳者亦多，用者切勿孟浪。

按《神农本草》附子条下注"冬月采为附子，春采为乌头"，缘乌头为母，附子为子，次年则又附子为母，而更环生附子也。又乌头条下注"正月二月采，长三寸以上，为天雄。"天雄条下亦注"二月采根"，然则天雄、乌头，为同时采取者，乃后世本草，谓为八月采，岂天雄较附子为早熟耶？盖附子、乌头，以冬春采时为别。而乌头、天雄，则又以有无附子为识乌头体团，有子附生，性雌故也。天雄形长，独生无子，性雄故也。《神农本草》并载无遗，且鼎立而三，不分轩轾，固知附子、天雄、乌头三品，为同种而异用者也。又附子以八角者良，谓其气全力足也，若位偏侧而体较小者，名为萷子，通称侧子，至于再偏而更小者，则名鬲子，亦名白附子，俗称漏篮子（受业周福煦谨按：漏篮，别名木鳖子虎掌，与土木鳖天南星，同名异物。）。三者皆环生于乌头，故附子象长子，侧子象次子，漏篮子象幼子也（受业贾尚龄谨按，三子皆附乌头而生者，惟附子为贵，故虽漏篮子本名白附子，所亦难专附名也。考《别录》曰："白附子主心痛，血痹，面上百病，行药势，生蜀郡，三月采。"宏景曰："此物久绝，无复真者。"药人以砂碛下湿地所产之小草乌头当之，非也，后世本草，误歧漏篮子、白附子为二物，爰记师说，正之如上。）。或以附子边角之大者为侧子，则甚误矣。古方间有用侧子，以治风湿偏痹之证，而漏篮子则用者甚少，以其赋性不厚故也。然用者当以附子为正，所以《千金方》称附子与乌头、天雄为三建，而不及侧子漏篮子，盖深通《神农本草》之经义者矣（受业孟金嵩谨按：局方有三建汤，圣济有三建散，考局方圣济，皆为宋人所辑，是宋时尚知有三建之名义，金元而后，乃渐亡失。）。考"乌头，味辛温，主中风，恶风，洗洗出汗，除寒湿痹，咳逆上气，破积聚寒热，其汁煎之，名射网，杀禽兽，一名乌喙。"比之附子，则附子为纯阳，乌头为老阳，老阳故毒也，又考"天雄，味辛温，主大风寒湿痹，历节痛，拘挛缓急，破积聚，邪气，金创，强筋骨，轻身健行，一名白幕。"揆诸附子、乌头，则天雄象父，乌头象母，附子象子，所以天雄主大风寒湿痹加一大字，可知天雄之象父者，必较乌头附子之力为雄。《孝经》云："严父莫大于配天。"此天雄之所以名天雄欤？乌头、天雄，在《本草》虽无主治痿躄之明文，然检其一主中风寒湿痹，一主大风寒湿痹及拘挛缓急，强筋骨，轻身健行，试与附子所主之"寒湿踒躄，拘挛膝痛，不能行步"互为比证，则其疗躄之功用，又已跃然于心目间矣。

《神农本草》于乌头条下云："其汁煎之，名射网，杀禽兽。"按《说文》云："网，庖牺所结绳以渔，从冂，下象网交文。"注"今经典，变隶作罔。"《说文》又云："网或从亡。"《易系辞》云："结绳而为罔为罟。"《释文》云："取兽曰罔，取鱼曰罟。"乌头煎汁名射网者，谓射杀禽兽，正如网之于渔，每取必中。然必野生者，乃有此毒，若田种者，其力则又违逊矣。方书以田种者，名川乌头，野生者，名草乌头。宋《太平惠民和剂局方》载有养肾散，方用全蝎半两，天雄三钱（受业周福煦谨按：天雄，一本作天麻），苍术制一两，草乌头生去皮脐二钱，附子二钱，共五味，为细末（按：生草乌头仅占全方十一分之一），每服一字（一字者，二分半也），主治肾气虚损，腰脚筋骨疼痛，膝胫不能屈伸，及久病膝脚缓弱，并云"服讫，麻痹少时，须臾，疾随药气顿愈。"盖惟此野生之品，乃有此效如桴鼓之验，有故无殒。虽极大毒，亦无危害，所谓有病则病受也。《素问·异法方宜论》云："病生于内，治宜毒药。"王氏次注："药谓金、玉、土、石、草、木、菜、果、虫、鱼、鸟、兽之类，皆可以祛邪养正者也，然辟邪安正，惟毒乃能，以其能然，故通谓之毒药也。"《新校正》云："按《本草》云，下药为佐使，主治病，以应地，多毒，不可久服，欲除寒热邪气，破积聚，愈疾者，本《下经》故云，毒药攻邪。"据此则知药而无毒，非良药也。大毒治大病，小毒治小病，若无毒之药，而能治大病久病者，未之有也。夫天雄之与乌头，为同时成熟者，且无乌头之毒，况先期采取环生于乌头之附子乎，验诸药肆所售之附子，皆为田种而非野生者。所以《千金方》金牙酒，有附子四两，而其服法则云："日服一合，此酒无毒，及可小醉，常令酒气相接，不尽一剂，病无不愈。"然则附子固非大毒之药也明矣，又《神农本草》三百六十五品，其味辛温者，菖蒲、细辛、赤箭、卷柏、芎劳、徐长卿、云实、牡桂、菌桂、干漆、五加皮、辛夷、麝香、橘柚、孔公孽、干姜、白芷、藁本、款冬花、女菀、吴茱萸、秦椒、蓼实、葱实、薤、假苏、石灰、附子、乌头、天雄、钩吻、羊踯躅、鬼臼、巴豆、蜀椒、皂荚、莽草、药实、芫花、麋脂、蜈蚣、马陆，都四十二品，而附子其一也。至于味辛大热者，仅矾石一品而已，然则附子固非大热之药也又明矣，无如医家著述，不求甚解，但以"附子大辛大热有大毒"数字，抹杀一切，致令以耳为目者，莫不谈虎色变。父以之戒子，师以之戒徒，不知药贵对证，虽毒亦平，苟不对证，虽平亦害。嗟乎！医法陵夷，于今为极，揆其所以，非无故焉。昔者孟子因滕文公之疑，曾引《商书·说命篇》曰："若药不瞑眩，厥疾不瘳。"《素问·宝命全形论》论针有悬布天下者五，其"三曰："知毒药为真"，岂非真医必知毒药瞑眩，若专以清淡之药，夸诩平稳者，非所谓伪医也乎！《金匮要略》桂枝附子去桂加白术汤云："初一服，其人身如痹，半日许，复服之，三服都尽，其人如冒状，勿怪。"所谓初一服，其人身如痹者，谓轻则身体不仁，如风痹状，盖即麻木之谓也。所谓三服都尽，其人如冒状者，谓重则不胜药力，如眩冒状，盖即瞑眩之谓也。药能使人瞑眩，厥疾未有不瘳者，故又特以勿怪二字为嘱，其反复丁宁示人之意，至深切矣。乃病家因瞑眩而畏不敢服，医家亦因瞑眩而畏不敢用，此附子之所以招大毒之诬，而不能见重于世，何况乌头天雄，更有甚于附子者乎。《金匮》乌头桂枝汤云："乌头一味，以水一升，煎减半，去滓，以桂枝汤五合解之，令得一升后，初服五合，不知即服三合，又不知复加至五合，其知者如醉状，得吐者为中病。"所谓如醉状者，乃服汤后而麻醉无知也。所谓为中病者，乃中其毒而上吐下泻也。又大乌头煎云："强人服七合，弱人五合，不差，明日更服，不可一日更服。"所谓强人服七合弱人五合者，乃心为五藏六府之大主。强人心强，可胜乌头麻痹之任，弱人心弱，故须少服二合，亦犹四逆汤之强人可大附子一枚干姜三两也。所谓不差明日更服者，乃一之为甚，不可再也。所以然者，心脏麻痹，本可来苏，惟麻痹过久，则不易复其运行之常度，故又续申之曰"不可一日更服"。固知乌头虽毒，不至于死，其汁煎之，名射网，杀禽兽，亦无非麻痹之力，使之如醉状耳。因而缚之，迨其苏醒，则已就擒矣。据经验所得，凡服乌头而瞑眩昏仆者，大抵为二时而极，四时而解，解后惟肢体懈惰无力而已，无他变也。后世医家，既不能领悟古书之遗义，又不能实验药物之效能，所以乌头之为乌头，多有终身不敢尝试者矣。考《肘后方》独活酒，附子生用，其方后云："服从一合始，以微痹为度。"《千金方》茱萸散，附子天雄并用，云："先食服方寸匕，日三，药入肌肤中，淫淫然，三日知，一月瘥。"茵芋酒，附子、乌头、天雄并用，云："初服一合，不知加至二合，宁从少起，日再，以微痹为度。"《圣济总录》牛膝饮，附子、乌头、草乌头并用，云："每日早晚，旋温五分一盏服，渐加至一盏，如觉麻木，即减分数，以知为度。"巴戟天散，附子、天雄、乌喙并用，云："每服半钱匕，渐加至一钱匕，温酒调下，日二夜一，未觉身唇口痹热，即渐加至一钱匕，如觉大痹心烦，以少许豉汤解之。"类如斯例，不胜征引，可知附子家属性皆麻痹，而用之者，亦正利用其麻痹之性。惟此麻痹可以除寒湿，可以逐水气，可以救元阳之亡，可以续神机之绝，至可宝也。乃后世本草，妄倡泡制之说，于附子之生者，用盐渍腌，名咸附子，致使麻痹之性，失其过半。又于附子之咸者，用水浸漂，名淡附子，泡制至此，麻性全无（受业叶慧龄谨按：查现代药肆之所谓遵古泡制者，先将成附子浸足一月，再用豆腐同煮半日，俟其干湿得宜，乃切为透明之薄片。）。此则形存性亡，与废滓何异，于此足征唐宋而上，说不离经，金元而后，半皆叛道，降及近代，每下愈况，则更不知所云矣。蜀都人也，风俗习尚，凡觉身重，即用附子和牛肉或羊肉、鸡肉，清岳佐餐，殊无辛味，服之日久，轻身健行，固无大热大毒之象征，亦无中毒致病之流弊。但不久岳，则必发麻而已，由是可知《神农本草》之所谓附子味辛温者，即指此麻味而言也。辛不必麻，而麻则未有不辛者，如吴茱萸、蜀椒之属是也。凡服丸散酒醴，麻痹瞑眩，在所不免。若服汤方，则炮用附子，先煎一时，生用附子，先煎三时，医家可于方笺上端加注一则云："方内附子，必须依时煎足，否则发麻，令人不安。"夫五味者，酸苦甘辛咸也，而麻不当其数，缘麻与辛近，所以麻可属于辛，亦犹淡与甘近，而必属之于甘耳，故曰：附子味辛温。

《伤寒论新校正》序："晋皇甫谧序《甲乙针经》云，伊尹以元圣之才，撰用《神农本草》，以为汤液。汉张仲景论广汤液，为十数卷用之多，验近世太医令王叔和，撰次仲景遗论甚精，皆可施用，是仲景本伊尹之法，伊尹本神农之经。"据此则《神农本草》《伊尹汤液》《仲景伤寒》，为一贯之薪传也。夫欲知本草所用之分两，必当求之于汤液，但《汤液经》既为仲景论广，故又不得不求之于《伤寒》《金匮》矣。按四逆汤，四逆加人参汤，茯苓四逆汤，通脉四逆汤，通脉四逆加猪胆汁汤，白通汤，白通加猪胆汁汤，真武汤，干姜附子汤，芍药甘草附子汤，麻黄附子汤，麻黄附子甘草汤，麻黄附子细辛汤，桂甘姜枣麻辛附汤，桂枝加附子汤，桂枝去芍药加附子汤，附子粳米汤，附子泻心汤，竹叶汤，此十九方者，皆用附子一枚也。桂枝附子汤，桂枝附子去桂加白术汤，大黄附子汤，此三方者，皆用附子三枚也。附子汤，桂枝甘草附子汤，此二方者，皆用附子二枚也。近效白术附子汤，则用附子一枚半也。综观以上诸方，所用附子，重则三枚，轻亦一枚，固知凡一日尽剂之汤方，所用附子，皆以枚数。其间有不以枚数而用分两者，如桂枝芍药知母汤之用附子二两，黄土汤之用附子一两，乃为不必用至一枚者言也。考刘向《说苑》云："十粟重一圭，十圭重一铢，二十四铢重一两"（受业贾尚龄谨按，一说六铢为一分，四分为一两，故后人衡物，通称分两。）。刘氏汉人，所述衡法，即汉制也，今试以粟十粒衡之，得市称一厘，又以粟二千四百粒衡之，得市称二钱四分，是汉制一两，仅合今称二钱四分而已。又考仲景所用附子，不论其为生用炮用，皆注"去皮破八片"及"强人可大附子一枚"，所谓破八片之附子，必有八角者，乃可当之，衡之常为今称七钱以上，若再选用大附子，则为今称一两有余也。据此则知仲景所用附子，必以枚数者，正示人当用有八角之附子，若无八角者，乃侧子之流亚耳。于以并知乌头、附子，虽为瞑眩之药，苟少用之，厥疾尚有未必能瘳之憾。《素问·汤液醪醴论》云："自古圣人之作汤液醪醴者，以为备耳，故上古作汤液，为而弗服，中古之世，道德稍衰，邪气时至，服之万全，当今之世，必齐毒药，攻其中。"此仲景于乌头汤及大乌头煎，不以乌头之毒，直用五枚之多。所以然者，中病为良故也，晚近医家，久失师传，既胆识之不足，又责任之不负，虽以漂淡薄切之附片，而其用不过数分，至多亦不过钱余而已，安望其能挽垂危而起沉疴哉。如棣孙君文毅，荐治陈万运、计健南两先生之疾，陈服附子，达百斤以上，计服附子，亦过其半数，服药不可谓不多，历时不可谓不久，信任至笃，付托至专，不为浮议所撼动。求之今世，未易多觏，此之谓医家病家，相得益彰也，医缘凑合，遂结友交。

母氏康，为朝庆公之长女，公固安岳乐至之世医也。故母氏亦通医药之义，天性严谨，对子孙督学甚力，昼就外传，晚归必令篝灯夜读。后见大胞兄干臣，四胞弟季伟，长侄文长辈，在外服官，居恒谆谆以勿堕先德洁已奉公为诫。民国九年，成都大疫，病者如林，目击市医以轻描淡写之方，敷衍塞责，误人性命，及见倡用大剂石膏解疫，活人甚众，乃喜极而言曰："千般疾病，不外寒热虚实。寒者热之，热者寒之，虚者实之，实者虚之，辨证务求精审，用药切勿游移。尔外祖尝谓附子治寒，石膏治热，柴胡治风，此三药者，性强而有力。读仲景方，知其可重用，亦可久用，直至病愈乃止，非若余药之可暂而不可常，亦非平庸无力之药，乃可重用久用者所可比拟也。尔作《时疫解惑论》，竟能推重石膏，惜尔外祖弃养，未及鉴定，然学有传人，当亦含笑于九泉。所不惬意者，厥为学力太稚，浸古不深，斯则望尔切实奋勉者也。"日月不居，侨沪七载，深知苏浙闽粤，地处卑湿，病痿躄者，举目皆是，爱撰《素问痿论释难》以发扬"附子疗躄"之功，与在蜀中表章"石膏解疫"之效者，正为绝妙对偶。抚今思昔，外祖既逝，母亦见背，当母氏于丙寅七月易箦时，命肃立床前，正颜严词以训曰："尔业医，其知医之为仁术乎，吾将逝矣，尔其勿忘三诫，戒摆架子，戒敲竹杠，戒恶作剧，犯之便为大不孝。"呜呼，母何贤耶，母何仁耶！追想音容，不禁泫然泣下。

五加皮（二论）

五加皮，味辛温，主心腹，疝气，腹痛，益气，疗躄，小儿不能行，疽疮，阴蚀，久服轻身耐老。一名犲漆。（生汉中川谷及冤句，五月七月采茎，十月采根。）

五加皮辛温疗躄，与附子同功。然读其小儿不能行之句，则其功力当逊于附子，第其宜幼之用，与狗脊之宜老，又同为专长矣。考《神农本草》："狗脊味苦平，主腰背强，关机缓急，周痹，寒湿膝痛，颇利老人"。此品主治，虽无痿躄明文，然关机缓急，则将痿也，寒湿膝痛，则近躄也。《金匮要略》云："邪气反缓，正气即急。"夫缓急筋病也。《痿论》云："宗筋主束骨而利机关。"固知凡筋膜之束诸腰膝肢节，以利屈伸者，皆机关之谓也。引长为缓，缩短为急。急则拘挛而不伸，缓则软弱而无力，病则缓急相兼。故急则必缓，缓亦必急也，征之《本草》，天雄主"拘挛缓急"，附子主"拘挛膝痛"，大豆黄卷主"筋挛膝痛"，芎劳主"筋挛缓急"，莨菪子主"拘急"，牡蛎主"拘缓"，熊脂主"筋急"，蛞蝓主"挛缩"，干漆主"五缓六急"，细辛主"百节拘挛"，虎掌主"伤筋痿拘缓"，薰耳实主"四支拘挛痛"，茵芋主"诸关节风湿痹痛"，蔓荆实主"筋骨间寒热，湿痹拘挛"，雁肪主"风挛拘急，偏枯，气不通利"，陆英主"骨间诸痹，四支拘挛疼酸，膝寒痛"，又主利关节者，有曾青，紫芝，营实，牡桂，石龙芮，及通百节之石钟乳，通利九窍血脉关节之通草。以上诸品，用得其当，则关机缓急，拘挛膝痛，可以消弭于无形，否则，久而失治，未有不末传为痿躄者矣。

按《本草》上品："鸡头实，味甘平，主湿痹，腰脊膝痛，补中，除暴疾，益精气强志，令耳目聪明，久服轻身不饥，耐老神仙。"

父执西庚老人陈亘，浙之吴兴人，邃于医，久宦蜀中。清季政窳，乃与先君国材公（字惺甫，宣统初，建筑存心堂于城南文庙之东，近圣人居，课子孙读，闭门深居，不复问世。），同卜居于蓉城之南，而以医隐焉，著有《星聚堂医效方》行世。尝言："病痿躄者，日以鸡头实佐米为粥，半年后，步履复健。"足征此物，宜为痿躄常服之品，寓药于食，所谓食治之法也。

紫 菀（二论）

紫菀，味苦温，主咳逆上气，胸中寒热结气，去蛊毒，痿蹷，安五藏。（生房陵山谷，及真定邯郸，二月三月采根。）

蹷又作蹶，《说文》云："僵也"，孟子曰："今夫蹶者趋者。"是趋之与蹶，为能步，不能步之相对字。《吕氏春秋》云："处足则为痿为蹶"是痿蹷连文，义亦甚古，殆蹶也蹷也，为通用之字欤！

紫菀、附子，同为性温之品。特紫菀味苦，不若附子辛温之强有力耳，然其主"咳逆上气，胸中寒热结气"也，又与附子主"风寒咳逆邪气温中"同功。且能如附子之能治痿蹷，唯附子为总治痿蹷之主药，而紫菀亦主安五藏，固知性力虽逊，而用则相埒耳。然则五藏使人痿，于附子、紫菀而外，必有五痿之专药也，从可识矣，所以《痿论》既云："治痿者独取阳明"矣，乃又云："各补其荣而通其俞，调其虚实，和其顺逆"者，盖独取阳明为总治，各补其荣而通其俞为辅治，调其虚实和其顺逆，则又运用之妙，存乎一心也。兹就《神农本草》求之，凡："身皮死肌""皮肤死肌恶""利筋骨皮毛""逐筋骨皮肤死肌""中风皮肤疼痛""皮肤寒热""大风在皮肤中""寒热洒洒在皮肤中""充肌肤""长肌肤""柔肌肤"，皆肺主身之皮毛，发为皮痿之证治也；又"崩中脉绝""伤中脉绝""胃络脉绝""通利血脉""通血脉""保血脉"皆心主身之血脉，发为脉痿之证治也；又"筋急""拘急""拘缓""拘挛缓急""筋骨湿痹""风挛拘急""折跌绝筋""喎僻铁筋""筋骨间寒热""筋急拘挛，不可屈伸""柔筋强骨""坚筋骨""续筋骨""利筋骨"皆肝主身之筋膜，发为筋痿之证治也；又"偏枯不仁死肌""跌筋结肉诸不足""肉痹拘急""风痹不仁""坚肌耐痛""恶肉死肌""长肌肉""充肌肤"皆脾主身之肌肉发为肉痿之证治也；又"骨间寒热""骨节中水""骨节热，胫重酸疼""留热在骨筋间""强骨髓""坚骨髓""填骨髓""补骨髓"皆肾主身之骨髓，发为骨痿之证治也。五痿证治，广征于上，苟能勤求细绎，或施于未成痿蹷之前，或用于已成痿蹷之际，或除其实邪，或补其正虚，或防其变，或善其后，是又在用者之得宜焉否也。

虎　掌（二论）

虎掌，味苦温，主心痛，寒热，结气，积聚，伏梁，伤筋痿拘缓，利水道。（生汉中山谷及冤句，二月八月采。）

按二胞兄吾鸣言："伤筋痿拘缓"，缓下当有急字。伤筋有二，内因痿拘，外因跌仆。凡跌仆伤筋者，可用南星研末外敷，颇有定痛消肿之效（受业周福煦谨按，虎掌古名也，唐人始名天南星，又宿根名虎掌，新根名由跋。）。若内因之伤筋痿拘，即《痿论》所谓："筋急而挛，发为筋痿。"亦即《生气通天论》所谓："大筋緛短，小筋弛长，緛短为拘，弛长为痿。"夫緛短，急也，弛长，缓也，故："伤筋痿拘缓"，缓下当有急字也。（受业贾尚龄谨按：本草牡蛎，主除拘缓，拘可训急，拘缓成句亦通。）

先君国材公幼时，因蓝贼大顺作乱，乃偕母氏伍，由眉山迁往华阳外东天星桥。未几，洪水暴涨，湮没屋宇，什物漂流殆尽，幸赖母恃，获免于难。旋又因火焚屋，惊骇致疾，屡濒于危，迨至病退，而足痿不能任地矣。后陈先生（忘其名矣，似是佩三二字）传一方，久服乃瘥。方用天南星一斤，先用炭五十斤，烧一地坑通红，去炭，以酒五升倾坑内，候渗酒尽，下南星在坑内，以盆覆坑，周旋用灰拥定，勿令走气。次日取出，为细末，朱砂二两，琥珀一两，各别研，生姜煮面糊圆，如梧桐子，每服三十圆至五十圆，煎石菖蒲人参汤送下，食后临卧服，按此即《太平惠民和剂局方》所载之寿星圆也。研其方义与先君所患诸证，无不丝丝入扣，其审证之精，选方之当，直令拳拳服膺而弗失之矣，陈先生洵医杰也哉。

牛　膝（四论）

牛膝，味苦酸，主寒湿痿痹，四肢拘挛，膝痛，不可屈伸，逐血气，伤热火烂，堕胎，久服轻身耐老，一名百倍。（生河内川谷及临朐，二月、八月、十月采根。）

按膝本作厀，《说文》云："厀，胫头卩也，从卩桼声"。考卩为隶文，古作弓，篆作㔾，后省作卩。卩即节也，谓厀为四肢大节也，今通作膝，若膝则俗字也。两骨间为节，连骨节为筋，《素问·脉要精微论》云："膝者，筋之府，屈伸不能，行则偻附，筋将惫矣，骨者髓之府，不能久立，行则振掉，骨将惫矣。"细绎其义，凡痿躄成于膝之不能屈伸者为筋痿，其成于骨之不能久立者为骨痿，义有别也，然则于此足知皮痿、脉痿、肉痿之有别于筋痿、骨痿，其必有始因经过之证可候，不亦信而有征乎？夫牛膝主四肢拘挛，而独以膝为名者，读"逐血气，堕胎"两句，则知其下行之力专，又于四肢拘挛，特著"膝痛，不可屈伸"两句，则知其疗膝之力大，命名牛膝，正状其下行疗膝，状力如牛也。

《神农本草》于牛膝，但云味苦酸，而未著明何性。然详其主寒湿、痿痹、拘挛、膝痛，与附子同功，则味虽不辛，而其性之为温，固可必其然矣。夫主治膝痛者，固不仅味辛性温之品也，考"鸡头实，味甘平，主湿痹，腰脊膝痛。""大豆黄卷，味甘平，主湿痹筋挛，膝痛。""狗脊，味苦平，主周痹，寒湿膝痛。""王孙，味苦平，主寒湿痹，四肢疼酸，膝冷痛。""陆英，味苦寒，主骨间诸痹，四肢拘挛、疼酸，膝寒痛。"据此则鸡头实、大豆黄卷，俱味甘平，狗脊、王孙，俱味苦平，其主膝痛，姑无论矣。惟陆英则以味苦寒之性，而主膝寒痛之疾，以寒治寒，寒非真寒，亦犹《伤寒论》脉滑而厥，厥非真厥，故主用白虎汤也。固知陆英所主治者，仅属膝痛不可屈伸之痹，而非膝不痛不能行步之痿。若牛膝性温，斯能并痿痹而主之，否则，主痹可也，未见其能主痿躄也。

《素问·通评虚实论》云："蹠跛，风寒湿之疾也。"所谓蹠跛者，不过行步艰难而已，非不能行步也。行步艰难者，谓不可屈伸也，不可屈伸为痹，不能行步为痿。征之古义，则通名躄也。《史记·正义》云："躄，跛也"。《说文》云："跛，行不正也"。《释文》云："躄，两足不能行也。"据此则蹠跛难行，为躄之初起，不能行步，为躄之已成也。《痿论》云："大经空虚，发为肌痹，传为脉痿。"又云："肌肉濡渍，痹而不仁，发为肉痿。"《说文》云："痿痹也。"又云："痹，湿病也。"《金匮要略》云："湿伤于下，雾伤于上，雾伤皮腠，湿流关节。"又云："太阳病，关节疼痛而烦，脉沉而细者，此名湿痹。"于此足知痿躄虽为百病之末传，然其由于痹传而成者更多。所以巢氏《病源·风湿痹候》亦云："痹由血气虚，则受风湿而成，此病久不瘥，入于经络，搏于阳经，亦变令身体手足不随。"痹传为痿，巢氏固先我而言者。《素问·痹论》云："风寒湿三气，杂至合而为痹也，其风气胜者为行痹，寒气胜者为痛痹，湿气胜者为著痹。"经义以踒跛属风寒湿之疾，正痹病也，故巢氏《病源》又云："风湿痹病之状，或皮肤顽厚，或肌肉酸痛。"《千金方·论杂风状》云："风痹，湿痹，周痹，筋痹，脉痹，肌痹，皮痹，骨痹，胞痹，各有证候，形如风状，得脉别也，脉微涩，其证身体不仁。"揆以邪盛为实，正夺为虚之例，则此踒跛难行，正《素问·大奇论》"跛易偏枯"及《脉解篇》"偏虚为跛"之病能。《脉解篇》又云："所谓偏虚者，冬寒颇有不足"也。故蹷跛为阳虚寒湿之痹，痹之末传为痿，牛膝性温益阳，并主寒湿痿痹，颇与附子同功。但牛膝所主之拘挛膝痛，虽同于附子，而不可屈伸四字，以较附子所主之不能行步，则又有轻重浅深之别焉。

　　按牛膝与五加皮，同具"久服轻身耐老"之句，夫药非谷比，而可久服乎哉！若久服而果能轻身耐老，则废谷服药可也，有是理欤？史称神农尝味草木，盖所以教民稼穑者也，诸谷而外，皆列于药，药以治病，谷以养生。谷为中和之品，固可终身久服，药乃性味偏驳，偏则不中，驳则不和，绝无久服之理。不然，则《素问·至真要大论》所谓："久而增气，物化之常，气增而久，夭之由也。"即如果菜之属，界于谷药之间，亦难久服，久服生厌，岂好恶使之然哉！伤寒恶油，伤食恶糖，饥者好食，渴者好饮，此无他，需则好，好则纳，不需则恶，恶则拒。《六节藏象论》云："嗜欲不同，各有所适。"此其义也，苟撤其人之所好，强其人之所恶，是谓拂人自然之性，病必逮夫身也。然则可以久服养生者，除谷性中和而外，果菜且难，况偏驳之药乎。偏驳为毒，《素问·藏气法时论》云："辛散，酸收，甘缓，苦坚，咸软，毒药攻邪"是也。毒有大小，用有多寡，《五常政大论》云："大毒治病，十去其六，常毒治病，十去其七，小毒治病，十去其八，无毒治病，十去其九，谷肉果菜，食养尽之，无使过之，伤其正也，不尽行复如法。"药非谷比，安有终身服食之理哉，然则久服释义，又当何如？考《伤寒论》桂枝汤，方后服法云："若一服，汗出病差，停后服，不必尽剂，若不汗，更服依前法。又不汗，后服小促其间，半日许，令三服尽，若病重者，一日一夜服，周时观之。服一剂尽，病证犹在者，更作服，若汗不出，乃服至二三剂。"固知此即久服之义也，不愈而连服者谓之久，非谓终身服食之也。是则牛膝、五加皮，并主久服轻身耐老者，正谓不愈而连服，病去而轻身耐老也。轻身云者，因病无力，身体若重之谓也。耐老云者，因病虚羸，容颜若老之谓也。明乎此义，则《本草》所载宜久服者，凡百余品之多，皆当以不愈而连服为训。不然，消石、朴硝，主通大便，若久服之，不将洞泄不止乎。滑石车前，主利小便，若久服之，不将漩溺不禁乎。即如牛膝，主堕胎者也，谁愿久服，自绝子嗣。神农圣哲，岂亦妄云，乃世之好读书者，不求甚解耳。道家更依托《本草》，倡神仙服饵之说，不见其益，徒受其害，是则小子鸣鼓而攻之可也。余同学杨君回庵言："久为疒之讹，疒后作广，疒疾也，盖疒久形似，故易讹也。所谓疒服轻身耐老者，言有是疾者服之，可以除去其疾，而致轻身耐老也。"回庵此说，允为卓识，爰录于上，俾资启发。

31

甘草干姜汤（一论）

甘草干姜汤

甘草（四两炙）　干姜（二两）

上二味，以水三升，煮取一升五合，去滓，分温再服。

按此方仲景用以治伤寒脚挛急，所以复阳明之阳，而温润宗筋者也。《伤寒论》云："更饮甘草干姜汤，夜半阳气还，两足当热，胫尚微拘急。"读"胫尚微拘急"之"尚微"两字，则知服甘草干姜汤后，其脚挛急已愈过半，所未全愈者，仅胫之未伸耳。又此方仲景用以治肺痿多涎唾之证，亦取辛甘以益阳明也。其《金匮要略》云："寸口脉数，其人咳，口中反有浊唾涎沫者何？师曰，为肺痿之病。"义云："肺痿吐涎沫而不咳者，其人不渴，必遗尿，小便数，所以然者，以上虚不能制下故也，此为肺中冷，必眩，多涎唾，甘草干姜汤以温之。"或谓："此及治肺冷之方，非肺痿通用之方也，不得误用。"云云，则诚有昧于肺痿属寒，肺痈属热之义也，又有疑"津液既伤，则热为干热，可故反有浊唾涎沫吐出"者，是不知热则津液开发而为气，冷则津液凝结而为涎。且《金匮·五藏风寒积聚篇》尚有"肺中寒，吐浊涕"之明文，可据也。缘《金匮》所谓"热在上焦者，因咳为肺痿"之热字，正与《素问·痿论》之"肺热叶焦，发为痿躄"以及"心气热，肝气热，脾气热，肾气热"诸热字，同属《素问·热论》"人之伤于寒也，则为病热"之热字解。盖致肺痿及痿躄者，非心属诸火热也，故仲景于肺痿肺痈条，重申之曰："脉数虚者为肺痿，脉数实者为肺痈"所以然者，冷则阳不足，阳不足则枯萎，热则阳有余，阳有余则腐脓也。

芍药甘草汤（一论）

芍药甘草汤

白芍药　甘草（各四两　炙）

上二味，以水三升，煮取一升五合，去滓，分温再服。

按此方仲景用以治伤寒脚挛急，所以益冲脉之阴，而渗灌溪谷者也。但此方主治，尚属《灵枢·根结篇》"暴病者取之太阳"之暴病，与末传寒中之痿躄不同。盖此脚挛急，为伤寒初起所致之证也，挛急为筋病，肝主身之筋膜，湿淫于筋，血亦为之痹，故治之以芍药。考《神农本草》："芍药味苦平，主邪气腹痛，除血痹，破坚积、寒热、疝瘕，止痛，利小便，益气。"则此湿淫血痹之脚挛急，正合仲景所谓"湿痹之候，但当利其小便"之说。而其主除血痹，又与干地黄主逐血痹同义，故仲景自谓："若厥愈足温者，更作芍药甘草汤与之，其脚即伸"云云。如响斯应，非夸语也，乃后世本草，金忽神农于芍药特著之"利小便"三字，以致桂枝汤、真武汤，所以必用芍药之理，亦无法说明，曷胜浩叹。《灵枢·五癃津液别论》云："天暑衣厚，则腠理开，故汗出，天寒则腠理闭，气湿不行，水下留于膀胱，则为溺与气。"试绎其义，乃热则腠理开，气升外浮而汗出，寒则腠理闭，气降内沉而溲溺，所以天暑则汗多而溺少，天寒则无汗而溺多。果能识此汗溺互为升降之理，方足与知桂枝汤之治"太阳病，头痛，发热，汗出，恶风"，真武汤之治"太阳病，发汗，汗出不解，其人仍发热，心下悸，头眩，身瞤动，振振欲擗地。"皆用芍药以利小便，皆所以治发热汗出，盖不利小便，即不能化其气湿。不能化其气湿，即不能收热退汗止之效，固非芍药之真能退热止汗也。然则芍药甘草汤之治伤寒脚挛急，奚能例外？惟久病末传之痿躄，则属诸附子、天雄、乌头之证治，又非芍药苦平所能胜任者矣。固知仲景用芍药甘草汤，滋益冲脉之阴，以治脚不能伸者，乃适服甘草干姜汤。阳明之阳已复之后，即《痿论》所谓："阴阳总宗筋之会，会于气街，而阳明为之长"也。不然，阳未复，厥未愈，足未温，而遽服芍药，亦徒见其拙耳。噫，用药次第，可不深思之乎。

四逆汤（一论）

四逆汤

甘草（二两炙）　　干姜（一两半）　　附子（一枚，生用，去皮，破八片）

上三味，以水三升，煮取一升二合，去滓，分温再服，强人可大附子一枚，干姜三两。（受业孟金嵩谨按：世有以附子、干姜为温补者，吾师尝不谓然。今读此"强人可"三字，则知附子、干姜，温以治寒，与石膏、知母，寒以治热者，同为攻实而非补虚之药。必加人参，乃寓补意，故仲景有四逆加人参汤，及白虎加人参汤之两大法门也。）

《伤寒论·太阳上篇》云："伤寒，脉浮，自汗出，小便数，心烦，微恶寒，脚挛急，反与桂枝，欲攻其表，此误也。得之便厥，咽中干，烦躁，吐逆者，作甘草干姜汤与之，以复其阳。若厥愈足温者，更作芍药甘草汤与之。其脚即伸，若胃气不和谵语者，少与调胃承气汤，若重发汗，复加烧针者，四逆汤主之。"

又云："问曰：证象阳旦，按法治之而增剧（此云证象阳旦，即后病形象桂枝也，按法治之，即后因加附予参其间，增桂令汗出也，增剧即后亡阳故也。据此则所谓阳旦者，正是前条反与桂枝欲攻其衰之桂枝汤也，文义明白，从前解者多误），厥逆，咽中干，两胫拘急而谵语（《集韵》云："谵病人自语也。"音詹，或作谵，谵，乱语也。）。师曰：言夜半手足当温，两脚当伸，后如师言，何以知此？答曰：寸口脉浮而大（前条但言脉浮，未言大。），浮为风（前条明以伤寒冠首，未言风），大为虚（凡伤寒中风温病，未经发汗吐下，皆为实证，必汗吐下后，乃可言虚。），风则生微热（前条但言心烦微恶寒，无身热发热证。），虚则两胫挛（寒字从冫，冫本作仌，今文作冰，冰者冬寒水结也，湿为水之性，故寒未有不湿者，寒湿淫筋，筋病发为挛急，前条明言伤寒脚挛急，非虚也。），病形象桂枝（脉浮，自汗出，心烦，微恶寒。），因加附子参其间，增桂令汗出（前条但言反与桂枝，欲攻其表，此误也，无加附子增桂说。），附子温经，亡阳故也（附子亡阳其说甚怪。），厥逆，咽中干，烦躁，阳明内结，谵语烦乱，更饮甘草干姜汤。夜半阳气还，两足当热，胫尚微拘急（前条言挛急，此条言拘急，其义一也。），重与芍药甘草汤，尔乃胫伸（按荀子云："捶笞膑脚。"注：脚，古脚字。《释名》云："脚，郤也，以其坐时，郤在后也。"《说文》云："脚，胫也。"《汉书注》云："胫，膝以下骨也。"又按足与脚异。《说文》云："足，人之足也，在下，从止口。"注："口，象股胫之形。"《释名》云："足，续也，言续胫也。"据此则胫亦名脚，是膝以下为脚也。《灵枢·五色篇》云："膝以下者胫也，当胫以下者足也。"胫次于膝，足接于胫，所谓续胫为足，是脚胫与足，乃以次而下者也，然则足之与脚，乃音近而义异者。固知与手对称者曰足，与肱对称者曰胫，胫即脚也，所以厥愈足温，两足当热。则书足字，谓阳微不能达四末温分肉也，其脚即伸，尔乃胫伸，则书脚与胫，谓阳微不能束筋骨利关节也。部位不同，故两用之，非溷也，亦非误也。），以承气汤微溏，则止其谵语（前条有四逆汤证治，此条无。），故知病可愈。

　　按前条为仲景自记之治案，后条为门人述师之语录，所以两条证治，多有出入。前条未与桂枝攻表前，有小便数证，既与桂枝攻表后，有吐逆证，无谵语证，而胃气不和之谵语，及四逆汤之附子，皆在两若字之后。是则攻表之方，未曾加附子，攻表之后，未必有谵语也。乃后条所述，既无小便数、吐逆两证，反于误攻其表之桂枝，竟记为增桂加附子而增剧，又于前条所未必有之谵语证，竟记为阳明内结，谵语烦乱，传闻失实，以臆为记，殆所谓述者之明，不如作者之圣欤！细绎前条证候，其机要全在"小便数"三字，小便数者，谓不能自禁制之遗溺失便也。读《金匮·水气病篇》"小便数，今反不利。"两句连文，则是小便数者，固不得以小便不利训之也，所以伤寒脚挛急之小便数，正与肺痿上虚不能制下之小便数，同一杼机。观仲景于肺痿条，特重申之曰："此为肺中冷，必眩，多涎唾，甘草干姜汤以温之。"则此小便数之为寒证，固无疑矣。仲景既示人以不可攻表之戒，则诸证皆必属里。又述桂枝攻表，得之便厥之误，则诸证皆必属寒。脉浮心烦，为烦躁之初机，恶寒自汗，为亡阳之渐候，固与桂枝解肌之证，似同而实异者。揆诸伤寒先温里后攻表，中风先解表后攻里之大法，则此里寒之脚挛急，非四逆证乎。设于未用桂枝攻表之前，迳用四逆汤主治，则一剂知，二剂已，诚可必其然也，更何有知犯何逆，随证治之之诸繁法乎。设于误用桂枝攻表之后，亦即援"里寒外热，汗出而厥"之例，迳用四逆汤，再加茯苓，以治咽中干、烦躁、吐逆，则其效固不仅厥愈足温而已，其脚即伸，亦可必其然也。所以然者，四逆汤之附子，本为寒湿痿躄，拘挛膝痛，不能行步之主药，其温中逐风湿痹之干姜，及坚筋骨倍力之甘草，不过位居辅弼而已。若舍主药之附子而不用，仅作甘草干姜汤，以复其阳，宜其足能温，而脚不能伸也，两作汤剂，殆枉道之谓乎。夫桂枝下咽，阳盛即毙，今反得之便厥者，正如大青龙证，所谓："若脉微弱汗出恶风者，不可服之，服之则厥逆。"盖里寒不可攻表，攻表则厥，厥则亡阳故也。其咽中干、烦躁、吐逆者，正为："太阳病发汗后，大汗出，胃中干，烦躁不得眠"及"病人有寒，复发汗，胃中冷，必吐逆。"（受业周福煦谨按：今本作吐蛔，宋本作吐逆。吐逆者，未必吐蛔，但吐蛔者，未有不因于胃中冷也。）盖咽为胃管，咽中干，即胃中干，亦即发汗亡阳之胃中冷。冷则不能蒸水化气，咽胃失所煦濡故也。据此则前条"反与桂枝，欲攻其表。"及后条"病形象桂枝，增桂令汗出。"皆未得转属阳明也，然则前条所谓"若胃气不和谵语者"乃五苓证所具"欲得饮水者，少少与饮之，令胃气和则愈"之胃气不和也。果如后条所谓"阳明内结，谵语烦乱"，则尚敢更饮甘草干姜汤乎？此仲景自记伤寒脚挛急之所以无谵语证，即误用桂枝攻表后，虽咽中干、烦躁、吐逆，亦所以无谵语证也，然则所谓谵语者，其因烦躁之所发欤？而烦躁亦非阳盛所致，乃茯苓四逆证所具之"发汗，若下之，病仍不解，烦躁者"之烦躁证也。读前条"少与调胃承气汤"之"少与"二字，及后条"以承气汤微溏"之"微溏"二字，则知谵语亦必轻微。揆度病情，疑此轻微之谵语，或系烦躁时所发之烦言躁语耳，固未可必其为阳明内结之谵语也。夫实则谵语，实者有燥屎也，有燥屎者，虽下利亦当攻里，所以仲景有曰："下利谵语者，有燥屎也，属小承气汤。"设误以里寒脚挛急，所发之烦言躁语，而为阳明内结，谵语烦乱，则承气入胃，阴盛以亡，即少与之，亦为再逆。桂枝一逆，尚能引日，承气再逆，则促命期也。观"若胃气不和谵语者，少与调胃承气汤。"用一若字，正示人以引证备考之意，详其语气，固未与服承气也，乃后条竟云："以承气汤微溏，则止其谵语。"抑何记录失实之甚耶。《金匮要略》云："风病下之则痉，复发汗，必拘急。"又云："痉为病，胸满，口噤，卧不著席，脚挛急，必介齿，可与大承气汤。"夫发于阳者，谓之风病，必表解乃可攻里。若表未解而反下之，热入因作痉，既痉矣，即可与大承气汤。然则伤寒之脚挛急，为里寒证，法当温阳以救里。而风痉之脚挛急，为里热证，又宜攻里以存阴。此大法也，诚若是矣，则伤寒脚挛急者，其可援用风痉脚挛急之承气法乎。前条引为佐证，无非用备及门弟子之参考而已。仲景而后，此义寝失，其不知四逆汤主治伤寒脚挛急，固无论矣，并风痉脚挛急之当行承气攻里者，亦不知之。近世仅用犀角地黄汤之属，以冀幸中，非所谓每下愈况也欤？至于前条"若重发汗，复加烧针者，四逆汤主之"一节，则又四逆证尚在者，仍与四逆汤治之之法也。第读其"若重发汗"四字，则仲景于桂枝攻表之后，已露四逆汤主之之意。惜其但用四逆汤之甘草干姜，而未及于附子耳，乃后条竟谓："证象阳旦，按法治之而增剧。"是附子早已参其间矣，抑何不察之甚耶。又按后条："更饮甘草干姜汤，夜半阳气还，两足当热，胫尚微拘急。"则知服甘草干姜汤后，两脚挛急，已愈过半，但尚微拘急而已。不然，夜半阳气未还，寒湿未除，厥逆未愈，两足未热，虽更作芍药甘草汤与之，殊未敢必其其脚即伸也。何以言之？甘草干姜汤，出于四逆，芍药甘草汤，基于承气，缘承气汤有大黄，仲景于《伤寒论·太阴篇》云："设当行大黄芍药者，宜减之，以其人胃气弱易动故也。"然则"病人有寒，复发汗，胃中冷"者，大黄芍药，用之为逆矣。故当桂枝攻表之后，设与芍药甘草汤，则厥且必深，安有厥愈足温之望乎。设迳用承气于甘草干姜汤之前，则阳虚阴盛，下之则死，固为势所必然者。读前条两"作"字及两"若"字，虽似举棋不定，措置不决，而仲景用心之细，顾虑之周，已自流露于字里行间。乃叔和撰次伤寒，竟取弟子记录失实之后条，以附于仲景自记治案之后，则有若之"似圣人，惟曾子以为不可也，"或以"太阳病，发汗，遂漏不止，其人恶风，小便难，四肢微急，难以屈伸者，桂枝加附子汤主之。"与伤寒脚挛急，互为比类，以为即是后条所谓："病形象桂枝，因加附子参其间。"然详其两条主治，则四肢微急，与脚挛急，固有轻重之分也，因发汗遂漏不止，以致四肢微急，难以屈伸者，与较自汗出，但屈而不伸之脚挛急，则又有浅深之分也。夫轻而浅者，于桂枝方内加附子，即可以止其遂漏，除其微急，利其屈伸。若重而深者，必先温里，温里宜四逆汤。苟治表遗里，其误已甚，况增桂令汗出，虽加附子温经，以参其间，亦足以召汗多亡阳之变。核与桂枝加附子汤主治表寒者，则其差也，岂可以道里计耶。昔余撰《辨伤寒脚挛急》一文，因误以小便难为寒，小便数为热，而不知脚挛急之小便数，正与《金匮》肺痿上虚不能制下之小便数，同属寒证，认证一误，辨论俱非，诚恐遗误来学，爰特正于此。

上征引《神农本草》主治下列有痿躄之明文者，附子、五加皮、紫菀、虎掌、牛膝五品，及《伤寒论》甘草干姜汤、芍药甘草汤、四逆汤三方。而三方又全出于脚挛急一法，良以伤寒而脚挛急，虽不可直指为痿躄，然其始传末传之机势，至为显著，故引征之，藉为痿躄方治之根据。至于魏晋以后之方，撮要分部，辑为三卷，甚望来学，循此以求其无尽之藏。唯唐宋而上，犹知宗经，明清以降，知者极鲜。学者须知所适从可也，迄至民国纪元以来，医风渐转，爰附医试考题暨四川教育厅呈文及批示，各一则，藉以占其与世推移之一斑。

医试考题

《素问》言：五藏使人痿。后之医者，泥于经文"诸痿皆起于肺，治痿独取阳明"二语，以阳明主润宗筋，束筋骨，利关节也。故各家治痿，不论何藏，皆治肺胃，不知心为脉痿，肝为筋痿，脾为肉痿，肾为骨痿，受病不同，治宜各异，其于心、肝、脾、肾四痿，各拟一方。

民国四年，史隽丰先生，主持吾川医政。翌年夏，举行医学考试，第一题即五痿也，时年甫十九，童幼无知，虽幸魁榜首，至今思之，犹觉汗颜。十七年来，努力钻研，乃以一得之愚，撰为《素问痿论释难》一卷，其庶乎昔年场试，得以正之也欤？

呈四川教育厅文

呈为自费出省，考察医学教育，请予发给护照，并分别咨行事。窃查吾国医学，发明最早，神农轩岐以下，圣圣相承，代有作者，而《本草》《内经》《伤寒》《金匮》《千金》《外台》诸书，精微广大，无所弗赅。数千年来，人口繁殖，甲于世界各国者，实于是赖。惜自海通以后，西医输入，而吾国医界亦愈趋愈下，不自振奋，西医遂几有取而代之之势。早岁即从事于中医之研究，逮肄业成都联合县立中学校时，目击此道衰敝情形，即痛惜。教育部当日所颁学校章规，竟毫无中医学校或课程之设，及毕业联中校后，弗揣谫陋，曾本自修所得，悬壶省门，于兹十载，药饵所投，未尝无活人济世之术。顾自念中医之蔽，一由医理深微，典籍浩瀚，无名手以系统方法整理之；一由家技相承，各是其法，上焉者高其位置，自用师心，下焉者背诵歌括，难言学问，无集思广益之团体以研究之；一由政府亦漠视中医，不予提倡。在昔帝制时代，太医尚设专官，恩礼隆重，民国成立，既削除此制，又不将中医列入学校系统，似终未等诸学问之林，致令精深国学，日就衰靡，良足痛心。故欲振兴中医，非如日本尾藻城氏，以系统方法整理之不可。欲整理中医，非罗致名家，多设医药学会，广集英才，多办专门学校，以钻研之不可。前年中华教育改进社，有鉴于此，特设医学教育组，藉资攻讨，而苏、浙、粤、晋、湘、鄂各省人士，复倡设中医专门学校多处，并已毕业多人，吾川则尚付阙如。去年七月改进社，复在山西开会，通过学校系统，应添列中医一门，并规定中医学校课程标准两案，均已呈请教育部，采择施行在案。钧厅掌握教育，权衡学术，平时必有茝筹，无待赘渎。执业之余，于四川医学，及疾病状况，曾留心考察，现并拟游历苏、浙、广、直各省，考察各地医学教育及疾病现状，以供一己之观摩，以备设学之镜鉴。谨请发给护照一纸，俾利遄行，惟因事属创始，无人先容，再恳。俯鉴下忱，准予转咨各省教育厅，令转当地中医学校，及医药协会知照以便前往接洽，实为德便，如蒙令示，请交成都中南大街九十二号刘民叔医寓，合并声明，所有以上呈请各缘由，是否有当，伏乞。批示只遵，谨呈四川教育厅厅长万。

批示：

呈悉。查民国初年，教育部所颁医学课程，专尚西法。实欲采人之长，以辅己之所不逮，初非有遽废中医之意，该呈所陈三端亦洞中肯綮，候予采择施行。至拟自费出省考察医学教育，请予发给护照一纸，以利遄行，仰即来厅承领可也，此批。

上撰《素问痿论释难》既成，窃思《素问》以风、痹、痿、厥四病平论，盖或分或兼，颇有别异比类之必要，是其义固未可挂一阙三也。痹病已于痿论中，数见不鲜，惟风厥两病，尚未之及，终日怵惕，心不自安，爰补撰《中风论略》及《厥逆论略》两篇，赘录于后。

中风论略

　　《素问·上古天真论》云："上古圣人之教下也，皆谓之虚邪贼风，避之有时。"避之者，谓避虚邪贼风，由外中入也，所以《灵枢·九宫八风篇》云："圣人避风，如避矢石。"《金匮要略》云："客气邪风，中人多死。"中风名病，此其义也。《金匮》又云："人禀五常，因风气而生长，风气虽能生万物，亦能害万物，如水能浮舟，亦能覆舟，若五藏元真通畅，人即安和。""人能慎养，不令邪风干忤经络，适中经络，未流传府藏，即医治之，四肢才觉重滞，即导引吐纳，针灸膏摩，勿令九窍闭塞。"所惜者，《金匮》之于中风，但启其端，弗竟其说，且未出一方治，若候氏黑散风引汤等，又皆为后人所附，非《金匮》所原有，致令中风一门，群言淆乱，安得折衷于圣，以定方治于一乎。《阴阳应象大论》云："邪风之至，疾如风雨，故善治者治皮毛，其次治肌肤，其次治筋脉，其次治六腑，其次治五藏，治五藏者，半死半生也。"其尤甚者，则《灵枢·五色篇》云："大气人于藏府者，不病而卒死矣。"《千金翼》论云："得风之时，则依此次第疗之，不可违越，若不依此，当失机要，性命必危。"《外台秘要》，能知此义，观其以《深师》桂枝汤，麻黄汤，冠于中风及诸风方一十四首之首，乃浅治风中皮毛肌肤之法也。又以卒中风方七首，次于其后，乃深治风中筋脉腑脏之法也。巢氏《病源》以后，诸家述风，不下数十百种之多，大抵皆《素问·风论》："风中五藏六府之俞，亦为藏府之风，各人其门户所中，则为偏风。"盖皆善行而数变之杂风也。考孙真人《千金方》第八卷云："诸急卒病多是风，初得轻微，人所不悟，宜速与续命汤。"谓初得急卒，病尚轻微，切勿游移，速服续命，为当务之急也。其后连载九续命汤主治，多为风中五藏之半死生证。观其小续命汤第一方主治云："卒中风欲死，身体缓急，口目不正，舌强不能语，奄奄忽忽，神情闷乱。"又小续命汤第二方主治云："中风冒昧，不知痛处，拘急，不得转侧，四肢缓急，遗失便利。"又大续命汤第二方主治云："大风经脏，奄忽不能言，四肢垂曳，皮肉痛痒不自知。"又西州续命汤主治云："中风入脏，身体不知自收，口不能言，冒昧不识人，拘急背痛，不得转侧。"细绎诸续命方主治，固无所谓六经形证也，乃后世竟倡依六经见证加减治之之说。一若续命诸方，谨能浅治中风之表证，而不能深及大风经脏之危证者，开人自为说之弊，致令中风危证，百不一救。噫，始作俑者，其无后乎！至于续命所主奄忽不能言，冒昧不识人，固有近于厥则暴死之厥也。然厥为内逆，病在血脉，风为外中，病在神机。神机为神气游行出入之道路，西说谓之神经。虽厥逆亦有涉及神经者，而血脉则为其大本，也中风亦有涉及血脉者，而神经则为其大本也。后人以厥为内风，则名已不正，又有以厥为外风，则言更不顺矣。风之与厥，判然两途，然常有会逢其适，并发中风厥逆为风厥者（受业贾尚龄谨按，师言风厥乃谓中风与厥逆之并病，与《素问·评热病论·阴阳别论》及《灵枢·五变篇》之诸风厥者异义，是又当参辨者也。）。须知厥与风异，正以其无中风之口目不正，舌强不能言，拘急背痛，不得转侧诸证也。《灵枢·寿夭刚柔篇》云："病在阳者，命曰风病。"《五色篇》云："病生于阳者，先治其外。"《素问·至真要大论》云："从外之内者，治其外。"既为由外中人之风，汗而发之，乃正治也。所以续命九方，皆宗神农本草之"麻黄，味苦温，主中风。""发表出汗"以为主药。西州续命方后，且明著汗出则愈之效，又《千金·贼风第三》所载之"依源麻黄续命汤"，则迳以"麻黄"题名矣。此为三代秦汉，历圣相传之大法。两晋隋唐，经师相授之验方。幼而学之，长而行之，用以图治，治无不愈，愈无不十全。惟此十方之中，人参一品，最遗后患。察用人参者，凡七方之多。岂中风卒病之必用人参哉！征之《伤寒论》，桂枝可以配人参，柴胡亦可以配人参，惟麻黄不可以以配人参。以桂枝柴胡，非必汗之方，而麻黄则为发汗之药。凡病之必须发汗者，断无配用人参之例，然则既以麻黄为主之诸续命汤，主治急卒中风，其不应配用人参，理自显然。乃检《千金方》，竟以小续命汤之有人参者，为诸续命方之冠，而以大续命汤之无人参者，殿于其后。不知大续命汤，实为宗经之方，而孙真人忽之也，又检小续命所附之校注。凡《小品》《千金翼》《深师》《古今录验》《救急》《延年》，俱未舍去人参，此为习焉不察之故。晋唐诸师，一间未达，固不仅孙真人一人已也。试询曾病中风之家，凡久患手臂不能上头，足躄不能履地者，不是未服麻黄发汗，即是早服人参补益。夫始病为急卒之中风，末传为经年累月之痿躄，然何以有末传痿躄之后患，则以始治之医，谋之不臧也。是故风与痿异，乃始受末传而已，若风之与痹则《灵枢·寿夭刚柔篇》云："病在阳，命曰风，病在阴，命曰痹，阴阳俱病，命曰风痹。"《邪气藏府病形篇》云："阴之与阳，异名同类。"故风痹之不同者几希。又考《千金》续命十方，有用附子者，有用石膏者，有附子石膏同用者，是则《素问·风论》所谓："风之伤人也，或为寒热，或为热中，或为寒中"也。至于治积热风方及地黄煎荆沥汤等，乃中风门之别证，续命方之变治，即后世俗称之类中风也。金元以后，标新立异，倡发因火、因气、因痰之说，不揣其本，而齐其末，古代精义，丧失殆尽。近又有著《类中秘旨》者，以厥病为类中，舍经义，徇俗名，其失也，不过名不正而言不顺耳。其后又有用治愈热厥之验方，藉以阐发类中秘旨者，不辨真假，不析疑似，竟至题名为《中风斠诠》，力辟续命诸方，斥为不能复适于用。抑孰知中风之本在神经，与厥逆之本在血脉者不同，所以《素问·调经论》云："肌肉蠕动命曰微风。"《千金方》于"目眴动，口唇动，偏喎诸证"，皆须急服小续命汤，摩神明白膏。又于"卒然体痉直如死"，皆宜服小续命汤两三剂。试检汉唐之间，诸家治风，如排风、防风、八风等，皆不能越出续命范围，此其故盖可不言而喻矣。乃《中风斠诠》，既溷风、痹、痿、厥于不分，复淆内、外、上、下于不别，则其失也，岂仅指鹿为马？行将正治中风之法，泯没无遗，不度德，不量力，不自知其方效论错之非，工于责人，拙于省己，是以君子深惜其未能取法乎上也。至于预防中风则《金匮要略》有云："房室勿令竭乏，服食节其冷热，苦酸辛甘，不遗形体有衰，病则无由人其腠理。"此言慎房室以固先天，节服食以培后天，《上古天真论》云："精神内守，病安从来。"摄生之士，其勉之哉。

厥逆论略

考《素问·方盛衰论》云："气上不下，头痛巅疾。"《脉要精微论》云："厥成为颠疾。"《灵枢·五乱篇》云："乱于头，则为厥逆，头重眩仆。"夫厥字从逆，故下逆于上谓之厥。颠与巅通，故高至于顶谓之颠。《灵枢·五色篇》云："在地为厥。"地者，相家谓之地阁，犹言病起于下也。《脉要精微论》云："上实下虚，为厥颠疾。"犹言自下逆上之疾也。两足为下，胸腹为中，脑顶为上，征之经义，得三则焉，一则《解精微论》云："夫人厥则阳气并于上，阴气并于下，阳并于上，则火独光也，阴并于下，则足寒。"此言厥逆壅遏于下者，则两足清寒也。二则《腹中论》云："有病膺肿颈痛，胸满腹胀，此名厥逆。"此言厥逆壅遏于中者，则胸满腹胀也。三则《奇病论》云："所犯大寒，内至骨髓，髓者以脑为主，脑逆故令头痛，齿亦痛，病名曰厥逆。"此言厥逆壅遏于上者，则头痛巅疾也。《灵枢·厥病篇》有厥头痛可治，真头痛必死；厥心痛可治，真心痛必死之说。缘真痛病在脏真，脏真绝灭，手足寒至节，旦发夕死，夕发旦死。若厥痛则病在经络，在经络则气血可以复返于下而痛已，所以厥逆之道，皆在经络，经络为脉，脉为血府。《灵枢·口问篇》云："经络厥绝，脉道不通"是也。所以三阴三阳，十二经脉，三百六十五络，皆得发为厥逆之病。读《素问·厥论》，可以知也："黄帝问曰：厥之寒热者，何也？岐伯对曰：阳气衰于下，则为寒厥，阴气衰于下，则为热厥。"热厥之起也，则为足下热，寒厥之发也，则至膝上寒。《灵枢·卫气篇》云："下虚则厥，下盛则热。"此以寒为虚，热为盛，厥则一也。《素问·痿论》云："心气热，则下脉厥而上，上则下脉虚。"夫心气热，则其所主之血脉，未有不厥逆而上者。《解精微论》云："厥则阳气并于上。"并于上，则上实而下虚，此为势所必然者也。《经络论》云："夫络脉之见也，其五色各异，寒多则凝泣，凝泣则青黑，热多则淖泽，淖泽则黄赤。"经义于热厥，以酒气慓悍为训，则其诊候，从可识矣。但临病诊候，寒厥多，热厥少，所以《灵枢·五色篇》云："厥逆者，寒湿之起也。"《胀论》云："厥气在下，营卫留止，寒气逆上，真邪相攻，两气相搏，乃合为胀也。"《素问·阴阳应象大论》云：“阴胜则身寒汗出，身常清，数栗而寒，寒则厥，厥则腹满死，能夏不能冬。”《通评虚实论》云：“气逆者，足寒也。”《五藏生成篇》云：“卧出而风吹之，血凝于足者为厥。”《逆顺肥瘦篇》云：“别络结，则跗上不动，不动则厥，厥则寒矣。”以上六例，皆可资为佐证者也。《素问·厥论》“帝曰：厥或令人腹满，或令人暴不知人，或至半日远至一日，乃知人者，何也？岐伯曰：阴气盛于上则下虚，下虚则腹胀满，阳气盛于上，则下气重上而邪气逆，逆则阳气乱，阳气乱则不知人也。”此言三阴走腹，故令人腹满。三阳走头，故令人暴不知人也。《素问·调经论》云：“血之于气，并走于上，则为大厥，厥则暴死，气复反则生，不反则死。”此正《阴阳应象大论》所谓：“厥气上行，满脉去形”者，是也。揆诸厥有寒热之义，则《和剂局方》所载之黑锡丹，主神昏气乱，喉中痰响，正寒厥之治例也。《千金方》所载之铁精汤，主病不能言，喘悸烦乱，正热厥之治例也。《素问·病能论》，以生铁洛为饮，治怒狂阳厥云：“夫生铁洛者，下气疾也。”《生气通天论》云：“阳气者，烦劳则张，精绝，辟积于夏，使人煎厥，目盲不可以视，耳闭不可以听，溃溃乎若坏都，汨汨乎不可止。阳气者，大怒则形气绝，而血菀于上，使人薄厥。”此正《玉机真藏论》所谓：“肝脉太过，则令人善怒，忽忽眩冒而巅疾”者是也。揆诸厥本气血之义，则《金匮》方救“卒死，客忤死”用麻黄、杏仁、甘草三味，名还魂汤，甚者以竹管吹其两耳，此治厥之属于气分者之治例也。《本事方》治忽如死人，身不动摇，用白薇当归人参甘草四味，名白薇汤，甚者以仓公散吹入鼻中，此治厥之属于血分者之治例也。《素问·阳明脉解篇》云：“厥逆连藏则死，连经则生。”按脉之大者为经，脉之小者为络，气血厥逆，一上不下，若络脉未破者，则或至半日，远至一日，仍可循经而复返于下，即所谓连经则生，亦即西说之脑充血也。若络脉已破者，则血必溢出而浸脑，脑亦脏也，即所谓连脏则死，亦即西说之脑出血也。《金匮要略》云：“寸脉沉大而滑，沉则为实，滑则为气，实气相搏，血气入藏即死，入府即愈，此为卒厥，何谓也？师曰：唇口青、身冷，为人藏即死；如身和，汗自出，为人府即愈”沉则为实，谓血实。滑则为气，谓气实也。实气相搏，谓血之与气，并走于上也。脏谓脑也，腑谓脉也。《脉要精微论》云：“脉者血之府”是已。入脏即死，谓血出浸脑，连脏则死也，入腑即愈，谓循脉下返，连经则生也。若训为五藏六府之腑，则身和汗自出，为入腑即愈，两句旨义，又将何以为释耶。《素问·大奇论》云：“脉至如喘，名曰暴厥，暴厥者不知与人言。”《释名》云：“喘，湍也。”《诗召曼笺》云：“湍，犹急也”。

是可训为脉急曰厥，然则暴厥之萌渐，其脉至也，当为西说之血压高矣。夫暴厥之与中风，有极相似者焉，惟厥属血脉，风属神机，神机即西说之神经也。《灵枢·九针十二原篇》云："神者正气也。"所以神经主气，气出于脑，故中风者多偏于气分也。血脉主血，血出于心，故暴厥者多偏于血分也。《灵枢·营卫生会篇》云："血之与气，异名同类。"故风厥之不同者几希，所以今之译西说者，莫不误以暴厥，溷为中风。虽然，溷厥为风，早已滥觞于《本事》和《剂诸方》，固不自今日始，读三生饮、星附散、黑锡丹、真珠圆，诸主治之语可知也。《灵枢·经脉篇》云："实则厥，虚则痿躄，坐不能起。"揆以有者为实，无者为虚之义。则神经主气，气若虚也，血脉主血，血为实也，脉为血府，厥属血脉，故厥逆为血实之病，与痿、躄属虚者不同。然厥亦有不尽属实者，《素问·缪刺论》云："五络俱竭，令人身脉皆动，而形无知也，其状若尸，或曰尸厥。"又《脉解篇》云："内夺而厥，则为喑痱，此肾虚也。"斯二者，为无血上逆之厥，西说名为脑贫血是也。但与《厥论》"此人者质壮，以秋冬夺于所用，下气上争不能复，精气溢下，邪气因从之而上，"同而不同。然无血上逆，何以为厥耶？考《说文》云："囟顶门骨空，自囟至心，如丝相贯不绝。"所谓如丝相贯不绝者，乃血脉之细络，与脑主之神经，互相贯注之道路也。《素问·痿论》云："心主身之血脉。"《灵枢·营卫生会篇》云："血者，神气也。"今以五络俱竭，内夺而厥之故，则络脉无血，无以上荣于脑，囟心之间，丝贯已绝。心之神明，脑之精明，不相顺接，突然停顿，所以暴不知人也。《圣济总录》用地黄饮，《本事方》用真珠圆，皆所以补其虚，通其窍，洵为对证用药。较之血气并走于上之大厥，其虚实之异，判然两途，命曰虚厥，又曷若名以类厥之为愈也。中风有类中，厥逆有类厥，虽为徇俗，义却显明。或问厥于足下，逆于头上，方治之例，于古可征，惟厥逆于中者，如《灵枢·癫狂篇》所谓："厥逆为病也，足暴清，胸若将裂，肠若将以刀切之。"其治例也，又当如何？曰《金匮要略·杂疗方》载有三物备急丸云："主心腹诸暴卒百病，若中恶客忤，心腹胀满卒痛如锥刺，气急口噤，停尸卒死者，以暖水苦酒服大豆许三四丸，或不下，捧头起，灌令下咽，须臾当差，如未差，更与三丸，当腹中鸣，即吐下便差，若口噤亦须折齿灌之。"即此是为厥逆于中者之治例也，厥病多端，未能一一曲尽，聊陈大略于此。

类痿举例

中风有类中，厥逆有类厥，风寒湿痹，亦有类痹。读《金匮要略·血痹虚劳篇》，可知也："其云血痹，阴阳俱微，寸口关上微，尺中小紧，外证身体不仁，如风痹状。"据此则知血痹为类痹，并知痹之主证为不仁二字。故《灵枢·寿夭刚柔篇》云："寒痹之为病也，留而不去，时痛而皮不仁。"《素问·痿论》云："居处相湿，肌肉濡渍，痹而不仁。"所以风寒湿痹，皆以不仁为必有之证也。至于痿躄，岂无类痿，爰将辑《痿方粹编》之涉及类痿者，摘录三方于后，略为举例云尔。

地黄饮（圣济总录）

治肾气虚厥，语声不出，足废不用方。

熟干地黄（焙）　山茱萸（炒）　石斛（去根）　巴戟天（去心）　肉苁蓉（酒浸切焙）　白茯苓（去黑皮）　桂（去粗皮）　五味子（炒）　附子（炮裂去皮脐各一两）　麦门冬（去心焙）　远志（去心）　菖蒲（各半两）

上一十二味，剉如麻豆，每服三钱七，水一盏，生姜三片，枣二枚，擘破，同煎七分，去滓，食前温服。

按《圣济》所述地黄饮之主治，乃类痿也。《素问·脉解篇》云："内夺而厥，则为瘖俳，此肾虚也。"按语声不出为瘖，足废不用为俳。《圣济》又以金匮肾气丸，更名补肾八味丸，用治肾气内夺舌瘖足废之证。观其更名，已失方意，况无利九窍、强志倍力之远志，及通九窍出音声、不迷惑之菖蒲，此补肾八味丸所以远逊于地黄饮也。夫足废不用，明明痿也，然痿必成于久病之末传。若肾气虚厥，乃卒发之病也，因舌瘖而拟中风，是曰类中。因足废而拟痿躄，是曰类痿。既曰类矣，奚能溷治，所以地黄饮为治肾虚瘖俳之专方。用得其宜，则为《素问·五藏生成篇》所谓"足受血而能步"矣。苟误投于中风之初起，则殒绝可必，而误投于痿躄之既成，则愈期无望矣。考地黄一名地髓，《本草》称其填骨髓，长肌肉，填犹补也，长犹益也。病不因虚，切禁补益，须知痿属阳明久虚，寒湿窃据之病，地黄饮子，慎勿轻服，服之虽不似中风之立危，而其酿为沉疴痼疾，固可必其然也。

附子汤（圣济总录）

治柔风，筋骨缓弱，不能行立方。

附子（炮裂去皮脐一两）

上一味，㕮咀如麻豆，以水五升，绿豆五合，同煮至三升，绞去滓，每服半盏，细细饮之，空心日午临卧服。

按《夷坚志》云："有人服附子酒者，头肿如斗，唇裂血流，急求绿豆、黑豆各数合，嚼食，并煎汤饮之，乃解。"此人者质壮，以有火热蕴伏，误服附子酒，如火益热，升腾莫制，其势然也。不然者，设用于对证之寒湿痼疾，尚有头肿如斗，唇裂血流之变乎。后世本草，不实事求是，但作危言，自骇骇人，使当用者，亦不敢用，医学不古，此其症结也。夫绿豆而为善解附子毒性之药，则《圣济》附子汤，用附子一两，绿豆五合，同煮去滓，细细饮之，岂不互为中和，而失其药效也耶。不偏之谓中，用中之谓和，人而中和，无病可言，药而中和，无效可言，故药者未有不性味偏驳者也。偏驳为毒，故毒者所以补偏救弊者也，当其补偏救弊，不觉其毒，用适其反，其毒乃见。然则《圣济》此方并附子绿豆而用者，乃为各取其补偏救弊之长，而非取其互为中和之用也明矣。观其主治"柔风，筋骨缓弱，不能行立。"考巢氏《病源》述："柔风之状，四肢不能收，里急不能仰也。"揆度病状，颇类痿躄，然柔风乃暴起之病，暴病为始受之邪实，痿躄为末传之正虚。正虚者，神机绝于下之谓也，《三因方》云："痿躄状与柔风脚弱相类，柔风脚气，皆外所因，痿躄则为内脏气不足之所为。"夫风何云："柔，兼湿故柔也。"《伤寒论》云："湿痹之候，但当利其小便。"绿豆固主利小便者也，《千金方》中，著有明文。所以本方之用绿豆，乃取其利小便，以辅助附子之不及，不是取其解热毒，以中和附子之偏性。若训以《至真要大论》"逆者正治，从者反治。"已觉隔膜，再以"寒热温凉，反从其病"为训，则更失之远矣。须知附子、绿豆，各有专长，用其专长，乃有特效，固非如后世相反而相成之遁辞所可拟议者矣！倡是说，非好辩也，谓予不信，可引《本草纲目》附载朱氏集验方之十种水气一则，作为说之佐证，其方云："用绿豆二合半，大附子一双，去皮脐，切作两片，水三碗，煮熟，空心卧时食豆。次日将附子两片作四片，再以绿豆二合半，如前煮食。第三日别以绿豆、附子，如前煮食。第四日如第二日法煮食，水从小便下，肿自消，未消再服，忌生冷毒物盐酒六十日，无不效者。"

圣制汤（《元和纪用经》）

主下焦风冷，两脚无力，亦疗剑南卑湿脚弱。

黑附子（炮　去皮脐　到细　七钱半）　生姜（五钱　细切）

上以水八合，煮减半，和滓密收磁器内，经宿平明滤清汁，空腹温服。作一服，良久以两三匙饭压之，每日一剂，三四日效。按本方证治，分为两类，其云"主下焦风冷，两脚无力"者，乃寒于下，沉疴之类也。又云"亦疗剑南卑湿脚弱"者，乃湿伤于下，暴病之类也。考其所以主治寒湿伤下之脚疾，实导源于《神农本草》附子主治"寒湿踒躄"四字。夫两脚无力，即痿躄乎，两脚苦弱，即痿躄乎。盖皆类痿之属耳，是不可以无辨者。《神农本草》云："踒躄拘挛"《素问·疏五过论》云："痿躄为挛。"是知躄而不挛，非痿也，挛而不躄，亦非痿也。《灵枢·五色篇》云："痛甚为挛。"《素问·痹论》云："痛者寒气多也，有寒故痛也。"若挛因痛甚，痿固不痛也，痛甚而挛，挛固近躄也。故挛不必痿，而痿则未有不挛者。《释文》云："挛，连也。"《说文》云："挛，系也。"连犹结也，系犹络也。《皮部论》云："筋有结络"是也。《易》云："有孚挛如。"《疏》云："挛如者，相牵系不绝之名也。"设骨无筋膜，以为之结络，势必散而不束，尚能自为牵系不绝乎，故挛属筋。读《素问·长刺节论》"病在筋，筋挛节痛，不可以行。"《皮部论》"寒多则筋挛骨痛。"《灵枢·本神篇》"当人阴缩而挛筋。"可知也。《史记·集解》云："挛，两膝曲也。"曲谓不直也。《脉要精微论》云："膝者筋之府。"膝曲犹言筋不直也。据此则知脚弱无力，有痿之可能也；不能屈伸，具痿之渐象也。必至拘挛不能行步，乃为痿躄之的候。第详附子所主，固不以此分证，以此异治，但于寒湿二字求之即得，不过轻重缓急，进退出入，是又运用之妙，存乎一心而已。《至真要大论》云："主病之谓君，佐君之谓臣，应臣之谓使。"圣制汤用附子为君，以其治寒湿，为主病之药故也，其用生姜为臣者，以其有"逐风湿痹，去臭气"，恰符风冷卑湿之治，与前圣济附子汤之用绿豆为臣者异趣。绿豆味甘寒，利小便，所以辅附子之不及，亦即《五常政大论》"不胜毒者以薄药"也，生姜味辛温，逐湿痹，所以增附子之本力，亦即《五常政大论》"能毒者以厚药"也。臣药佐君，其不同如此，又方后服法云："平明空腹温服，良久以两三匙饭压之。"盖宗《本草》本说："病在四支血脉者，宜空腹而在旦"也。亦即《五常政大论》所谓"药以祛之，食以随之。"所以然者，平明空腹，不胜药气，虑发呕吐故也。《神农本草》称生姜去臭气，通神明，仲景因之，用以止呕。此则再用饭压者，非所谓"应臣之谓使"欤！本方黑附子之黑字，原指附子之皮黑而言，其肉固白色也，必用盐渍腌之后，肉乃变黑，然性力大减，不可为法。况药肆所售之附片，又为此咸附子漂淡薄切而成者，形同废滓，不堪施用。观其方后云："每日一剂，三四日效。"是岂用盐渍腌之黑附子，所能胜任者哉。当据《伤寒论》四逆汤附子生用为是，疑炮字为无识浅人之所加，不足信也。按：《元和纪用经》，相传为王冰遗著，冰字大瑛，别号启玄子。唐书《人物志》云："冰仕唐，为太仆令，年八十余，以寿终。"先哲称其次注《内经》，得古说独多，然则此方殆亦古圣之所制欤，方名圣制，义或由此。

师为善治古医学者，凡古医疑难，一经师释，洞若观火，昔撰《痿论释难》一卷，极尽辩证之能事，别辑《魏晋唐宋痿方粹编》三卷。搜罗宏博，选择谨严，及门等何敢妄赞一词，观其以脚弱无力，仅称类痿，必兼拘挛，乃名痿躄。正名之不苟如此，今以类痿，次于正痿之后。盖示人以论病必识其真也，能别其类，乃识其真，能识其真，庶免误治之祸。吾侪学子，于我师之金针暗度处，切勿草草读过，上海真茹弟子孟金嵩友松校竟赘言。

《素问痿论释难》全卷终。

跋

　　甚矣哉，医药之难明也，方余初从家叔习医，尝闻疯痨臌膈，乃不治之痼疾，心窃疑之，而终不获解焉。遂于前年，游学来申，遍访名士，细察方家，有人告以西蜀刘民叔先生者，奇士也，在申悬壶有年，其处方用药，必法乎古，活人无算。闻悉之余，未之信也。何则以今日医药之昌明，未逊往昔，或且过之，安有取法乎古，而能治今病者乎？未几于药肆中，得先生之方，审阅之下，真古方也。嘻今之病者，其真服古方而痊乎？未敢信也。盖以吾苏浙人士，体薄质弱，远不及古人之厚朴，其病也浅，症也轻，大率取法乎清明医法足矣，何取乎古？及今春，有友李君登科，患瘫痪之疾，百药罔效，有议请先生诊治者，余力反之，友不我从，乃陡然而归。未半日，友着人相邀诊视，睹来者之前趋仓惶，心知有异甫及门哀声自内出。入门则中西医士盈座，均告回春乏术而退，家人且备后事。余细阅药方，乃附子、乌头、天雄之类，不禁长叹者再，宁知俄顷人苏，呕吐大作。斯时一家欣忧参半，然愤先生妄用虎狼之药，无以复加，此先生之固不为我信也宜矣。越日，病者犹眷眷于先生，嘱相邀诊视，是于多年不治之痼疾，竟告霍然。而余之识荆，亦始于此时，每以其方药之不合时者责难之，先生辄欣然相从问答，而无愠色，并历举经籍而考之，历历如数家珍，然犹未敢深信者也。逮今夏初旬，先生忽出《素问痿论释难》一卷而示之，一字一句，皆有来历，其阐发古圣奥义，殆无余蕴。然后知先生真知医者也，故能穷其道而问于世，医人之所不医，学人之所不学，博古通今，岂近世之时医所能望其项背乎耶。兹观其所著，知其所治，信夫今人之徒尚时学，而思起沉痼者，实未曾觏，有诸其惟先生乎。（介民）苣申数稔，本愿就有道而正焉，迄今得识先生而师之，亦云幸矣。兹集先生处方十笺，并于案头见先生之近作《厘正医学三字经》稿，询知尚不即付剞劂，爰节录六则，并附印于后。虽为一鳞半爪，要足以诱掖后进，读者藉作观摩可也。己卯夏，南通季介民谨跋。

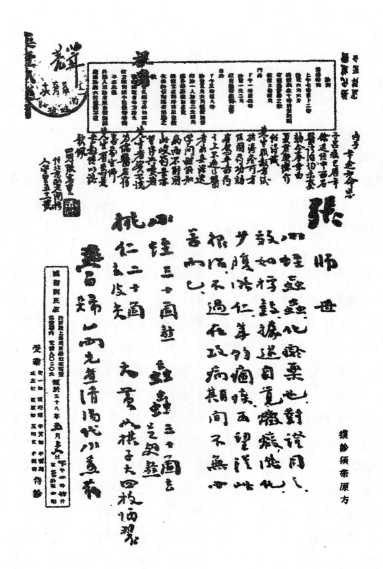

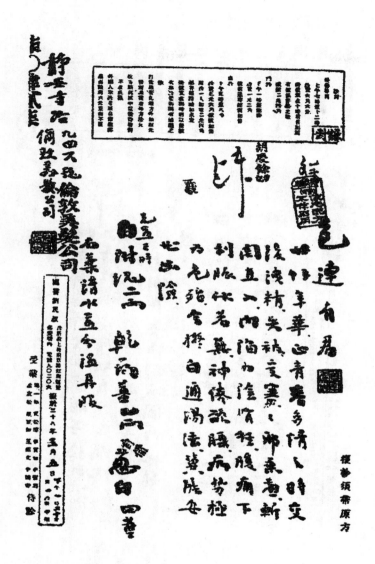

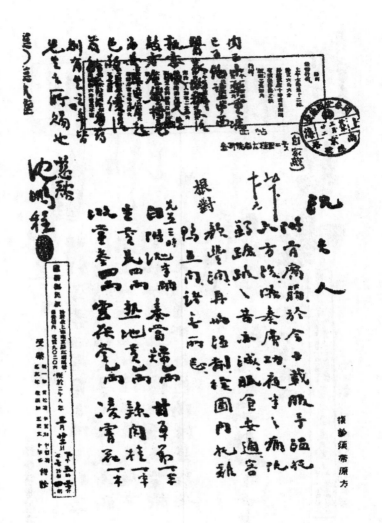

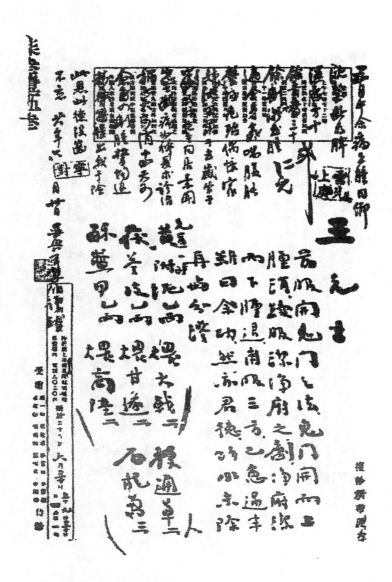

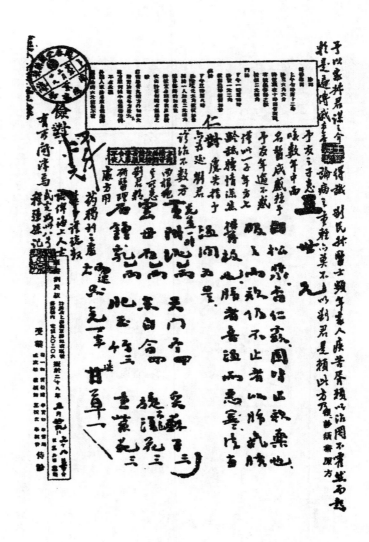

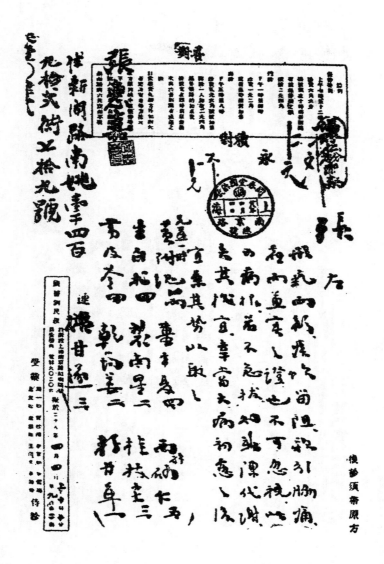

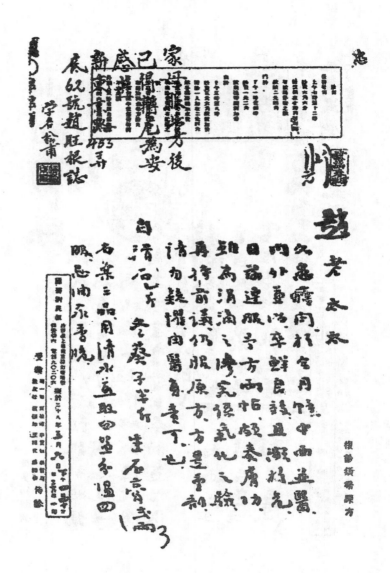

58

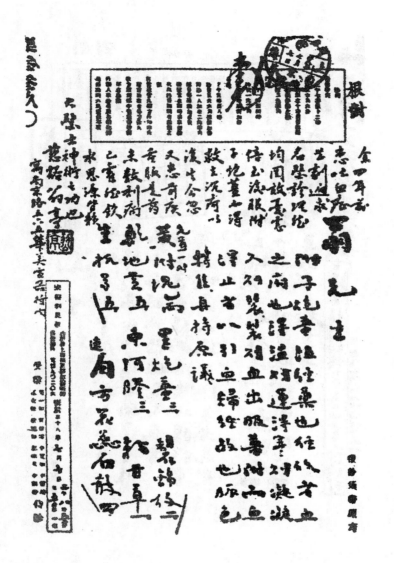

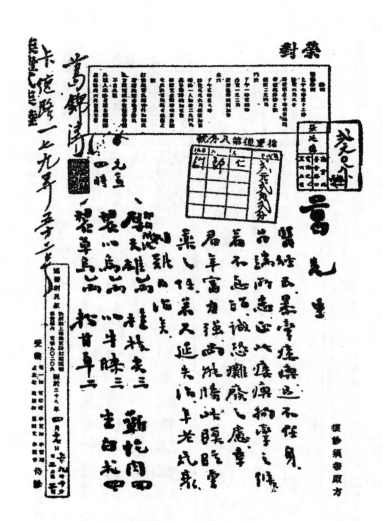

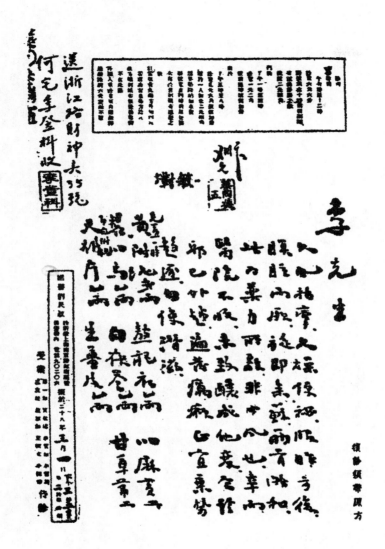

伤寒论霍乱训解

《伤寒论霍乱训解》序

晋皇甫士安序《甲乙经》云：仲景论广《伊尹汤液》，为数十卷，用之多验。近世太医令王叔和，撰次仲景选论甚精。按士安师事仲景，与叔和同时，史称其博综典籍百家之言，则必非漫无所据而云然者。汉晋而后，经论同归，何者为伊尹经文，何者为仲景广论，何者为叔和撰次？茫然不能复识矣。按《汤液经》六经经文，除仲景增广者外，如辨脉法、辨痉湿暍、辨霍乱、辨阴阳易差后劳复，亦皆为仲景就六经证治而为论广者，或为仲景弟子记述师说而为附益者；余如《平脉法》《伤寒例》，比之叔和少时撰述《脉经》之旨，不谋而合，殆为叔和撰用经外别传，以次于广汤液论之首；复以疾病至急，仓卒寻按，要者难得，故重集诸可与不可方治，以次于广汤液论之后。宋林亿序《金匮要略》称，上则辨伤寒，中则论杂病，下则载其方，并疗妇人。夫《金匮》为叔和重集，非复仲景之旧，不然，则霍乱篇何不移置于《金匮》之中，而必附于六经经文之后耶？乃林亿校正《金匮》时，又删去辨《伤寒》之上卷，于是能知《伤寒杂病论》为叔和改题之名者鲜矣。据此则知《伤寒论》霍乱全篇，既非《伊尹汤液经》之所原有，亦非叔和撰次之所增附，其当属诸仲景论广，或仲景弟子记述，无疑矣。曩者庚申霍乱流行，此传彼染，死者甚众。医者昧于寒潜热浮寒敛热溢之至理，附桂姜黄，羌柴芎防，温中发表，肆无忌惮。爰以一得之愚，撰为《时疫解惑论》二卷，经书坊刊行后，医风因以转移，补偏救弊，得奏肤功。然又恐读者不能思求经旨，因而偏重于用寒药治热证之论，反于识寒证用热药之法，忽焉不察，诚若是也，敢辞其咎乎？谨为训解张仲景辨霍乱病脉证治十条，并辑六经吐利六条分为二卷，刊行问世，意者矫枉过正之弊，或因是编而稍戢欤，是亦退思补过云尔。

民国二十年，辛未夏，华阳刘复，书于上海市，南京路，保安坊

《伤寒论霍乱训解》卷一

蜀华阳刘　复民叔甫著

男　文扬大可　参

受业　张亦相　校

辨霍乱病脉证治（十条）

一、问曰（设词为问。）：病有霍乱者何？答曰（申论为答。）：呕吐而利（上吐、下利。），此名霍乱。（乱于中也，霍义未详。或曰，挥霍也，疑非。受业张亦相谨按：近人有以晋献公平霍国之乱，为霍乱病名之起源者，尤为附会，不足据也。）

（——引自《伤寒论》原文）

霍乱为上吐下利之总名。凡呕吐而利者，皆得名为霍乱。故昔人又以欲吐不吐欲泻不泻之病，名为干霍乱也。治干霍乱者，反以得吐得泻为正治，与通治霍乱以吐止利止为得效者不同。

二、问曰：病发热头痛，身疼恶寒（表证。），吐利（里证。）者，此属何病（表里同病。）？答曰：此名霍乱。霍乱自吐下（绎自字义，知吐利为霍乱本证。），又利止（吐利止。），复更发热也。

（——引自《伤寒论》原文）

发热、头痛、身疼、恶寒为表证，上吐下利为里证。仲景大法，凡有表里证者，皆以里证为重，故霍乱吐下，虽兼有表证，亦当正其名曰，此霍乱也。"又利止复更发热"句，谓发热为原有之表证，非吐利止后所始发者，盖即后第五条"吐利止而身痛不休"之互证也。有表病而里不病，及里病而表不病者，亦有表里同病者。夫如是则表解而里未和，及里和而表未解者，皆为病理之所常有。此云利止复更发热，即里和而表未解之证，表未解者，当如后第五条用桂枝汤和解其外之治例也。考太阳中篇云："病发热头痛，脉反沉，若不差，身体疼痛，当救其里。"据此则知本条虽有发热、头痛、身疼、恶寒诸表证，但以呕吐而利，里证已急，所以急当救里，救里宜四逆汤，此仲景所以于后第六、七、八、九诸条，必用诸四逆汤以为霍乱主方，盖伤寒大法如此，杂病固莫能例外也。

三、伤寒其脉微涩者，本是霍乱（里证。），今是伤寒（表证。），却四五日至阴经上，转入阴必吐利（吐字据《脉经》卷八《平霍乱转筋脉证篇》补入。若但利不吐，又非霍乱病也。）。本呕下利者，不可治也（不可攻表）。欲似大便而反失气，仍不利者，此属阳明也，便必硬．十三日愈。所以然者，经尽故也。下利后当便硬，硬则能食者愈。今反不能食，到后经中颇能食；复过一经能食，过之一日当愈，不愈者，不属阳明也。

（——引自《伤寒论》原文）

呕吐而利，脉当微涩，故曰："本是霍乱"也。其以伤寒二字冠首者，明其具有前第二条之发热、头痛、身疼、恶寒诸表证也。其曰"今是伤寒"者，谓但有表证而已，尚未霍乱自吐下也；其曰"却四五日至阴经上"者，谓由表传里，阳去人阴也；其曰"转入阴必吐利"者，谓由表传里而里证作也。自"本呕下利者，不可治也。"以下二节，文义不属，且又不见于王叔和《脉经》，当是错简所致，付诸删例可也。孙思邈《千金翼》乃更分为数条，殆亦深致疑眩也乎。

四、霍乱，头痛、发热、身疼痛，热多，欲饮水者，五苓散主之；寒多不用水者，理中丸主之。

（——引自《伤寒论》原文）

本条头痛、发热、身疼痛，为热寒二者共有之同证。所谓热寒者，原为划分多欲饮水与多不用水之区别而已。试检五苓散之桂枝，理中丸之干姜，皆为辛温品味，故核其实则统属寒证而非热证也。然五苓散以泽泻甘寒，二苓甘平，主热多欲饮水之证，是早已开后世热霍乱之宗派矣。又方中桂枝，及服散后多饮暖水，此为兼治头痛、发热、身疼痛诸表证者。至理中丸则方后有云："服汤后如食顷，饮热粥一升许，微自温，勿发揭衣被。"此即解肌服法，而头痛、发热、身疼痛，亦可因之以自罢。然太阳下篇已有"表里不解者，桂枝人参汤主之"之明文，按桂枝人参汤，即理中汤加桂枝四两别切，更加甘草一两也。据此则本条表里不解证，又当以桂枝人参汤为的方矣，于此足知理中加桂枝，与五苓用桂枝，同为解表，义不殊也。若吐利已止而表犹未解者，可依后第五条议治。（受业孟金嵩谨按：五苓散为治腑之方，腑者为阳，故热多欲饮水也。理中丸为治脏之方，脏者为阴，故寒多不用水也，以此区别，或符仲景心法欤。）

五苓散方

猪苓（去皮）　茯苓　白术（各十八铢）　桂枝（半两，去皮）　泽泻（一两六铢）

上五味，为散，更治之，白饮和服方寸匕，日三服。多饮暖水，汗出愈。

理中丸方（下有作汤加减法）

人参　干姜　甘草（炙）　白术（各三两）

上四味，捣筛，蜜和为丸，如鸡子黄许大，以沸汤数合，和一丸，研碎，温服之。日三四，夜二服。腹中未热，益至三四丸，然不及汤。汤法以四物依两数切，用水八升，煮取三升，去滓温服一升，日三服。若脐上筑者，肾气动也，去术加桂四两；吐多者去术，加生姜三两；下多者还用术；悸者加茯苓二两；渴欲得水者，加术足前成四两半；腹中痛者，加人参足前成四两半；寒者加干姜足前成四两半；腹满者去术，加附子一枚。服汤后如食顷，饮热粥一升许，微自温，勿发揭衣被。

（——引自《伤寒论》原文）

按理中丸及汤所用之人参，为仲景汗吐下后必用之大法也，然须如后第七条"利止亡血"，乃为合度。若用于吐利方张之际，则不惟无益而又害之也。且五苓理中两方正药，皆无附子，仅理中加减法，略一涉及，知其不以附子为重。然则五苓散理中丸，殆适用于霍乱之轻证，而后知仲景之必于后第六、七、八、九诸条，始出诸四逆汤，以为吐利重证之主方，有由然矣。

五、吐利止（里证。），而身痛不休者（表证。），当消息和解其外，宜桂枝汤小和之。

（——引自《伤寒论》原文）

此与前第二条"利止复更发热。"同一杼机。太阳中篇云："下利清谷不止，身疼痛者，急当救里；后身疼痛，清便自调者，急当救表。救里宜四逆汤，救表宜桂枝汤。"此云"吐利止"是服四逆汤，或已服前第四条之五苓散理中丸后，里已得救也，所余"身痛不休"一证，是表尚未和，表未和者，又当"消息和解其外，宜桂枝汤小和之。"丁宁慎重，至深切矣。所以然者，凡霍乱吐下之后，最忌发汗，故本条桂枝汤方后服法，未系啜粥温覆诸语，小和之义，于焉透露，消息和解，当于此无字处求之。

桂枝汤方

桂枝（去皮）　芍药　生姜（各三两）　甘草（二两，炙）　大枣（十二枚，擘）

上五味，以水七升，煮取三升，去滓，温服一升。

（——引自《伤寒论》原文）

以上五条，为三阳霍乱，以"消息和解其外"殿后，可知也；以后五条，为三阴吐利，以"新虚不胜谷气"殿后，可知也。虽理中证可属于太阴，然无附子为其！主药，谓如阳明篇吴茱萸汤之治例可矣。按三阳吐利，有霍乱明文，而三阴吐利无之。是三阳之吐利轻证，得名霍乱；而三阴之吐利重证，反不得而名之矣。乃《巢氏病源》于四十七卷第七候云："风冷入肠胃，肠气虚则泄利，胃气逆则呕吐，此大体与霍乱相似，而小经不剧闷顿。故直云吐利，亦不呼为霍乱也。"此论一出，直开后世重霍乱轻吐利之歧途。或谓巢氏所云闷顿，颇有乱字之义。若必以兼闷顿者为霍乱，则少阴吐利，烦躁欲死证，仲景何不辑入本篇，是诚不识撰述霍乱之微旨者矣。

六、吐利（一。），汗出（二。），发热（三，当作外热。），恶寒（四，当作内寒，如后第八条所云，内寒外热是也。），四肢拘急（五。），手足厥冷者（六，合本条第二证之汗出，正如后第九条所云，汗出而厥是也。），四逆汤主之。

（——引自《伤寒论》原文）

凡病吐利已至汗出而厥之候，必不复再有恶寒发热之表证。此条恶寒发热，当训内寒外热无疑。按四逆汤为治寒湿霍乱之主方，四肢拘急，为水湿淫筋之证候。静为拘急，动为转筋。《巢氏病源》云："风冷中于筋，筋则转，转者谓其转动。"《千金方》云："百节如解，遍体诸筋，皆为回转。"成注引《活人书》云："或四肢拘急，或转筋者，亦去术加附子。"固知拘急转筋，动静虽殊，病机则同也。考《神农本草》附子主寒湿，本条四逆汤即据以治吐利汗出；《本草》附子主温中，本条四逆汤即据以治手足厥冷；《本草》附子主拘挛，本条四逆汤即据以治四肢拘急。祖述宪章，彰彰可考，况辅以干姜之辛，佐附子以治吐利。甘草之甘，助附子以安脏腑。用为寒湿霍乱之主方，其效如桴鼓，固可必其然矣。

四逆汤方

甘草（二两，炙）　干姜（一两半）　附子（一枚，生，去皮，破八片）

上三味，以水三升，煮取一升二合，去滓，分温再服。强人可大附子一枚，干姜三两。（受业孟金嵩谨按：世人多误以附子干姜为温补者，读此强人可大附子二句，当能发其猛省。）

（——引自《伤寒论》原文）

七、恶寒、脉微，而复利。利止，亡血也。四逆加人参汤主之。

（——引自《伤寒论》原文）

旧本误以此条列为第四条，今据先主证后救变，先主方后加减之例，以移于此，抑且极符三阴霍乱之证治程序也。据本条恶寒脉微为呕吐而利所致之虚证，固知利为原有者，所以用"而复利"三字以续申之。续申之者，正以明其肠胃水分，消耗殆尽，而尚复利不止也。然则所谓"利止"者，非利之自止，乃脉中水分，亦被抽汲，血且结如枯坏，无以供其复利，虽欲不止，不可得也。成注引《金匮玉函》云："水竭则无血。"此其义矣，故其"利止亡血"句，犹言利之止，由于血之亡。唯其亡血，所以仲景用四逆加人参汤，以复其脉，以脉为血之府也。若霍乱初起，未及亡血者，又无加用人参之必要，不可不知。

四逆加人参汤方

甘草（二两，炙）　附子（一枚，生，去皮，破八片）　干姜（一两半）人参（一两）

上四味，水三升，煮取一升二合，去滓，分温再服。

（——引自《伤寒论》原文）

八、既吐且利（后利。），小便复利（前亦利。），而大汗出（当厥。），下利清谷，内寒外热（所谓戴阳。），脉微欲绝者，通脉四逆汤主之（通脉二字，据少阴篇厥阴篇补入。）。

（——引自《伤寒论》原文）

上既吐矣，下亦利矣，利且清谷，汗且大出，宜其小便不利，而竟小便复利，何哉？此无他，水湿内寒，旁礴淫溢而已矣。故虽脉微欲绝，亦不加用人参，但与通脉四逆汤重用姜附以主之。于此足知前第四条霍乱主理中丸，治寒多不用水者，其人参一味，最须慎用。固知理中丸为治轻缓而又夹虚之寒霍乱，若拟防世急，殊未敢必其有神验也。

通脉四逆汤方

甘草（二两，炙）　附子（大者一枚，生，去皮，破八片）　干姜（三两，强人可四两）

上三味，以水三升，煮取一升二合，去滓分温再服。其脉即出者愈。

（——引自《伤寒论》原文）

九、吐已，下断，汗出而厥，四肢拘急不解，脉微欲绝者，通脉四逆加猪胆汤主之。

（——引自《伤寒论》原文）

按本条与前第六条比类，则彼仅言四肢拘急，知其有时而缓，故主以四逆汤足矣。此言四肢拘急不解，知其无时或息，故必重其分两，而为通脉四逆之法，始克胜任。又本条与前第八条比类，彼当吐利正盛之时，此则吐利已断之后；彼虽汗出而外热，此则汗出而厥冷；彼以小便复利，水湿犹可随之以分渗，此则四肢拘急不解，水湿淫筋，无可宣泄。据此则知本条严重于前条多矣，故即于前条之通脉四逆汤内，再加猪胆以主之也。夫吐已下断，脉微欲绝，似与前第七条，"利止亡血，恶寒脉微，"同一杼机。然彼加人参，此加猪胆，何哉？盖人参主复脉，猪胆主清脉，清脉谓清脉中之血，所以防血之瘀虾，若以胆汁主化水谷，则误也。人参主亡血，所以补血中之气津；胆汁主瘀血，所以利血中之虾结。然则仲景于大辛大温之通脉四逆汤内，加入猪胆，非以补血，实以去瘀耳。试再举七九两条以较之，则恶寒之与汗出而厥，乃轻重之势殊也，脉微之与脉微欲绝，又缓急之情异也。夫势之轻者，仅用四逆加人参汤，缓以复血中之气津。而势之重者，则通脉四逆加猪胆汤，急以去脉中之瘀虾。所以分温再服，其脉即来，四肢拘急，随之俱解。然非干姜加倍，附子大者，虽用猪胆，亦难必效，此通脉四逆有加猪胆之例，而四逆汤则不可得而加也。或谓"阳虚阴盛，故用猪胆苦寒，反佐以通其格拒。"或又训以"通脉四逆辛温以益阳，加猪胆汁苦寒以益阴，庶几将绝之阴，不致为阳药所劫夺。"若然，则猪胆之用，不能征实矣，按"少阴病下利脉微者，与白通汤，利不止，厥逆，无脉，干呕，烦者，白通加猪胆汁汤主之。"细绎白通汤，用猪胆汁一合，乃所以专治烦者。故方后云："若无胆亦可用。"以有人尿故也。夫人尿、猪胆，皆主清脉利瘀者，惟其清脉，所以除烦。苟不心烦，财无加猪胆之必要，此《汤液经》之圣法也。观仲景于通脉四递加猪胆，方后特著"无猪胆以羊胆代之"八字，尤信凡属胆汁，皆为利瘀之品，固不必分其为猪为羊矣。然则于寒霍乱无烦证，欲取猪胆而代之者，其惟桂乎。葛稚川《肘后方》，治霍乱："桂屑半升，以暖饮二升和之，尽服之。"桂屑即肉桂为屑，用桂治霍乱，葛氏固先知先觉者，考《神农本草》"菌桂味辛温，主百病，养精神，和颜色，为诸药先聘通使，久服轻身不老，面生光华，娟好常如童子。"曰和颜色，曰面生光华，非其辛温利瘀之明验乎，证以《本草》牡桂主利关节（受业巢曼麟谨按：菌桂为肉桂，牡桂为桂枝。），尤为信而有征。故用于白通汤、通脉四逆汤之无烦躁证者，厥功甚确。按：本条无烦躁证，不得援加猪胆之例，夫以仲景之贤，犹且忽而未察，则后世注家，更不足与议矣。惟王清任治霍乱，知于理中汤内，加红花、桃仁，与此义暗合。然红花、桃仁，治热霍乱血脉枯疹而脉伏欲闭者为佳，若寒霍乱血脉僵瘀而脉微欲绝者，固又非桂莫属也。

通脉四逆加猪胆汤方

甘草（二两，炙）　干姜（三两，强人可四两）　附子（大者一枚，生，去皮，破八片）　猪胆汁（半合）

上四味，以水三升，煮取一升二合，去滓，内猪胆汁，分温再服，其脉即来，无猪胆以羊胆代之。

（——引自《伤寒论》原文）

以上四条，合方四首，曰四逆汤，曰四逆加人参汤，曰通脉四逆汤，曰通脉四逆加猪胆汤。此四方者，皆名四逆，皆以附子为主药，《神农本草》称附子主寒湿，固知霍乱虽有寒热两证之殊，揆其主因，为湿则一。寒湿用附子，湿热用石膏。寒湿则水气淫溢，汗出而厥，小便复利，利则清畅不热；湿热则火郁风生，灼津烁液，小便则难，难则涓滴如汤，此其大较也。临证处方，依此为据。

十、吐利（四逆汤救里之后。），发汗（桂枝汤表之后。），脉平（病证已解，如平人矣。），小烦者（只此烦而已。），以新虚不胜谷气故也。

（——引自《伤寒论》原文）

按《伤寒论·差后劳复篇》云："病人脉已解，而日暮微烦，以病新差，人强与谷，脾胃气尚弱，不能消谷。故令微烦，损谷则愈。"即此是为本条之注脚，其损谷一句，是教人勿药之意。诸病皆然，不独霍乱也。

上张仲景霍乱论一篇，按全篇十条，虽就《伊尹汤液经》三阴三阳六经证治论述而成者，然与经校，迥然不侔，圣经贤论，固霄壤矣。夫述者之明，不如作者之圣。孟子曰："伊尹圣之任者也。"唯伊尹为医门之至圣，唯《汤液》为万世之医经。虽然，仲景固圣人之徒，医林之大贤也，后世鲜其伦拟。观本篇寥寥十条，于脉证并治，包括无遗。唐甘伯宗撰《名医录》称"仲景受术于同郡张伯祖。"伯祖为汤液经师，渊源有自。此仲景之所以成为仲景，夫岂偶然哉。也至愚，服膺日久，爰为训解如上。

《伤寒论霍乱训解》卷一终。

《伤寒论霍乱训解》卷二

蜀华阳刘　复民叔甫著

男　文政人存　参

受业　陈寿柏　校

辑六经吐利证治（六条）

太阳篇伤寒、发热、汗出不解（表未解。），心中痞硬，呕吐而下利者（里又急。），大柴胡汤主之。

（——引自《伤寒论》原文）

按伤寒发热汗出不解，属太阳表证，其呕吐而下利者由于心中痞硬。然心中何以痞硬？以有饮食积聚故也，法当主下，故用大柴胡汤以下之，不用承气者，以其发热故尔。

大柴胡汤方

柴胡（半斤）　半夏（半升，洗）　枳实（四枚，炙）　黄芩芍药（各三两）大黄（二两）　生姜（五两，切）　大枣（十二枚，擘）

上八味，以水一斗二升，煮取六升，去滓，再煎，温服一升，日三服（受业周福煦谨按：一方无大黄。王叔和注云：若不加，恐不为大柴胡汤也。）。

（——引自《伤寒论》原文）

阳明篇阳明病，不吐不下（与后引少阳篇尚未吐下，异义。），心烦者，可与调胃承气汤。

（——引自《伤寒论》原文）

曰不吐，非不吐也，盖欲吐也；曰不下，非不下也，盖欲下也。果若不吐不下，则又何劳多著此四字，以为赘瘤耶。固知胃有宿食，所以闭而心烦，可与承气调胃，开其闭结，闭开胃调，则欲吐不吐欲下不下之证除矣。若宿食在上脘者，又当用《金匮要略》瓜蒂散，或《肘后方》《千金方》之盐汤吐法，不可不知。

调胃承气汤方

大黄（四两，去皮，清酒洗）　甘草（二两，炙）　芒消（半升）

上三味以水三升，煮取一升，去滓，内芒消，更上火微煮，令沸，少少温服之。

（——引自《伤寒论》原文）

少阳篇本太阳病不解，转入少阳者，胁下硬满，干呕不能食（半在里。），往来寒热（半在表。），尚未吐下（若已入里，则自吐下矣。），脉沉紧者，与小柴胡汤。

（——引自《伤寒论》原文）

本太阳病，何以不解，以有饮食积聚故也。饮食何以积聚，以肠胃中结气故也。胁下硬满，干呕不能食，为里未和；往来寒热，为表未和。少阳主半表半里，若已入于里者，乃至呕吐下利，此则未全入里，故曰"尚未吐下"也。尚未吐下，虽脉沉紧，亦当与小柴胡汤，使其由半表以外解，所谓"上焦得通，津液得下，胃气因和，身濈然汗出而解"也。按霍乱篇第三条云："伤寒其脉微涩者，本是霍乱，今是伤寒，却四五日，至阴经上，转入阴必吐利。"与此条本是伤寒，将转霍乱，同一杼机，可以互证矣。

小柴胡汤方

柴胡（半斤）　半夏（半升，洗）　大枣（十二枚，擘）　黄芩　人参
甘草（炙）　生姜（各三两，切）

上七味，以水一斗二升，煮取六升，去滓再煎，取三升，温服一升，日三服。

（——引自《伤寒论》原文）

太阴篇　自利不渴者，属太阴，以其藏有寒故也，当温之（藏寒当温。），宜服四逆辈。

（——引自《伤寒论》原文）

《伤寒论》云："太阴之为病，腹满而吐，食不下，自利益甚，时腹自痛。"此条更言自利不渴者，属太阴，谓与少阴之自利而渴者有别也。不渴为藏有寒，渴则藏有热矣。按霍乱篇第四条云："热多欲饮水者，五苓散主之，寒多不用水者，理中丸主之。"特理中丸有人参无附子，故远不若四逆辈之强有力耳。

四逆辈方

用上卷四逆汤，四逆加人参汤，通脉四逆汤，通脉四逆加猪胆汤。

（——引自《伤寒论》原文）

少阴篇　少阴病，吐利（中风寒。），手足逆冷（寒证。），烦躁欲死者，（风证。）吴茱萸汤主之。

（——引自《伤寒论》原文）

少阴吐利，手足逆冷，用四逆汤；甚者脉微欲绝，用通脉四逆汤；若烦者，加猪胆汁主之。此条称烦躁欲死，洵为危候，读"少阴病吐利躁烦四逆者死"可以知也。夫烦字从火，绝不因寒，少阴吐利加猪胆汁者，有烦之一字，为其主证也。设无烦证，则猪胆苦寒，不得妄加，乃此条烦躁至于欲死，不可谓不重。何以不于大剂附子干姜方内，加入猪胆汁，而改任吴茱萸，何也？考《汤液经》义，六经俱分中风伤寒，寒必兼湿，水流湿也，风易化火，火就燥也。固知吴茱萸证，属少阴中风，白通通脉，属少阴伤寒，寒而兼烦，故附子猪胆并用，唯风也，斯能致烦躁之欲死，故不用附子而改任吴茱萸。以少阴主心，心强者可胜附子之麻痹，加猪胆汁以治烦，心弱者不胜附子之麻痹，故以吴茱萸代附子，生姜易干姜，加人参者，安精神，定魂魄，乃所以治烦也。然则心强者用猪胆汁之苦寒，心弱者用人参之甘微寒。甘寒苦寒，寒虽不同，虚烦实烦，烦则一致，用寒治热，烦因以清，是以知烦之无寒证也。

吴茱萸汤方

吴茱萸（一升）　人参（二两）　生姜（六两，切）　大枣（十二枚，擘）

上四味，以水七升，煮取二升，去滓，温服七合，日三服。

（——引自《伤寒论》原文）

厥阴篇　伤寒本自寒下，医复吐下之（一误，再误。），寒格更逆，吐下（吐下不止。），若食入口即吐，干姜黄芩黄连人参汤主之。

（——引自《伤寒论》原文）

伤寒入里，本自寒下。寒下者，以其藏有寒故也，乃医复吐下之，寒格更逆，吐下益甚。夫寒何以格，因火而格也，藏有寒者，自利不渴，若寒因火格，则吐下而渴矣。方中用干姜辛温主温中，黄连苦寒主热气，斯所以治寒格者也，又如乌梅丸，黄连汤，诸泻心汤，亦皆姜连并用者，亦皆主治寒因火格者，若食入口即吐，尤为寒因火格之的据，读《金匮要略》"食已即吐者，大黄甘草汤主之。"可以悟矣。不然，而与太阴吐利"当温之，宜服四逆辈。"不将混为一治耶。

干姜黄芩黄连人参汤方

干姜　黄芩　黄连　人参（各三两）

上四味，以水六升，煮取二升，去滓，分温再服。

（——引自《伤寒论》原文）

上征引六经吐利各一条，以为举例，此六条者，果霍乱乎哉？遍考六经经文，固无所谓霍乱也，然则仲景胡为而述霍乱耶？既以呕吐而利，名霍乱矣，则六经篇中所有吐利，皆得而名为霍乱耶，按本卷所征引之太阳篇大柴胡证，阳明篇调胃承气证，少阳篇小柴胡证，则皆为宿食证治也。仲景不为援引者，岂以病势不急而缓欤？然霍乱篇第三条有云："却四五日，至阴经上，转入阴，必吐利。"固以吐利缓者为霍乱矣，又按太阴篇之四逆辈，少阴篇之吴茱萸汤，厥阴篇之干姜黄芩黄连人参汤，则皆为吐利证治也。仲景亦不之援引者，岂以病形似是而非欤？然霍乱篇第六、七、八、九诸条，用四逆汤，四逆加人参汤，通脉四逆汤，通脉四逆加猪胆汤，固以四逆诸汤为主方矣。夫寒湿相因，寒必兼湿，湿字从氵，氵即水字，寒字从冫，冫即冰字，冰者冬寒水结也。凡吐利而不因于寒湿者，皆得屏于霍乱本篇之外，夫然后知论寒湿霍乱者，以三阴为主，而三阴又以少阴为重，并知治寒湿霍乱者，以四逆诸汤为主，而四逆诸汤，又以附子为重，此则仲景论述霍乱之微旨也。今再细绎霍乱篇十条，无时腹自痛证，无心中痞硬证，无胁下硬满证，无烦躁欲死证，所以凡治宿食风烦寒格之法，概不得而与焉，即寒霍乱之在三阳者，亦仅取五苓散理中丸，以温中利水而已矣。类此蕴义，耐人寻味，善读读无字，善悟悟书外，学者勿以为非霍乱本篇之文，而忽视之可也。

《伤寒论霍乱训解》卷二终。

章太炎《霍乱论》评注卷三

蜀华阳刘　复民叔甫著

男　文敏慎言　参

受业　徐敬斋　校

　　民国二十九年，庚辰人日，孟生友松执近儒余杭章太炎氏所作《霍乱论》，索讲于余，三读之后，深服其阐发仲景，精辟绝伦也，爰为评注，以授生徒。

论　一

　　霍乱吐利四逆之证（《甲乙经》序云："伊尹撰用《神农本草》，以为《汤液》。""仲景《论广汤液》，为数十卷。"林亿《伤寒论》序云："仲景本伊尹之法，伊尹本神农之经。"考《神农本草》主证，有吐利，无霍乱。霍乱二字，既不见于《本草》经典，又不出于《汤液》经文，然则霍乱二字，其为俗名无疑。据《伤寒论》霍乱篇："呕吐而利，此名霍乱。"今章氏以"霍乱吐利四逆"六字成文，盖不知霍乱为田舍间之俗名，且昧于四逆为吐利形于外之兼证，况四逆不尽属寒，故当削去霍乱四逆，专存吐利二字，斯得尊章氏之旨。），多起夏秋间（夏秋间正暑期也，溽暑之际，地湿上升，愈热愈升，其势然也。凡贪凉、露卧、饮冷、啖瓜者，寒湿浸淫，无可避免。按寒字从冫，冫本作仌，今文作冰，冰者冬寒水结也。湿为水之性，故寒未有不湿，湿亦未有不寒者，卧则阳入于里，不复卫外，况裸体露卧乎。寒湿乘虚，直中少阴，甚易易也，所以吐利寒证，夏秋独多。夫夏秋之寒，不若冬时远甚，而冬时伤寒者，反多在三阳之表，诚以闭户塞牖，重衣厚被，戒备森严耳，此属人事，非关天时，亦非生理使之然也。），依"大论"热多欲饮水者，用五苓散；寒多不用水者，用理中丸；四肢拘急、手足厥冷者，用四逆汤；脉不出者，用通脉四逆汤；兼烦躁欲死者，用吴茱萸汤。并见霍乱少阴二篇（王叔和《伤寒例》云："今搜采仲景旧论。"《甲乙经》序云："近代太医令王叔和，撰次仲景选论甚精。"林亿《伤寒》序："选论作遗论；曰撰次，示为叔和所重编也；曰搜采，示非伤寒所原有也。"其为叔和撷拾仲景遗论，以撰次于《广汤液论》之间，至为显著，然则遗论为何？曰《胎胪药录》《平脉辨证》是也。《胎胪》为仲景弟子记述之作，《平脉》则为闻风私淑托名仲景以传者。凡论中问曰答曰，皆出《胎胪药录》；问曰师曰，皆出《平脉辨证》。绎其文理，可以判识。考仲景自序："撰用《素问》《九卷》《八十一难》《阴阳大论》《胎胪药录》，并《平脉辨证》，为《伤寒杂病论》，合十六卷。"此数语者，全为叔和羼入，盖即所谓夫子自道也。夫仲景祖述农伊，原与岐黄异派，叔和固岐黄家也，读所撰伤寒例，可证其是。然则《伤寒》霍乱篇，有问曰答曰，盖为叔和撰次《胎胪药录》而成者，正伤寒例所谓"今搜采仲景旧论，录其证候，诊脉声色，对病真方，有神验者，拟防世急也。"章氏虽尊《伤寒》为大论，而不知《汤液》为圣经，过信仲景，不之辨别，宜其以"并见霍乱少阴二篇"为言，少阴篇出《伊尹汤液》，霍乱篇出《胎胪药录》，未可等量齐观也。）。余十六岁时，尝见一方数百里中，病者吐利厥冷，四肢挛急，脉微欲绝，老医以四逆汤与之，十活八九。三十岁后，又见是证，老医举四逆汤（湿胜）、吴茱萸汤（风胜）与之（《伤寒》霍乱篇十条，无吴茱萸证。以吴茱萸汤，偏主风烦，与四逆诸方，专主寒湿者，异义也。），亦十活八九，此皆目击，非虚言也。以五苓证（热未极。）则绝少见，理中证（寒未极。）亦其不亟者耳。夏时得此何也（夏热愈烈，湿亦愈升，地湿之升，随夏热而定其度，地湿无热，以湿性本寒也。章氏所谓"夏时得此"者，实即得此寒湿而已，贪凉露卧，为外所因，饮冷啖瓜，为内所因。），大凡心藏搏动，藉酸素输致之力，夏时空气稀薄，酸素寡而心藏弱（原注：《千金》以五味酸药，为生脉之剂，即此义。章氏何必如此立论。），冬即反是（夏多汗，多汗故心弱，冬无汗，无汗故心强。），是故冬日气寒，则血脉之行疾（无汗脉紧。），夏日气热，则血脉之行迟（有汗脉缓。），加以汗出阳虚（定论。），心转无力，鼓舞血脉，怠且懈矣（汗出愈多，脉行愈迟。）。观夫伤寒脉紧，而暑病则多弦细芤迟之脉，所谓脉盛身寒，得之伤寒（无汗。），脉虚身热，得之伤暑（有汗。）。非独病时为然（病则尤著。），血脉流行，冬夏亦自有张弛也（有汗无汗而已矣。），夫知此则可以知霍乱之原矣（其实贪凉露卧饮冷啖瓜八字，足以尽之。）。岁莫严寒，冰雪凛凛，而人之处其中者，脉劲血驶（天寒无汗。），戒备亦严（闭户塞牖，重衣厚被。），是以乍得伤寒，多为阳证（乍得伤寒，伤风寒也，风为天气，故多为阳证；露卧中寒，中寒湿也，湿为地气，故多为阴证。），其得少阴证者（章氏立论，知重少阴，与

《胎胪药录》同义，洵得仲景之心法。），必平时心藏特弱之人也。夏秋间，气或稍凉，较之冬时不逮远甚也（天愈亢热，寒霍乱愈多，以地湿愈升故也，与气候稍凉无关。），然以久处炎歊（出汗之因。），心力弛懈（汗出之果。），脉行甚迟（多汗之诊。），猝遇寒邪中之（若非露卧，所中必浅。），营卫虽欲抵拒，而素不设备（赤身裸体，不设备也，况露卧熟睡，虽欲抵拒其可得乎。），遇敌退挠（若非饮冷，必能抗敌中不寒者，何至退挠。），则唯任其直入，寒入而厥，血脉不能收摄水分，上下出于肠胃而为吐利，旁出于肤而为魄汗，水分尽泄，则血如枯虾，脉欲停止，于是死矣（以上所云，深得《伤寒》霍乱篇之大旨，洵正论也。）。冬时寒虽盛而易制（重衣厚被，有备无患。），夏时寒虽微而莫当（裸身露卧，开门揖盗。），守备有殊，而勇怯之势异也（是人事，不是天时。）。徐灵胎不解此义，以为《大论》所谓霍乱者，因于伤寒，而今吐利出于夏时，则非霍乱，四逆汤服之必死（度天时，不度人事。），不悟"大论"所说者属伤寒，而今之发于夏秋间者为寒疫（疫本作殳，《说文》云："殳民皆病也，从疒役省声。"民皆病者，谓民众同时皆病也，同时皆病，其为同时受邪可知矣。疫字从役，有役使之义，谁为役使，风与署也。暴风侵袭，烈暑消烁，同时感受，病皆一律，所以不疫则已，疫则必因风暑。故疫无寒证，况夏秋之寒，原为人事，非天役也，寒难传染，热易流行。《释文》云："疫本作痰。"夫痰而从火，其成于风暑，先儒盖已早知其然矣。俗以瘟疫二字连文为名，诂亡徵谚，堪为左证。于以足知热霍乱可以名疫，而寒霍乱则不可得而名之，章氏以寒疫训寒霍乱，于义未协。）。叔和序例云："从春分以后，至秋分节前，天有暴寒者，皆为时行寒疫。"（以伤寒寒疫，强为分辨，岂《汤液经》少阴篇所主者，能冬而不能夏秋间耶。考《汤液经》为统治杂病之书，固不必因《汤液》无寒疫二字，即据叔和序例以补之，补之适以乱之也。）夫以阳盛气柔，脉素惰缓，为寒所薄，则病更亟于伤寒（三阴。），是以发热、头痛之霍乱（三阳。），夏秋间不可得见（当以三阴三阳，为辨证论治之依据，不得以春夏秋冬四时，印定后学耳目。），而死期猝至，亦无有过经者（驳《胎胪》，并驳仲景，与《汤液》无关。），则以伤寒尚缓，寒疫弥暴也（不知《汤液经》少阴吐利，死期最为暴速，章氏以寒疫当霍乱，霍乱当少阴吐利，观霍乱篇诸四逆证治，均未冠有霍乱二字，知非仲景遗意也。）。徐氏所谓服四逆汤必死者，此乃夏时偶伤于饮食使然，本非霍乱（徐氏失诸粗浅，章氏故求精深，过犹不及，两皆失之。）。夫呕吐而利，其病众多，非独霍乱一候（当日，呕吐而利，六经皆有，惟独少阴最重，所以然者，《汤液经》名吐利，不名霍乱故也，若依《胎胪》"呕吐而利，此名霍乱。"则凡吐利皆为霍乱，霍乱皆必吐利，三阴三阳，皆有吐利，即三阴三阳之吐利，皆得而名为霍乱也。章氏宗之，而又攻之，无非欲举少阴吐利，得专霍乱之名而已矣。）。尝见霍乱起时，老医与四逆、茱萸，用之神效（少阴。）。改岁有偶患吐利者，新学不识（老医新学，相对成文。），竟与四逆致毙（非少阴　），其识者（不识识者，相对成文。），或与半夏泻心汤，病即良已，则前者为真霍乱（当日西说虎列拉，犹中说之少阴吐利也；中说之热霍乱，犹西说之肠胃急性加答儿也。虎列拉肠胃加答儿等，不过各居吐利之一证耳，非必虎列拉为吐利真候，得以独专霍乱之名，不然，若以少阴吐利，为真霍乱，则其他吐利，当名类霍乱矣。其如霍乱篇不分真类何。），后者为寻常之吐利尔（古者农皇著《本草》，伊圣撰《汤液》，传至汉代，楼护诵《本草》，仲景广《汤液》。凡农伊学派，称汤液家，与岐黄学派，称针灸家者，固道不同，不相为谋也。岐黄病名，多沿俗谚，霍乱即其一例，按霍乱之名，初见于《内经》，续见于《胎胪》。《胎胪》为仲景弟子传乃师之遗学者，且旁摭岐黄病名，况叔和士安以下哉。而《巢氏病源》，且用"挥霍之间，便致缭乱"两句，为之释名，试绎其义，殊不可通。所以《汤液经论》，皆鄙而不用，直以吐利为病名，光明正大，无丝毫之隐意曲义于其间。章氏不达此旨，乃以少阴吐利为真霍乱，反将吐利二字，目为寻常。试观霍乱篇全文，惟五苓证、理中证，乃用霍乱二字冠首，则霍乱仅得为头痛、发热、身疼、吐利轻证之名，从可知矣；至四逆证四条，反废霍乱之名而不用，则霍乱不足当吐利重证之名，又可知矣。章氏于此等处，未尝理会，疏矣。）。霍乱无有不吐利，而吐利不必皆霍乱（与《胎胪》说不合。）。"大论"太阳篇"伤寒发热，汗出不解，心中痞硬，呕吐而下利者，且以大柴胡汤主之。"此与霍乱乃有冰炭之殊矣，然其辨之亦易明也。大柴胡证，为太阳伤寒久未罢者，与夏秋间霍乱暴至者固殊（太阳少阴，阴阳悬绝。）。诸泻心证，初无手足厥冷脉微欲绝之状（太阳。），且霍乱所泄者，如清米汁，而溏便甚少，非若鹜溏肠垢之穀杂者（少阴。

原注：今西人以腹中不痛者为霍乱，痛即非是，盖即痛则不通，通则不痛，其理易明。太阴之为病，吐利腹痛，治虽用理中，然非霍乱。按章氏云理中证，亦非霍乱，则霍乱篇不足据耶，以为不足据也，而又宗之，以为足据耶，何又非之？试检理中证原文，固以霍乱二字揭诸端首矣，夫吐利腹不痛者，属少阴，吐利腹痛者，属太阴，界说甚明。盖少阴吐利，为霍乱之一，太阴吐利，亦霍乱之一，推而三阳吐利，又何尝非霍乱之一耶。若必以少阴吐利为霍乱，则霍乱又为田舍

间之俗名，何足以当雅言也。章氏立言之失，失于故合西说，然非章氏之创失，乃蹈袭译西说者而致之失也。设章氏以西医之虎列拉，即中医之少阴吐利，而不妄用真霍乱三字，则名可正而言可顺也。旧来译西说者，于医学知识，未尝深造，不以少阴吐利为译，而取霍乱以译之，可鄙孰甚焉。又如西说之脑充血脑出血，宜译为古医之厥逆，无如医者造诣不深误以中风与厥逆相似，遂迳译为中风，近人张伯龙张山雷辈，又从而蹈袭之，故其失也，与章氏同。然章氏取法仲景，立论谨严，则又贤于二张远矣。），自非粗工，安有目眯黑白者也。若真霍乱证，发于冬时，与伤寒相属者，头痛发热，容有之矣（忽又作回护语。）。发于夏秋，与寒疫相属者，则热象不可得见（《汤液经》云："少阴病，吐利手足不逆冷，反发热者不死。"），是以经言长夏善病洞泄寒中（贪凉露卧，饮冷啖瓜。）。徐灵胎王孟英乃云绝未见有寒霍乱者，岂当时适未遇之，抑过为矫诬之论也。（原注：近人陆九芝，善治温热，悉归本于《伤寒论》，痛斥叶天士吴鞠通辈，生地麦冬犀角牛黄之非，议论快绝。至治霍乱则鞠通敢用四逆理中，而九芝独为异论，乃其所谓霍乱者，实无吐利形证，不知何以混称也，是。）按灵胎治连耕石暑热坏证，脉微欲绝，遗尿谵语，循衣摸床，以为阳越之候，急以人参附子与之，三服得生，然则暑热阳越（循名失实。），尚为虚寒欲绝之状，岂暴寒所劫而无寒疫耶？（暴不必疫，疫未必暴。）斯实一间未达矣。

　　西人治霍乱，有以鸦片制止者（强心。），此即斗门方中御米止利法也，民间无医，亦有以矾石石榴皮涩止者，其用与鸦片同，轻者得止，剧者仍无以愈之（附会。），独以盐水注射脉中（益脉。），虽危亟亦有起者。按盐水探吐，本《千金》治干霍乱法（附会。），而今施于吐利，世多不解其故，余以盐水能收摄血脉，《周官·疡医》称："以咸养脉。"（血味本咸。）少俞曰：咸入胃也，其气走中焦，注于血脉，脉者血之所走也，与咸相得，即血凝。尝观俗人有争血统是非者，两人各刺血注之水中，水或有盐，则两血相聚，是其证也，亦能收摄水分，令不泄出。许叔微以禹余粮丸治水胀，称食盐则水胀再作，是其证也，是以咸能凝血，亦能调血。《阴阳大论》称心欲软，急食咸以软之。霍乱血结如块，用盐水者，非取其刚而取其柔，夫治有异法而同愈者，盐水与四逆茱萸二汤近之矣，非温凉相反之谓也。

　　（按：章氏举西人治霍乱二法，一为鸦片制止，一为盐水注射，然皆非邪势方张，所能胜任者。鸦片具强壮心脏搏动之力，虽能暂时制止，而其遏邪遗患，弊亦无穷，故逾时再发，发且剧也。至于盐水注射，虽有益血脉水竭之功，亦当用于吐利已衰，形肉消脱之际，否则，吾未见其能起危瓯也。夫病有始末，治有先后，西人不知，可勿论矣。古之传方者，正多蹈此遗首示尾之弊，方书无不尔，于章氏乎何尤。）

问曰："《别录》香薷主霍乱，腹痛吐利。《唐本草》薄荷主霍乱，宿食不消。陶隐居云：霍乱煮饮香薷无不差。《千金翼方》治霍乱，有一味香薷方，有一味鸡苏方，恐心藏垂绝，不应更用辛散？"答曰：言腹痛则非无阻拒，言宿食不消，则不关血脉，此非真霍乱，特以相似名之耳（既专以少阴吐利为真霍乱，宜其以非少阴吐利为相似之假霍乱也。）。

论　二

海宁孙世扬曰：霍乱有里寒外热者，此阳欲尽也，断无头痛、发热、身疼与吐利齐作之事。正使有之，则是时行感冒而致吐利，本与霍乱异病，仲景不应混之（误说。）。按本论问曰："病发热、头痛、身疼、恶寒、吐利者（表里同病。），此属何病？"答曰："此名霍乱（表里同病，以里病为重故呕吐而利，得专霍乱之名也。）。霍乱自吐下（细绎自字，则知此句，特以声明霍乱之所以得名为霍乱者，正以其自吐下故也。），又利止复更发热也。"（吐利而兼发热，即可名为霍乱。利止复更发热，为霍乱后之表证未解，语意固甚明白。盖当时世俗，皆以霍乱为吐利而兼头痛发热身疼恶寒之通名，所以《胎胪》于三阳吐利，皆名霍乱，而于三阴吐利，反废霍乱之名，而不用也。）即知发热、头痛、身疼痛，在吐利断后，非与同时（得半失半，独不顾本条上有问曰数句耶。）。余谓斯论独得仲景真旨（按后章氏与恽铁樵书一，知孙世扬为章氏弟子，弟子述师，固不啻若自其口出也。）。霍乱正作时，胃逆口噤，白汤茗饮，皆不得入（非不入也，入即吐出耳。），何欲饮水不欲饮水之可言（死于句下。）。故非独五苓证在吐利断后（怪。），即理中证亦然（更怪。），合之桂枝证，凡为差后三法（徒自圆己说，不惜上下倒置，其如文理不属何，其如病理不符何。近人浏阳刘崑湘氏，伪撰古本《伤寒杂病论》十六卷，改窜羼补，肆无忌惮，且网罗叶、薛、吴、王诸说，增入温暑热燥诸篇，文理粗浅，方义卑陋，岂仅厚诬古人，亦且贻误来学。不识《汤液经》义，自我作古可也，更何必托名仲景，再为论广乎，即如霍乱篇，五苓理中条，亦据此章氏之差后误说，于霍乱下擅增己字，使撰述《胎胪药录》者，亦梦想不到，学者依据宋版《伤寒论》可也。）。盖其始吐利无度，水沟将竭，愈后口渴，亟欲引水自救，饮水多则惧胀满，故与五苓散以消之，此差后第一法也；其或寒多不用水者，虽烦渴不形，内之津液，犹自渐涸，故与理中丸健行中焦，而助泌别，则津液自滋，此差后第二法也；若但身痛者，直以桂枝汤，调其营卫，此差后第三法也（据章氏之说，则霍乱篇之差后三法，误列于四逆汤正治之前矣，叔和撰次，纵然糊涂，恐亦不至倒置如此。）。分类言之，则五苓、桂枝二证，为阴病转阳；理中证，则阴病渐衰，未得转阳者尔（以上所说，皆是未经临证之谈。）。《肘后》治霍乱差后大渴者，以黄粱五升，煮汁饮之，今人或用白虎加人参汤，竹叶石膏汤；不能卧者，用黄连阿胶汤，猪苓汤，虽与五苓散有温凉之殊，其存津救阴，亦无异也（五苓散非存津救阴之方，与白虎、猪苓，岂仅寒、温之殊哉。夫吐利原有寒热两证，若必以寒证吐利，迎合虎列拉，定名真霍乱，则凡古藉所载霍乱之当用石膏黄连者，又不能不为之强辞夺理矣，聪明反被聪明误，惜哉。）。若吐利初起，用理中而止者，多属太阴伤寒吐利腹痛之候，故方下有吐多下多腹痛加减之法，为太阴伤寒设也（三阴吐利，腹痛者，属太阴霍乱。）。霍乱则少阴伤寒之属，吐利不腹痛，水液横决，无能禁者，过在心藏（三阴吐利，腹不痛者属少阴霍乱。），不在脾胃，虽用理中，未得止也（三阴吐利，心中疼热者，属厥阴霍乱。然三阴以少阴为重，故少阴多死证。）。《素问·阴阳大论》，皆以霍乱属太阴者（太阴为脾，凡用五藏分病者，皆为岐黄家法。《中藏经》以吐泻霍乱，隶属脾厥，亦是岐黄流亚，至于汤液家法，则以六经分病，凭证用药，不重五藏说也。清代叶天士云："后贤刘河间，创议迥出诸家，谓温热时邪，当分三焦投药，以苦辛寒为主，若以六经分证，仍是伤寒治法，致多误耳。"叶氏不知《汤液经》，固毋论矣，乃吴鞠通撰《温病条辨》，甫以为跳出伤寒圈子，而不自知其又堕入岐黄术中，夫欲依附河间三焦之说，另立营垒，吾于叶、薛、吴、王之狭小，未见其能也。），此徒据形式为言，犹喘咳则归之肺尔（农伊岐黄，家法不同。农伊家名为吐利，岐黄家名为霍乱，《素问》以霍乱统属于太阴，《汤液》则独重少阴之吐利，学派有别，观察遂异，不得以岐黄证农伊，更不得以《素问》讲《汤液》也。）。《阴阳大论》又云：不远热则热至，身热、吐利、霍乱，此亦时行吐利，必非真霍乱也（不知古人以三阳吐利，亦名霍乱之义，观《伤寒》霍乱篇，前五条属三阳吐利，后五条属三阴吐利，井然不紊，原书具在，可覆按也。）。

论　三

　　民国十五年夏，鄞范文虎以书问曰："前此二十载，霍乱大作，非大附子一两，连三四剂不治；前此五年，霍乱又作，以紫雪加生姜汁，井水冷调服亦愈；去岁霍乱又作，以酒炒黄芩一二两治之；今岁霍乱又大作，仆用王清任解毒活血汤，进三四剂，服后化大热得已，而进姜附者多不救。将岁时不同，不可执一乎？"（问得囫囵。）答曰："严用和云：'吐利之证，伤寒伏暑皆有之，非独霍乱，医者当审而治之。'"（上溯《汤液经》可也，何必宗严说。）夫常病之吐利者，自肠胃涌泄而出，是以利必有溏粪，吐必有余食（霍乱初起者，亦有之，特久则乃无矣。）。霍乱之吐利者，自血液抽汲而出，是以溲如米汁，而溏粪余食鲜见，且肠胃亦不与相格拒，无腹痛状。心合于脉，脉为血府，故血被抽汲则脉脱，脉脱而心绝矣。夫以血脉循环，内摄水沟，其凝聚之力甚固，曷为不能相保，使如悬溜奔瀑以去哉，此土则以为寒邪直中少阴（原注：心藏是。），西人则以为血中有霍乱菌（当日血中有虎列拉菌。）。二说虽殊，要之邪饼血分，心阳挠败，力不能抗则无异（慧眼独具，洵正论也。）。俗方或取明矾石榴皮铜青为治，皆有杀菌用。大方唯以通脉为主，是犹兵法攻守之异也（以通脉为守，杀菌为攻欤？）。王清任之为解毒活血汤也（按解毒活血汤方："连翘二钱，葛根二钱，柴胡三钱，当归二钱，生地五钱，赤芍三钱，桃仁八钱，红花五钱，枳壳一钱，甘草一钱，水煎服。"方中柴葛，皆为表药，足知当时霍乱，必有发热、恶寒、头痛、身疼诸表证。苟无表证，则此表药何所用之，盖解毒活血汤所主治者，正为三阳霍乱，证以清任自述："一面针刺，一面以解毒活血汤治之，活其血，解其毒，未有不一药而愈者。"则此汤必为当时验方无疑，孰谓霍乱而无三阳表证者哉。）。欲两有之以为功（通脉杀菌。）。其主药乃在桃仁红花，红花五钱，行血通脉之力亦不细，桃仁八钱，则人血杀菌之功伟矣（药之治病，不必以理求，但求其效能耳。例如桂枝利关节，芍药利小便，麻黄发表出汗，大黄通利水谷，即此效能。以为治病之基本原则可也，不必于此基本原则之外，再求其理，否则非附会，即穿凿矣。王清任之为解毒活血汤也，亦不能例外。清任本为好用红花、桃仁者，当年时疫用之而愈，即此效能以求之，则红花之行血通脉，以其具有利水道之效能故也，桃仁之入血杀菌，以其具有杀小虫之效能故也。）。足下又以其方进三四剂，所以治有奇效，非夫徐、王歧说比也（解毒活血汤，乃治三阳之热霍乱者，所以"范书"有曰："仆用王清任解毒活血汤，进三四剂，服后化大热得已。"如此云云，当然与徐、王歧说同也，以非少阴吐利故耳。若王清任所制之急救回阳汤，则几希近之矣，方用"党参八钱，附子大片八钱，干姜四钱，白术四钱，甘草三钱，桃仁二钱，红花二钱。"）。然清任自云："一两时后，汗如水，肢如冰，是方亦无功，仍以附子干姜大剂治之。然则始起即厥者，必急用姜附可知也。"（清任心粗胆大，其治学也，虽间有独到处，然得不偿失，功难掩过。恃彼亲视残尸之阅历，妄攻历圣相传之经法，揆其所得，不过气虚血瘀四字而已，夫死之与活，固殊别也，何可执一而论。今探死尸以求活理，其智愚也，贤不肖也，果可解剖而视之乎？斯仅视其死后之形迹而已矣。其著《医林改错》，半多错改，如治霍乱不分寒热，是其例也。观其"解毒活血汤"云："此方谓初得吐泻而言，若见汗多肢冷眼塌，不可用。"又清任之为"急救回阳汤"也，亦云："若吐泻一见转筋，身凉，汗多，非此方不可，莫畏病人大渴饮冷，不敢用。"据此则知清任之治霍乱，不以寒热分阴阳，而以始后分虚实，宜其以解毒活血汤混治虚寒霍乱。而虚寒霍乱，经此挫折，又多一危机矣，幸其又云："解毒活血汤，与急救回阳汤两方，界限分清，未有不应手而愈者，慎之慎之。"是其尚知以解毒活血汤治三阳霍乱，急救回阳汤治三阴霍乱也。）足下谓今岁进姜附者多不救，此进姜附者，何人哉？意其诊断不审，以伤暑吐利为霍乱，则宜其不救矣（谁教人以姜附治伤暑吐利，设用于对证之中寒吐利，尚有不救者哉。）。夫大疫行时，非遽无常病也（六经吐利，皆可名为霍乱，霍乱非少阴吐利之专名，亦非时行大疫非常之名。且少阴吐利，不定为大疫，而时行大疫，又不定为少阴吐利，明乎此义，乃足与知吐利有寒热之分，六经之辨也。）。长夏暴注，泊泊乎不可止者，其瞟疾亦与霍乱相似，医者狃于所见，遂一切以霍乱命之（但利不吐非霍乱也。），识病先误，其药焉得有效耶（霍乱分寒热，治法亦分寒热，霍乱有寒热相兼之证，治法亦有寒热相兼之方，识病不误，服药未有不效者。）！去岁用黄芩而愈者，亦必肠胃常病也。凡诸吐利轻者，进六和汤亦得止，甚者以半夏泻心汤与之，十愈八九。及霍乱作而半夏泻心汤不足任者，以其所吐利者，出自血液，而非肠胃水谷之余，故合芩、连、干姜、半夏之力，而不足以遏之也。若夫肠胃常病，则黄芩自擅长矣（热斯可也，寒则忌之。）。仆以为霍乱（虎列拉。）初起，腹不作痛，利如米汁（少阴证。），其可断为霍乱已明，惟厥逆未见，或不敢遽与四逆（何必游移。），而理中平缓，不足以戡乱禁暴（轻者亦效。），专任黄芩，又有不辨阴阳之过（黄芩苦而不辛，不能治少阴吐利。）。无已可取圣济附子丸为汤，以附子强心，以干姜、黄连止吐利，以乌梅杀菌，每服六钱（原注：生附子一钱，干姜黄连各一钱五分，乌梅二钱。），是亦与清任第一方同功，贤于专任黄芩万万也（其误与王清任同。）。紫雪生姜汁治法，仆记前五年霍乱作时，亦多赖附子得起，此仍四逆流亚，不知服紫雪生姜汁者，果何证状，恐肠胃不调，吐利之候，必非真霍乱也（吐利为霍乱，何必分真假，诚求之，则霍乱二字，原可废也。），足下以为何如？

书　一

铁樵先生大鉴，前数日得函，并治霍乱暑证湿温（湿温非古名，初见于《难经》，续见于《脉经》，考《灵素》《甲乙》无其名，《伤寒》《金匮》亦无其名，迄于清代叶、薛、吴、王，始大昌明。岂古无是病欤？抑古人不知是病之治法欤？所谓夏季多湿温者，正为夏伤于寒之病，不过寒在夏季，不若冬之严厉耳。在冬则腠理固密，须温经以发汗，在夏则腠理松弛，宜佐入清利小便之品可也。仲景论广《汤液》，原为统治杂病之书，固不专为伤寒作也。观于太阳上篇，首揭湿痹温病之提纲，二者合病，非即后世之所谓湿温欤？寻此以求则《伤寒论》中，自有无尽之藏，惜后世学者，不念思求经旨，以演其所知，各承家技，以为跳出伤寒圈子，狂妄背谬，君子恶之。）三法，喝即暑证，盖无疑义（暑即热也温也，亦无疑义。）。唯《素问》称凡伤于寒而成温病者，先夏至日为温，后夏至日为暑（有语病，乃王叔和据此以倡中而即病不即病之说，叶天士复宗之以广外邪引动伏热之论，其实《平脉法》所云："伏气之病，以意候之。"一条，即仲景所谓"里有热"也，太阳上篇云："服桂枝汤，大汗出后，大烦渴不解，脉洪大者，白虎加人参汤主之。"然则王孟英注叶氏"伏气外感篇"所云："新邪引动伏邪者，初起微有恶寒之表证。"犹是此条之遗义，何以明之？其在未服桂枝汤前，必有头痛恶寒之表证，非所谓先受外邪乎？其在既服桂枝汤后，大汗烦渴，非所谓引动伏热乎？以此证之，则知叔和所谓"更遇于风，变为风温。"以及叶薛吴王诸论，无一而非影响之言也。）。彼暑似即热病（何言似。），《要略》喝证乃真暑病耳（何言真。）。热病较温为甚（言热言温，不以微甚分别，要凭证候论治。），温病汗出脉躁（热之属实者。），暑病则脉弦细芤迟（热之属虚者。），此其虚实不同之处也（同为热病，勿以温暑二字，印定眼目，非必温为实，暑为虚也。）。鄙人旧论霍乱，亦推夏日脉虚之故，知其寒薄心脏，又以少阴篇厥利并作证，与霍乱（虎列拉。）比殆无差别，因知霍乱（虎列拉。）

即少阴伤寒之类，少阴者心也。然时犹以《大论》有五苓、理中二证，头痛发热既与阴证不相似（三阴三阳，当然不相似。），且热多欲饮水，寒多不欲饮水，吐利时亦不能有此现象，心颇疑之，亦存而不论。（与少阴吐利不同，原可存而不论。）顷与弟子孙世扬，详校霍乱篇文义，乃知发热头痛身疼，皆在吐利止以后（原注：霍乱篇第二节，疑心生暗鬼。），因知五苓、理中二证，皆吐利差后之现象，方系善后，亦于急救无干。太阴病吐利腹痛，饮理中而愈者，亦本非霍乱病也（以上误说，驳详论二。）。会宁波老医范文虎，以书来质，其人本解读《伤寒论》，敢用四逆汤者（于此可见近世医家，愈趋愈下，其能解读《伤寒论》者，已不多见，而敢用四逆汤者，尤难屈指。揆厥退化，皆叶、薛、吴、王，为之历阶，其用药也，仅银翘桑菊之属而已。今且取法西说，崇尚食养，不知虚病久养，或可望痊，实病恃养，不死何待？此为西医极少药物疗病之故。中医效尤，无怪其处方清淡，诚恐将来并银翘桑菊，而亦不敢用矣。奈何奈何！），尚谓今岁霍乱用姜附多不救，唯王清任解毒活血汤治之得已，因为解其治效之由，与霍乱暴注不同之故。是为论二篇，第一篇本曩岁旧作，第二第三为今岁新作，录呈座右，未知有当于心否耶。专肃即颂兴居万福，章炳麟顿首。

书　二

铁樵先生左右，得手书奖饰逾量，并惠大著二十册，深慰下怀。鄙人少时，略读医经，闻时师夏至一阴生之说，以为比附卦象，非必实事，稍长，见夏时果多虚寒脉证，而不能得其理或以井水夏寒为喻者。其实井水四时保其常度，夏时井水，寒于空气，而非寒于三时之井水自体也，此亦不足为例证者（说得是。）。近数岁，乃知夏时酸素薄、血行迟（印证西说。），更证以汗多阳虚之理（至理。），始悟夏时心力较弱，由脉懒汗多为之，而外证之现寒象者，由心力弱为之（正论。）。此事说破亦易晓，徒以天资迟钝，研寻半生，始得之，亦自笑矣（就是难得说破耳。治学之道，迷惘难悟，悟则理亦平常，研寻半生，始得之，已是天资卓绝之人。若小小事理，多有互千百年而无人说破者，比比皆是，知先知，觉后知则后生便宜不少。然能知先生用思之苦，果有几人耶，发为自笑，有由然矣。）。大著荟萃群言，折中自己，裨益后学，效著而功宏（套言。）。窃观脏腑锢病，以中医不习解剖生理，自让西医独步，唯彼中伤寒治疗，至今浅陋，无胜人处，而吾土独《伤寒论》，辨析最详（若以《伤寒论》，为专论伤寒之书，是尚为不知

《伤寒论》者，按论中多以伤寒二字冠首，此为习尚使然。例如《肘后方》云："贵胜雅言，总名伤寒。"《千金》引《小品方》云："伤寒，雅士之称。"《外台》引许仁则云："方家呼为伤寒。"据此足知仲景撰用伤寒二字，乃时习相尚，并无深意，与《素问》"热病皆伤寒之类。"及《难经》"伤寒有五。"之说，同而不同。叔和不知此义，误以论中条文，多冠有伤寒二字，竟认为专论伤寒之书，因而改题为《伤寒论》之今名，于是能知《广汤液论》之旧名者鲜矣。叔和又以《伤寒论》无关杂病，乃更撰用仲景弟子记述之《胎胪药录》，并《平脉辨证》两书，辑成《金匮》，以为仲景治杂病之方，林亿称其"上则辩伤寒，中则论杂病，下则载其方，并疗妇人。"此即叔和自谓"为《伤寒杂病论》，合十六卷"也。考仲景受术于张伯祖，伯祖为汤液经师，所受为汤液经法。《伊尹汤液》原为万病典谟，仲景固已习知矣，岂专为伤寒一病，而为之论广也耶。），即入手桂枝、麻黄、大青龙、小柴胡诸方，变化错综，已非彼土所能梦到，是以医家遇此，未尝束手（中西优劣，片言而决，复则深惜汉华元化，明陈士庆辈其术之不易再见于今日也。）。惜后人争论，莫衷一是（以未识《伤寒论》之庐山真面也，余同学杨君回庵，于撰述《论语绎语》之余，已致力于《汤液经》之考证矣。日后稿成问世，如日月之于天，如河岳之于地，夫然后群言淆乱，可以折衷于圣也。杨君治学，直追三代，复何人斯。忝与同学亦难望其项背，唯杨君书，可以互古旦旦矣。）。要知贤者贵能识，大如清代诸家，解伤寒者，武断臆说，虽多不免，然如柯氏，知六经各立门户，非必以次相传，而阳明厥阴二篇则一起即为温热，此识其大者也。尤氏知直中之寒，久亦化热，传经之热极则生阴，斯论为前人所未及，按之少阴厥阴二篇，此类甚众，此亦识其大者也（其实从来注家，何尝知六经之所以成其为六经，《伤寒论》之所以成其为《伤寒论》也。）。若夫按文责义，虽甚精审，犹多差缪。盖一人精力，不足辨此，但于大体了然，即为不世出之英矣。大著参会群言，加之判断，迥非独任私智者比，至欲条条皆有充分确当之论，恐须俟之后生。从来提倡学术者，但指示方向，使人不迷，开通道路，使人得入而已。转精转密，往往在其门下，与夫闻风私淑之人，则今时虽有未周，不足虑也（弦外之音。）。鄙意著书讲学，足以启诱后生，至欲与西医较胜负（不必。），则言论不足以决之，莫如会聚当世医案（原注：医案者，即宋人所谓本事方也。），有西医所不能治，而中医治之得愈者，详其证状，疏其方药，录为一编，则事实不可诬矣。即君所治白喉一案，用麻杏石甘汤而愈者，能再将当时证状详悉录写，则治效自然不刊，此类医案，在鄙人亦有之，即他医当亦有之。惜前此西医治者，其名与药剂，未得尽悉耳，今欲为此比较，但广征医家，录其治案，并征前此西医治案。证据既具，自无所逃，所谓我欲载之空言，不如见之行事之深切著明也（以上所述，皆正论也。）。尊意以为何如？章炳麟顿首，夏历七月十四日。

太炎先生，为当代国学大师。稍知治学者，无不仰之如泰山北斗，医学乃其余绪，而深造如此，洵奇人也（章氏一生，学问为人，两为士林所重。少之时，不应清试，不学干禄，及其长也，倡革命，伸正义，骂袁击孙，知死不避。一生事迹，堪为人表。）。鄙人病聩，以重听故，不敢常谒先生，最为生平憾事。然因读章氏丛书，斗觉早岁为文，下笔即摹仿桐城声调，为未闻大道，始弃去诗古文词，专治医学。自问心力有限，不敢贪多，今虽造就不深，已较前此所得为伙，否则，并此区区成绩而无之，是先生之益我者深矣（拳拳服膺而弗失之，恽氏亦人杰也哉。）。本卷论三首，书两通，乃去年疫病流行时，所见示者，其文字之朴茂，思想之瑰奇，引证之宏通渊雅，用笔之婉曲透辟，时贤实无此种文字，古人亦无此种文字，愿我同学，宝之爱之。假使将此三篇，熟读千百遍，因而能读章氏业书中之任何一种，可以脱凡胎，换仙骨获益无量也（朴实讲经者，为经学家；以义就文者，为文学家。章氏固一代之大文学家也。）。至《伤寒》霍乱篇，鄙人不敢复赘一词，因既有此三篇，比之日月之出爝火，当然不明尔（恽氏治医，发奋为雄，洵所谓铁中铮铮者，或谓恽氏无师，未得传授，今读此跋，余固未敢贸然置信。）。丁卯六月廿七日，后学恽铁樵谨志。

（吾甬范文虎明经，寓居江东，以医鸣于时，能用古方，药不过三四味，治伤寒尤著盛誉。日前偶检旧箧，得范覆章氏原稿，节录于次。"大凡霍乱杂感居多，患之者，穷人多而富贵者少，伤寒霍乱则富贵者多，而穷人少，以富贵人选居取乐，非饮食之不节，即贪凉之过度，或好房劳，往往致此。若一派多寒证，必前年异寒所致。旧年冬季，并不异寒，夏秋之交，皆酷热异常，故所患之证，多是杂感。仆以为活人之书，《伤寒》《金匮》尽之，用药得仲景之秘，孙思邈一人，若王清任，可称庸医矣。其余皆自炫已长，大言欺人，未敢尽信。总之霍乱之病速而且急，非猛将大战，百不救一，包氏囿于一偏，吴又可，王孟英，徒多议论，毫无实验，果能治活此证耶？仆以为霍乱无真假，而有寒热，自恨赋性愚笨，少不学，苦于笔不能达，足下若并及杂感而发明之，则活人无算，医林幸甚，天下幸甚。"浙江镇海受业张亦相稼新附识。）

章太炎《霍乱论》评注全卷终。

时疫解惑论

《时疫解惑论》序

　　本年时疫流行，此传彼染，死者甚众，察其病状，皆为上吐下利，心慌转筋，音哑肉脱，四肢冰冷，两脉伏匿，大小同病，万人一辙。揆其受病之人，多系饥饱劳役，烟酒声色之徒。盖疫疠之毒，每乘人气之虚，内袭为病。《经》云："邪之所凑，其气必虚"是也。迩来疫毒传染，遍及城乡，其势枭恶，不可逆料，因病天殇，不可胜数，七八月间，成都大疫，病者如林，凡乞治者，不能尽诊。叩其证状，录方授之，互相传送，活人无算。爰将治验之方，详订药品分两，拟名庚申解疫饮，方中首以石膏为主，投之百发百中。治时疫重病，曾有用石膏至十余斤之多而始愈者，惟独吹无和，反为医界诸公所谤讟。呜呼！洪钟毁弃，瓦釜雷鸣，其借此术以渔利者，匪伊朝夕矣。世之言医者，抑何夥耶，浅者售，伪者售，圆滑者售，率以人之生命为尝试。

　　苟闻时疫之名，即目眩心惑，是寒是热，漫无的见，金指肢冷肉脱，为阴寒直中，表阳内陷之的据。上焉者用附子、干姜、肉桂、吴萸以温中，下焉者竟投羌活、柴胡、川芎、细辛以发表。种种燥热之药，随意乱写，药一下咽，死如服毒。犹以服热药，而肢更冷，肉更脱，其为大寒大虚无疑，逞其无师之智，扬其道听之说，病理荡然，治法陵夷，举世皇皇，莫不以补虚回阳之方，交相告勉。一医如斯，百医效尤，医者无目，病者无命。在城市之区，则填溢街巷，在穷僻之乡，则委壑投崖。所以人之有生，为水火刀兵所伤残，不若瘟疫之广，盗贼匪徒之凶暴，不若庸医之毒。医以不明之术，传之于子，传之于徒，衣钵相承，陷人于死，而终不悟其所以然，岂真天生若辈，而为天代行劫运者哉。

　　幸尚存一隙微明，治时行瘟疫，无论老幼男妇，一以石膏为主，特撰此论，拟为标的，藉以解破举世之大惑。嗟夫！殚精竭力，不避毁谤，而谆谆以凉药立论者，非但欲以美于己而非于人，矜于名而苟于利也，所冀医者之惑易解，而病者之命得延耳。论中义理，有乖失者，幸冀来哲以改正焉，务欲阐明时疫治法，而普救病者之生命云尔。

　　　　　　民国九年庚申冬，华阳刘复，序于蓉城之南，存心堂诊次此庚申纪实之作也，十余年来，虽自校之，尚未敢别持异议，有所改易，所以然者，理论推测，不能变更事实，事实固不可诬也。惟年少气盛，多作愤激语，斯固学养不深，与觉今是而昨非者不同。

考霍乱虽有寒热两证之殊，揆其主因，为湿则一。寒湿用附子，湿热用石膏，石膏主三阳，偏重少阳三焦，附子主三阴，尤重少阴心肾。两药背道，各走极端，用得其当，效如桴鼓，用适其反，祸不旋踵。至于热霍乱而不需石膏，寒霍乱而不需附子，此为霍乱之轻证，非重证之所能必效者也。寒潜热浮，寒敛热溢，所以寒难传染，热易流行。凡霍乱之流行传染，酿成时疫者，莫不属于热证。此当年之庚申解疫饮，重用石膏，每投必效，岂臆揣之治法哉，盖实事求是然也。然又恐读者惑于用寒凉治热疫之本论，反于《伤寒论·霍乱证治》用附子为主之义理，忽焉不察，矫枉过正，厥弊惟均，爰为训解，刊行问世。今夏洪水横流，泛滥于江河之间，饿殍载道，庐舍为墟。友人辈，虑发时疫，嘱为重订，再付坊刊。辛未夏，刘复自校再记。

上海真茹弟子孟金嵩友松谨按：吾师民叔先生，手批恽刻近儒章太炎《霍乱论》一卷，弟子恐其久而散失也，爰次于先生昔撰《伤寒论霍乱训解》之后，与《时疫解惑论》并刊行世。学者可以于此数卷，藉觇先生二旬三旬四旬治学之程序焉。

上 卷

蜀华阳刘　复民叔甫著
男　文敉方平　参
侄　文公志言　校

总 论

兵凶之际，疫疠盛行，自古然矣，况兹值暑湿交蒸之夏月乎。人在暑湿交蒸之中，无隙可避，其不能淡泊滋味，屏逐声色者，则交蒸之毒，遂由口鼻袭入，故长夏之季，为流行传染最盛之时。盖雨旸无常，寒暖易变，方其盛暑热蒸，炎赫沸腾。俄而寒雾凝惨，雨淫湿郁，阴霾初散，烈日复临，天之热气下，地之湿气上，交结互蒸，酿成秽浊。兼值兵燹之际，积尸载道，血腥之气，溷于尘沙。其腐臭秽恶，挟暑湿以蒸腾，上下相摩，氤氲鼓荡，如烟如瘴，如潮如雾，其来也无端，其出也无时。假风流行，分布四野，凡征途将士，田野耕夫，以及劳工苦力，奔走于气交之中者，莫不吸此秽浊恶毒。毒入即病，因病致死，病气尸气，充塞一室，连床并榻，互相传染，沿门阖境，相继死亡。殆张平子所谓："民病都死，死有灭户，人人恐惧"者耶。抑陈思王所谓："疠气流行，阖门而殪，覆族而丧"者耶。孰意大疫，于今再见，呜呼惨矣！

客有惑者而问于余曰："欧美西医，均称凡病皆由细菌原虫而成，可取其体以示人，洵为信而有征者。今君尚论时疫，仅称秽浊恶毒，囫囵其词，将何以折服今日之所谓新医乎？"答曰："中医西医，其揆一也。夫细菌之丛生，原虫之繁殖，必先秽浊其气，然后恶毒其化。有因斯有缘，有缘斯有果，秽浊其因，恶毒其果。细菌原虫，恶毒之质也，究其秽浊，何以恶毒，则缘而已矣。"按《史记·秦纪正义》："蛊者，热毒恶气，为伤害人。"此言蛊性恶毒，中人为害也。《左传·昭公元年》："晋侯有疾，求医于秦，秦伯使医和视之，曰疾不可为也，是谓近女室疾，如蛊。"此言晋侯乃晦淫惑疾，非中蛊也，故曰如蛊，固知疾病亦有不必因于蛊者也。又注云："谷久积则变为飞虫，名曰蛊。"此言谷腐化蛊，随风飞散，举谷所以例百物也。《素问·玉机真藏论》云："少腹冤热而痛，出白，一名曰蛊。"此言出白，为蛊之同类物所致之病，故曰"一名蛊也"。然则蛊当为今之所谓原虫，蛊之同类物，当为今之所谓细菌，无疑矣。彼西医尝讥中医不知细菌原虫，不知西医之知细菌原虫，在近百余年间，而中医之知细菌原虫，乃远在三千年以上。当时欧美各国，尚在野蛮时代，中国医学，发达之早，水准之高，于此可见矣。余同学杨君回巷言："《神农本草》之药味，不过三百余名，就中言蛊毒、鬼疰者，几位百名之多。蛊即微生虫，疰即病细菌，不过中西语别，名词各异。又中国医学历汉晋后，尽失其传。古人述语，多为后人误解，至今遂莫识中语之蛊，即西语之微生虫，西语之病菌，中国古代固名之为鬼疰也。"此言微生虫即原虫，盖为译异，非两也。按蛊毒、鬼疰二语，在《神农本草》中，联文叠见者，凡数十处，如猪苓、犀角、代赭，皆其最著者也。知蛊毒既为原虫之毒，则鬼疰亦必与原虫同类，而为含有传染性之致病物。菌必生于阴气，故得谓之为鬼疰，鬼阴气也，言其为群阴之气，交感以生，具形体，有寿命者也。征之《神农本草》，凡称为蛊毒为鬼疰者，则为蛊、疰之常名，其或称为恶、为精、为物、为殃、为魅者，则为蛊疰之奇恒之名。奇恒者，言奇蛊奇疰也，谓其异于常也，如木香主"辟毒疫温鬼"，徐长卿主"鬼物百精，蛊毒疫疾，邪恶气"，升麻主"解百毒，杀百精老物殃鬼，辟瘟疫"，龙骨主"鬼疰精物老魅"，据此又可得三义焉。凡病之传染者曰疫，言传染瘟疫，必由于鬼疰、蛊毒也。凡物之久寿者曰老，言老魅老物，必由于易生难死也。凡数字之多者曰百，言百毒百精，为类非一种，状非一形也。夫如是则知一病有一病之鬼疰蛊毒，即一病有一病之细菌原虫。考本草主治之例，凡病之属邪气者，则曰除，属不足者，则曰补；属癥坚积聚者，则曰破；属动植诸物者，则曰杀。曰杀者，盖凡动植诸物，皆具有寿命，可生死，必杀之而后毒除，如乌头主"杀禽兽"，芫花主"杀虫鱼"，犀角主"杀钩吻鸩羽蛇毒"，雄黄主"杀精物恶鬼百虫毒"。则是本草凡于蛊毒鬼疰，皆曰杀者，正犹西说凡属动物性者名原虫，属植物性者名细菌，而皆以杀之，为尽治疗之能事也。

撰本论，不以蛊毒、鬼疰为言者，诚虑立沦过古，非垂训初学之道，姑举疫毒二字，以为述语焉。尝察疫毒侵入之路有二：口、鼻是也。由口入者归于胃，由鼻入者归于肺。归胃则上吐下利，形消肉脱，归肺则恶寒发热，昏闷音哑。一脏一腑，同受疫毒，表证里证，各呈其状。在胃则曰霍乱，霍乱转筋者危，胃液内涸，风邪鹗张也；在肺则曰痧胀，痧胀闭郁者殆，肺气壅塞，秽毒盘据也。然霍乱痧胀，往往并见。惟肺气实则邪多归并于胃，胃气实则邪多归并于肺耳。夫肺司呼吸，邪在肺者宣其气；胃司饮食，邪在胃者利其水，宣气利水，是治时疫两大法门。当知时疫为病，虽有肺胃之殊，一皆热毒为患，绝无温散温补之例。盖暑即火也，火胜则风发，秽即毒也。毒郁则火炽，毒火燔灼，津液有立涸之势，再服辛热，如附、桂、姜、萸之温中，羌、柴、芎、防之发表，是抱薪救火，死不终朝矣。故宣气宜芳香，利水宜辛寒，气宣则表证退，水利则吐泻平。千虑而得此义，不敢私秘，特将自信之理，撰为解惑之论，大法以庚申解疫饮为主方。方中推重石膏，盖疫为火热之毒，石膏具寒水之性，以寒胜热，以水制火，故以之治时行瘟疫，全活者不胜屈指。今欲矫正医误而寿民生，敢辞饶舌乎，谨论。

庚申石膏解疫饮（自制）：治霍乱吐利，心慌转筋，肢厥肉脱，两脉沉伏，音哑口渴，溺热如沸汤，目赤舌绛，咽干喉痛。方：

生石膏（二两五钱）　滑石　凝水石（各一两，碎）　扁豆（生，八钱）木瓜　茯苓　猪苓　泽泻　兰草（各三钱）　金银花（四钱）

上十味，以水四大碗，煮取一碗半，去滓，不拘时服。若病重者，可日服至二三剂，并刺尺泽、委中、少商、厉兑四穴，以泄疫毒；若吐利初起，尚未化火动风者，可酌加桂或桂枝。

庚申白痧药（自制）：治吸受秽恶，酿成痧胀，昏迷跌倒，牙关紧闭，气闷痰鸣，不省人事。方：

生半夏（去黄皮，四两）　川贝母（去心）　白硼砂（各二两）　麝香大梅片（各四钱二分）　麻黄（去根、节）　牛黄（各二钱）　蟾酥（九钱）

上八味，生晒，各研细末，始称准合匀，再研极细，瓷瓶收藏，蜡封口，勿泄气，每用少许，吹入鼻内。重者再用二三分，阴阳水调服，极效。（受业孟金嵩谨按：此方疗痧，颇有特效，备此则平安散行军散诸药，可勿备也。）

解疫饮辛寒利水，白痧药芳香宣气，不热不燥，极为对证。若不口渴心慌溺热者，乃通常寒湿吐利之证，而非时行疫病也。轻者服余制送之痧药水足矣，重者非四逆汤、吴茱萸汤不为功。苟认证不的，用药一误，生死反掌。《千金方》云："治中热霍乱暴利，心烦脉数，欲得冷水者，新汲井水，顿服一升，立愈。先患胃口冷者，勿服之。"服新汲井水，尚且如此，况大剂石膏乎。李东垣曰："胃弱者，不可用。"诚历炼之言也。市医不知证有疑似，敢将治愈寒湿吐利之方，妄治时疫热毒之病。竟有登诸报章，以表扬者，或刊印广告以张贴者，时疫服之，无不毙命。噫！好仁不好学，其流弊可胜道哉！

庚申痧药水（自制）：治露卧贪凉，啖冰饮冷，上吐下利，腹痛胸闷，自汗肤凉，舌淡胎白，并晕船晕车，水土不服。方：

中国樟脑（二两四钱）　真小土（一两二钱）　生姜　藿香（各四钱）桂枝　厚朴　肉桂（去粗皮）公丁香　大茴香广木香（各一两）　干姜（一两五钱）　陈皮　青皮（去瓤）　川芎红花　苏木（各六钱）

上十六味，用原庄高粱酒十斤，浸透一月，每汁一斤，如百倍薄荷油二钱四分，每瓶装药水一钱，以火漆封口，每次半瓶，重者一瓶，开水冲服，小儿减半，孕妇不忌。（受业周福煦谨按：真小土即鸦片烟，大茴香即八角茴香，陈皮以川产者良。）另用食盐一握，揉搓两手腕两胁两足心，并心窝背心八处，揉出紫红痧点斑痕，即渐觉松快而愈，若民间通行刮痧法，亦可并用。（受业孟金嵩谨按：此治通常寒痧之方，吾师之附于此者，固非徐灵胎所谓："连类及之"，乃与章太炎"大疫行时，非遽无常病"之说，同一义理也。）

白痧药主暑湿秽恶之热痧，痧药水主露卧饮冷之寒痧，勿以同名痧药，同治痧证，而溷用无别。不然，则如水益深，如火益热矣，可不慎哉！（受业周福煦谨按：痧药水白痧药两方，皆非临时所能骤制者，凡好善富家，存心药铺，预为合就，或施或售，亦方便之善举也。）

庚申栀子滑石豉汤（自制）：治时疫证状未形，常觉心烦热闷，溲溺短赤，是疫毒将发之兆，此方预治时疫，颇有殊功。方：

栀子（一钱，擘）　滑石（四钱）　香豉（二钱）

上三味，以水一碗，先煮栀子滑石得八分，内豉，煮取六分，分温再服，食远。

庚申矾盐汤（自制）：治夏秋之际，疫毒流行，但觉胃脘不和，即宜制服，平人亦宜如之，远油腻，节饮食，此方预防时疫，颇有殊功。方：

食盐（五分）　矾石（二分，不煅）

上二味，以水一碗，先煮矾石，得六分，内盐烊化，晨起空心温服，并用食盐洗牙漱口。

栀子滑石豉汤，为预治已受时疫，在将发之前，矾盐汤为预防未染时疫。在疑似之际，用者知所采择，则上工治未病，实可当之而无愧。《素问·四气调神大论》云："夫病已成而后药之，乱已成而后治之，譬犹渴而穿井，斗而铸兵，不亦晚乎。"（受业郑肇干谨按，本卷有'论防疫'专篇，主戒色节欲，为第一要义，宜互参，受业郑肇清谨按，服有定次者曰汤，服无定次者曰饮。）

论吐利

本年为少阳司天厥阴在泉之岁。《素问·五常政大论》云："少阳司天，火气下临，风行于地，尘沙飞扬，鬲不通，其主暴速。"细绎经旨，适与大易风自火出之义同。盖燔灼之威，动则风生，酿疫之由，抑既详于总论矣。夫吐利之暴发也，缘暑湿交蒸之毒，乱于肠胃之间《灵枢·五乱篇》所谓："乱于肠胃，则为霍乱"也。暑湿化火，火动风生，水液受火风之鼓荡，宛如海水之波涛澎湃。涌于上则吐，注于下则利，以致中鬲不通，三焦不用，水道失司，决渎反常。故吐利一发，势极暴速，常有滴药未服，而即告毙者。治之之法，惟以沉静之药，制其迅烈之势，俾火灭风熄，则吐利自止矣。

故治时疫吐利，首推石膏为主，以其具沉寒之性，能制炎上之火，而镇风阳之动也。若妄用热药，则火益炽，风益煽矣。客有惑者而问于余曰："方书皆谓吐利之证，内寒者十居八九，内热者十难一二。寒凉之药，不宜妄用，先哲格言，昭昭可考。而君治吐利之疫，独重石膏，毋乃太偏乎。"答曰："子何不察之甚也？因寒致吐者，必澄清，时疫之吐，多酸浊，此吐虽同而酸浊独异也。试观夏月羹汤，过夜则酸，岂非酸味属热之明验乎。"《素问·至真要大论》云："澄澈清冷，皆属于寒。"又云："诸呕吐酸，皆属于热。"此寒热呕肚之辨，最为明了。故吐有寒证，吐酸则必无寒证也。凡诊时疫之吐，无不酸者，甚则内热冲上，胃中水液，不待蒸为酸浊，而暴涌直吐者。《至真要大论》所谓："诸逆冲上，皆属于火"也。再论泄利寒热之辨法，其因寒致利者，必清谷；时疫之利，必臭秽。此泄利虽同，而臭秽独异也。故《灵枢·师传篇》云："肠中热，则出黄如糜，肠中寒，则肠鸣飧泄。"飧泄者，澄澈清冷，完谷不化之谓也。凡诊治时疫泄利，无不臭秽如黄糜，甚则火风鼓荡，肠中水液，不待蒸为垢污，而暴注直泄者。《至真要大论》所谓："暴注下迫，皆属于热"也。

由是观之，吐利之发，因乎火风之动，苟非沉寒大剂，何能止其吐利耶。夫吐利不止，是门户不要，津液不存，是仓廪不藏，其人未有不心慌撩乱，自焚而死者也。制庚申解疫饮，重用石膏，是沉寒以制火风之动，但《神农本草》称石膏"味辛微寒"，故又用凝水石以助之，此正东垣之师张洁古所谓："体重则沉，降也，阴也。"更佐滑石以利小便，则火风熄，水道通，而吐利止矣。此方屡试屡验，明者察之。若援引治澄澈清冷之热药，施于时行瘟疫之吐利，未有不杀人者也。昔刘跂《钱乙传》云："宗室子病呕泄，医用温药加喘，乙曰：'病本中热，奈何以刚剂燥之，将不得前后溲，宜与石膏汤。'宗室与医皆不信，后二日果来召，乙曰：'仍石膏汤证也。'竟如言而愈。"夫通常中热之呕泄，且不容刚剂燥之，况此时疫热毒所发之吐利乎哉。

论转筋

转筋一证，昔人皆指为寒，惟刘河间独知为热，张子和独知为风。按河间《原病式》云："转反戾也，热气燥烁于筋，则挛瘛而痛，火主燔灼躁动故也。或以为寒客于筋者误也，盖寒虽主于收引，然止为厥逆禁固，屈伸不便，安得为转也。所谓转者，动也。阳动阴静，热证明矣。夫转筋者，多由热甚霍乱吐泻所致，以脾胃土衰，则肝木自甚，而热烁于筋，故筋转也。夫发渴则为热，凡霍乱转筋而不渴者，未之有也。"《儒门事亲》云："转筋者，风主肝，肝主筋，风急甚，故筋转也。（内经）谓：'风以动之'是也。"

子和主风，河间主火，深知卓识，先得我心之同。惟火动风生之理，尚引而未发，特续论之。夫胃者仓廪之官也，为气血生化之原，凡脏腑筋骨，赖以润养。故《素问·痿论》云："阳明者，五藏六府之海，主闰宗筋，宗筋主束骨而利机关也。"陈无择《三因方》云："转筋者，以阳明宗筋，属胃与大肠，今暴下暴吐，津液顿亡，宗筋失养，必致挛急，甚则卵缩舌卷，为难治矣。"据此则知阳明津液，因吐利而内涸，宗筋失润，亢阳化风。况肝主筋，为风木之脏，外风内风，互为煽动，火随风转，窜烁于筋。转筋者，必起于足腓，《左传》秦和曰："阳淫热疾，风淫末疾"也。甚则周身之筋，尽皆转动。《素问·疏五过论》云："四肢转筋，死日有期。"洵危候也。知转筋为火风窜烁之证，则必用清火熄风之药，生津液则风熄，利小便则火清。惟（复）制庚申解疫饮有木瓜一品，《别录》称其善治"霍乱大吐下，转筋不止。"陶宏景曰："木瓜最疗转筋，如转筋时，但呼其名，及书上作木瓜字，皆愈，此理亦不可解。"惟酸咸温涩，不利小便。罗天益《宝鉴》云："太保刘仲海，日食蜜煎木瓜三五枚，同伴数人皆病淋。"知此则虽有石膏沉寒，足以制火风之窜烁，若转甚者，亦勿倍增。《灵枢·五味篇》云："酸走筋，多食之令人癃。"诚恐木瓜酸温，癃涩水道，有以妨碍本方利小便之大法，当佐以桑枝、通草、薏苡仁、大豆黄卷、藕汁、梨汁、蔗浆之属，以救津液，甚者必加生地黄汁，乃足以当此绝筋血痹之大任。缘气根于津，血化于液，《阴阳二十五人篇》云："血气皆少，则喜转筋"是也。若寒霍乱之既吐且利，小便复利者，则木瓜酸温，利筋缓痛，虽倍用之，亦无流弊，药有专长，此其例也。客有惑者而问于余曰："君治转筋，以清火熄风为主，理固然矣。窃读张景岳驳河间之论有云：'凡患转筋者，必于大吐大利之后，乃有此证，若转于吐利之前，而谓之火，犹可云因火而病也。既转于吐利之后，则上下皆已火去，岂因吐利而反生火耶？又何以吐利之前，火不转耶？'君其何以解之？"答曰："吐利之前，津液充裕，宗筋不燥，则风火不能四窜，故筋不转也。惟大吐大利之后，筋脉空虚，风火烈威，乘虚内袭。故转筋多在吐利之后者，以其津液大伤也，亦有未吐利而先转筋者，必其人酒色过度，阴精内损，风火迳入，逼迫转痛，穷凶极厉，漫无休止。盖内无充裕之津液，以御其暴也。若吐利之后，津竭液涸，正胃燥肠枯，风火独劲之际，而曰上下皆已火去，岂《至真要大论》所谓：'诸转反戾，皆属于热'之明文，竟未之读耶。查《景岳全书·霍乱论治第四条》有云：'若吐利后转筋者，理中加石膏一两。'夫既曰吐利之后，皆已火去矣，何以反加石膏至一两之多耶？然其能知取法于《千金》治中汤，用石膏以治转筋，是又此老一线之明也。朱丹溪曰：'石膏固济丹炉，苟非有膏，岂能为用。'是则石膏之所以清阳明，熄风火，充津液，治转筋，正以其石而膏也欤。《金匮要略》于转筋证，立鸡屎白散一方，不过取其利脾伐肝之意。今年用之多不效者，以其不能濡润津液也，然则附子、干姜、肉桂、牛膝之属，其可恣用无忌乎。"先哲于风淫于内之证，必以甘寒熄之，义原有在矣，今本此义以治转筋，无不愈者。则知之主用桑枝之属，所以佐石膏之镇动熄风也，尤必复入藕汁之属，以其为甘寒濡润之品也。或者病用药偏凉，此执迷不悟之人，其终身大惑，牢不可破，乌足与言死里求生之治法哉。

论心慌

感热则烦，极烦成慌，疫既日毒，其为火也明矣。制庚申解疫饮，用金银花、兰草，正为解热毒辟不祥而设也。夫心慌为田舍间之俗名，实即经籍所谓烦躁耳。烦躁为热极之征，故时疫吐利，未有不烦躁者。苟不烦躁，则非时行瘟疫，而为寒湿伤阳之病也。《素问·调经论》云："胃气热，热气薰胸中，故内热。"《伤寒论·太阳中篇》云："大热入胃，胃中水竭躁烦。"是知心慌者，即此胃热上薰之烦躁也。世之治疫者，妄投姜、桂，腐肠烁液，其人必慌极以死。盖邪火内炽，阴精顷刻立尽耳。当死时情形之惨，笔难描画，循衣摸床，撮空撩乱，此正

《至真要大论》所谓："诸躁狂越，皆属于火"也。斯时神明蔽塞，势极枭恶，宜解疫饮倍石膏凝水石，《别录》固称石膏止烦逆，凝水石除胃中热也，若反覆颠倒，心中懊侬，舌上胎者，加栀子、香豉，若烦躁不已，舌绛者，加犀角、紫雪。（受业王松南谨按，紫雪方，附下卷治例第十四条。）庶可冀其火退慌止，《外台秘要》引张文仲疗霍乱烦躁方："浓煎竹叶饮五升，令灼灼尔，以淋转筋处。"据此则知热气燥烁于筋者，能煮竹叶饮，淋转筋处，使热散气和，则烦躁亦可赖之以安。固知转筋烦躁，同属火热，火随风转为转筋，热薰胸中为烦躁。凡霍乱转筋而不烦躁者，未之有也。若霍乱吐利止后，犹自烦躁懊侬，卧寐不安者，《圣济总录》所载枇杷叶饮、竹叶汤、桑叶饮、栀子汤、粱米饮等，奇方小剂，极为合用。以烦字从火，绝不因寒，故《伤寒论》于少阴中寒之白通证、通脉四逆证，一见心烦，即加猪胆也。

客有惑者而问于余曰："伤寒白通、通脉加猪胆治烦固矣，乃又云：'少阴病吐利，手足厥冷，烦躁欲死者，吴茱萸汤主之。'夫烦躁而至于欲死，是不可谓不重，何以不于干姜、附子方内，加入猪胆，乃改任吴茱萸汤？此则令人有不可索解者，君其何以为说耶？"答曰："此易明耳，观四逆汤方后云：'强人可大附子一枚，干姜三两。'是白通、通脉之重用附子、干姜，乃病之属实者。若人参补五藏，大枣补少气，少津液，身中不足，是吴茱萸汤之用人参、大枣，乃病之属虚者。夫少阴主心肾，少阴实则心强，强则可胜附子之麻痹。故'利不止，厥逆无脉，干呕烦者'，则加猪胆以除烦，无他义也。少阴虚则心弱，弱则不胜附子之麻痹，故以吴茱萸代附子，生姜易干姜，复用人参安精神，定魂魄，乃所以治烦躁欲死者也。《神农本草》称甘草解毒，大枣和百药，则四逆汤之用甘草，吴茱萸汤之用大枣，非《五常政大论》所谓：'能毒者，以厚药，不胜毒者，以薄药'之义欤，又吴茱萸证，属少阴中风，白通、通脉，属少阴伤寒，寒而兼烦，故附子、猪胆并用。唯风也，斯能致烦躁之欲死，故不用附子而改任吴茱萸，心强者用猪胆之苦寒，心弱者用人参之甘微寒。苦寒甘寒，寒虽不同，虚烦实烦，烦则一致，用寒治热，烦因以清，是以知烦之无寒证也。"

尝见市医治吐利心慌，有引用灶心土赤石脂者，服之则邪不得越，心慌益甚，火风益炽，其毙更速也；又有引用酸枣仁、柏子仁者，是揠苗助长之道也；又有明知心慌属热，屡用竹叶心、莲子心等药，以清心解慌，而迟迟不应者，此与扬汤止沸不殊也。嗟乎！石膏明洁晶莹，富涵水分，实为今年时行疫毒之专药，而世医知者绝少，何石膏之蹇于遇乎！

论疫脉

疫证之显者，市医且眩而惑之，况疫脉之隐于皮里乎。夫疫证异于常证，疫脉亦必异于常脉，疫乃火毒，势极迅速，故疫脉未有不数者。《伤寒论·辨脉法》云："数为在府。"《灵枢·五乱篇》云："清浊相干，乱于肠胃，则为霍乱。"良由肠胃属腑，上吐下利，是风火据于肠胃，故脉数也。有浮而数者，有沉而数者，有半浮半沉而数者，浮为在表，疫毒浅也，沉为在里，疫毒深也，半浮半沉，疫毒由浅而深也。此以切脉之浮沉，察病机之浅深，固显而易知者，然更有难测者焉。疫毒暴发，吐利猋猖，未及半时，而脉即隐匿不现，然非无脉也，特沉伏至骨，重按斯得耳。盖疫毒深沉，脉伏若无，重清内热，脉自外透，与寒湿霍乱之汗出而厥，脉微欲绝者，病理治法，大相悬殊。

市医不学无术，见而惑之曰："沉为阴脉，吐利脉沉，甚至于伏，阳将亡矣，急投参附姜桂，以回欲脱之阳。"并妄引伤寒论少阴篇各条，以为辨据，临证如斯，丧心实甚，一误再误，不死不休，抑孰知脉象之变幻无常，非死于句下者，所能蠡测乎。《灵枢·经脉篇》云："谷入于胃，脉道以通，血气乃行。"《素问·五藏别论》云："胃者水谷之海，六府之大源也。五味入口，藏于胃，以养五藏气，气口亦太阴也，是以五藏六府之气味，皆出于胃，变见于气口。"故经脉运行，皆禀气于胃，胃虚则脉虚，胃实则脉实，脉气之动，胃为之充。胃受疫毒，津液耗伤，营卫衰馁，脉动无力，于是乎不能鼓浮于外，而沉伏若无矣，非特此也。吐利太过，津竭液涸，壮火就燥，气为之蚀，而脉之沉数者，更进为微细模糊之象矣。斯时也，正危急存亡之交，亟投大剂石膏，清其蚀气之壮火，以存残余之津液，俾邪去正复，脉自渐起。苟犹豫不决，则毒火燎原，胃气消亡，脉息且为之不动矣，方治云乎哉。《平人气象论》云："脉无胃气者死。"旨哉言也！所以切脉之要，全在察胃，胃藏津液，化生气血，内充外灌，脉息以行，病则脉变，亡则脉停。

胃中津液几何，能供时疫上吐下利之交征哉。世之治时疫者，重则理中四逆，腐肠烂胃，轻则藿香香薷烁液刮津。（受业叶慧龄谨按，理中汤、四逆汤，俱出《伤寒论·霍乱篇》，藿香正气散，香薷散，俱出《和剂局方·伤寒门》。）千投千死，百无一生，可谓惨矣。尝见市医治转筋者，多以火灸，正犯《伤寒论·太阳中篇》："微数之脉，慎不可灸"之戒律。盖火气虽微，内攻有力，焦骨伤筋，血难复也。世人犯者甚多，特为揭出，以警将来。

论溲溺

疫病之吉凶，视乎溲溺之多少，溲多则吉，溲少则凶，此与寒湿霍乱通脉四逆证之既吐且利，小便复利者，大异。尝见疫势险恶者，溲出涓滴，热如沸汤，其危殆者。即溲溺全无，然则溲溺之关系，岂不重哉。夫吐者水也，利者亦水也。《素问·灵兰秘典论》云："三焦者，决渎之官，水道出焉。"疫既吐利，则水不由三焦决渎以输布，而反供吐利之横流，三焦水道，早已废而不用矣，尚何决渎之可言也。考《伤寒·霍乱篇》以五苓散主治热多欲饮水之霍乱，后刘河间复广之以为甘露。今复制之以为解疫。（受业陈寿柏谨按，五苓散用茯苓、猪苓、泽泻、白术、桂枝，共五味。刘河间，桂苓甘露饮，就五苓加滑石、寒水石、石膏、甘草，以肉桂易桂枝共九味。吾师制庚申石膏解疫饮，复于甘露方去肉桂甘草，加银花、兰草、木瓜，以扁豆易白术，共十味。）盖利三焦，则水道通，决渎行，上焦如雾，中焦如沤，下焦如渎，水液不复蓄于肠胃，以助疫疟，而吐利斯止矣。古者洪水泛滥，禹疏九河，而后水土平成。医治时疫，不利三焦水道，何以能治吐利之横流哉。故制庚申解疫饮也，除木瓜外凡九品，无不具有渗利水道之药效者，正深惧夫溲溺之不及也。征之《神农本草》，则滑石、茯苓，主利小便也，猪苓、兰草，主利水道也，泽泻主消水也，惟石膏、凝水石、扁豆、金银花，虽无明文可征，然《别录》称石膏主三焦大热。《灵枢·本输篇云》："三焦者，中渎之府也，水道出焉，属膀胱，是孤之府也。"按凝水石与石膏性近，是其利水功能，可以绎而知之也。《别录》又称扁豆主下气，金银花主身肿，则二品亦具有利水功能，是又可绎而知之者也。凡热霍乱转筋极者，此九品俱可增重，惟木瓜酸涩，不得倍用，诚恐溲溺由涓滴而癃闭耳。

夫察溲溺之有无，可以占肾气之绝否。何则？盖水入于胃，出走中焦，游溢精气，布散上焦，上焦出气，以温分肉，养骨节，通腠理，气血营卫，相贯运行，后经两肾之济泌血液，化为尿水。《素问·逆调论》云："肾者，水藏。"《上古天真论》云："肾者主水。"尿水既化，乃循下焦，别回肠，注于膀胱，以为小便。此即《经脉别论》所谓："通调水道，下输膀胱"也。今肠胃水液，受疫毒之鼓荡，不俟中焦吸出，而已上涌为吐，下注为利，横流泛滥，势不可遏，火风消烁，劫尽阴精，使肾脏泌尿有权，三焦不失决渎，则水液运行，疫无凭依。

虽日在瘟疫林中，疫亦不易病人也。惟烟酒声色之徒，肾气早已大伤，一病时疫，溲溺全无。《伤寒论·太阳篇》云："阴虚，小便难。""小便利者，其人可治。""小便不利者，亡津液故也。""得小便利，必自愈。"故治时疫，善决死生之期者，全恃此诀耳。夫医门经籍，人皆习诵者也，奈何入宝山而仍赤手以出，毫无所得耶。余方一出，环境皆谤，甘服热药死，不愿凉药生，劫运为之，谓之何哉。

论肢厥

《伤寒论》云："厥者，手足逆冷是也。"考厥字从屰，故《伤寒》又云："凡厥者，阴阳气不相顺接，便为厥。"夫四肢厥冷，兼见于吐利之际，固似中寒亡阳之危证也。然察《厥阴篇》有云："厥深者热亦深，厥微者热亦微。"可见多有厥为假象，热为真谛者。况时疫肢厥，必兼心慌口渴，咽干舌绛，溺热如沸汤，固与下利清谷，汗出而厥之为里寒外热者大异。要知时疫之厥冷与否，必视肺胃为转移，疫毒由鼻人者客于肺，由口入者客于胃，《灵枢·动枢篇》云："胃为五藏六府之海，其清气上注于肺，肺气从太阴而行之。"此言谷入于胃，脉道以通，血气乃行也，乃《本藏篇》称："胃者肉其应。"《痿论》称："肺主身之皮毛。"则又何也？《经脉别论》云："肺朝百脉，输精于皮毛。"《脉度篇》云："经脉为里，支而横者为络，络之别者为孙。"《经脉篇》云："诸络脉皆不能经大节之间，必行绝道而出入，复合于皮中，其会皆见于外。"据此则凡萦于皮毛肌肉者，皆为《皮部论》所谓："浮络"之脉。故《经脉篇》又云："诸脉者，常不可见也，其虚实也，以气口知之，脉之见者，皆络脉也。"《阴阳应象大论》云："壮火食气。""壮火散气。"今肺胃津液，为火风疫毒，灼烁殆尽，脉中水分，复供吐利之抽汲。身中少火，化为壮火，冲和之气，为之散蚀。《动输篇》云："气之离藏也，卒然如弓弩之发。"则此时也，又何异于强弩之末耶。所以初仅浮络之行绝，而四肢厥冷，则是病机尚浅也，继乃大经之动微，而脉伏若无，则是病机已深也。故此四肢厥冷，为疫据肺胃之征，不得以寒霍乱之心肾阳微者，相为揆度。盖心阳微则汗出而厥，肾阳微则小便复利，固与流行传染之热霍乱，判如冰炭。所以诊候时疫，勿疑为寒，重清内热，外厥自退。此《灵枢·天年篇》所谓："血脉和调，肌肉解利"也。若察其舌润胎腻，胸膈闷满，则宜循五苓、甘露之例，酌加桂或桂枝，盖宗《至真要大论》："反佐以取之"之义。王太仆注："反其佐，以同其气，令声气应合"也。须知桂性辛温，少用则性微，微辛之味可以宣肺气，引胃津，温肉薰肤，充身泽毛。岂可指肢厥为阴寒之据，而敢纯用附子、干姜等辛热之药，以助其亢烈之疟乎。所以服大剂姜、桂、附子，而厥冷转甚者，与炉治得鼓铸之力不殊也。仲景论广《汤液》，亦尝及之矣，其《太阳上篇》云："服桂枝汤大汗出后，大烦渴不解，脉洪大者，白虎加人参汤主之。"足知表寒未罢，里虽有热，尚有先用桂枝法，使表寒外解，而后专清里热也。又《厥阴篇》云："伤寒脉滑而厥者，里有热，白虎汤主之。"在伤寒发厥，一见脉滑，即知滑为里热，厥不因寒，早已引用白虎，而借重石膏矣。又《太阳下篇》云："伤寒无大热，口燥渴，心烦，背微恶寒者，白虎加人参汤主之。"可见伤寒之病，虽无大热，一见燥渴心烦之证，足征内热已炽，不暇计及背尚恶寒，而白虎存津之法，势所必投。伤寒且然，况疫毒乎。须知外厥而内热者，为阳厥；外厥而内寒者，为阴厥。外证多假，以内为真。《阴阳应象大论》云："治病必求于本"是也。阴厥清之必败，阳厥温之必亡。若疑似之际，溷而弗明，温清之间，畏而弗敢，其为祸也，尚忍言哉。乃市医无知，骤见四肢厥冷如冰，两脉伏匿若无，不曰虚寒，便曰亡阳，于烦渴溺热，毫不理会，信手写方，纯用热药。病者无知，虔诚煎服，南辕北辙，无一得生，寡人妻，孤人子，绝人嗣，覆人宗。呜呼！庸医惨毒，何以异于屠刽哉！

论肉脱

时疫之病，至于肉脱，其包罗百骸者，惟存一皮耳。眼眶深落，颧骨高悬，望之生畏，其势盖有甚于累卵者。《灵枢·寿夭刚柔篇》云："病而形肉脱，气胜形者死，形胜气者危矣。"夫时疫吐利，何遽于肉脱哉。《本藏篇》云："脾合胃，胃者肉其应。"胃受疫毒，鼓荡沸腾，内外津液，吐利殆尽，故肉应之而脱也。当此之时，肢冷如冰，音嘶如哑。《五禁篇》云："形肉已夺"，是一夺也；《玉版篇》云："四末清，脱形，泄甚"，是二夺也；《素问·脉要精微论》云："言而微，终日乃复言者，此夺气也"，是三夺也。病势至此，人事全非，七月中，用白虎加人参汤，治愈夏生剑佩，正以其形赢不能服药，难胜酸苦辛咸诸厚味也。

学者若能深思隅反，庶足以悟此时疫濒危之治理焉。客有惑者而问于余曰："吐利脱肉固矣，何肉脱之速，不俟周日耶？"答曰："此正《五常政大论》所谓：'阴精所奉其人寿，阳精所降其人夭'也。盖吐利太过，津竭液涸，以致在内之阴精，无以奉于外，而在外之阳精，反降于内，以供吐利之交征。是知肉脱迅速者，乃肠胃津液，瞬息涸竭，复自血脉，抽汲水分，此之谓阳精所降也。"市医不达此理，骤见肢厥肉脱，必疑为大寒大虚之证，于是温之愈力，四肢愈厥，补之愈猛，肌肉愈脱。曾不思疫为湿热火风之病，何以反用温补，妄求长肌肉之效乎。

考古今本草载长肌肉者多矣，兹专就《神农》言之，按甘草、玉泉、胡麻，味甘平也；薯蓣，味甘温也；干地黄、冬葵子，味甘寒也；蒺藜子，味苦温也；枳实，味苦寒也；白马茎，味咸平也；又白芷、藁本，味皆辛温，则皆主长肌肤者也，都十一品。其性温性平者，姑置毋论，唯性之寒者，如干地黄、冬葵子、枳实三品，并能长肌肉，何也？盖地黄以逐血痹为长；冬葵子以利小便为长；枳实以除寒热结为长，推陈致新，病去正复。即如《千金方》治诸虚劳百损之无比薯蓣丸，方后尚云："若求大肥，加敦煌石膏二两。"固知肉脱之证，原不重夫温补也，况时疫吐利，暴不可遏，脉中水分，抽汲殆尽，血且结如枯虾。当此时也，亟于大剂石膏，方内加羚羊角咸寒，以去恶血，干地黄甘寒，以逐血痹，庶易转危于安。惟羚羊角奇昂，贫者以丹皮、红花、桃仁代之亦得。西人以盐水注射脉中，正符《伤寒论·平脉法》："水入于经，其血乃成"之说，故亦能起危急。然必在邪正两衰，侥幸未死之际。若当邪势方张，虽频注之，亦奚以为？忆本年八月十日，成都安乐寺侧，马君郁芬，病疫初起，但吐不利，胎湿不渴，四肢微厥，知非轻证，乞治之。据其心慌溺热，断为染受时疫，并竭力表章石膏之长。渠本富翁，非补不服，见用石膏，深怀狐疑。余临行嘱之曰："本方石膏，例用数两，今减至五钱之少，可试服也。"乃勉服两剂，吐势渐平。渠欲广征医究，更招某医至，检所服两方，共用石膏一两，遂为之骇然曰："本年时证，纯属寒疫，应用温补，见石膏如见阎王。"（数语系病者之三兄金门君，亲为余述者。）迳用参、附、姜、桂之方。药甫下咽，利遂暴发，肢厥肉脱，咽干目赤，应之蜂起。病家见势不佳，改邀某医诊治。其议病与前医同，谓是病非热药误，乃石膏之所酿耳，宜于前方中，倍加大热大补之药，挽回阳气，病斯退也。夫病正猖獗，不先驱邪，反投温补，赍寇以粮，而曰退病，宁有是理乎？是方服后，慌极撩乱，颠倒床头者，凡十四小时，始得毙命。当其将死未死之际，惨相不忍目睹。病家虽痛诋两医热药之非，然已迟矣，徒悔何益。是案也，本拟竭力图治，不意彼辈，嫁祸卖恶，李代桃僵。今则水落石出，情真事确，正孔子所谓："御人口给。"孟子所云："机辨之巧者也。"本论之附此案，非自夸已明，自示己是，而好与人争以要誉，不过藉以启来学之信，从而证石膏之不谬。诚恐世人之谤者，并诬及治疫有功之石膏耳。

论妊娠染疫

余师愚曰："母之于胎，一气相连，盖胎赖母血以养，母病热疫，毒火蕴于血中，是母之血，即毒血也。苟不亟清其血中之毒，则胎独能无恙乎？须知胎热则动，胎凉则安，母病热疫，胎自热矣，竭力清解以凉血，使母病去，而胎可无虞。若不如此，而舍病以保胎，必至母子，两不保也。"至于产后，以及病中，适逢经至，当以类推。若云产后经期，禁用凉剂，则误人性命，即在此言。

忆本年七月，虹桥亭侧，沉如兰室，妊娠染疫，吐利初发即乞余治。投以解疫饮倍石膏，一服吐利止，再服妊娠安，中秋产后，母子俱极壮焉。又其邻妇，同时患疫，已逾十一小时，狂言妄闻，势极险恶，自料不复起矣。察其舌色紫黯无胎，以解疫饮去茯苓、猪、泽，倍石膏、滑石、凝水石，加入犀、羚、桃仁、丹参、芦菔汁、生地汁，三服而安，继与甘凉善后而愈。此以舌色紫黯，知其脉中枯竭，血结如虾也。王洪发轿夫之女，年已及笄，经闭骨蒸，已逾四月，中秋染疫，无力延医，自服六一散，及西瓜冷水之类，吐利渐平。余怜而诊之，与解疫饮，三服随愈，惟口渴不止，常觉气逆面赤心烦，令服竹叶石膏汤五剂。（受业王松南谨按：竹叶石膏汤方附下卷治例第三十八条。）即渴止气平，且骨蒸退而泛亦至矣。庚汉塞大令，宰华阳有声，其夫人妊娠病疫，目击庸医之误，严守不药之戒，惟服雪水，以解渴宁心而已，虽得苟延三日，然气出如火，咽喉若焚，饮即吐利，肢厥肉脱，音哑心慌，恶闻声响，两脉伏匿。谓之曰："令正妊娠，早已腐烂，不必怀安胎之意，而忌石膏等寒凉之药，吾以妙剂，善为治之，或有望也。"疏方用石膏六斤，大令有难色，因曰："毒火郁炽，耗气煎血，胞胎何赖，古人原有悬钟之喻，谓樑腐而钟未有不落者。况舌青为子死之证，逐胎不恤，遑反安之哉。"果一剂甫毕，而各证大减矣，三剂而腐胎下，五剂而水谷安。至是计服石膏三十斤矣，遂增用两益气液之品于石膏方内，以善其后焉。时逾旬余，自以为病后体虚，恣食肉饼鸡汤，热因食复，又误饮姜苏红糖，遂益猖獗，更惑某医温补之说，竟以不起。噫！《素问·热论篇》云："病热少愈，食肉则复。"可不慎哉（受业罗学培谨按：师治庚母一事，士林谈及，至今为快，方甫撰就，报章竞先发表，医药两界，翕然景从。当时衙役配药，以生石膏六斤，凝水石四斤，滑石三斤，并余药等，分两过重，竟用竹篮负归，乃仆妇无知，于投药入砂锅时，砰然一响，锅底立碎，火亦随之以灭，岂其得而复失，早已预兆于此乎，然至今固已传为佳语矣。）合江丁榕皋博士，宿患恶寒，常饵温补，陡染时疫，自谓不起，延诊治，处方用石膏十八两治之，一月凡三发三愈，今且寒亦不恶，而康强更倍于往年矣。余同学周君寿华之兄伯鸾，素吸鸦片，吸久瘾深，骨瘦如豺，发枯如棕，秋初染疫。即当机立断，主用石膏方，而寿华以乃兄烟瘾过深，不敢与服，次日火风交虐，势成燎原。遂不顾一切，以解疫饮四倍滑石、凝水石，而石膏则用至五斤，且一日两剂，连服皆捷，吐平利止，厥退脉出。未及周日，即已安全出险矣，调理经旬，嘱用蜕膏戒烟而健。（蜕膏方，附本论后。）城南关岳庙侧，张庆云君，素患臁疮，在左胫内廉骨，溃烂臭恶，七月初，突发睾丸坠痛，终日呻吟，四日后，大吐大利，乞诊于余。知其染疫，于庚申解疫饮原方，倍增石膏、茯苓，重加茴、楝、荔、橘而愈，后用矾黄油治臁疮，数次即愈。（矾黄油方，附本论鸦片源流考后。）

据上各案观之，则知凡胎前产后，经期病中，一经染疫，即当大剂凉解，纵兼杂证，但随证佐药。如此治验者，不胜举载，聊录数案，以示信于来学。市医昧昧，既眩旧疾，又惑新疫，究竟于旧疾新疫之间，不能摸索以求良治，冤乎生命，值此浩劫，舍用石膏凉解，更将何法以拯于火坑也哉！

客有惑者而问于余曰："君治时行瘟疫，每剂石膏有用至五斤六斤之多者，惊世骇俗，于古有征乎？"答曰："《伤寒论》新校正序：晋皇甫谧序（甲乙针经）云，伊尹以元圣之才，撰用《神农本草》，以为《汤液》，汉张仲景论广《汤液》，为十数卷，用之多验。近世太医令王叔和，撰次仲景遗论甚精，皆可施用，是仲景本伊尹之法，伊尹本神农之经。"据此则神农《本草》、伊尹《汤液》、仲景《伤寒》，为一贯之薪传也。夫欲知《本草》所用之分两，必当求之于《汤液》，但《汤液经》既为仲景所论广，故又不得不求之于《伤寒》、《金匮》矣。按两书所载用石膏者，为白虎汤、白虎加人参汤、白虎加桂枝汤、竹叶石膏汤、越婢汤、越婢加半夏汤、千金越婢加术汤、桂枝二越婢一汤、大青龙汤、小青龙加石膏汤、麻黄杏仁甘草石膏汤、麻黄升麻汤、厚朴麻黄汤、古今录验续命汤、风引汤、文蛤汤、木防己汤、竹皮大丸。检举所用分两，如白虎三汤、竹叶石膏汤，皆用至一斤也；木防己汤用石膏"十二枚鸡子大"；大青龙汤、厚朴麻黄汤，所用石膏亦皆"如鸡子大碎"。揆诸石膏麻黄同用之越婢三汤，及麻黄杏仁甘草石膏汤，以为比例，则如鸡子大者，当作半斤也，然则十二枚，非六斤之重软。虽汉与近代，衡制不同，要亦可谓重矣。考《神农》称石膏味辛微寒，乃后世本草，误为大寒，岂味辛之药而能大寒者哉，岂大寒之性，而能重用者哉。善夫缪希雍《本草经疏》云："起死回生，功同金液，若用之勦少，则难表其功，世医冈解，特表而出之。"是诚见道之言也。

蜕膏（家方）：治吸气成瘾，吞膏成瘾，有病成瘾，无病成瘾，服此戒烟，最为著效，戒时眠食自若，精神自若．于不知不觉间，略无所苦，烟戒瘾断。方：

甘草（一斤）　　杜仲（生碎，半斤）　　川贝母（四两）

上三味，用水十二斤，煎至六斤，滤去滓，加红糖三斤，收膏，即"蜕膏"也。每次三钱，沸汤化服，每日烟瘾几次，服药亦几次，初三日每蜕膏一两，加清烟膏一钱，以后每三日减烟一分，至十八日后，每三日减烟五厘，二十七日后，每五日减烟五厘，至五十二日后，烟已减尽。单服药膏，药膏服毕，烟瘾已绝，而人亦康复矣。若戒烟期内，发生别病，则每两蜕膏，照期多加烟一分，不可过多，自然病愈无苦。家君国材公尝言此为戒烟断瘾第一验方，但分两切勿擅自改易，否则不验。国材公字惺甫，因光宣政龉，乃建筑存心堂于城南文庙之东，近圣人居，课子孙读，闭门深居，不复问世，撷拾验方，博施济众。（受业孟金嵩谨按：甘草、杜仲、贝母、红糖四味戒烟方，自前清光绪初，即已传入吾苏，用者甚众，特无人能知此方原名之为"蜕膏"耳；又按昔有监犯詹启纶者，欲吞土自尽，其未吞之初，先诈众云，明日我生辰，今夕令办酒肴，与尔等一醉，何妨苦中作乐。宴罢，众酩酊，纶独醒，自倾烧酒一碗化鸦片半斤，一气吞下，及众知之，已逾二时许，神色大变，幸有同牢共食之老犯人，胸有秘方，命人急破旧旱烟捍数枝，取其烟油满涂于肛门谷道上而上边用粪清黎卢汁尽灌，约一时许，气转身活。此方上下兼治，从未有人用过，记之大可为吞烟自尽之续命汤也。）

鸦片源流考

鸦片世称洋烟，谓其来自外洋也。烟或作堙，谓烟本西土，原非国产也，考吸烟恶习，滥觞于印度、波斯、土耳其而渐及于我国之台湾，在前清康熙十年，英人初输鸦片来华，为数甚少，每箱税银三两；至乾隆三十年后，每年输入约二百箱；嘉庆元年，增至三四千箱，及道光十九年，遽增至二万余箱。时林则徐督粤，下令严禁输入，所存烟土，悉数焚毁，数月之间，成效大著。其覆奏之语尤剀切，略言："烟不禁绝，国日贫，民日弱，数十年后，岂惟无可筹之饷，抑且无可用之兵。"英人义律等，六犯海口，皆受惩创，乃改图犯浙，陷定海，掠宁波，沿海骚动，势莫能御，不得已而媾和，其结果割让香港，复开放上海、宁波、福州、厦门、广州五口，为通商口岸，实开不平等条约之恶例。时道光二十二年七月二十四日，即西历一千八百四十二年八月二十九日，所谓《南京条约》是也。从此鸦片输入，日增一日，我国人之生命财产，与领土主权，损害剥削，日深一日；咸丰九年，不得已与英国另订输入条约，以洋药为名，征收关税，由是人民吸烟之多，几遍全国；至光绪十年，每年输入额约二十万箱；光绪二十年，每年输入约三十万箱，据此年关税调查表，每年有三千七百五十九万二千一百零八两。若从康熙十年至今日计之，利源之外溢，虽有巧历，不能知其数也。

至于国内本禁种植，迨经左宗棠、彭玉麟、李鸿章等，为抵制印土起见，建议自种罂粟，由是各处出产繁盛，人民反因价廉，而吸者愈多，而印土之输入，仍不少减。凡吸食鸦片者，初觉有无限之快乐，于是甘之如饴，嗜之若命，不旋踵间，渐成瘾癖，精神颓丧，躯体羸瘦，难于生育，祸及传种。迨至光绪三十二年三月，始下禁令，限十年为禁绝之期，与英人订《禁烟条约》，试办三年，卓有成效。宣统三年四月，外务部尚书邹嘉来，与驻京英使续订禁烟条约，英政府允许，如不到七年，土药概行禁绝，则洋药亦同时停止；民国初元，重申禁令，雷厉风行，各省虽未能一致努力，扫除烟害，而拒毒运动，继续不息；及至袁氏当国，帝欲熏心，觊觎金钱，以资运动，使全国将绝之鸦片，为之复活，特派蔡乃煌为苏、粤、赣三省禁烟督办，借禁烟之名，行卖烟之实，遂与上海土商订约，包销烟土六千箱，限于十八个月内销清，即民国六年三月也，每箱报效袁氏三千五百元，遂悍然设局公卖，自由吸食，以毒三省之民。况禁烟之道，全在通国历行，否则，一隅有卖，吸者自多，种者亦因有路可售，铤而走险，是开三省之烟禁，实害全国之大防也。袁氏虽明知鸦片流毒，足以亡国灭种，奈何倒行逆施，既禁而复弛耶。民国七年十二月，始将洋药商行上海存土，销毁净尽，但始勤终怠，仍无彻底办法，加以各地军阀，营私图利，阳奉阴违，包庇贩运，勒令农民，播种烟土，威逼利诱，无所不至，曾被国际联盟禁烟大会举发。我国列席代表朱兆莘氏，饱受攻击，国外烟土输入，亦由军阀包庇贩运，从此消耗金钱，靡有涯涘，戕害生命，难以数计，国弱民贫，实由于此。推想将来，伊于胡底，国籍沦为黑籍，国民永作废民。念及此，不禁痛哭流涕。（受业贾尚龄谨按：万恶军阀，包庇贩烟，其最著者，以甲子年江浙齐卢开战，争夺上海贩土权利之役，为首屈一指。慨自前清以迄于民国，政府虽屡倡禁烟之议，然或操之过急，或失之因循，今秉承孙先总理禁烟拒毒之遗训，在首都举行全国禁烟大会，誓必肃清烟毒，拯人民于苦海，得国际之同情，既颁布禁烟拒毒实施办法，复采用国民会议议决之六年禁烟方案，宽严并施，意者我国民族之复兴，其端赖是举乎。）

矾黄油（家方）：治两胫廉骨皮肉浇薄处，缠绵难愈之臁疮。方：

矾石（烧令汁枯）　雄黄（各四钱）　陈腊肉（四两）

上三味，矾黄研细末，遍涂肉上，用黄纸裹成一条，火烧使滴油，即"矾黄油"也。先用花椒煎汤洗疮，随以矾黄油敷患处，愈后用荆芥、防风、白芷、荷叶、韭菜，煎汤常洗，凡患此者，慎房室，忌发物，否则难效。

论小儿染疫

吴又可曰："凡小儿感风寒疟痢等证，人皆易知，一染时疫，人所难窥，故耽误良多。盖由幼科专于痘、疹、吐、泻、惊、疳诸证，在时疫则甚略之，一也；古称幼科为哑科，盖不能尽罄所苦以告师，师又安能悉乎问切之义，所以但知其不思乳食，心胸膨胀，疑其内伤乳食，安知其疫邪传胃耶，但见呕吐恶心，口渴下利，则以小儿吐泻为常事，凡此总不暇致思为疫，二也。小儿神气娇怯，筋骨柔脆，一染时疫，延挨失治，即便两目上吊，不时惊搐，肢体发痉，十指钩曲，甚则角弓反张，及延幼科，正合其平日学习见闻之证，多误认为慢惊风，随投抱龙安神等丸，竭尽惊风之剂。转治转剧，因见不啼不语，又将神门眉心乱灸，艾火虽微，内攻甚急，两阳相搏，如火加油，死者不可胜计，深可痛悯，要知疫毒流行，大人小儿，受邪则一，但因其气血筋骨柔脆，故现证为异耳，务必逐邪清热，以解疫毒。故用药与大人仿佛，凡五六岁以上者，药当减半，二三岁者，四分之一可也，又肠胃柔脆，稍有差误，为祸更速，临证尤宜审慎。"

按吴氏此论，曲尽幼科之弊。忆本年七月中，正小儿天亡极盛之时，征其病状，初则烦渴壮热，暴吐注泻，继则昏沉搐搦，角弓反张。市医不察致病之原，而混以惊风名之，竟曰："大人死于瘟疫，小儿死于惊风。"抑孰知所谓惊风者，即为小儿染疫耶，群医贸贸，佥用惊风套药，千投千死。嗟乎！小儿何辜，遭此荼毒。于儿疫，亦以石膏为主，无不十全其九。有山阴陈泽庵者，客居城北之苦竹林，素艰嗣息，乃郎甫周岁，陡发烦热吐利。幼科主用藿香正气散，是夜即昏沉抽掣，改延某医，知为暑热，主用竹叶石膏汤，鸡鸣后，即足冷面赤，目窜头摇，恶证毕具，望之生畏。于是广集诸医，征求万全之策，有谓变成惊风，当用抱龙丸者，有谓虚阳将脱，当用四逆汤者，而泽翁彷徨，莫知孰是，乃招一决。察其指纹青紫，直透三关，气口数乱，深按掀热。《素问·平人气象论》所谓："脉躁尺热"者，正此候也。前医主用竹叶石膏汤，法原不谬，其误在石膏火煅耳。意者岂世人因石膏有白虎之号，率皆畏之如猛虎耶，举世骇然，不敢轻用，即偶一用之，亦不敢多，于是用之者，必以火煅藉以减其清凉之性。岂知石膏之为物也，明洁晶莹，富涵水分，若火煅之，则水分枯槁，光泽尽失，清凉之性，转为涩滞。朱丹溪曰："石膏火煅，细研醋调，封丹灶，其固密甚于石脂，此盖兼质与能而得名，正与石脂同意。"陈修园曰："石膏见火则成石灰，今人畏其寒而煅用，则大失其本来之性矣。"所以服煅石膏者，无不肺胃闭阻，痰火凝结。李时珍曰："今人以石膏收豆腐，乃昔人所不知。"然试观坊间收豆腐者，所用石膏，必经火煅，可知其能凝豆浆而结成豆腐，与杨士瀛所谓："石膏煅过，最能收疮晕"同一药效。然则煅石膏阻气闭火，于此益可憬然悟矣。前医正蹈此弊，酿成恶候，论者俱责石膏偾事，不知其误在煅，而反谓石膏煅用，尚能误人，其未煅者又当何如。嗟乎！人同此心，心同此理，既无自知之明，而妄议石膏之非，又不知煅用之谬，而反致生用之疑，陋习相沿，牢不可破，谁复登坛高呼，藉以发聋振聩也哉！疏方用生石膏一两，佐以滑石、银花、桑枝、秦艽、胆草、胆星、通草、兰草，煎汤频饮，一剂甫尽，诸证霍然，续以甘凉善后，数日而瘥，嘱制福儿散常服，顽壮甚于往日。（福儿散方附本论麻疹证治论略后。）追忆当日，群医在座，倡是议，半多腹诽，缘此病之转变也，最易认为惊风，决不知为染疫；最易认为亡阳，决不知为热炽；最易嫁祸于石膏，决不知为煅用之所误。甚矣！格物致知，诚非寡识者，所可窥测也。

麻疹证治论略

小引：

今春麻疹流行，天殇甚众，盖亦小儿染疫也。《素问·遗编》云："五疫之至，皆相染易，无问大小，病状相似。"王叔和《伤寒例》云："一岁之中，长幼之病，多相似者，此则时行之气也。"陈无择《三因方》云："一方相染，长幼同病，即当作疫治。"据此足知染疫之义矣，余师愚自题其书曰：《疫疹一得》，盖亦本此。

形证：

初起咳嗽喷嚏，两胞浮肿，眼泪汪汪，鼻流清涕，大便溏泻，身体渐热，二三日，或四五日，始见点于皮肤之上，形如麻粒，色若桃花，间有类于痘大者，但有颗粒而无根晕，微起泛而不生浆为异耳。

治法：

麻疹治法虽多，约之可分三类：一曰宣卫，即透发也；二曰清营，即化毒也；三曰培气血，即调理善后也。明此三法，则麻疹证治，了无遗义矣。

宣卫：形点未见之前，或见而未透之际，皆以宣卫为主，宣卫即开发皮毛，使麻疹伏毒，得以尽行透发也。宣卫重剂，如麻黄、升麻、葛根、蛇蜕、芫荽之属；宣卫轻剂，如荆芥、牛蒡、连翘、蝉蜕、葱白之属，再用杏仁、贝母、桔梗、冬桑叶、枇杷叶、丝瓜络之属，以理肺气，肺合皮毛也。医者对证撰用，审其缓急，而定方剂之轻重焉。

清营：麻毒原伏血中，自内出外，即是由营达卫，卫气一宣，续清营血，俾热毒清化，无复余留也。清营重剂，如生地、玄参、犀角、紫草之属；清营轻剂，如银花、红花、丹皮、芍药之属，而生石膏一品，尤擅两清营卫之长，凡麻疹已透，而犹热盛毒重者，舍此其谁属哉。

培气血：托毒外透者气也，被毒所烁者血也，故麻疹收没之后，亟宜培养气血，但气根于津，血化于液，只宜频用甘寒之剂，以资津液之复，如沙参、石斛、麦门冬、天花粉、薏苡仁、玉竹、竹茹之属。若骤用温补，则未有不偾乃事者也。

救逆：麻疹以透发为要，透发则毒化神清，设或误治，麻毒内陷，疹点突然收没者，切勿即服清营化毒之药，必重用透发有力之麻黄，如麻黄杏仁甘草石膏汤，乃克有济。盖此时早已气逆惊喘，口干舌燥，固非石膏不足以当此重任者，若疹不鲜艳而紫黑，神不清醒而昏乱，毒灼营血，势极险恶，当用紫雪、神犀，庶有万一之望焉。（受业王松南谨按：紫雪方附下卷治例第十四条，神犀丹方附治例第三十条。）

举误：

宣卫，清营，培气血，为治麻疹之三大法门，择宜而用，千投千生，百无一失，固无救逆之可言矣。乃昧者以为麻疹不外升提，升而又升，竟至痰逆喉阻，因而致危者，此与揠苗助长不殊也。或有畏惧宣发，偏于退热，竟至蕴毒不透，遏伏致毙者，此与关门捉贼不殊也；或畏重剂，但服轻药，病重药轻，坐误时日，是何异于杯水车薪耶；或以下利误为漏底，温补杂投，辗转生变，是何异于抱薪救火耶。以上诸误，目击实多，敢为列举，冀觉误者之悟。

福儿散（家方）：治小儿诸般疳疾，日久不愈，渐至面色萎黄，肢体羸瘦，性情反常，发干作穗，饮食不生肌肉，或项核，或腹大，或发热口疮，或便泻无神，久服杀虫消积，益脾胃，利脏腑，长肌肉，助发育。方：

干漆（炒至烟尽，八钱）　矾石（烧令汁枯，八钱）　鸡内金（炙香勿焦，二十两）　食盐（微炒，十二两）　麦芽（微炒，十六两）

上五味，异研为细末，称准，合匀，再研，瓷瓶收藏，即"福儿散"也。每用少许，拌入糕饼菜羹，使儿日日服之，勿辍，儿岁大小，以意加减。

论善后

疫毒流行，传染最烈，辨证论治，慎之于始，而补益调养，尤必善之于后。夫善后之道，可易言哉，在《内经》中，一则《至真要大论》云："有者求之，无者求之，盛者责之，虚者责之"；再则《阴阳应象大论》云："因其衰而彰之"；三则《五常政大论》云："无积者，求藏虚则补之"。所谓无积者，无邪积之谓也，盖纯虚无邪，方可议补，然则时疫初解，吐利虽止，而火风余邪，最虑复燃，是以仍当借重石膏，为善后之良药。尝读仲景书，有治"伤寒解后，虚羸少气，气逆欲吐，竹叶石膏汤主之。"后世读者，多草草混过，况于时疫之后，睹其形消骨立，未有不从事峻补者。徐灵胎曰："凡大病之后，必有留热，总宜清解，后人俱概用峻补，以留其邪，则元气不能骤复，愈补愈虚矣。"张石顽曰："凡霍乱新定，周时内，慎勿便与谷气，多致杀人，必审其无邪者，方可与米汤调养。"然则米汤如是，况补药乎。于时疫初解，每以石膏善后，如竹叶石膏汤、清燥救肺汤之类。（受业王松南谨按：竹叶石膏汤方，附下卷治例第三十八条，清燥救肺汤方，附下卷治例第三十七条。）功绩殊懋，盖疫毒侵入，弥漫肠胃，充斥经络，《素问·阴阳应象大论》云："六经为川，肠胃为海。"用石膏以治吐利，是治疫毒之蓄于海者也，而蓄于经络者，如百川之错综，讵能骤除耶。夫欲启胸中之清气，靖经络之蓄邪，通内外之道路，聊津液之灌输，实无出石膏之右者，何则？石膏之为物也，洁白细文，密如束针，松软易碎，随击即解，纷纷星散，丝丝纵列，无一缕横陈，故陶宏景《别录》，纪其解肌发汗之功能，而邹润庵《疏证》，则赞其善解横溢之热邪，若时疫之吐利既止，而经络之蓄邪未靖者，舍加石膏于善后药中，不足以澄清百川，涤除余邪也。所以染受时疫，自始至终，不特赖以戡乱，亦且重其奠安。或者病偏信石膏，过事寒凉，若此与疑，人鬼关头，尚有打破之一日乎。客有惑者而问于余曰："《素问·五常政大论》云：'大毒治病，十去其六；常毒治病，十去其七；小毒治病，十去其八；无毒治病，十去其九，谷肉果菜，食养尽之，无使过之，伤其正也。'君既重用石膏于疫势方张之际，更续用作善后之药，毋乃太背制毒之旨乎？"答曰："有是病则用是药，病当之，非正气当之也。果脉迟自汗，舌净无胎，溲溺清长，神萎息微，此为脏腑经络，俱无疫邪之诊候，则补气滋血，填精益髓，诸法具在，而石膏固可勿用矣。虽然，石膏亦主虚劳，可久服者也。"李时珍曰："初虞氏《古今录验方》，治诸蒸病，有五蒸汤，亦是白虎加人参、茯苓、地黄、葛根，因病加减。"王焘《外台秘要》："治骨蒸劳热久嗽，用石膏文如束针者一斤，粉甘草一两，细研如面，日以水调三四服，言其无毒，有大益，乃养命上药，不可忽其贱而疑其寒。"

《名医录》言："睦州杨士丞女，病骨蒸，内热外寒，众医不瘥，处州吴医用此方而体遂凉，愚谓此皆少壮，肺胃火盛，能食而病者言也，若衰暮及气虚血虚胃弱者，恐非所宜。"惟宜用石膏者，切勿顾忌。昔江笔花治一时疫发斑，前后服药，共用石膏十四斤，而毒斑始透。吴鞠通治一手足拘挛，前后服药，共用石膏六十斤，而步履始健。原书具在，不难覆按，可见药贵对证，万勿猜疑。《素问·六元正纪大论》云："有故无殒亦无殒也。"谚云："有病则病受。"其斯之谓矣。

论防疫

《素问·遗编刺法论》云："正气内存，邪不可干。"《上古天真论》云："精神内守，病安从来。"《评热病论》云："邪之所凑，其气必虚。"《灵枢·口问篇》云："邪之所在，皆为不足。"夫医家以邪喻病，以正喻人，必其人正气不足，乃易招病邪之传染，然则防疫之道，端在乎反求诸其身。

今之谈防疫者多矣，如何卫生，如何消毒，如何注射；如何服药，凡所为谋，不可谓非防疫之要。然而揆之实际，则防者自防，疫者仍疫，核其效果，实等于零。所谓有勤沐浴也，洁饮食也，慎寒温也，通空气也，尚运动也，固属卫生之要，但皆身外之事也，物必自腐，然后虫生，身必自亏，然后疾入。所以防疫之要，首重保身，而保身之要，端在节欲。古谚有云："无欲则刚。"良有以也。

夫男女大欲，厥为交媾，交媾为生殖传种之工作。女子经期，一月一至，所以男与女交，亦当定为一月一度，此为天然生理之暗示。顺天以行，不可违逆，违天者病逆天者亡也。设不因生殖传种，而滥行交媾，甚者卜昼卜夜，漫无节制，是谓故违天然生理之暗示，病邪未有不乘虚而凭依之者。试观交媾之后，精竭神疲，气消力乏，奄奄一息，昏昏入睡，诸凡作劳，更有甚于此焉者乎。我故曰："欲防瘟疫，先禁交媾。"喻嘉言《尚论·四时篇》云："高人蹐雪空山，而内藏愈固，渔父垂钓寒江，而外邪不侵，以藏精为御寒，乃称真御寒。"然则以藏精为防疫，乃称真防疫，义一而已矣。《素问·金匮真言论》云："精者，身之本也，故藏于精者，春不病温。"举春所以例四时也。凡耳鬓撕磨，酥胸凑舞，听香艳之歌曲，观肉感之影戏，即不交媾，亦足以动其欲而摇其精，阻碍防疫，莫此为甚。若非柳下惠其人，总以远避为上，即如夫妇居室，亦当发情止义，犹必分宿，以慎其独。否则，抚摩不已，玩弄继焉，更将何以杜渐防微耶。《褚氏遗书》云："合男子多，则沥枯虚人。"所以男女纵欲，未有不两败俱伤者。凡人无以为宝，惟精以为宝，精之于人也，百日保之，不见其有余，一旦损之，便感其不足。若遵守天然生理之暗示，男女交媾，一月一度，不但无伤，亦且有益。读《上古天真论》："肾者主水，受五藏六府之精而藏之，故五藏盛，乃能写。"从可知矣。《六节藏象论》云："肾者主蛰，封藏之本，精之处也。"若不动心纵欲，本可久藏而不泻，能知精藏则强，精泻则弱之至理。则好色者，贪图片时之欢，不顾百骸之枯，是其早已置保身防疫于度外矣。世有钻穴踰墙，视为韵事，宿娼挟妓，自诩风流，岂知欲不可纵，纵则成患，乐不可极，极则生悲。先哲有言："伤身之事不一，而好色者必死。"况当此疫疠流行之时，而敢开门以揖盗乎。所以提倡藏精，为防疫之本，清洁运动，为防疫之标，标本并重，斯为美善。苟专以消毒注射服药，为已尽防疫之能事，是诚不揣其本，而齐其末者矣。夫复何言。

补脂（家方）：治男女欢爱，房劳过度，头晕面黧，目暗耳鸣，腰痛脚酸，咳嗽气短，爪枯发落，盗汗骨蒸，唇燥便秘，肌体羸瘦，不能支持。方：

胡桃（生，连皮研）　黑芝麻（各一斤，生研，素患便溏者，微炒）　黑稽豆（四两，连皮炒研）

上三味，用立冬后猪膏三斤，不中水，炼去滓，入冰糖一斤，烊化，欲凝时，内诸药，搅匀，置阴静处凝定，即"补脂"也，每次用补脂一二匙，沸汤化服，或加鸡子二三枚同煮，点饥亦佳。若回教清真，用牛骨髓代猪膏。有痔疮者，加柿饼六两；健忘惊悸怔忡，及妇人月经不调者，并加龙眼肉六两；胸闷气郁者，加金橘饼四两。（受业巢曼麟谨按：稽豆生田野，小科细粒，霜后乃熟，即黑豆之小而坚者，今人多种之，然以野生者为最佳。）二胞兄吾鸣病劳二载，寝汗废餐渐至不起，自服"补脂"，三月而大治，且声音复出，朗若洪钟，爰自颜其居曰："吾以吾鸣斋。"

牵转白牛术（家法）：治久患梦遗滑精，服药不效者。

用细布一方，裁剪作一小囊，将外肾兜起，拴在腰后裤带之上，梦滑自免，道家谓之"张果老倒骑驴。"

炼身术（家法）：华佗五禽戏，达摩八段锦，皆为导引之流亚，凡习之者，可以养生除疾，可以长寿耐老，此炼身术，兼内外壮，内壮主静，外壮主动，且简而易习，效极神速，至可宝也。

一、盘脚正坐。（初学随意坐定亦可。）

二、闭目反观丹田。（丹田在脐下一寸三分。）

三、舌抵天堂。（有津液时，吞入丹田。）

四、牙齿咬紧。（此法所以固齿也，若于小便时，亦能将牙齿咬紧，持之以恒，则虽年老，齿可不落。）

五、鸣天鼓。（用两手紧紧按住两耳，以两指弹脑后，其声如鼓，故曰鸣天鼓，万籁皆不能入耳，所以去凡念也。）

六、取天然火，以运两目。（两手掌心，用手对搓，顷刻即热，故谓天然火，速按住两眼，轻轻摩运，热退则重来，每次以七动为度，倘眼目有风火，或血筋穿眼，均能疗愈，能有常功，则虽年老，眼可不瞀。）

七、干洗脸。（天庭左右，两耳前后，两手用力摩擦，以擦热为度，久则容颜光华，倘两鬓不安，依法蒸擦，立刻全愈。）

八、运项筋。（先用两手擦颈项，以热为度，次用两指捋项内之筋，以微痛为度，后将头项前后左右，反复转动数次，人身之筋虽多，头项之筋，实通上下，故此法可以通全身之筋也。）

九、用两手摩运两乳。（乳有气眼，两手摩运，可以通血气，每次以三十六转为度。）

十、用两手摩擦两胁。（左手擦右边，右手擦左边，从夹子下起，斜斜而下，过脐而止，以九次为度，此法可以消谷气。）

十一、撒两腿。（盘坐稍久，两脚易于麻木，宜撒两腿，以舒其气血。）

十二、运手脚。（此法早则用于未起之先，晚则用于卧下之后，人体端直而卧，脚向上弯，手则捏拳，脚向直伸，手亦直伸，一收一放，均须用力，不过二十余次，暑天则汗，冬天则热，血脉未有不流通者也。）

十三、长呼吸。（此法用于每次饭后，务先运动一时，后用此法，或坐或卧均可，但先用二三四之法，长呼长吸，肚腹一鼓一收，饮食最易消化也，呼气必送至丹田而止，但初次试验此法，切勿过多，宜以九呼吸为度。）

按：抱朴子云："明吐纳之道者，则为行气，足以延寿矣，知屈伸之法者，则为导引，可以难老矣。"家君国材公尝言："此炼身术，兼擅吐纳屈伸之长，术式虽浅，造诣则深。"同邑冯荫棠氏，以之授徒，皆得大益，学者宜力行之，勿怠。

结　论

考隋大业中，太医博士巢元方，所撰《诸病源候总论》，以为疫疠，"与时气温热等病相类，皆由一岁之内，节气不和，寒暑乖候或有暴风疾雨，雾露不散，则民多疾疫，病无长少，率皆相似，如有鬼厉之气，故云疫疠"；"欲辟却众邪百鬼，常存心为炎火如斗，煌煌光明，则百邪不敢干之，可以入于温疫之中"；"乘此以行于路，百物之恶精，疫气之疠鬼，将长揖之焉。"夫曰众邪百鬼，曰百物恶精，曰疫气疠鬼，岂皆怪诞不经之名哉。按陈振孙《书录解题》，称王焘《外台秘要》诸论，多本此书，今勘之，信然。晁公武《读书志》，称宋朝旧制，用此书课试医士。而太平与国中，集《圣惠方》，每门之首，亦必冠以此书。先哲论为《内》《难》《甲乙》而后之第一书，信矣。然则巢氏所谓百物恶精，疫气疠鬼，据此可以必其非妄，盖承先圣鬼疰、蛊毒之遗义，渊源有自，固与巫祝之所谓鬼厉者不同。然则曰鬼厉也，曰疠鬼也，盖有微义存乎其间，未可溷为一谈也。按：鬼疰即细菌，蛊毒即原虫，第细菌原虫，千种百类，莫不赖气候变迁，以为生存繁殖。所以《素问·遗编》，归纳为木、火、金、水、土五疫，此五疫者实即风暑燥寒湿五气郁酿之秽毒。

医者但绝其秽毒酿疫之因，则细菌原虫未有不歼灭者也，既知疫毒有五气之不同，则论治处方，判若冰炭。夫长夏之季雨淫日烈，吸受之者，湿从暑化，湿郁火炽，火动风生，鼓荡肆横，故兹所论为火风之热疫，而非寒疫。王叔和《伤寒例》云："从春分以后，至秋分节前，天有暴寒者，皆为时行寒疫也。"明吴又可论湿疫略兼火化之证，清余师愚论淫热化燥之疫，是吴、余各论病疫之一隅，而又论火风之疫，亦补论疫病之一隅也。道光年间，王孟英著《霍乱论》两卷，及其《随息居重订霍乱论》四卷本，皆极精确详明之能事，洵为霍乱常治之书。然今年遵守其方者，轻则可愈，重则罕效，或世运之变欤，抑未偏重火风之治欤。读孟英之论，知霍乱之常法，究本论之议，知疫疠之变治，知常知变，始足以语医。孔子曰："中人以上，可以语上也，中人以下，不可以语上也。"昔苏东坡谪居黄州，连岁大疫，治以圣散子方，所全活者，至不可数，并云："用圣散子，一切不问，而阳毒发狂之类，入口即觉清凉，此殆不可以常理诘也。"陈无择《三因方》云："此药似治寒疫，因东坡作序，天下通行，辛未年，永嘉瘟疫，被害者，不可胜数，大概往时寒疫流行，其药偶中，抑或方土有所偏宜，未可妄用也。东坡便谓一切不问，似太不近人情夫，寒疫亦自能发狂，盖阴能发躁，阳能发厥，物极则反，理之常然，不可不知。"据此益信寒疫之方，不能治热疫，而湿疫燥疫之方，亦各有专治，断断不能溷用也。虽然，五疫之邪，无不相兼，但有多寡之不同，从化之各异耳。制庚申石膏解疫饮，为疫因湿热火风者设，亦不容用治清寒水湿诸疫也。世之治疫者，多循疫字之面，而溷淆谬误，故谨就管窥所及，粗陈端绪，尚望海内明哲大雅，有以诲正为幸。

《时疫解惑论》上卷终。

下　卷

蜀华阳刘　复民叔甫著
男　文敦子厚　参
侄　文长百延　校

治　例

上卷所载十三论，虽于治疫方针，大端已具，惟见证之先后，用药之权衡，以及兼证变证，急治缓治，种种例式，亦鲜旁及。心窍不自安，以为仓卒之际，难于检用，乃不厌文复，撰为五十条治例，以投时好，简语为例，易于记也，繁言为注，便于研也。从此纲举目张，眉列如炬，藉以烛破昏庸，潜消暗祟，虽非温峤燃犀，张汤决狱，然祈以永登世人于寿域之意，则至诚也，后来明哲，勿以是卷之续，而重提陆九芝所谓"自条自辨"，相为讥嘲，则幸甚矣。

一、时疫之为病，上吐下利，或已转筋，或未转筋，必口渴心慌，目赤舌绛，溺出涓滴，热如沸汤者，庚申石膏解疫饮主之。

自注：此时行疫病之提纲也，时疫初起，上吐饮食，下利如糜，移时则继以清水，少顷热势狓猖，而吐酸泻热矣，转筋多在吐利之后，亦有吐利初起，而即转筋，及未吐利而先转筋者，故曰或已转筋，或未转筋也。然必具口渴心慌，目赤舌绛，溲溺涓滴，热如沸汤，始为时疫真谛，若神气安静，而不慌烦躁渴者，则非时疫为病，本方切勿轻服，若不明辨而误用之，祸不旋踵也。

庚申石膏解疫饮（自制）

生石膏（二两五钱）　滑石　凝水石（各一两，碎）　扁豆（生，八钱）
木瓜　茯苓　猪苓　泽泻　兰草（各三钱）　金银花（四钱）

上十味，以水四大碗煮取一碗半去滓，不拘时服。

二、时疫病，诊察确定，急用瓷锋砭血，使疫毒外泄故也，迟则虽砭而亦无血矣。

自注：诊察时疫，必具上条各证，始为确定。若腹痛虽甚而喜得温按，唇口刮白，胸脘满闷，不慌不渴者，乃通常寒湿吐利之证，而非时行疫病也。轻者服余制送之痧药水足矣，（受业王松南谨按：痧药水方，附上卷总论后。）并宜火灸，切忌砭血。若四肢虽冷，而反口渴心慌，腹痛虽甚，而反睛赤唇红，或畏热喜凉，咽干喉痛者，乃热郁气闭之证，急用刺血，切忌火攻，《中藏经》云："阴气不盛，阳气不衰，勿灸。"所以然者，盖灸善助阳，为内虚阴寒之所宜，而砭刺放血，则为专泄疫毒故耳。王清任曰："用针所刺而愈，皆风火气有余之证，不足之证，愈针愈坏，此针灸家隐讳而不肯言。"此即《素问·通评虚实论》所谓："络满经虚，刺阳灸阴，经满络虚，刺阴灸阳"之义也。凡霍乱痧胀，疫毒弥漫，由卫入营，经络壅塞，若不急砭，移时则毒炽津涸，血如枯虾，虽砭而无血出，为难治矣，疫之轻者，随砭即效，虽不服药，亦多有获愈者，又宜细看毛发，如有赤色者，或硬如骏鬣者，急拔去之，再看胸背如有长毛，亦必尽拔之，所以然者，热毒深入营血，毛发为血之余，血热毒炎。故若是也，拔之正所以泄其毒血，与砭法之义同。

三、时疫病，宜砭少商、厉兑，以泄肺胃之毒，甚者增砭尺泽、委中，以分上下之势，所以然者，虑其闭郁也。

自注：少商为肺穴，在手大指内侧端，去甲爪角，如韭叶许，厉兑为胃穴，在足大指次指端，去爪如韭叶许，刺此两穴，则疫毒之由口鼻侵入者，随砭血而外泄矣。甚者弥漫上下，充斥表里，宜增砭尺泽、委中。尺泽者，手太阴肺经之穴也，在肘中约纹上，屈肘横纹筋骨罅中，委中者，足太阳膀胱经之穴也，在腘中央约纹中。夫肺处于上，砭尺泽所以泄上部之毒也。膀胱处于下，砭委中所以泄下部之毒也，上下分消，其表里闭郁，有不开泄者乎，且尺泽、委中两穴，均在关节之中，故其穴之左右上下皆可刺，刺之俱可愈，非若少商、厉兑两穴之在手足之末也，以上砭血，皆属刺络之法，考血之浮见于肌肤者为络，潜行于肉里者为经，缠绕九窍，绸缪百骸，环会周旋，靡所不至。《灵枢·邪气藏府病形篇》云："经络之相贯，如环无端。"此之谓也，故一处闭郁，则百体失养。《中藏经》云："荣卫不壅，不可以针。"方其壅也，非放发之，何以得通？《素问·调经论》云："视其血络，刺出其血，无令恶血，得入于经，以成其疾。"《刺腰痛篇》云："刺解脉，在郄中结络，如黍米，刺之血射以黑，见赤血而已。"《灵枢·经脉篇》云："刺络脉者，必刺其结上，甚血者，虽无结，急取之，以写其邪，而出其血。"《寿夭刚柔篇》云："久痹不去身者，视其血络，尽出其血。"

《禁服篇》云："写其血络，血尽不殆矣。"要之，皆《小针解篇》所谓："宛陈则除之"之义也，然非读《灵》《素》《甲乙》，明经络俞穴，临证施治，乌足以知刺络出血之妙哉。

四、时疫病，初起，恶寒发热，头脑昏闷，切禁辛温发散，解疫去扁豆加藿薷杏薄饮主之。

自注：湿热秽毒，由鼻袭入，蟠据肺部，肺主气而司呼吸，肺为邪据，清浊遂乱，郁闷于中，发为痧胀。肺合皮毛，故恶寒发热，肺处上焦，故头脑昏闷。解疫饮用扁豆者，《别录》所谓"和中"也，去之者，《金匮要略·卷三·果实菜谷禁忌篇》称其"患寒热者，不可食"也，加藿香者，所以去恶气，与兰草除陈气，相得益彰也，加香薷者，李时珍所谓："香薷乃夏月解表之药，如冬月之用麻黄"也。又薄荷主发汗，杏仁主下气，故并用之。然更有佐者，则取嚏之法尚焉，以胸中大气，为邪所阻，浊气不能呼出，清气不能吸入，宜用白痧药取嚏。《伤寒论·辨脉法》云："客气入内，嚏而出之。"盖浊气出，清气布矣。

庚申白痧药（自制）

生半夏（去黄皮，四两）　川贝母（去心）　白硼砂（各二两）　麝香大梅片（各四钱二分）　麻黄（去根节）　牛黄（各二钱）　蟾酥（九钱）

上八味，生晒，各研细末，始称准和匀再研极细瓷瓶收藏蜡封口，勿泄气，每用少许，吹入鼻内，得嚏即苏。重者再用二三分，阴阳水调服，极效。（受业巢曼麟谨按：大梅片即梅花冰片也，药肆有一种洋冰，以樟脑升提者，性热，万不可用。）

五、时疫病，初起，胸膈痞痛，胎白厚腻，切禁甘寒濡润，解疫去扁豆加半朴菖蔻饮主之。

自注：湿热秽毒，由口袭入，蟠据胃部，胃主纳而司饮食，胃为邪据，纳受遂阻，痰食相搏结为痞痛，急当开泄，切禁甘寒濡润，凡病皆然，不独时疫也。解疫饮中滑石一品，《神农本草》称其"荡胃中积聚寒热"，极为对证，宜再去扁豆之和中，而暂任半夏、厚朴之消痰食，菖蒲、豆蔻之治心腹痛。若痞开痛止，则撤除之，恐伤液也。《论语·乡党》云："鱼馁而肉败，不食，色恶不食，臭恶不食，沽酒市脯不食，祭肉不出三日，出三日不食之矣。"《千金方》云："原霍乱之为病也，皆因饮食，非关鬼神。"值此时疫流行传染之时，病从口入，务希清洁饮食，切勿徒快朵颐。

六、时疫病，吐势凶厉，不受汤药者，宜急砭舌下两侧青筋出血，其吐立止，并于解疫饮中加矾石少许，冷服佳。

自注：舌下两侧青筋，即左右挟柱之络是也，矫舌刺之，疫毒重者，青筋且作紫黑色，候毒之所聚，而疏其所壅，故有意外之功焉。按矾石酸涩之药也，吐势凶暴，暂假酸涩，以遏其泛滥之势，切勿多用，故曰，加矾石少许，而制方时反不列入也。寇宗奭曰："不可多服，损心肺，却水故也。水化，书纸上，干则水不能濡，故知其性却水也。"又矾性虽涩，得热则行，故宜冷服。《金匮要略》侯氏黑散方下云"热食即下，冷食自能助药力"，加法以石膏一两，入矾石四分，甚者倍之，准此为例。俗以白泥化水顿服，固能止吐，第堵塞疫毒，终至内闭，不可为法。

七、时疫病，吐止而利仍暴者，宜利小便，以开支流，解疫倍滑石茯苓猪泽饮主之。

自注：吐止则胃渐和矣，利仍暴，则肠尚失其济泌别汁之官能。《灵枢·营卫生会篇》云："下焦者，别回肠，注于膀胱，而渗入焉。"所以吐止而仍暴者，必开支流，开支流者，使大小肠复其济泌别汁之常，循下焦以渗入膀胱，则暴利未有不夺其势焉者也；若水涸而利不暴者，则猪、泽、茯苓，并宜撤去，而滑石亦不必倍加矣，此运用之妙，非笔楮所能尽传也。

八、时疫病，吐利太过，水液涸竭，干呕虚迫，大渴引饮者，解疫新加人参饮主之。

自注：肠胃水液，受疫毒鼓荡，而上吐下利，延时既久，水涸液竭，虽脉中水分，亦被其抽汲。《素问·玉版论》云："虚泄为夺血"，《伤寒论》云："利止亡血。"以致干呕虚迫，引外水以自救，然阳明燥热，能饮冷者生，特虑其不能引饮耳，宜解疫饮原方，去猪苓、泽泻、兰草，另用人参，蒸取浓汁，临服酌加。夫人参为时行疫毒之禁药，今破例用之，故曰新加，惟勿用于邪势方张之际。

九、时疫病，上吐下利，肝风内动，肝主筋，筋燥失润，火风窜烁，转动挛痛，若外治之方，烧酒摩揉，盐汤暖渍，醋煮布拓，用得其宜，亦足以起危急也。

自注：转筋初发，起于足腓，俗呼腿肚是也，宜用好烧酒摩揉硬处。盖酒性善行，行则筋舒，摩揉善运，运则脉畅，故其硬处软散即愈也。《千金方》："治霍乱转筋入腹，无可奈何者。"有二方，一，"作极咸盐汤于槽中，暖渍之。"二，"以醋煮青布拓之，冷即易。"夫盐味极咸，咸能软坚，醋味极酸，酸能柔刚，或渍或拓，用治转筋，屡试屡验。又木瓜酸温，最疗转筋，《圣惠方》用"木瓜煎汤，浸青布，裹其足"，亦良法也。昧者反与寒水沃转筋之处，致寒气外闭，火风内郁，其势未有不剧者。故《千金方》又云："若冷即遍体转筋。"洵为历练之言，《外台秘要》载《近效》疗脚转筋，及浑身转筋方："暖水稍热于浴斛中，坐浸，须臾便差，如汤沃雪。"

十、转筋之证，慎不可灸，因火为邪，则为烦逆，追虚逐实，血散脉中，火气虽微，内攻有力，焦骨伤筋，血难复也。

自注：转筋为火风窜烁之证，此而灸之，则虚者益虚，热者益热，不至伤残不止矣。尝见病疫者，延医灸之，重则立毙，轻则筋缩而为废人，可不慎哉。市之妄悬万病一针灸之市招，借以渔利者，其亦知所警觉乎。按针灸二者，各有专治，《素问·太阴阳明论》云："阳道实，阴道虚。"虚为不足，不足则陷，灸所以举陷，故寒证宜灸；实为有余，有余则升，针所以泄余，故热证宜针，瓷锋砭血，与针刺出血同。故时疫热毒，宜刺不宜灸。

十一、解疫饮中木瓜，原是利筋缓痛之用，若转甚者，慎勿倍增，宜重加桑枝通草主之。

自注：初得时疫，即于席下厚铺竹叶令病人卧于席上多有不发转筋者。若已转筋，则方中木瓜，足以胜任，考木瓜虽善治吐利转筋，惟本年病时疫者，多绝溲溺，木瓜酸温，癃涩水道，故不宜多用也，宜再重加桑枝、通草，息风渗溺，并行不悖，夫慎疾选药，首重立于不败之地。于木瓜，谆谆示诫，其庶乎近之矣。

十二、时疫病，转筋，牵缩阴丸，痛迫小腹，周身之筋，尽皆转动者，解疫饮二倍石膏，再加薏苡仁大豆黄卷主之。

自注：转筋轻者，仅在手足，重者必遍全体。若胸腹胁筋俱转，牵缩阴丸，痛迫小腹，火风烈威，燎原莫制，宜二倍石膏之沉寒，俾足以制火风之煽动，再加薏苡仁、豆黄卷，以除筋急拘挛。若胃阴因火风消烁而亡，以致舌绛光亮，扪之无津者，亟加梨汁、藕汁、蔗浆之属，以救阴精。喻嘉言所谓："风淫于内，治以甘寒"之经法也，甚者加生地黄汁，乃足以当大任。考《千金》治中汤方后云："若转筋者，加石膏三两。"治中汤即仲景治寒霍乱之理中丸也。夫于寒霍乱转筋，且重用石膏，况此为火风时疫之转筋乎，所以本条用解疫饮二倍石膏以治之也。（受业李哲筠谨按：石膏治转筋宜参卷末"辨伤寒脚挛急"一文，可以备悉其详）

十三、转筋不止者，男子则以手挽其阴牵之，女子则挽其乳，近左右边，若阴缩者死，乳缩者亦死。

自注：此《千金》法也。茎、乳皆筋之结聚，挽之可保暂时伸舒，以俟药力之援，迟则邪火煎熬，精血枯涸，茎、乳且缩矣，缩则筋死而不可治也。

十四、时疫病，心慌，循衣摸床，撮空撩乱，宜解疫倍石膏、凝水石饮主之，若舌上胎者，加栀子、香豉，若舌绛者，加犀角、紫雪。

自注：心慌是胃热上薰之证，烦乱之极者也；循衣摸床，撮空撩乱，则躁之极者也。烦者心烦不安之谓，躁者手足躁动不宁之谓，皆火为病也，切禁灶心土、酸枣仁等药，犯之多成不治。倍石膏、凝水石，所以清内热也，若反覆颠倒，心中懊憹，舌上胎者，加栀子、香豉，以泄胸中之郁毒，若舌绛者，肠胃津液，吐利殆尽，虽脉中水分，亦被抽汲，血且结如枯虾，宜加干地黄浸汁，磨羚羊角、犀角，调服紫雪，烦除止后服。

紫雪（和剂局方）疗脚气，毒遍内外，烦热不解，口中生疮，狂易叫走，瘴疫毒疬，卒死温疟，五尸五疰，心腹诸疾，疗刺切痛，及解诸热药毒发，邪热卒黄等，并解蛊毒鬼魅，野道热毒，又治小儿惊痫百病。

黄金（一百两。受业刘伯溶谨按：徐灵胎曰："以飞金一万页代之尤妙。"薛公望曰："方中黄金不用亦可。"）

磁石　寒水石　石膏　滑石（各三斤）

已上并捣碎，用水一斛，煮至四斗，去滓，入下项。

羚羊角屑　犀角屑　青木香（捣碎）　沉香（捣碎，各五斤）　玄参（洗焙，捣碎）　升麻（各一斤）　丁香（一两，捣碎）　甘草（炙，八两）

已上入前药汁中，再煮取一斗五升，去滓入下项。

朴硝（精者，十斤）　硝石（四升，如阙，芒硝亦得，一本作四斤。受业刘伯溶谨按：徐灵胎曰："二硝宜用十分之一，则药力厚，丁香用二两，余所合者皆然。"）

已上二味，入前药汁中，微火上煎，柳木篦搅，不住手，候有七升，投在木盆中，半日欲凝，入下项。

麝香当门子（一两二钱半，研）　朱砂（飞研，三两）

已上二味，入前药中，搅调令匀，停之二日，药成霜雪紫色，每服一钱或二钱，冷水调下，大人小儿，临时以意加减，并食后服。（受业刘伯溶谨按：徐灵胎曰："邪火毒火，穿经入脏，无药可治，此能消解，其效如神。"）

十五、时疫病，手足躁扰，必与慌烦并见，但躁而不烦者，则解疫饮慎勿与服，常须识此，勿令误也。

自注：胃热内薰，心为所乘，故烦，烦极则慌，慌极而狂越，故手足为之躁动，盖火薰于中，兼越于外也。若阴寒内生，逼阳于外，则中寒而外热，热在外而不在内，故但手足躁扰，而心不慌烦也。心不慌烦者，慎勿与解疫饮，所以时疫病之手足躁扰，必与慌烦共见者，正以其内外皆热耳。昔人固执烦为阳，躁为阴之说，凡于躁证，必用姜、附，殆未参透此理也欤！

十六、时疫病，声嘶音微，或迳哑者，解疫倍石膏银花饮主之。

自注：凡物中空有窍者能鸣，肺窍而虚者也，故声出于肺，疫毒火风，炎上升腾，肺灼金破，声带失其官能，以致声音嘶哑。惟必兼见于肢厥肉脱之际，诚危候也，增石膏之沉寒，以制升腾之势，倍银花之芳香，以解清道之毒，若肉脱肢厥，气微不足以言者，宜酌加人参。

十七、时疫病，吐利已止，而声仍不出者，解疫饮加麦门冬、玉竹、马兜铃、通草，使肺气润利则愈。

自注：吐利既止，溲溺复常，而声仍不出者，是声带受灼之后，燥而不润，故加麦冬、玉竹以润燥，若再加兜铃、通草以开音，斯标本兼顾矣，但方中猪苓、泽泻、木瓜、兰草，并须撤去为宜，若疫病治愈已久，而声仍不出者，当从阴虚论治。

十八、时疫病，呃忒不止，舌润胎腻者，解疫去扁豆加旋橘半朴饮主之。

自注：呃忒不止，舌润胎腻，多在吐利初起之际，邪郁于中，气不宣布。然亦其人素有痰饮，或挟宿食之故耳，加旋覆花、橘皮、半夏、厚朴者，所以消除痰食，俾升降利，枢机顺也。市医以山查、槟榔、枳壳、神曲、麦芽、莱菔子以消导之，亦有殊效，甚者宜酌用后第三十二条之吐法。

十九、时疫病，呃忒不止，舌光无胎，宜且梨汁、藕汁、西瓜汁，磨降香、沉香，与解疫饮间服。

自注：呃忒为火风上冲，舌光为胃液受劫，逆气不止，危象百出，故以诸汁滋液，诸香降逆，而与解疫饮相间服之，补其不及也。舌黯无津，可加犀角，若误服治寒证呃忒之丁香、柿蒂、灶心土等，是诚再逆促命期也，可溷用哉。罗生玉琳之五婶，病时疫呃忒，玉琳按本条法主治，疫解呃止，惟渴饮不已，求方于余，当嘱用细细含咽法，果验，方附后。

《广济》疗消渴口苦舌干。方：（《外台秘要》）

麦门冬（五两）　栝蒌（三两，切）　乌梅（一颗）　小麦（三合）
茅根竹茹（各一升）

上六味，以水九升，煮取三升，去滓，细细含咽，分为四五服，忌面、炙肉。

四胞弟季伟，长自贡地方审判厅时，有老推事久病消渴，百治不瘳，季伟代求药方，余据笺述有口苦、咽干、气撞心热八字，即举此方以应之，后得书报，凡服七剂而愈。

二十、时疫病，四肢厥冷，口干舌焦者，解疫倍石膏茯苓饮主之。

自注：《伤寒论·厥阴篇》云："伤寒脉滑而厥者，里有热，白虎汤主之。"可知凡里热外厥之证，但清内热，外厥自退，此云口干舌焦，与下条所谓舌润胎腻者不同，固不必以辛温宣阳为务也。按《神农本草》主口干舌焦者三品，石膏、茯苓、络石也，石膏味辛微寒，茯苓味甘平，故皆倍用之，惟络石味苦温，主痈肿，不中选也。

二十一、时疫病，四肢厥冷，舌润胎腻，胸膈闷满者，宜解疫饮酌加肉桂、桂枝。

自注：舌润则津液尚充，胎腻则内湿犹盛，与前条口干、舌焦者不同，所谓酌加者，谓肉桂、桂枝，所以化气宣阳，非假其辛热之性，以温阳散寒，故不可多用，此宗仲景五苓散、河间甘露饮两方之义也。

二十二、时疫病，形消肉脱，厥冷若冰，勿疑厥冷为寒，肉脱为虚，宜解疫二倍石膏饮主之。

自注：肺合皮毛，胃主肌肉，肺闭则肢厥，胃燥则肉消。石膏色白，体重性寒，故能清肃肺胃，肺肃则厥退，胃清则肉充矣。按《千金方》载无比薯蓣丸云："若求大肥加墩煌石膏二两。"夫无比薯蓣丸，为治诸虚劳百损之方，欲求大肥，尚加石膏，则病时疫而致形消肉脱者，重用石膏，又何疑之有焉。

二十三、时疫病，脉不出者，慎勿妄用人参、附子，绝人长命也。

自注：疫毒深沉，脉伏若无，与少阴吐利、脉微欲绝者不同，微绝为寒，沉伏为热，重清内热，脉自外透，妄用参、附，助火劫阴，焦头烂额，肠腐胃朽，如此死者，医杀之也。

二十四、服石膏方，脉续出者生，暴出者死。

自注：石膏方所以清淫热者也，热去津回，脉自渐出，若暴出者，是元气独浮，暴脱于外，脉为无根，故主死也。

二十五、服石膏方，疫解数日后，恶寒蜷卧，脉迟自汗，口中和，小便利，以其因虚中寒故也，当温之，宜服四逆辈。

自注：疫解之后，元气未易即复，因虚中寒，直反掌间耳，不可以为当此瘟疫流行之时，而忽焉不察，智者千虑，必有一失也。又时疫病过服石膏寒凉，亦多蹈此病辙，不可不知。王清任所谓："姜、附效在毒败人弱气衰"者是已。四逆辈谓药性同类，如通脉四逆汤、茯苓四逆汤、真武汤、附子汤皆可引用，惟轻重缓急，有不同耳。

二十六、时疫病，口焦舌干，不能引饮者死。

自注：口焦舌干，津液竭矣，而反不能引饮，则气亦随之俱伤矣。尤在泾曰："阳明津竭，舌干口燥者，不足虑也。若并亡其阳则殆矣，是以阳明燥渴，能饮冷者生，不能饮冷者死。"的是见到之言也。

二十七、时疫病，始终无溺者死。

自注：肾为水脏，膀胱为水腑，三焦为水道，始终无溺，肾脏气竭，腑气不通也，故主死。

二十八、服解疫饮后，溲溺仍闭，少腹满痛拒按者，宜去木瓜，加桂枝橘核海金沙主之。

自注：解疫饮之用滑石、茯苓、猪、泽，所以渗三焦之水道，以利决渎而通溲溺也。服之反觉少腹满痛，是病在膀胱之气化，故去木瓜之酸涩，加桂枝、橘核以化气，海金沙以决壅也。

二十九、时疫病，猝然倒地，不吐不利，神气昏瞀，身僵肉青，是为痧胀内闭，急与砭血，并用白痧药取嚏。（受业王松南谨按：白痧药方，详前第四条。）

自注：此邪人心营，闭其神明之证也。昏瞀是神迷，肉青是络僵，乃疫疠之毒，由鼻入肺，逆陷心营，而不顺传肠胃，故猝然倒地，不省人事，但必以目赤、舌绛为候，与吐利、转筋之邪得发越者不同。夫闭者宜开，故用白痧药取嚏，并以新汲水煎鲜菖蒲调服白痧药二三分，原藉芳香之品，俾开闭伏之邪，若迟治则内闭而外脱矣。（受业孟金嵩谨按：新汲水，井中新汲之水也，性味同于雪水，以土厚水深，源远而质洁者为佳，若停污浊水，非徒无益，亦且损人。）

三十、痧闭得嚏后，胎白如粉，舌绛如珠，咽干喉痛，目赤神烦者，宜兰草银花煎汤，送服神犀丹。

自注：秽浊疫毒，虽经开透，余邪未解，营分未清，故续用清解营秽之法，亦间有毒移肠胃，而发吐利转筋等证者，迳照前列各例治之可也。

神犀丹（《温热经纬》）治温热暑疫诸病，邪不即解，耗液伤营，逆传内陷，痉厥昏狂，谵语发斑等证，但看病人舌色干光，或紫绛或圆硬，或黑胎，皆以此丹救之。若初病即觉神情昏躁而舌赤口干者，是温暑直人营分，酷暑之时，阴虚之体，及新产妇人，患此最多，急须用此，多可挽回，切勿拘泥日数，误投别剂，以偾事也，兼治痘瘄毒重，夹带紫斑危证，暨痘疹后，余毒内炽，口糜咽腐，目赤神烦诸证。

乌犀角尖（磨汁）　石菖蒲　黄芩（各六两）　香豉（八两）　直怀生地（冷水洗净，浸透，捣，绞汁）　银花（各一斤，如有鲜者，捣汁用，尤良）　连翘（十两）　花粉　紫草（各四两）　玄参（七两）　板蓝根（九两，无则以飞净青黛代之）　粪清（十两）

各生晒研细（忌用火炒）以犀角、地黄汁、粪清，和捣为丸（切勿加蜜如难丸，可将香豉煮烂。）。每重三钱，凉开水化服，日二次，小儿减半，如无粪清可加人中黄四两。

三十一、时疫未发前数日，多有痿弱无力，似虚似损者，市医以生脉散主治，用意迎合，疫毒受补，致成闭证者多矣。

自注：《灵枢·决气篇》云："谷入气满，淖泽注于骨，骨属屈伸。"可知痿弱无力者，疫毒潜伏，早已耗其水谷之精也。生脉散一名参麦散，疫为湿热火风之毒，一经补敛，即成闭证，死不旋踵，医之罪也。

三十二、时疫病，欲吐不吐，欲利不利，胸腹胀满，绞刺疼痛，两脉沉伏，状若神灵所附，顷刻之间，便致气闷欲绝，亟用盐汤探吐。

自注：疫毒由口袭入，挟胃中有形之宿食，阻塞升降之道路，故呈欲吐不吐，欲利不利之证状。邪结中焦，胸腹绞痛，其势之急，有更甚于吐利者，昔名干霍乱，正以其求吐不能求利不得也。夫时疫为病，诚惧吐利，然邪之轻者，得吐利反足以分消，故亦有不药而愈者，所以此条气闷欲绝，必取法于千金方之盐汤探吐。薛生白曰："干霍乱用探吐，泄胃中有形之滞。"诚是也。

盐汤（《千金方》）治霍乱蛊毒，宿食不消，积冷，心腹烦满，鬼气。方：
极咸盐汤

用三升，热饮一升，刺口令吐，宿食使尽，不吐更服，吐讫复饮，三吐乃住，静止。此法大胜诸治，俗人以田舍浅近之法，鄙而不用，守死而已，凡有此证，即须先用之。（受业徐敬齐谨按：张石顽曰："本方治结热喘逆，胸中病，令人吐。故云有吐病先用之。"）

三十三、得吐利后随证治之，假令痰食已尽，宜甘澜石斛饮，若腹痛不止者，童便制香附主之。

自注：得吐利后，津气耗伤，肠胃空虚，宜用甘澜石斛饮，以善其后。《神农本草》称石斛"久服厚肠胃，轻身延年"。甘澜水则动而不息，避停潴也，若腹痛不止者，宜用白汤送服童便制香附末四钱，童便解毒，香附宣郁，乃所以畅其气机也，以上略示得吐利后，随证治之之活法。

甘澜石斛饮（自制）治暑热伤人，气短自汗，口渴心烦，并治吐利后，胃燥肠枯，补五藏，虚劳羸瘦，久服厚肠胃，轻身延年。方：

石斛（一两）

上一味，以甘澜水二大碗，煮取一中碗，去滓，不拘时服，（受业孟金嵩谨按：作甘澜水法，取水二斗，置大盆内，以杓扬之，上有珠子五六千颗相逐，取用之也。）

门人罗玉琳、叶慧龄、罗柏声、包介眉、文注江、杨邦俊、何治成、金毓瑜，诸生同问曰："神农称石斛久服，以其味甘性平也，何以《本草》本说云：'上药一百二十种为君，主养命，以应天，无毒，多服久服，不伤人，欲轻身益气，不老延年者，本上经。'然则酸苦辛咸诸药，亦可以多服久服耶？"答曰："史称神农尝味草木，盖所以教民稼穑者也，诸谷而外，皆列于药，药以治病，谷以养生，谷为中和之品，固可多服，亦可久服。若夫药也，性味偏驳，偏则不中，驳则不和，绝无久服多服之理。征之《素问·五常政大论》云："大毒治病，十去其六；常毒治病，十去其七；小毒治病，十去其八；无毒治病，十去其九，谷肉果菜，食养尽之，无使过之，伤其正也。"据此即无毒之药，十去其九，亦当止服，况大毒、常毒、小毒之品耶。是则药之不宜多服久服也明矣，所以然者，久而增气，物化之常，气增而久，夭之由也。试检本草上品，如消石、朴硝之通大便，若多服久服，不将洞泻不已乎；滑石、车前之利小便，若多服久服，不将溲溺不禁乎；牛膝之堕胎，细辛之发汗，此皆可多服久服者乎。界于谷药之间者为菜蔬，苟经年累月，仅用一菜以佐餐，尚有厌而难吃之势，况药性偏驳，更十百倍于菜蔬者乎。揆之人情，有好有恶，好食者，则喜而纳之，恶食者，则拒而不纳。无则纳，有则拒，理自然也。强其人之所不喜，撤其人之所必好，是谓拂人自然之性，病必逮夫身，所以可能多服久服者，除诸谷外，菜蔬尚不可能，而偏驳之药能之乎。然《本草》上品，明述多服久服者，凡百余品味，必非偶误可知，盖有正解者在也。按《伤寒例》云："凡发汗温暖汤药，其方虽言日三服，若病剧不解，当促其间，可半日中，尽三服。若与病相阻，即便有所觉，病重者，一日一夜，当晬时观之，如服一剂，病证犹在，故当复作本汤服之，至有不肯汗出，服三剂乃解。"据此则知，顿服而量重者谓之多，不愈而连服者谓之久，非谓终身服食之也。"王雨文、余秉知、杨居士，诸生复举云实麻贲以问曰："神农既称其多食令人狂走，乃又称其久服轻身通神明，一药之性，矛盾如斯，更将何以为训耶？""不知多食令人狂走者，谓重量顿服，亢则害承也，久服轻身通神明者，谓不愈连服，病去身轻也，服过其量则狂走，服适其量则通神明，于此足征多服久服之说，非终身服食之谓。吾徒其知药非谷比，安有终身服食之理哉。"

三十四、时疫病，目赤痛涩，花臀昏障，解疫加羚角菊花饮主之。

自注：火风上浮，宜清火靖风，若以眼科套药治之，必燎原莫制矣。外用人乳浸黄连汁，点目眦中，甚者用点眼熊胆膏。

熊胆膏（《圣济总录》）暴赤目风痒，只点三两上即差，久患瘀肉睑烂诸疾，点此无不差者，有人瘀肉满眼，用此亦消尽，明如未病时。

古铜钱（二十一文，完用）　甘菊花（四两）　黄连（去须）　郁金黄蘗（去粗皮，蜜炙，各二两）

以上四味，菊花揉碎，黄连已下三物，细剉，用水二升，入铜钱，同于银石器中，慢火熬至一升，新布滤去滓，入后药。

井泉石　芜荑（去皮）　铅丹　太阴玄精石　龙骨　不灰木（用牛粪烧赤，取末）　代赭　蕤仁（去壳，各半两）　滑石　乌贼鱼骨（去坚处，各一两）

以上十味，细研成粉入蜜六两，并前药汁，和匀，银器内，重汤煮六时辰，再以新绵绞滤去滓，入后药。

雄雀粪（七粒）　腻粉（二钱）　硇砂（一钱半）　马牙消　乳香　熊胆（各一分）　麝香　龙脑（各一钱）　麒麟竭　没药　蓬砂　青盐　铜青（各半两）

上十三味，并细研罗过，再研如面，入前膏内，再用重汤煮如稀饧，如要丸即丸，如梧桐子大，每一丸，水化，并以铜筋点两眦。（受业郑肇乾谨按：方内不灰木，宜以石蟹代之，受业贾尚龄谨按，宋制四分为一两，凡云一分者，二钱半也，非十分为钱之谓。）

三十五、时疫病，咽喉痛腐，宜用玄参泡汤，煎服解疫饮。

自注：喉通肺，咽通胃，喉咽痛腐，虽各异经，然同属火风上腾，故加玄参之苦寒，以清火靖风，泡汤煎药者，远其腻滞耳，宜外用吹喉锡类散。按本条证治与尝用大剂白虎加地黄汤，主治白喉，同一枢机。白喉切禁发散，犯之则火风交煽，燔炽更烈，势必燎原莫制矣，可不慎哉。

锡类散（《温热经纬》）专治烂喉时证，及乳蛾牙疳，口舌腐烂凡属外淫为患，诸药不效者，吹入患处，濒死可活。

壁钱（俗名喜儿窠，三十个，用泥壁上者，木板上者勿用。受业刘伯溶谨按：即嬉蛛窠，焙，土壁砖上者可用。） 飞青黛（六分） 人指甲（男病用女，女病用男，分别合配） 西牛黄（各五厘） 象牙屑（焙） 珍珠（各三分） 梅花冰片（三厘）

研极细粉，密装瓷瓶内，勿使泄气。按王孟英曰："此方尤鹤年附载于《金匮翼》，云张瑞符传此救人而得子，故余名之曰锡类散，功效甚著，不能殚述。"湖南张善吾《时疫白喉捷要》云："此方载于今人凌嘉六温热类编中，云是湖州笔客张瑞符所传，极有效。"（受业王雨文谨按：锡类散为喉科要药，内地知者尚少，沪上药铺颇多制售者，惟人指甲一味，不分男女，殊为荒唐，当分配二种，问明男女，发售可也。）

三十六、时疫病，耳前后肿，甚者耳内脓水，疼痛不止，解疫倍银花加翘薄板蓝饮主之。

自注：火风壅于阳络，内以清瘟败毒为主，外用塞耳矾黄散。

矾黄散（《圣济总录》）治耳内脓水，疼痛不止。

矾石（晋州者，熬令汁枯，半两） 雄黄（好者，一分）

上二味，同研极细，每用手指甲挑半字，先以绵杖子拭耳内令干，却滴生麻油一二点入耳内，仍以绵杖子惹药末在耳中，不拘久近，只一二度差。

三十七、时疫病解后，辟辟燥咳，胸中引痛，痰黄臭者，千金苇茎汤主之，清燥救肺汤亦主之。

自注：《灵枢·九针论》云："肺者五藏六府之盖也。"时疫病解之后，余火上干，肺独当之，肺为娇脏，干之则辟辟燥咳，咳且痛引胸胁，以其失所津润故也。吐痰黄臭，故取《千金》苇茎汤以为主治，久则有酿为肺痈之变。若痰黄而不臭者，宜用喻嘉言清燥救肺汤，虚实之辨，当参详焉。

苇茎汤（《千金方》）

薏苡仁 瓜瓣（各半升） 桃仁（五十枚） 苇茎（切，二升，水二斗，煮取五升，去滓）

上四味，㕮咀，内苇汁，煮取二升，服一升。（受业郑肇清谨按：本方瓜瓣，或云即冬瓜子也，疑非。）

清燥救肺汤（《医门法律》）治诸气膹郁，诸痿喘呕。

经霜桑叶（三钱） 阿胶（八分） 枇杷叶（一片，去毛） 胡麻仁（一钱）麦门冬（一钱二分） 人参 杏仁（各七分，去皮尖） 甘草（一钱） 石膏（二钱五分）

水一碗，煎六分，频频二三次滚热服，痰多加贝母、栝蒌，血枯加生地黄。

三十八、时疫病解后，时时烦渴面赤，气逆欲吐，虚羸少气者，竹叶石膏汤主之。

自注：吐利虽止，余邪未尽，甫当壮火之后，虚羸少气，为势所必然者，切勿遽进温补，免激死灰复燃之变，用竹叶石膏汤，清热益气，并行不悖，可也。

竹叶石膏汤（《伤寒论》）

竹叶（二把）　石膏（一斤）　麦门冬（一升，去心）　甘草（炙，二两）人参（二两）　半夏（洗）　粳米（各半升）

上七升，以水一斗，煮取六升，去滓，内粳米，煮米熟汤成，去米，温服一升，日三服。

三十九、时疫病瘥后，火逆上气，咽喉不利，不欲食者，麦门冬汤主之，若喜唾久不了了，食不化者，胃上有寒，当以丸药温之，宜理中丸。

自注：王孟英曰："不欲食，病在胃，宜养以甘凉，食不化，病在脾，当补以温运。"堪为此条两方之注脚。夫当火风疫后，何遽于胃上有寒哉，此必过服石膏寒凉，有以致之耳，其温之以理中丸者，乃取剂轻力缓，固不需夫峻剂急治也，凡病善后，皆宜仿此。

麦门冬汤（《金匮要略》）

麦门冬（七升）　半夏（一升）　人参　甘草（各二两）　粳米（三合）大枣（十二枚）

上六味，以水一斗二升，煮取六升，温服一升，日三夜一服。

理中丸（《伤寒论》）

人参　干姜　甘草（炙）　白术（各三两）

上四味，捣筛，蜜和为丸，如鸡子黄许大，以沸汤数合，和一丸研碎温服之，日三四，夜二服，腹中未热，益至三四丸。

四十、疫后，饮食渐增，而大便久不行，亦无所苦，勿遽通利，宜清余热，滋津液，甘澜石斛饮主之。

自注：吐利之后，津液枯涸，疫毒虽靖，肠胃犹燥，故主以甘澜石斛饮也。（受业王松南谨按：甘澜石斛饮方，见前第三十三条。）若以大便久不行，而遽通利，则津液益枯，而流弊百出矣。

四十一、疫后，大便秘泻无常，肠胃燥湿失调，宜饮食消息之。

自注：疫后则液枯腑燥，食增则谷气下流，传导既馁，秘泻无常，以燥湿失调故也，正宜平味，和其中枢，酸苦辛咸，皆在所忌。故曰："宜饮食消息之，诸疫皆然，不独霍乱也。"

四十二、疫后有三禁，禁多食，禁食肉，禁男女交媾。

自注：禁多食，多食则邪遗，禁食肉，食肉则邪复，然此尚为犯禁之轻者也。男女交媾，其幸未染疫者，则精竭为虚，而病交接劳复，在男则曰女劳复，在女则曰男劳复，若因交媾而染受疫毒者，则邪盛为实而病阴阳易也，诸复尚可治，男女劳复，则多死，慎之慎之。按《阴阳易》为男病传女，女病传男之病，但觉少腹里急，或引阴中拘挛，即是本证。宜取妇人中裈近阴处，烧作灰，用解疫饮送服，小便即利，阴头微肿，此为愈矣，妇人病，取男子裈裆烧灰，服同法。

四十三、防疫传染，首重藏精，精者身之本也，藏于精者，疫不能侵，慎疾男女，均以独宿为要。

自注：淫欲横流，于今为极，跳舞歌女，拉客野妓，春官秘戏，公演于影院，香艳词曲，广播于电台，男女交际，尽尚自由，精脏断伤，肾病独多，瘟疫传染，偏伤若辈，爰揭妙法，用救沉沦。"肾有久病者，可以寅时面向南，净神不乱思，闭气不息七遍，以引颈咽气顺之，如咽甚硬物，如此七遍后，饵舌下津，令无数。"此《内经·素问遗编》法也，持之日久，肾病自除，岂谨防疫传染，亦且益寿延年。仙家咽气津，可以深根固蒂，此其遗法也。夫咽气津，尚有反本还元，补益精血之大效，况肾受五藏六府之精而藏之者，不知持满，不解御神，而敢宣淫纵欲，以欲竭其精，以耗散其真乎。凡我男女，其各觉悟勿迷。

四十四、时疫证状未形，常觉心烦热闷，溲溺短赤者，是疫毒将发之兆，宜栀子滑石豉汤。

自注：疫毒由口鼻袭入肺胃，阻其水道之通调，故溲溺短赤，热气上蒸胸中，故心烦热闷，水蓄肠胃，疫与为虐，则上冲为吐，下迫为利也。故于证状未形之先，以栀豉清胸膈，滑石利水道，此方预治时疫，颇有殊功。又庚申矾盐汤，平人常服，于预防时疫，亦有特效。（受业王松南谨按：栀子滑石豉汤方，矾石食盐汤方，附上卷总论后。）

四十五、当疫毒流行时，宜常用鲜枇杷叶泡汤，代茶饮之，预防传染，若别药恐滋流弊，方名虽美，不可试也。

自注：《千金方》云："四时昏食，不得太饱，从夏至秋分，忌食肥浓。"所以清肃肺胃也。叶天士用鲜枇杷叶，拭去毛，炒香，泡汤，以其芳香不燥，不为秽浊所侵，可免夏秋时令之病，所以然者，枇杷叶善于清肃肺胃，肺胃清肃，邪自不容矣。喻嘉言论瘟疫，于未病前，先饮芳香正气药，则邪不能人，此为上也。

四十六、慎疾者，可于夏秋间，用贯众投入水井水缸之内，七日一易，若再能常投雄黄更佳。

自注：贯众味苦微寒，主腹中邪热气，诸毒，杀三虫，用以浸水防疫，固吾蓉城之风俗习尚也，尝阅《荆楚岁时记》云："元日服却鬼丸。"注："江夏刘次卿正旦至市，见一书生人市，众鬼悉避。刘问书生曰：'子有何术，以至于此。'书生言：'我本无术，出之日，家师以一丸药，绛囊裹之，令以系臂，防恶气耳，其方用武都雄黄丹散二两，蜡和，令调如弹丸，正月元旦，令男左女右带之。'"按古者防疫，首重雄黄。读《内经·素问·遗编》服小金丹十粒，即无疫干，可知也。本草称其"杀精物、恶鬼、邪气、百虫毒。"则是元日，服却鬼丸之药效，盖本诸此，夫阳能胜阴，正能胜邪，雄黄为阳，正气也，恶鬼为阴，邪气也。《刺法论》云："正气内存，邪不可干。"是知于元日服之者，正教人更始，首重慎疾，诸凡百事，皆末务也。然于此更知雄黄为四时防疫之物，不仅为端阳点缀之品矣，民间可常用雄黄，捣成小粒，不必细研，投入井内，功德无量。

门人罗生学培问曰："端阳节典，为防疫乎？"答曰："端阳虽与中秋，同为佳节，但中秋已届清凉，乃月之纪念节也。古人所谓'月到中秋分外明'是已。至于端阳，正当烈日丽天，暑热下济，先哲命名天中，盖为日之纪念节也。自兹端节以后，天暑地热，湿郁气升，草木蕃秀，毒虫衍滋，所以五月为毒月，端节为毒节。当之者，能不于啖粽子、划龙舟诸娱乐之外，而反不注意及洒雄黄以驱毒虫，薰香草以解毒秽乎。迄于今日燃烧苍术、白芷，饮酒雄黄酒醴，尚仍沿沿举行不息者，非徒应时点缀，乃教人由端节日起，常常须有类此之消毒运动耳。悬挂蒲艾，人皆以为驱鬼避疫，其实截蒲为剑，象形物之喻，故有蒲剑之称。艾者青年妇女之寓言，古称少女为少艾，犹言当此夏月时疫流行之际，调摄偶乖，染疫尤易，岂可好色以伤身，与病邪有侵入之机。此用蒲剑斩断色欲之原理，惜后世知者甚少，尝谓人莫不贪生，而好色者必不寿，抑人莫不惜命，而纵欲者必伤身。视彼草木，根伤则枯，视彼灯光，油尽则灭，此定理也。然而美色当前，神移志夺，英雄难逃美人关，亦不自解其何心，无他，理不足以胜欲耳。当法截蒲为剑，以斩断之可也，又若悬挂钟馗啖鬼图，则所以豪其气、壮其胆，助其心神，正符《素问·经脉别论》所谓：'勇者气行则已，怯者则著而为病'之经旨。讵可等诸子虚乌有，而忽其防疫之遗义也乎？"（受业盂金嵩谨按：晋书"成宁中大疫，庚衮二兄俱亡，次兄毗复危殆，疠气方炽，父母诸弟，皆出次于外，衮独留不去，诸父兄强之。乃曰：'衮性不畏病。'遂亲自扶持，昼夜不眠，其间复无枢，哀临不辍，如此十有余旬，疫势既歇，家人乃反，毗病得差，衮亦无恙。父老成曰：'异哉！此子守人所不能守，行人所不能行，岁寒然后知松柏之后凋，始知疫疠之不能相染也。'"师言豪其气，壮其胆，勇者气行，足以防疫，观于此而益信。）

四十七、凡病人所用之碗箸衣服，宜沸水常煮，便桶痰盂，宜石灰常投，严守清洁，防传染也。

自注：凡预防传染之法，以西说为有系统，有组织，可以遵用，苟办理完善，则上工治未病，实可当之而无愧。溯自逊清开放海禁以来，西医入华，日新月异，惟于今年时疫流行之际，除注射盐水针之外，一筹莫展，凡病之稍重者，概与隔离听其死亡，其束手无策之窘态，至为可哂。岂其优于卫生设备，而拙于治疗已病之术欤！

四十八、时疫病，邪势方张，切禁僧、道、巫、尼，妄祈漫无着落之仙方，药不对证，命即随亡。

自注：时疫为湿热火风之毒，一以凉解为主，若求不寒不热之签药乱方，非但无济于事，而适足以自杀也，戒之戒之！《灵枢·贼风篇》云："其所从来者微，视之不见，听之不闻，故似鬼神。"《素问·五藏别论》云："拘于鬼神者，不可与言至德。"《史记·扁鹊传》云："信巫不信医，一不治也。"世之迷信者多矣，安得一一而晓谕之哉。

门人邹生揆钧问曰："医或作毉，则巫也，顾可厚非欤？"答曰："医毉俱从殴，方言云：'殴幕也。'《周礼》注云：'在旁曰帷，在上曰幕。'《说文》云：'殴恶姿也。'恶训不正，不正之姿，谓病容也，亦即面幕之意也。又殴从毉，《说文》云：'盛弓弩矢器，从匸从矢，亦声。'《玉篇》云：'所以蔽矢也。'夫医而从矢，非具刀剖针刺之义欤。古者，巫医皆可为人治病。《论语》云：'人而无恒，不可以作巫医。'《抱朴子》云：'疫疠之时，巫医为贵。'《淮南子》云：'病者寝席，医之用针石，巫之用糈藉，所救均也。'唯医者用针砭药石，巫者则专主祝由而已。《书疏》云：'以言告神谓之祝。'祝或作睨，亦作说训。《世本》云：'巫咸尧臣也，以鸿术为帝尧医，能祝延人之福，愈人之病，祝树树枯，祝鸟鸟坠。'《列子》云：'有神巫曰季咸，知人生死存亡，期以岁月旬日，如神。'《逸周书》云：'巫彭初作医。'《千金》云：'中古有巫妨者，立《小儿颅囟经》，以占寿夭，判疾病死生，世相传授。'《神仙纲鉴》云："祝融氏移风易俗，而人多寿，号曰祝融，又曰祝诵，三曰祝和，人民有疾苦莫识，为其祝说病由，又曰祝由。"《灵枢·贼风篇》云："先巫者，因知百病之胜，先知其病之所从生者，可祝而已也。"祝则巫祝病由，即后世十三科之祝由科，《千金方》中有禁经，皆祝由之类。祝由治病，不劳药石者也，据此固知医之从巫者，谓祝由之医。后汉郭玉传所谓："医之为言，意也。"医之从酉者，酉，古酒字，从古服药，多以酒助，谓药石之医也。然民智演进，巫祝无灵，读《素问·移精变气论》可知矣。"黄帝问曰：余闻古之治病，惟其移精变气，可祝由而已，今世治病，毒药治其内，针石治其外，或愈或不愈，何也？岐伯对曰：往古人居禽兽之间，动作以避寒，阴居以避暑，内无眷慕之累，外无伸宦之形，此恬淡之世，邪不能深入也，故毒药不能治其内，针石不能治其外，故可移精祝由而已。当今之世不然，忧患缘其内，苦形伤其外，又失四时之从逆，寒暑之宜，贼风数至，虚邪朝夕，内至五藏骨髓，外伤空窍肌肤，所以小病必甚，大病必死，故祝由不能已也。帝曰：善。'"

四十九、时疫病，定一日不食为佳，须三日少少粥食，三日以后，可姿意食，息七日勿杂食为佳。

自注：此《千金》法也。疫家依法将息，最为合度，勿以为病后体虚，而劝其努力加餐，是为至要。

五十、凡作汤药，不可避晨夜时日吉凶，觉病须臾，即宜便治，不等早晚，则易愈矣。如或差迟，病即传变，虽欲除治，必难为力，服药当如方法，若纵意违师，不须疗之也。

按时疫之兼证变证甚多，未能一一曲尽，聊陈五十条治例于上，所谓阵而后战，兵家之常也。医者诚能触类旁通，一隅三反，是又运用之妙，存乎一心也。不然者，按图索骥，则迹近乎拘，守株待兔，则又近乎笨，是又非撰此五十条治例之初意矣。

答客难

拙著付梓，问世商榷，而医林硕彦，函电纷来，具辨相难，兹选问难之标有精义者，谨引先哲成言以答之，藉明非之杜撰而已，刊陈于下，恕不另覆。

难一　有病疫者，心慌甚厉，服辛热药而竟愈，何耶？

答曰：此误中耳，非常法也。刘河间曰："俗医但用辛热之药，病之微者，虽或误中，能令郁结开通，气液宣行，流湿润燥，热散气和而已。其或热甚而郁结不能开通者，热必转加，以至于死，终无所悟。曷若以辛苦寒药，按法治之，使微者甚者皆得郁结开通，湿去燥除，热散气和而愈，无不中其病而免其害也。"明乎此义，则知偶或误中，未可据为常法。

难二　有病疫者，屡服石膏，势反加剧，改进姜、附而竟愈，何耶？

答曰："此非治病，实治药也。"吴又可曰："染疫微者，过服石膏，寒凉慓悍，抑遏胃气，以致疫邪强伏，故病增剧，忽投热剂，胃气通行，微邪流散故愈。"此以姜、附救过服石膏之弊，岂治火风之疫耶，宜参看治例第二十五条。

难三　夏月伏阴在内，古人深戒寒凉，而此书偏重石膏之沉寒，非伐天和耶。

答曰："伏阴乃运气之说，非用药之权衡也。"俞子容曰："夏月阳气，发散在外，伏阴在内，谓丝丝未绝之阴，潜伏待时，夏至为姤，如冬至之复也。"验之井泉，则阴之伏，亦九渊之底，而病暑者，以大顺散治之。姜、桂大热，意为过饮冰水瓜果者设，非谓伏阴而用之也。正丹溪所谓阴字有虚之义。若作阴冷看，其误甚矣。《经》云："春夏养阳，秋冬养阴。"王太仆注："春食温，夏食寒，所以抑阳扶阴之义也。"

难四　此论霍乱之书，而题名时疫者，何耶？

答曰：凡病之流行传染者，古人皆名为疫，初非一病一证之专名也。陆九芝曰："说文疫，民皆病也，从广，役省声。"小徐《系传》："若应役然。"《释名》："疫，役也，言有鬼行役也。"《一切经音义》注引《字林》："疫，病流行也。"此即《内经》所谓："五疫之至，皆相染易，无问大小，病状相似。"亦即仲景所谓："一岁之中，长幼之病，多相似者是也，惟其大小长幼，罔不相似，故曰皆病，惟其皆病，若应役然，故谓之疫。"王叔和《伤寒例》云："夫欲候知四时正气为病，及时行疫气之法，皆当按斗历占之。"是则本论题名时疫，即此时行疫气四字之省文，盖宗古义也，近人名霍乱为虎疫，义亦本此。

难五　吴又可著《温疫论》，力主大黄，余师愚著《疫疹一得》，力主石膏，其义何耶？今君亦力主石膏，与余氏所主，义有同欤？

答曰：大黄主攻有形之滓秽，石膏主化无形之邪热，义原不同也。邹润庵曰："若热邪虽盛，但未与滓秽相结，则宜以石膏解之，以石膏善解横溢之热邪也。若汗自出，腹中满痛，小便自利，则其热已与滓秽抟聚，非大黄不为功矣，石膏又乌能为。"至于治时疫，亦力主石膏者，则取其质重性寒，以制火风之动，余氏则取其辛散解肌，以透疫疹之出，义有不同也。

难六　君主瓷锋刺血，与上古石针取病，有异义乎？

答曰：无以异也。张筱衫曰："砭，石针也。"《山海经》："高氏之山，多针石。"《素问·异法方宜论》："东方之民，黑色疏理，其病痈疡，其治宜砭石。"古人针砭并重，药石同称。《史记·仓公传》："年二十，是谓易贸法，不当砭灸。"汉时犹有此法，后世废之，并不识其石，博考诸书，只瓷锋砭血法，是亦以石刺病之遗义尔。

难七　痧证之义，可得闻乎？

答曰：王孟英曰："方书从无痧证之名，惟干霍乱有俗呼绞肠痧者，是俗之有痧，殆不知起于何时也。"（沈芊绿曰："痧胀为风湿火三气相搏之病，痧胀之病，自古已有，痧胀之名，自古未立，特古患之者，未如近今之甚耳。故凡后世焠刮刺等法，及所以治之之方剂，皆自古所未专详也。"）至医说始载叶氏用蚕退纸治痧之法，以蚕性豁痰，去风利窍，其纸已经盐腌，而顺下最速也（知此，则治痧之法，思过半矣。）。乃江民莹误为解亦证。虽为杭堇甫所讥，然亦可见从前痧证不多，故古人皆略而不详也。迨国初时，其病渐盛，自北而南，所以又有满洲病（此证初起跌倒，牙关紧闭，不省人事，捧心曲腰，鼻煽耳鸣，急宜大放毒血。）与番痧（此证因感恶毒异气，骤发黑痧，卒然昏倒，目痛，面色黑胀，不呼不叫，如不急治，两三时即毙，所患最暴，急宜大放毒血。）之名。郭右陶因龚云林青筋之说，而作《痧胀玉衡》一书，推原极变，而痧之证治乃备。张石顽复分臭毒（此证因素多湿滞，而犯臭气者，腹痛暴攻，上连头额，下连腰腿，欲吐不吐，欲泻不泻，或四肢厥逆，面青脉伏，或偏体壮热，面紫脉坚，俱与生黄豆嚼之，觉香甜者，是也。急以盐汤探吐，或以童便制香附，四五钱，为末，白汤顿服最效。）番痧为二者，谓恶毒疠气，尤甚于秽邪也。王晋三又辨痧即外邪骤入，阻塞正气流行之道之谓（举世有用水搭肩背及臂者，有以苎麻水湿刮之者，有以瓷碗油润刮之者，有以瓷锋针刺委中出血者，总欲使气道通畅之意耳。）。而痧之病义益明，至情志多郁之人，稍犯凉热，即能成痧，且不时举发，亦由气血失其宣畅也。其寻常痧证，及种种不同之痧，《玉衡》书具在，兹不多赘。（《重庆堂随笔》云："王养吾，名凯，毗陵人，将郭氏《痧胀玉衡》窃为已有，假托深山野人之秘授，编其原方为六十四卦，未免伤及事主，而沈芊录不察，采入尊生，何丹流受愚，重灾梨枣，案虽未发，君子病之。"）

难八　总论结论，以蛊即微生虫，疰即病细菌，于传有之乎？

答曰：余同学杨君回庵言："中国自上古燧人氏，始名物虫鸟兽，轩辕氏正名百物以来，凡百名物，莫不有字，蛊疰二字，即为微生虫与病细菌专造之字。《说文》：'诂皿为饮食之用器'，而蛊字即从虫从皿。西人言传染病人，饮食后，其用器上，积无数微生虫，他人用之，即受传染。又今人言，蛮荒中，置传染病毒于饮食器上，以食异乡人，名曰放蛊，异乡人食之，即受传染。夫礼失求诸野，诂亡征诸谚，放蛊一语，其蛊字本义之存于俚语者乎。"读此知蛊为微生虫专造之字也。杨君又言："六书合体之字，皆有其义，疰之从主，盖亦必有义者。《说文·主下》云：'镫中火主也，象形，从丶，丶亦声，据此则主又从丶，取会意兼声，而说文诂为有所绝止而识之，此则言、为一点，在其绝止处，以一点识记之也，丶为一点，主字从丶，即象镫中火一点形，而主下云：'镫中火主者，盖又直以主作丶字解'矣，又《说文·金下》云：'从土，今声，左右注，象金在土中形，左右注，即金字左右之丶，不曰左右，而曰左右注者，是又直以注字作丶字解矣。'主、注二字，均可作点解者，主从丶，注从主，其义直从丶受，而水之注下，其滴悉成点形，故注字即从水从主，又案从主之字，多有作点解者，如住之从主，言人立于一定之点也；驻之从主，言马立于一定之点也；柱之从主，言木立于一定之点也。推此以言，则疰之从主，盖亦必取点义，而病状之象一点者，厥为病细菌。"读此知疰为病细菌专造之字也，余与杨君同邑，思复其名，回庵，其字，履周，其号也。其治学立身，文章经济，汉后一人而已，余与同学于井研廖师季平处，研经说字，素所折服。今引蛊疰解字二则，使向之莫明其义者，当亦能求甚解矣。夫古医固无所谓病细菌也，微生虫也，而弥漫于宇宙之间者，则无往而非细菌、原虫。其为害也，在天地则假六淫之胜复，在人身则乘气血之乖违。细菌原虫，既如此其烈，岂古之圣哲略不之及耶？爰再举风字，以为佐证焉，按《论衡》云："凡虫为风。"《说文》云："从虫凡声"是也。又云："风动虫生。"《五运行大论》云："风以动之"是也。虫随风散。《易·系辞》云："风以散之"是也。虫非一类，应风而变。《素问·风论》云："风者善行而数变"是也。寒暑布令，风为之帅。《灵枢·五色篇》云："风者百病之始"是也。《易》云："山下有风蛊，君子以振民育德。"知风之从虫，蛊之从虫，其义一也。然细绎凡虫为风之义，乃统指有寿命可生死者而言，故凡属动物性之原虫，皆隶属之，即属植物性之细菌，亦必隶属之。所以然者，原虫、细菌，本为同类，以其皆为传染性之致病物故也。凡《神农本草》中，有杀蛊毒、鬼疰之明文者，皆为直接杀之者也。若细菌原虫，赖寒热以生殖者，则以寒治热，以热治寒，即可收间接杀之之功，若细菌、原虫，因虚羸以生殖者，则养精神、安魂魄、强筋骨、长肌肉，亦能间接以逐之、杀之，正胜而邪却也。近时学者，自命维新，蔑视古医，以为陈旧，抑孰知古医精义，有如此者，特时人莫之致力耳。

难九　上古蛊名，与后世之所谓蛊也，同乎？

答曰：上古所称蛊毒，谓天然致病之原虫也，后世不得其解，遂皆以人造之毒蛊当之，于是乎而古义尽失矣。严用和曰："经书所载蛊毒有数种，闽中山间人造作之，以蛊蛇之类，用器皿盛贮，听其互相食啖，有一物独存者，则谓之蛊，取其毒于酒食中，能祸于人。其中毒也，令人心腹绞痛，如有物咬，吐下血皆如烂肉，若不即治，蚀人五藏即死。然此病有缓有急，急者仓卒，十数日便死，缓者延引岁月，周游腹内，气力羸惫，骨节沉重，发即心痛烦躁，而病人所食之物，亦变化为蛊，渐侵食腑脏则死矣，死则病毒流注，染著傍人，遂成蛊注。治疗之法，不可作他病治之，切须细审，凡中蛊嚼生黑豆不腥，白矾味甘，皆中毒也。"

辨伤寒脚挛急

撰时疫解惑论甫竣，大胞兄干臣，命释伤寒脚挛急，以授子侄生徒，唯辨治处，颇与本论所主霍乱转筋重用石膏之义相近，爰附于此，俾资启发。

"伤寒脉浮，自汗出，小便数，心烦，微恶寒，脚挛急，反与桂枝，欲攻其表，此误也，得之便厥，咽中干，烦躁吐逆者，作甘草干姜汤与之，以复其阳；若厥愈足温者，更作芍药甘草汤与之，其脚即伸；若胃气不和谵语者，少与调胃承气汤，若重发汗，复加烧针者，四逆汤主之。"

"问曰：证象阳旦，按法治之而增剧，厥逆，咽中干，两胫拘急而谵语。师曰：言夜半手足当温，两脚当伸，后如师言，何以知此？"答曰：寸口脉浮而大，浮为风，大为虚，风则生微热，虚则两胫挛，病形象桂枝，因加附子参其间，增桂令汗出，附子温经，亡阳故也。厥逆，咽中干，烦躁，阳明内结，谵语烦乱，更饮甘草干姜汤，夜半阳气还，两足当热，胫尚微拘急，重与芍药甘草汤尔，乃胫伸，以承气汤微溏，则止其谵语，故知病可愈。"

上录《伤寒论·太阳上篇》原文两条，细绎文义，疑后条非张仲景所手订，当系魏晋间仲景弟子记述师说，或为闻风私淑，托名仲景之治案。王叔和于撰次《伤寒论》时，搀混正文，遂并存之，兹举两条之轻重出入，而为比类于次。

前条反与桂枝，欲攻其表，此误也，与后条证象阳旦，按法治之而增剧互看，则桂枝汤、阳旦汤，同为攻表之方，后条明言病形象桂枝，而前条又明言用桂枝攻表为非，乃因加附子参其间，以救亡阳，增桂令汗出，以温经散寒，又揆以后条桂枝增桂加附子，则其温经发汗之力，更倍于前条之桂枝，所以前条服桂枝汤后，其误不过得之便厥咽中干，烦躁吐逆而已，后条之误则直逼阳明内结谵语烦乱。

后条阳旦用附子，与前条用四逆汤之附子不同，盖前条用附子，是在重发汗复加烧针之后，后条用附子，是在增桂令汗出之际，所以前条之谵语，在已服甘草干姜汤后，而为若有若无之证，后条之谵语，在未服甘草干姜汤前，而为势所必有之证，是知两条证治，其在未服桂枝汤，或不至逼到胃气不和，而误服阳旦附子，则必逼到阳明内结。

前条服桂枝汤后，有吐逆证，以邪势上越，故作甘草干姜汤与之，后条服阳旦附子，无吐逆证，则邪势内伏，而更饮甘草干姜汤，殊无对证着落。

前条在未服桂枝汤前，无厥逆证，未服甘草干姜汤前，无谵语证，乃后条谵语与厥逆并述，谵语属阳明内结，则此厥逆为便结之阳厥，阳厥当下，何可再用干姜。

后条以饮甘草干姜汤后，夜半阳气还，两足当热，胫尚微拘急，详其语义，则似以甘草干姜汤，具有治脚挛急之方能，而芍药甘草汤，似反为善后之轻剂，核与前条作芍药甘草汤与之，其脚即伸之句，岂不大相径庭。

从上评之，则后条与前条，必非一人手笔，而叔和撰次《伤寒》，不加辨别，搀混集中，列为正文，后条固无论矣。前条虽为仲景所手订，而条中治法，不无谬误，又乌可无辨，若曰："仲景为医中大贤，伤寒为医中大论。"必多方掩讳，曲为注释，是又非钻研之道也，具辨如后。

脉浮自汗，固为桂枝证，浮为在表，应与桂枝攻表，而反致误者，殆阳虽浮而阴不弱欤？参证后条之脉浮而大句，则知此条之脉，亦必浮而兼大，所谓："伤寒三日，阳明脉大也。"阳明者，两阳合明之谓也。风寒入之，与燥热同化，故阳明为成温之薮，自汗出小便数，心烦，非阳明温热，郁炽于内之证乎？微恶寒，非阳明病得之一日，恶寒将自罢之机乎？脚挛急，非阳明液伤，宗筋失润之所致乎？证以本条之胃气不和，及后条之阳明内结两语，其必为新伤风寒，引发阳明伏温之候无疑。桂枝汤乃发表不远热之方，前医误认为太阳病之风伤卫，而用桂枝攻表，故曰：反与也。辛甘发散，如火益热，故曰：此误也，得之便厥者，表得桂枝之攻，而津脱无阳也。咽中干者，里得桂枝之温，而液涸化燥也，未服桂枝汤前，仅是心烦，既服桂枝汤后，则烦而兼躁，且火性炎上，升逆为吐，所谓"诸逆上冲，皆属于火"也。乃仲景于此，不以白虎汤之石膏，清解胃热，殊失明察。试读本条"胃气不和"四字，则石膏清胃，实为当务之急。胃者，阳明也。《素问》云："阳明者，五藏六腑之海，主闰宗筋，宗筋主束骨而利机关也。"阳明温热，果得石膏之清解，岂但咽中干，烦躁吐逆之可治，而脚胫挛急者，亦必随之以俱愈。

尝考《千金方》载越脾汤用石膏八两，风缓汤用石膏六两、风引汤用石膏二两，以及防风汤、石膏汤，并治两脚疼痛拘急。夫痛甚则挛，拘急则脚不得伸以行。清吴鞠通治一手足拘挛，前后服药共用石膏达六十斤之多，而步履始健，此正可借为石膏主治脚挛急之佐证。惜仲景眩惑于厥逆、吐逆两证，反作甘草干姜汤与之，冀复其阳，一昧于热深厥逆，再昧于火炎吐逆。智者千虑，必有一失。是何可曲为掩讳者也。干姜下咽，热气流溢，两阳薰灼，厥愈足温，讵得指为阳复厥愈乎。想此际小便数，咽中干，烦躁，或且变本加厉。仲景见于姜辛温，助火燎原，乃转而用芍药之苦，甘草之甘，一则甘可缓急，一则苦可泄热，所以为对证之良药也。若服甘草干姜汤后，以致胃气不和谵语者，则当借用调胃承气汤之大黄，又非芍药所能胜任，所以然者，大黄、芍药，俱善治阳明内结，观《伤寒论·太阴篇》于胃弱易动，尝以设当行大黄、芍药者，宜减之，从可识矣。或以芍药性补，大黄性攻，非也。至于若重发汗，复加烧针者，四逆汤主之一节，文义不属，且后条无双语涉及，当是错简所致，存而弗辨，以俟世之博雅君子。

陈西庚先生校言

此书前著十三论，专论火风交炽之疫，足补前贤所未及，后补撰五十条治例，尤具救世婆心，实为近时对证良方，宜乎求治者踵接，几有一饭三吐哺，一沐三握发之况。盖实腹虚心，其所感人者，自在语言文字之表者矣，西庚老人陈亘，校竟赘言。

《时疫解惑论》下卷终。

伊尹汤液经

卷　首

考次《汤液经》序

医家典籍，向推仲景书，为汤液家鼻祖。仲景之前，未有传书，惟皇甫士安《甲乙经·序》云："伊尹以元圣之才，撰用《神农本草》以为《汤液》，汉张仲景论广《汤液》为十数卷，用之多验。"据士安言，则仲景前尚有任圣创作之《汤液经》，仲景书本为《广汤液论》，乃就《汤液经》而论广之者。《汤液经》初无十数卷，仲景广之为十数卷，故云"《论广汤液》为十数卷"，非全十数卷尽出其手也。兹再即士安语而详之，夫仲景书，既称为《论广汤液》，是其所作，必为本平生经验，就任圣原经，依其篇节，广其未尽；据其义法，着其变通。所论广者，必即以之附于伊经各条之后，必非自为统纪，别立科门，而各自成书。以各自为书，非惟不得云广，且亦难见则柯，势又必将全经义法，重为敷说。而仲景书中，从未见称引一语，知是就《汤液经》而广附之者。若然，则《汤液经》全文，则在仲景书中，一字未遗矣。

仲景书读之，触目即见其有显然不同之处。即一以六经之名作条论之题首，一以"伤寒"二字作条论之题首。再读之，又得其有显然不同之处。即凡以六经名题首者，悉为书中主条；凡以"伤寒"二字题首者，悉属篇中广论，而仲景即自谓其所作为论"伤寒卒病"，于是知以"伤寒"二字题首者，为仲景所广；以六经名题首者，为任圣之经。标帜分明，不相混窃，孰经孰传，读者自明。于以知士安之言，果不虚妄。

《汤液经》后世无传本，惟班固《汉书·艺文志》载《汤液经法》三十二卷，未着撰人姓名，今其书亦不传。然即其名以测其为书，知为汤液经家宪章《汤液经》而作之者。汤液经家述论之著录者，莫古于此。其书名为《汤液经法》，知《汤液经》原文，必悉具书中，无所抉择，于是知东汉时，《汤液经》尚岿然独存。

《汤液经》为方技家言，不通行民间。惟汤液经家授受相承，非执业此经者，不能得有其书；医师而异派者，无从得观其书。汉世岐黄家言最盛，汤液经学最微，以是传者盖寡。尝谓医学之有农尹、岐黄二派，犹道学之有羲孔、黄老二派。岐黄之说，不如农尹之学之切实精纯；黄老之言，不及羲孔之道之本末一贯。岐黄学派，秦汉以来，流别甚多，著录亦广。汉志所载《五藏六府痹十二病方》三十卷、《五藏六府疝十六病方》四十卷、《五藏六府瘅十二病方》四十卷、《风寒热十六病方》二十六卷、《五藏伤中十一病方》三十一卷、《客疾五藏狂颠病方》十七卷，胥属岐黄家言。知者以汤液家以六经统百病，岐黄家以五藏六腑统百病。而热病客疾，亦皆岐黄家之词。故知凡此诸属，皆岐黄家言也。农尹之学，则稽诸载记，汤液家外无别派，《汤液经法》外无二书，足证此学，在当时孤微已极。幸仲景去班氏未远，得执业此经，而为之论广，任圣之经，赖之以弗坠。此其传经之功，实较论广之功，尤为殊重，而绝惠伟，可贵可谢者也！（《名医录》云："仲景受术于同郡张伯祖。"《医说》引《张仲景方论·序》云："张伯祖，南阳人，性志沉简，笃好方术，诊处精审，疗皆十全，为当时所重。同郡张仲景异而师之，因有大誉。"据此，则伯祖实为《汤液经》传经大师。）

或曰：仲景书开端即首揭中风、伤寒、温病，全书所论，悉不外此三端。是以"三阳三阴篇"中，屡有特为标出之中风条与伤寒条。所标出之伤寒条，即论所首揭之伤寒病，非作者有两人也。予叩之曰：篇中屡有特为标出之中风条与伤寒条，何以全书无一特为标出之温病条？又案：所标出之中风条，"中风"二字之上，悉冠有六经之名。如在"太阳篇"者，必题云"太阳中风"，在"太阴篇"者，必题云"太阴中风"。何以所标出之伤寒条，无一上冠有六经名者？既云标出之伤寒条，为论伤寒病，则是凡以"伤寒"二字题首者，决无有论涉中风与温病者矣。然检"辨太阳病·中篇"有云："伤寒发汗已解，半日许复烦，脉浮数者，可更发汗，宜桂枝汤主之。"今案此条证论，首称"发汗已解，半日许复烦"，据其句中所云之"复"字，知未发汗前必烦。考本篇论"烦"之条有云："太阳中风，脉浮紧，发热，恶寒，身疼痛，不汗出而烦躁者，大青龙汤主之。"证以是条所论，则属烦躁而应服发汗药者，实为中风证。其"发汗已解，半日许复烦"下称云："脉浮数者，可更发汗。"而"辨太阳病·末篇"有云："太阳病，脉浮而动数，浮则为风，数则为热，动则为痛，数则为虚。头痛发热，微盗汗出，而反恶寒者，表未解也。"证以是条所论，则脉浮数而应解表者，亦为中风证。其"脉浮数者，可更发汗"下云："宜桂枝汤主之"。而"辨太阳病·首篇"有云："太阳中风，阳浮而阴弱。阳浮者热自发，阴弱者汗自出。啬啬恶寒，淅淅恶风，翕翕发热，鼻鸣干呕者，桂枝汤主之。"又"辨太阳病·中篇"有云："太阳病，发热汗出者，此为荣弱卫强，故使汗出，欲攻邪风者，宜桂枝汤主之。"据是二条所论，则属桂枝汤证者，亦为中风证。以上诸证，证明"发汗已解，半日许复烦，脉浮数者，可更发汗，宜桂枝汤主之"全条所论，字字皆属中风。何以此条论首，不题之为"中风"，而幻题之云为"伤寒"？

又"阳明篇"有云："伤寒，若吐、若下后不解，不大便五六日，上至十余日，日晡所发潮热，不恶寒，独语如见鬼状。若剧者，发则不识人，循衣摸床，惕而不安，微喘直视。脉弦者生，涩者死。微者但发热，谵语者，大承气汤主之。"据此条文中所云之"若吐、若下后不解"，知其未曾服发汗药。据其所云之"不恶寒"，知其病本不恶寒，非因服发汗药而恶寒乃解者。据其所主之大承气汤，知非不可下之风温症，而为发热不恶寒之温病。何以此条亦幻题云"伤寒"？如此之类，篇中尚多，究作何解，于是难者哑然。

愚徐为之解曰：兹即广论之故也。任圣《汤液经》以六经名题首，统论中风、伤寒、温病。仲景《广论》以"伤寒"二字题首，统论中风、伤寒、温病，是以篇中以"伤寒"二字题首之条，有论中风者，有论温病者。任圣以六经名题首，统论中风、伤寒、温病，理出当然。仲景以"伤寒"二字题首，统论中风、伤寒、温病，例援旧惯。《难经·五十八难》云："伤寒有五：有中风，有伤寒，有湿温，有热病，有温病"。据此之云，足见中风、伤寒、温病三端，旧医统谓为伤寒。仲景之作，欲不溷于伊经，舍易题首，无由辨识。而易题之辞，求如六经名之能统中风、伤寒、温病三端者，实舍"伤寒"二字之沿习语，无有可取，故遂假之以作标帜，藉以别于任圣之经。篇中论首"伤寒"二字之上，悉未冠有六经名者，即职是之故。若谓此二大标帜为出一人之手，岂有既已以六经名题首，统论中风、伤寒、温病，又复别以"伤寒"二字题首，统论中风、伤寒、温病者？若谓以"伤寒"二字题首之条，为专论伤寒病，则明标题云"伤寒"，而所论者乃中风。明标题为"伤寒"，而所论者乃温病。作者并不发热谵语，何至颠倒若是？至仲景之所以必以"伤寒"二字题首者，以前此经师所广，悉仍以六经名题首。篇中辞句较异者皆是，遂致与任圣之经混同无别故也（以六经名题首增广诸条，疑即出《汤液经法》，惜无文以据明之。）至伊经之所以不标出温病者，以温病与中风、伤寒之区分甚显，不必标出而已易明故也。其所以必标出中风者，以中风与伤寒之辨甚微，必须标出而畔岸乃见也。其所以不标出伤寒者，以已标出中风，而为伤寒者，自可见也。

又任圣之经，于中风、伤寒、温病三端，惟标出中风一门。仲景之于伊经，亦尚左尚右，亦步亦趋，其《广论》中有如是之一条云："伤寒中风，医反下之，其人下利日数十行，谷不化，腹中雷鸣，心下痞坚而满，干呕心烦不得安。医见心下痞，谓病不尽，复下之，其痞益甚。此非结热，但以胃中虚，客气上逆，故使坚也，甘草泻心汤主之。"此条论首之"伤寒中风"四字，即仿伊经之标题。云"太阳中风""阳明中风"者，其上之"伤寒"二字，为中风、伤寒、温病三端之总括语，其下之"中风"二字，乃为实指三端中之中风证。故此条所论证象，悉是中风误下，而非伤寒。若以之解作伤寒病与中风病，则是伤寒中风证象方治，一是浑同，无有别异者矣，于是难者涣然。

然犹曰："《商书》灏灏，佶屈聱牙。"此则文从字顺，不类《伊训》，何也？愚语之曰：齐人传经，每以齐语易故言，故齐诗齐论，多有异文。墨子引书，亦喜以时语变古语。《史记·五帝三王本纪》所援载虞、夏、商、周之典谟训誓，其原文之古语，史迁每以训释之字更之，致与《尚书》所载，语则同而词迥别。盖周秦两汉，传学之风尚，类喜以今字易古字，以时语变古语，故《逸周书》亦文从字顺，非伪作也，传之者以训释之字更之之故也。《汤液经》传自汉师，自不能别于风气之外。此经之文从字顺，与墨子引书、史公纪古、齐诗齐论之有异文，《逸周书》之文从字顺同故，皆传经之师，以今字易古字，以时语变古语，以训释之字，更原文之所致。如"圊"者，厕也，今字也。古文字少，假借"清"为之。凡《脉经》本中，诸言"必有清血"，"必清脓血"，字皆作"清"，而《三阳三阴篇》本，则有作"圊脓血"者矣，此则为其以今字易古字者也。又何休《公羊解诂·文十三年》传注云："所，犹时，齐人语也。""所"即古语，"时"即今语也。凡《千金翼方》本中："诸言日晡所发热""日晡所发潮热"，语皆作"所"。而《脉经》本，则有作"日晡时"者矣，此则为其以时语变古语者也。又颜师古《汉书·高帝纪》注云："若，及也。"《脉经》第九卷"平热入血室篇·妇人伤寒章"："无犯胃气若上二焦，必当自愈。"《千金翼方》本作："无犯胃气及上二焦，必当自愈。"此即为其以训释之字更原文之证也。又古人传学，悉由口授，后师说之，每多随意举文，不遵原次。或增其字句，或减其字句，或改易其字句。故有一条两举，而彼此异词者，亦多折节错出，失次失类者。此等情实，试举《脉经》第七卷校之，逐页可见，斯亦《汤液经》文，与《伊训》《太甲》离其肖貌之又一大因也。即以《尚书》证之，《尚书》传自孔门，历秦至汉，年数未多，已有今文、古文之大异。《汤液经》由商初以至汉末，经岁几及二千，其间师师相承，其词其句，不知其几经改易。若硁硁然，执《伊训》《太甲》之文，以比拟求信，恐果得原文原本，亦将因不通其句读，与不识其字之故，又必攻其为伪作者矣。且篇中去旧貌未远者，亦尚有，如《脉经》第七卷"可发汗篇"："太阳中风，阳浮而阴濡弱，浮者热自发，濡弱者汗自出，啬啬恶寒，淅淅恶风，翕翕发热，鼻鸣干呕，属桂枝汤证。"此条之文与《商书》《商颂》，形貌即甚相近，其方质廉厉之气，比诸东汉之逸靡，西京之宏肆，秦书之谯谯，周书之谔谔，显有时代之别。以仲景之善于属辞，极力模拟，亦仅得其肖貌，而神弈骨骏之概，不逮远甚。即此证之，其真为伊圣之作，固无疑矣。又此条"三阳三阴篇"本："作太阳中风，阳浮而阴弱，阳浮者热自发，阴弱者汗自出，啬啬恶寒，淅淅恶风，翕翕发热，鼻鸣干呕者，桂枝汤主之。"此增减其一二字，而文气顿觉近时。察乎此，即得《汤液经》文所以不类《伊训》之实矣。至是，难者唯唯。

《广论》之惑已明，再辨叔和撰次。《甲乙经·序》又云："近世太医令王叔和，撰次仲景遗论甚精。"案今本仲景书卷端即题云："王叔和撰次"，以士安言解之，所谓"撰次"者，即撰集仲景遗论，以之次人仲景书中是也。若然，则今本仲景书为任圣之《汤液经》、张仲景之《广论》、王叔和之《仲景遗论》，撰三种集合而成。求之叔和撰次书，见"辨太阳病·首篇"，其篇末二条之前条云："伤寒脉浮，自汗出，小便数，心烦，微恶寒，脚挛急，反与桂枝汤，欲攻其表，此误也。得之便厥，咽中干，烦躁，吐逆者，作甘草干姜汤与之，以复其阳。若厥愈足温者，更作芍药甘草汤与之，其脚即伸。若胃气不和谵语者，少与调胃承气汤。若重发汗复加烧针者，四逆汤主之。"其后条云："问曰：证象阳旦，按法治之而增剧，厥逆，咽中干，两胫拘急而谵语。师曰：言夜半手足当温，两脚当伸。后如师言。何以知此？答曰：寸口脉浮而大，浮则为风，大则为虚，风则生微热，虚则两胫挛，病形象桂枝，因加附子参其间，增桂令汗出，附子温经，亡阳故也。厥逆，咽中干，烦躁，阳明内结，谵语烦乱，更饮甘草干姜汤。夜半阳气还，两足当热，胫尚微拘急，重与芍药甘草汤，尔乃胫伸。以承气汤微溏，则止其谵语，故知病可愈。"此二条证治悉同，前条首题"伤寒"二字，自是仲景自为，后条"问曰""答曰"之语，必出仲景弟子记录。以"问曰"若是仲景，则书中必不复有前条；"答曰"为是仲景，则其语自属遗论。再证以前条为《脉经》中撰次本所有，后条为《脉经》中撰次本所无。既有此取舍之印迹，更见其属撰次之显然。据是以推，《辨脉》《平脉》二篇，皆属问答，则二篇悉是弟子之书。惟《辨脉法》之答语称"答曰"，《平脉法》之答语称"师曰"，有此显异。又二篇辞气，亦多不类，必作者本非一人，以其俱为脉论之遗，故并撰而骈次书首。再推之，"霍乱篇"之问答二，合三条；"阳明篇"之问答五，合八条；"太阳·末篇"之问答一，合六条，皆与"辨脉法篇""太阳·首篇"者，同出一手。

兹又有可论者，据成本"阳明篇"篇首之问答一，合三条，其"问曰""答曰"并载在首条。假使去其首条不录，节取后之二条，则无由见其为问答之语，即无由订之为遗论，次中此类，不得谓无。如"辨太阳病·中篇"："病发热头痛，脉反沉。若不差，身体疼痛，当救其里，宜四逆汤"一条，《脉经》录此，"病发热"上，有"师曰"二字。又同篇"病人脉数，数为热，当消谷引食，而反吐者，此以发汗，令阳气微，膈气虚，脉乃数也，数为客热，不能消谷，以胃中虚冷故也。"《金匮》录此，"病人脉数"上，有"问曰"二字，"此以发汗"句，作"师曰：因发其汗"六字。如此之类，因或削去"问曰""师曰"，后遂无由知其为遗论。然亦有最易知者，即此等条文既未以六经名题首，亦未以"伤寒"二字题首。推之凡未冠有六经之名，未冠以"伤寒"二字者，其语必属遗论。

兹举"少阴篇"以证之："少阴病篇"全篇，总四十五条，中以"少阴病"三字冠首者，居四十四条，其一无题首之条，据《千金翼方》本，则本与上条共为一条而不分拆。如是则是"少阴病篇"全篇，无有一条不以"少阴病"三字题首者。以是篇之条条必以"少阴病"三字冠首论之，知凡属汤液经文，无不以六经名题首；以一若不题，则陷人莫知其于六经谁属，而致差误故也。推之仲景《广论》，一若不题，则致使人惘然，莫知其经传谁属；知仲景自著，亦必悉以"伤寒"二字题首。若然，则凡无题首之条，谓非遗论莫属矣。

然亦有例外者，如成本"辨太阳病·首篇"："太阳病，发热而渴，不恶寒者，为温病。"此为有题首者也。其下云："若发汗已，身灼热者，名曰风温。"是条即无题首。以此与上本为一条，因后人分之为二，遂致后者失去题首。篇中此类尚多，除之则无非遗论。

又有类似以六经名题首，实非《汤液经》文，为属仲景遗论，不可不详为辨别者。如"厥阴篇"之首条云："厥阴之为病，消渴，气上撞心，心中疼热，饥而不欲食，食即吐，下之不肯止。"此条论首"厥阴之为病"句，即为类似以六经名题首者也。知其非为《汤液经》文者，以《脉经》第八卷"消渴篇"载此文，

"厥阴之为病"上，有"师曰"二字。以此语例推之，知"太阳篇"之首条云："太阳之为病，头痛项强而恶寒。""阳明篇"之首条云："阳明之为病，胃家实也。""少阳篇"之首条云："少阳之为病，口苦咽干目眩也。""太阴篇"之首条云："太阴之为病，腹满而吐，食不下，自利益甚，时腹自痛，若下之，必胸下结坚。""少阴篇"之首条云："少阴之为病，脉微细，但欲寐"与"厥阴篇"之首条"厥阴之为病"条，皆出一人之作，皆属仲景遗论，皆由叔和撰次。

　　叔和非惟撰次"三阳三阴篇"已也，即仲景序中"撰用《素问九卷》《八十一难》《阴阳大论》《胎胪药录》并《平脉辨证》"五句，与"若能寻余所集，则思过半矣"，至"夫欲视死别生，实为难矣"一节，悉出其撰次。知者以此篇序文，读其前半，韵虽不高而清，调虽不古而雅，非骈非散，的是建安。"天布五行"与"省疾问病"二段，则笔调句律，节款声响，均属晋音。试以《伤寒例》中辞句，滴血验之，即知其是一家骨肉。更证以《千金方》序文，中引"当今居世之士，曾不留神医药"至"彼何荣势之云哉"一节，称"张仲景曰"。而绪论中引"天布五行，以运万类"至"夫欲视死别生，实为难矣"一节，不称"张仲景曰"，即知其语，非出自仲景之口。再以文律格之，"勤求古训，博采众方"，在文法中为浑说；"撰用《素问九卷》"等五句，在文法中为详举。凡浑说者不详举，详举者不浑说。原文当是："感往昔之沦丧，伤横夭之莫救，乃勤求古训，博采众方，为《伤寒卒病论》，合十六卷。"此本辞自足而体且简。若欲详举，则当云："感往昔之沦丧，伤横夭之莫救，乃撰用《素问九卷》《八十一难》《阴阳大论》《胎胪药录》并《平脉辨证》，为《伤寒卒病论》，合十六卷。"不当浑说后，又详举也，且仲景为医中之汤液家，汤液家举书，不举《汤液经》而举《素问》，不数伊尹而数岐黄，何异家乘中，不系祖祢而谱谍东邻也！至其下之"按寸不及尺，握手不及足，人迎、跗阳三部不参"云云，殊不知三部九候，乃针灸家脉法，非汤液家脉法，针家刺在全身，势不能不遍体考脉。汤液家重在现证，脉则但候其表里寒热，藏腑虚实，荣卫盛衰，以决其治之可汗不可汗，可下不可下而已矣。故诊一部亦已可定，不必遍体摩挲，以汤液家而用针灸家骂汤液家之语骂人。仲景纵亦精于针灸脉法，何至遽愤吒而矛盾若是？

　　且《素问九卷》《八十一难》《阴阳大论》三书，"三阳三阴篇"中，无一语道及，《辨脉》《平脉》之"答曰""师曰"类，又非仲景自作。其《伤寒例》一篇，为叔和之作，篇中已有明文。而《伤寒例》即首引《阴阳大论》篇中之语，亦即悉出此三书。是三书乃叔和撰用之书，非仲景博采之书也。再以叔和撰次者证之：叔和撰次之篇，有《平脉法》一篇，此撰用之书，有《平脉辨证》一种。此撰用之《平脉辨证》即《平脉法》出处之注脚。《平脉法》既为出于《平脉辨证》，则《平脉辨证》必非仲景所博采。又"三阳三阴篇"中，叔和撰次之可考见者，除"问曰""答曰"之《辨脉法》类，与"问曰""师曰"之《平脉法类》外，无第三类。此撰用之书，除《素问九卷》《八十一难》《阴阳大论》三书，为撰用《伤寒例》之书外，亦惟《胎胪药录》《平脉辨证》二种。《平脉法》之"问曰""师曰"类，既为出于《平脉辨证》，则《辨脉法》之"问曰""答曰"类，必为出于《胎胪药录》无疑。由是言之，叔和之作伪，实欲自见其所撰用之书。下之二段，为自述其渊源所自而已。惟其如是，今遂得知叔和之学，是岐黄而不是农尹，决非仲景衣钵弟子。

虽然，叔和之学，虽非出自仲景，然于仲景书致力颇勤。其生平于仲景《伤寒论》曾撰次三次，遗论、余论，亦撰次两次。其初撰之《伤寒论》，载在《脉经》第七卷，遗论、余论，载在《脉经》第八、第九两卷。今之《金匮要略》，遗论、余论之再撰本也。今之《伤寒论》，再撰、三撰合刻本也。其再撰本，即"诸可不可"八篇是也。三撰本，即"三阳三阴篇"是也。明其为如此者，以叔和于"诸可不可篇"首自言之。叔和于"诸可不可篇"首序云："夫以为疾病至急，仓卒寻按，要者难得，故重集诸可不可方治，比之'三阴三阳篇'中，此易见也。又时有不止是三阳三阴，出在诸可不可中也。"其所云"比之'三阴三阳篇'"中之'比'字，作"次字"解（比，次也。见《仪礼·少牢馈食礼注》《周礼·世妇注》《汉书·瑕邱江公传注》。）。"之"字作"诸"字解，言夫以为疾病至急，仓卒寻按，要者难得，因复类合诸可不可方治，次诸"三阴三阳篇"中，此易按寻而见其要也。又时有不止是三阳三阴，出在"诸可不可"中也。叔和自谓其所撰次之作为如是，故知"诸可不可"八篇，为叔和再撰本；其"三阳三阴篇"，为叔和自即其初撰、再撰二本，于"诸可不可"门中，取其以"太阳病"三字冠首者，举而悉次为"太阳篇"；以"阳明病"三字冠首者，举而悉次为"阳明篇"；以"少阴病"三字冠首者，举而悉次为"少阴篇"。随以"伤寒"二字题首之条，与其所撰之遗论，各从证类，依次比附其间。惟余不止是三阳三阴之五十八条，犹留守于"诸可不可篇"内，未次入"三阳三阴篇"中。三撰本之成，大略为如此。

或曰：不然也。叔和此序之意，言"夫以为疾病至急，仓卒寻按"，"三阳三阴篇"中，殊难得其要领，因重集"诸可不可"方治，较诸"三阳三阴篇"中，此易按寻而见其要也。愚曰：若如所释，则是后撰者为正集，先撰者可不必存也。既云因"三阳三阴篇"难见其要，乃复撰"诸可不可篇"，则"诸可不可篇"撰就之后，自应废去"三阳三阴篇"而不之存。即欲存之，亦理宜以之附于"诸可不可篇"后。今既未以"诸可不可篇"居于正位，列之于前，而仅存之于副附之地，则斯释也，恐未为能合事实者也。兹请举证，以申吾说。如"辨太阳病上篇"云："太阳病，头痛发热，汗出恶风者，桂枝汤主之。"此条之文，《脉经》本以之入"可汗篇"，其下云："太阳病，发汗，遂漏不止，其人恶风，小便难，四肢微急，难以屈伸，桂枝加附子汤主之。"此条之文，《脉经》本以之入"汗后篇"。又其下云："太阳病，下之后，脉促胸满者，桂枝去芍药汤主之，若微恶寒，去芍药方中加附子汤主之。"此条之文，《脉经》本以之人"汗吐下后篇"。又其下云："太阳病，发热恶寒，热多寒少，脉微弱者，则无阳也，不可发汗，宜桂枝二麻黄一汤。"此条之文，《脉经》本以之入"不可汗篇"。如此四条，同为太阳病桂枝汤方加减症。而"诸可不可"本，以之分属四篇。遇有急病，仓卒寻按，请问是易见其要？难见其要？今悉以之次入"太阳篇"同条共贯之列，遇疾病至急，仓卒寻按，请问是易见其要？难见其要？叔和此序，如是解之，请问孰说谁通？难者语塞。

已乃返辙回轮，寻绪研讨。窃思三撰本之以"三阳三阴篇"分门，既为改组部居之作，则初撰再撰之以诸可不可分门，必为就原书篇目撰次之作。因初撰、再撰，意止注于撰条，未暇计及篇目，故二篇皆同以"可不可"分门，以其未变原书篇目之旧之故也。惟初撰意在博收，未谋甄别，凡出弟子籍中所载，虽异端杂说，咸并录之，故《脉经》所次中，多《内经》与他书之文。再撰已在今《伤寒论》中，知是为叔和初先起意，专集张氏一家之言之作。夫既立意专存一家之言，则势又不得不独择遗论，揖退各家，即即初撰，详加鉴别而重订之，去其初所取之《内经》杂说以成之者。叔和三作，比较雅纯，推其既为改遵张氏家法，则其于原书门类，必亦未便轻易，于是知再撰之"汗、吐、下"与"发汗后"及"发汗吐下后"八篇，必为仲景广论篇门之旧，亦必即为《汤液经》篇门之旧。是故《汤液经》条文，每条皆以六经名题首，以其篇门为诸"可"与"不可"，不于每条皆冠六经之名，则致使人莫知其于六经谁属而滋迷惑。设《汤液经》原本分门为"三阳三阴篇"者，则其凡在"太阳篇"之条，夫人而知其为论太阳病。凡在"阳明篇"之条，夫人而知其为论阳明病。不必每条皆冠六经之名，以故知以"诸可不可"分门者，为《汤液经》篇门之旧。叔和初撰、再撰之作，大略亦为如此。迨再撰书成，后始觉察。若即取论首标题之六经病名，分类成篇，同经之病，皆在一处，遇有急病，仓卒寻按，必更易见其要，于是乃更有三撰"三阳三阴篇"之作，继复觉察"三阳三阴篇"，虽易案寻而见其要，然于古人"可不可"诸大法，则又反为所掩晦，而未易警觉。于是又以其再撰之"诸可不可"本，附刻于"三阳三阴篇"后，一以见不止是三阳三阴之五十八条，一以存古法于后世，俾与"三阳三阴篇"成一经一纬。叔和以二、三两撰合刻之意，大略亦必为如此。此撰出后，大行于世，代有传本，至宋成无已所刻之注本行，而各本皆亡（案：无已之注，愚甚疑之。因《明理论》《药方论》二书，同为无已所撰，而二篇之文，远较《论注》为拙劣故也。愚疑《论注》为宋以前人所撰，因兵燹播迁，人亡物失，无已得之，经岁既久，见河山易号，地是人非，竟于晚年，潜以己名，冒而刻之。更复剽窃注意，加以敷衍，成《明理论》《药方论》二书，而冒窃证物，不知不觉遂由己手亲造以立。试以二篇之文，与《论注》之语比勘验之，其迹自见，且甚彰也，林校本亦然。林校本中之编录，为宋以前人治《伤寒论》者之所为。高继冲于兵燹中得之，于开宝中进之。林校言其文理舛错，未尝考正，果其书出继冲已手编录，早已考正，绝无舛错，因其文理有舛错，可以决其必系得自传钞。又因开宝入宋，年仅数岁，故又从可决其必非宋代之物云。）。此注作者，因不识叔和合刻之意，举凡"诸可不可"八篇，同于"三阳三阴篇"之数百余条，尽以为复出而削除之，致"诸可不可"八篇，遂有有其名而无其书者二篇，余篇亦仅存不止是三阳三阴之孤论五十八条。而再撰本，遂亡于毒手，幸叔和《脉经》犹存，后之校者，复于"不可汗""可汗"二篇，详据宋版高进本，备注出其所削去之文，再撰本因得留一半身遗照，以至于今。《汤液经》原本，亦因得据之以略可考见。斯则殆有鬼神为之呵护而致然者也。

抑又思：叔和言"重集诸可与不可方治，比之'三阴三阳篇'中"。细绎其语气，似"三阳三阴篇"，亦为《汤液经》中所有者。盖因其言"次诸'三阴三阳篇'中"，知叔和再撰本亦有"三阳三阴篇"，因其言"复类合'诸可与不可'方治，次诸'三阴三阳篇'中"，知再撰本之"三阳三阴篇"无方治之条。叔和再撰本篇目，既为本诸仲景《广论》，而《广论》篇目，又为全出自《汤液经》，则《汤液经》中，自亦必有此无方治条之"三阳三阴篇"。今叔和再撰本，已非完本，不可复案，乃惟就初撰、三撰二本，而详校之，见三撰本之"三阳三阴篇"中，凡属载在篇首，总论六经证形，而不言方治之若干条文，如"辨太阳病篇"："太阳病，发热、汗出、恶风、脉缓者，名为中风"。自此至"太阳病欲解时，从巳至未上"数条，以及其余五经篇中，凡属类此之条文，《脉经》第七卷"诸可不可"门中悉无之，于是知《汤液经》中，确有此"三阳三阴篇"。此等条文即载在"三阳三阴篇"中，专明六经证形，而不及方治，其方治之条，悉载在"诸可不可篇"。又知此无方治条之"三阳三阴篇"，必列在"诸可不可篇"前。以此等条文所论，全属开宗明义，而叔和三撰，亦以此等条文，列之于各篇之前之故也。至是乃详知叔和之言"重集诸可与不可方治，比之'三阴三阳篇'中"者，即言为"复取后之'诸可与不可'方治，次于前之'三阴三阳篇'中"是也。允若是，则《汤液经》篇目，得此一语而更以明矣。

又案：仲景书称为论广《汤液》，而仲景所广者，自谓其为"伤寒"为"卒病"，则《汤液经》中，自亦必有伤寒，有卒病。因思《汤液经》中之"诸可不可篇"，为论中风、伤寒、温病、风温四种，即"太阳篇"篇首题论之所揭示者也。此四种，旧医通谓为"伤寒"，仲景之所谓《伤寒论》，必即谓"诸可不可篇"，"卒病论"必即谓"痉、湿、喝"等篇。又因见叔和初撰之"诸可不可篇"未载有"痉、湿、喝"之文，而三撰亦未以之次入"三阳三阴篇"中，知"痉、湿、喝"三门，其原本自为一篇，不在"诸可不可篇"内，即不在《汤液经》中之《伤寒论》内。"痉、湿、喝"三门为卒病，既不在"诸可不可篇"内，则他之卒病，必亦如"痉、湿、喝"之例，在"诸可不可篇"外，独立自成一篇。如《金匮·水气病篇》有《汤液经》太阳病一条，论风水、皮水、黄汗、肺胀（肺，原作脾，误。），此亦"卒病论"也。而"诸可不可篇"亦无其文，益以此据证明，《汤液经》中，凡属卒病，皆不在"诸可不可篇"内，更属必确而无可疑。于是又知《汤液经》篇目，"诸可不可"八篇外，尚有"卒病"等篇。

继又思《汤液经》中，凡属卒病皆在"诸可不可"篇外，独立自为一篇，固矣。然以《金匮》篇目订之，如消渴，如黄疸，如奔豚腹满，如呕吐哕下利，皆"卒病论"也。卒病宜在"诸可不可篇"外，"诸可不可篇"内不应有其文，今之"诸可不可篇"内列有其文者，此则必有其故。因是，又取叔和撰次诸篇而详案之，乃悟今之"诸可不可篇"内，有论消渴、黄疸、呕吐、下利诸文者，为叔和自卒病门中，撰而次人之之故。必其然者，以叔和于痉、湿、喝篇首亲言之。叔和于其三撰之"痉、湿、喝"篇首序云："伤寒所致，太阳痉、湿、喝三种，宜应别论，以为与伤寒相似，故此见之。"此序之意，言凡属卒病皆为因伤寒所致，惟有痉、湿、喝三种，与伤寒相似，却各自不同。宜应别论，不宜次入"三阳三阴篇"，及"诸可不可篇"内，故以之见于"三阳三阴篇"前。余之卒病，虽云卒病，实即伤寒，宜以之次入"三阳三阴篇"，及"诸可不可篇"内，不必别论。叔和语意为如是，故知"诸可不可篇"，诸言消渴、黄疸、呕吐、下利诸文，其原本不在"诸可不可篇"内，为叔和认其为本是伤寒，而自"卒病论"中，撰而次之于"诸可不可篇"中者。今之《金匮》中，其消渴、黄疸、呕吐、下利诸门条文，多有见于"诸可不可篇"中者，即其提次之蛛丝马迹。此不惟可以证明《汤液经》中，凡属卒病，皆不在"诸可不可篇"内，即《汤液经》中之"诸可不可"篇，为专论中风、伤寒、温病、风温四种，不杂卒病一条，亦因之得以证实而无疑矣。

叔和提次"卒病论"文，更有一甚显明之证。《金匮·惊悸篇》有条云："火邪者，桂枝去芍药加蜀漆龙骨牡蛎救逆汤主之。"今案"惊悸篇"全篇，共只三条，此条为其第二条。其第一条为："寸口脉动而弱，动则为惊，弱则为悸。"第三条为："心下悸者，半夏麻黄丸主之。"此证之所以显明者，因此篇标目为"惊悸"，而此条言"火邪"，火邪条厕惊悸论中，不当疑于错简。又此篇标目为"惊悸"，而篇中有惊之论文，无惊之方治，显见其必有遗文。又此条证论，秃然只"火邪者"三字，显然上端有脱节。惟一之故，由此条本为《汤液经》"太阳病，以火熏之，不得汗，其人必躁，到经不解，必有清血，名为火邪"条之下半条，因钞者自火邪者以下，提行别录之，一条遂成二条。又因《汤液经》此条为论火邪方治，《广论》于此下遂广有"伤寒，脉浮，而医以火迫劫之，亡阳惊狂，起卧不安，属桂枝去芍药加蜀漆龙骨牡蛎救逆汤"一条，"伤寒，加温针必惊"一条。又因《广论》此二条皆为论广伤火而惊，《遗论》于此下，遂又广"寸口脉动而弱，动则为惊，弱则为悸"一条（《遗论》尚有论惊一条，论悸一条，存《脉经》第八卷惊悸门中。），而即取其论文中之"惊悸"二字，编目立篇。所以惊悸门中有论"火邪者"之条。至王叔和初撰时，提取《汤液经》"太阳病，以火熏之"条之上半条，与《广论》论惊之二条，共次入"诸可不可篇"中之"不可火篇"内。复于原篇之内，抹杀其既提去之条。至今此篇遂失惊证方治，惟余莫头莫脑有如错简之"火邪者，桂枝去芍药加蜀漆龙骨牡蛎救逆汤主之"之下半条。然而正亦幸其遗有此半条，于是乎原书之本样如何，王叔和当年如何撰次，一一皆可因兹遗迹而案得其实。既又持之以观，于是乎"诸可不可篇"之所以羼入有论"心下悸者"数条，此篇之所以徒然只"心下悸者，半夏麻黄丸主之"一条，皆得豁焉而昭晰乎其故矣。

叔和所以必以"卒病论"撰而次入于"诸可不可篇"中者，此则为其撰作终始一贯之意，即欲"仓卒寻按，易见其要"是也。初撰欲"易见其要"，故以"卒病论"并入"诸可不可篇"。此虽欲"易见其要",犹未彻底"易见其要"。三撰又以"诸可不可篇",并为太阳、阳明、少阴、厥阴四篇,此之欲"易见其要",乃得彻底"易见其要"。唯有"痓、湿、暍"三门,因其非是伤寒,自始至终无放处,故别见之。此即"三阳三阴篇"前有"痓、湿、暍"一篇之由来也。"三阳三阴篇"后,有"霍乱"一篇者,此亦由并"卒病论"于《伤寒论》中之故。案叔和初撰,已以"霍乱病,热多欲饮水,属五苓散"一条,次入"可水篇",是初撰尚认霍乱为系属伤寒者也。三撰则别论之,不以之次入"三阳三阴篇"中者,因其论文中,有"本是霍乱,今是伤寒"一语,故又疑其非是伤寒。疑之,故不敢轻以之次入"三阳三阴篇"内,而谨以之附于"三阳三阴篇"末。此即"三阳三阴篇"末有"霍乱"一篇之由来也。

复又思,叔和初撰、再撰,皆以"可不可"分门,而再撰唯汗、吐、下三门。初撰于汗、吐、下外,多出可温与灸、刺、水、火各门者,此中亦必其有故。因是,复取《脉经》第七卷"诸可不可篇"而详研之,见前半汗、吐、下三门中,其方治条之言属某汤证者,百有七条,言宜某汤者六条;后半可温、灸、刺、水、火各门中,言宜某汤者九条;言属某汤证者二条。(《脉经》第七卷篇目,为"病不可发汗证第一""病可发汗证第二""病发汗以后证第三""病不可吐证第四""病可吐证第五""病不可下证第六""病可下证第七""病发汗吐下以后证第八""病可温证第九""病不可灸证第十""病可灸证第十一""病不可刺证第十二""病可刺证第十三""病不可水证第十四""病可水证第十五""病不可火证第十六""病可火证第十七""热病阴阳交并少阴厥逆阴阳竭尽生死证第十八""重实重虚阴阳相附生死证第十九""热病生死期日证第二十""热病十逆死日证第二十一""热病五藏气绝死日证第二十二""热病至脉死日证第二十三""热病损脉死日证第二十四",共二十四篇。)

又取"三阳三阴篇"本校之,见《脉经》本中,诸言宜某汤者,"三阳三阴篇"本,亦皆言宜某汤,诸言属某汤证者;"三阳三阴篇"本,则统皆或言宜某汤,或言某汤主之。于是知,言属某汤证者为一本,言宜某汤与某汤主之者为一本。因思叔和初撰、再撰,皆为就原书篇目撰次之作。此之汗、吐、下三门中,多言属某汤证,则其所据撰之言属某汤证本篇目必有汗、吐、下三门。可温、灸、刺、水、火各门中,多言宜某汤,则其所据撰之言宜某汤本,篇目必有可经灸、刺、水、火各门。而灸、刺、水、火各门中,有言属某汤证二条者,察此二条,一为霍乱条,一为惊狂条。知此二条为叔和自言属某汤证本之卒病门中,撰而次之于此者，非其本篇之文。除此二条，无别言属某汤证者，因是又知言属某汤证本，无可温、灸、刺、水、火各门，其汗、吐、下三门中，有言宜某汤六条者，为叔和所得之言属某汤证本有阙文，由叔和自言宜某汤本中，撰而补次之者。又因之知言宜某汤本，亦有汗、吐、下三门。如是，则是言属某汤证本，其篇目惟汗、吐、下三门，言宜某汤本，其篇目既有汗、吐、下三门，复多可温、灸、刺、水、火各门。又因见此卷前半汗、吐、下三门，其中条文悉为《汤液经》《广论》及《遗论》之文，后半可温、灸、刺、水、火各门中，《内经》之文约居其半。以《金匮》"问曰""师曰"类，多杂岐黄家言证之，知多可温、灸、刺、水、火各门之言宜某汤本，必为《平脉辨证》。多可温、灸、刺、水、火各门之言宜某汤本，既为《平脉辨证》，则惟汗、吐、下三门之言属某汤证本，必为《胎胪药录》无疑。由是又因之以得知叔和撰次，惟据《胎胪药录》《平脉辨证》二书，《广论》原本，殆未之见。故叔和不识以六经名题首者，为任圣之经，以"伤寒"二字题首者，为仲景所广。此亦为叔和之学非出自仲景之门之证。

叔和所以未得见《广论》原本者，此其故，孙思邈已言之，《千金方》云："江南诸师秘仲景要方不传"，此语即道明所以未得见之故。夫以生于西晋之王叔和，去建安之年未久，且犹未得见原书，足征仲景《广论》，遭此一秘，始终未传于世而遂亡。幸有《胎胪药录》纪其梗概，此孤危欲绝之《汤液经论》，赖之以弗坠，此其功自不在高堂生、伏生下。据其篇中载有《广论》之文，知为出自仲景亲授，名《胎胪药录》者。"胎"，始也；"胪"，传也。意殆谓为《广论》始传之书也。其书之篇目，今已考知为"卒病论"外，惟汗、吐、下三门。又因见言属某汤证文，与"问曰""答曰"及凡"伤寒"二字题首之诸条中，未尝有杂岐黄家言者，足证仲景《广论》与《胎胪药录》二书，皆严守《汤液经》家法。其书且严守家法，则其于篇目，必不致私以己意，妄立异同，其所立之汗、吐、下三门，与夫"卒病"诸篇之目，必为《胎胪药录》全本乎《广论》，《广论》全出自《汤液经》。

《平脉辨证》之师，亦为张机仲景。《脉经》第五卷载"张仲景论脉篇"，其文即《平脉法》之首章，其明证也。惟《平脉辨证》之师，不止仲景一人。其"卒病论"中之"师曰"，多有其岐黄家师之说。故其篇目增灸刺各门，篇中载《内经》之说，知为非专师仲景者，以仲景《广论》与《胎胪药录》二论中，除采用灸刺法外，未尝见杂有岐黄一语故也。

至是，然后乃今始详知《汤液经》经文，其原大抵不过只数十余条。后师广之，成百七十九条。仲景又广之，成二百八十条。《胎胪药录》又广之，《平脉辨证》又广之，叔和起而撰次之，复得增多百九十七条（今又新增三十八条，全《汤液经》共五百一十五条。）。叔和之初撰为合《胎胪药录》《平脉辨证》二书，而并其"卒病论"于"诸可不可篇"，故其篇目有可温、灸、刺、水、火各门，再撰为取初撰而去其杂说，既去杂说，则不可刺等门遂成废墟，故篇目不得不改从《胎胪药录》，惟汗、吐、下三门。三撰又取其撰就之"诸可不可篇"方治，次入"三阳三阴篇"中，定其名为《伤寒论》，而成今之"三阳三阴篇"本。至《平脉辨证》诸卒病门中，所杂厕之驳而不驯之论，叔和似见其不类，疑为非出仲景，以故削而委之于"诸可不可篇"，及"三阳三阴篇"外。既复惜之，恐其散亡也，又起而合次之于《胎胪药录》余论中，而并存之，此即"三阳三阴篇"本外，又有《金匮要略》；《脉经·诸可不可篇》外，又有《平脉证》诸篇之由来，亦即皇甫士安称其"撰次遗注甚精"之由来也。叔和撰次之作，大抵为如是。

叔和之撰次既明，《汤液经》书即出，析而观之，《汤液经》文辞质实，记序简显，发语霜临，行气风迈，殷商文格，此属一家。全经百七十九条，而汗、吐、下、利、温之诸法具详；主方二十有二（主方二十二，方名见后表。），而中风、伤寒、温病、卒病之治法咸备，允非神明全智者不能作。容尚多有致遗者，是则当问诸江南诸师也。

仲景《广论》，蹡蹡有循，发微穷变，补益实多，其论厥诸条，大《易》之遗象也。

叔和撰次，其书实不可废。盖因其撰次，然后《汤液经》一表二里之法以明。所谓一表，太阳是也；二里，阳明、少阴是也。《汤液经》虽分六经属病，实止一表二里三门，即惟立方治于太阳、阳明、少阴三经中是也。缘少阳、太阴、厥阴三经无专病，少阳之表里病，皆为与太阳、阳明并病，其方治已悉见太阳、阳明二经。故少阳本经中，除惟出中风方治一条以示例外，别无方治之条。太阴、厥阴亦然，其病也必为与少阴合病。凡少阴病，论中诸言"下利清谷"、"下利腹痛"，皆为与太阴并病之文。诸言"下利厥逆""下利便脓血"，皆为与厥阴并病之文。"既吐且利，手足厥逆，脉微欲绝"，则为三阴合病之文。是以太阴、厥阴病论中，亦除惟出中风方治一条以示例外，别无方治之条。原夫病之出路，惟在汗孔与二便，太阳主表，兼司小便，阳明司大便，少阴出路，亦是二便《白虎通》云："肾之为言泻也，以窍泻也。"所谓窍即前阴（西学谓肾为泌尿器，与《白虎通》之说合。）。又云："小肠大肠，心之府也。肠为胃纪，心为支体主。"故两府也，小肠、大肠为心之府，心有热则移邪于府，泻其府以救其藏，此少阴病所以有承气证。而《汤液经》方治，所以皆在太阳、阳明、少阴三经中，自其出路以导之之道也。桂枝、麻黄、栀豉、白虎，发汗方药也；承气、抵当、十枣，下血、下水、下燥屎方药也；五苓、黄芩，利小便方药也；附子、干姜诸剂，虽云温里，其病之去，亦由汗孔。《本经》于干姜、乌头下俱云"出汗"。冬采为附子，春采为乌头。乌头出汗，附子必亦出汗可知，此《本经》互见例也。今夫风寒之客于表也，阻塞荣卫气行之路，使人恶风、恶寒、头痛、腰痛、骨节疼痛，故不得不用桂枝、麻黄、柴胡诸药以攻其表，发其汗，祛其邪，使由汗孔而出。风热之舍于表也，使人头目昏眩，神不清明，又常自汗出，身重难以转侧，口舌不仁，语言难出，治以豆豉、石膏，清表热，解温毒，令邪气与汗气共并由毛窍败泄而出。若夫寒邪之中于里也，设外表无病，则出路畅通，惟用附子、干姜诸剂，自里以温蒸之，邪气自由汗孔而去。温蒸其内，其外未有不微有汗气出者，是亦一汗解剂也。瓜蒂吐药，《本经》又言"下水"之水邪之在上焦者，涌之使从胃口吐出；在中、下焦者，导之使自大肠泻下，犹巴豆之病。在膈上吐，在膈下利，其出路则适皆在阳明也。又养阴之药，多用地黄，凡服地黄者，大便无不快利，以故阴虚便秘必用之。《本经》言地黄："逐血痹"。又曰："除寒热、积聚，除痹。"曰"除"曰"逐"，去由大便可知。《金匮》百合地黄汤下云："大便当如漆"，即其去由大便之证。用是观之，治病之法，无论其为温补、为养阴、为汗、为吐、为下、为利，病之去路，无一不在汗孔与二便，所以《汤液经》立一表二里之法，约方治在太阳、阳明、少阴三经中，不多出岐途以迷人。此等理法，非经叔和撰次无由见之。而叔和尤有特识之处，即分太阳为三篇，次太阳本经论文于上篇，次太阳、阳明与太阳、少阳及太阳、少阴二经合病之表病论文，暨表里并病之文于中篇，次太阳、少阳二经合病之里病论文于下篇。如斯识别，非精谙于《汤液经》理法者，不易得之。惟其次《广论》论厥诸条于"厥阴篇"，是其小失。盖厥阴无专病，《广论》诸条所论，皆为与少阴并病。三阴合病之文，依《汤液经》之法，当次入"少阴篇"，以符一表二里之制。矧仲景之作，号为"论广《汤液》"，如此重要之少阴病论中，独无《广论》一条，岂有此理！叔和未察，不得谓非千虑之失也。

　　尝论"伊尹以割烹要汤"，与岐伯之事正同。《广雅·释言》云："要，约也。"高诱《淮南·坠形训》注云："要，正也。"谓以医家养性全形之道，约正汤之身也（《吕览·本味篇》载伊尹以至味说汤，乃后人依声附合之作，不足凭信。）。厥后华佗得任圣之割（《抱朴子·至理篇》云："淳于能解颅以理脑，元化能刳腹以涤肠。"仓公、华佗，盖皆得任圣割治之传者。），仲景传任圣之烹（《抱朴子》云："仲景穿胸以纳赤饼。"有据此谓仲景通割道者，其实不然，仲景如通割道，其学必传。"穿胸以纳赤饼"，即用赤饼以开胸也，赤饼当是陷胸丸之类。），与岐黄针灸，分职造化。惜华佗性恶（恶，去声，忌也。）各技，致任圣割道失传，其遭戮死，或天所假手也。后世针灸之学亦微，独《汤液经》学历世愈久，而愈益尊显，斯非得道之大者，乃可大可久也与。

兹即叔和撰次之书而厘订之，复其旧名曰《汤液经》，篇目亦改从《汤液经》之１日，仍以仲景之《广论》《遗论》附于下。其为《广论》者，低格写；其为《遗论》者，又低格写。其间字句，则谨遵《脉经》本，其《脉经》所无之条，则从《千金翼方》本。以此二本未遭羼乱，较"三阳三阴篇"本之经手过多为近可信故也。顾今分卷分目，归类序次，必未能尽符原本之制，以无原本可考，谨取便读者，易寻端绪计，姑定之如是。希博雅君子，得其正而订焉。

中华民国三十七年戊子孟春月
古益杨师尹谨述
时年六十有一

《汤液经》经方二十二主方表

太阳						阳明		少阳						少阴						龙牡救逆防己地黄
太阳	太阳阳明	太阳少阴	太阳少阳	太阳阳明	三阳	阳明	太阳阳明	太阳少阳						少阴				太阴	厥阴	
桂枝	麻黄	葛根	小青	柴胡	栀豉	白虎	承气	抵当	茵陈	十枣	白散	瓜蒂	黄芩	连胶	猪苓	四逆	玄武	吴黄	桃花	
汗						下				吐			利			温				
中风			风温			温病							伤寒							
表						里														

张仲景论广《汤液经》序

论曰：予每览越人入虢之诊，观齐侯之色，未尝不慨然叹其才秀也。怪当今居世之士，曾不留神医药，精究方术，上以疗君亲之疾，下以救贫贱之厄，中以保身长全，以养其生，但竞逐荣势，企踵权豪，孜孜汲汲，惟名利是务，崇饰其末，忽弃其本，华其外而悴其内。皮之不存，毛将安附焉？卒然遭邪风之气，婴非常之疾，患及祸至，而方震慄，降志屈节，钦望巫祝，告穷归天，束手受败，赍百年之寿命，持至贵之重器，委付凡医，恣其所措，咄嗟呜呼！厥身已毙，神明消灭，变为异物，幽潜重泉，徒为啼泣。痛夫！举世昏迷，莫能觉悟，不惜其命，若是轻生，彼何荣势之云哉！而进不能爱人知人，退不能爱身知己，遇灾值祸，身居厄地，蒙蒙昧昧，蠢若游魂。哀乎！趋世之士，驰竞浮华，不固根本，忘躯徇物，危若冰谷，至于是也。余宗族素多，向余二百，建安纪年以来，犹未十稔，其死亡者，三分有二，伤寒十居其七。感往昔之沦丧，伤横夭之莫救。乃勤求古训（《汤液经》之训），博采众方（《汤液经》之方。），为《伤寒卒病论》（卒与倅，古字通。倅，七内切，音淬，副也。《礼记·燕义》云："庶子官职诸侯、卿、大夫、士之庶子之卒。"郑注云："卒，读为倅。"又《周礼》："诸子掌国子之倅。"注云："故书倅为卒。"郑司农云："卒读为'物有副倅'之'伴'。"《礼记·文王世子》："掌国于之倅。"《释文》云："停，副也"。此序云为"伤寒卒病论"者，言为伤寒与伤寒之副病论也。《金匮·藏府经络先后病脉证篇》云："夫病固疾，加以卒病，当先治其卒病，后乃治其固疾也。"此卒病即谓副病，足证仲景所云之卒字，当如郑司农云，读为"物有副伴"之"倅"也。）合十六卷，虽未能尽愈诸疾，庶可以见病知源，孔子云："生而知之者上，学则亚之，多闻博识，知之次也。"余宿尚方术，请事斯语。

汤液经卷一

［商］伊尹著　　［汉］张机广论

（《胎胪药录》《平脉辨证》）又广

成都杨师尹绍伊考次

华阳刘　复民叔补修

太阳病证论第一

太阳病，其脉浮。

太阳病，发热，汗出而恶风，其脉缓，为中风。

太阳中风，发热而恶寒。（卫中风则恶风，荣中风则恶寒。上条言卫中风，此条言荣中风。）

太阳病，或已发热，或未发热，必恶寒，体痛，呕逆，脉阴阳俱紧，为伤寒。（此条言表中寒风，传入于里。）

太阳病，发热而渴，不恶寒者，为温病。（中风为表病，伤寒为里病。风温为表病，温病为里病。）若发汗已，身灼热者，名风温。风温为病，脉阴阳俱浮，自汗出，身重，多眠睡，鼻息必鼾，语言难出。若被下者，小便不利，直视，失溲。若被火者（此"火"字当是"汗"字之讹。下文"若火熏之"，乃为言火。），微发黄色，剧则如惊痫，时瘛疭（此风温误汗必然之现象。）。若火熏之，一逆尚引日，再逆促命期。

太阳病，脉反躁盛者，是阴阳交，死。复得汗，脉静者生。

吐，舌下卷者，死。唾如胶者，难解。舌头四边徐有津液，此为欲解。病者至经，上唇有色，脉自和，为欲解；色急者，未解。

太阳病，下之，其脉促，不结胸者此为欲解；其脉浮者，必结胸；其脉紧者，必咽痛；其脉弦者，必两胁拘急；其脉细而数者，头痛未止；其脉沉而紧者，必欲呕；其脉沉而滑者，挟热利；其脉浮而滑者，必下血。

太阳病，脉浮紧，发热，身无汗，自衄者愈。

太阳病，头痛至七日，自当愈，其经竟故也。若欲作再经者，当针足阳明，使经不传则愈。

伤寒一日，太阳受之，脉若静者，为不传。颇欲呕，若躁烦（若，及也。），脉数急者，乃为传。

伤寒，其二阳证不见，此为不传。

夫病有发热而恶寒者，发于阳也；不热而恶寒者，发于阴也。发于阳者，七日愈；发于阴者，六日愈。以阳数七，阴数六故也。

风家表解而不了了者，十二日愈。

太阳病欲解时，从巳尽未。

太阳之为病，头项强痛而恶寒。

病人身大热，反欲得衣者，热在皮肤，寒在骨髓也。身大寒，反不欲近衣者，寒在皮肤，热在骨髓也。

阳明病证论第二

阳明中风，口苦、咽干、腹满、微喘、发热、恶寒、脉浮而紧。若下之，则腹满小便难也。

阳明病，能食为中风，不能食为中寒。

阳明病，中寒，不能食而小便不利，手足濈然汗出，此为欲作固瘕也，必须坚后溏。所以然者，以胃中冷，水谷不别故也。

阳明病，初为欲食之，小便反不数，大便自调，其人骨节疼，翕翕如有热状，奄然发狂，濈然汗出而解，此为水不胜谷气，与汗共并，坚者即愈。（坚，大便坚也。其人骨节疼，翕翕如有热状，此为病在表。濈然汗出解后，大便坚而不溏，则风寒未传入于里，故为病愈。一本作"脉紧即愈"，误。其脉紧反去者，此为欲解。设脉浮紧为未解，紧为病传，紧为病进，何得为愈？）

阳明病，久久而坚者。

汗出多，坚。发其汗，亦坚。

阳明病，脉浮而紧，其热必潮，发作有时。但浮者，必盗汗出。

阳明病，当多汗而反无汗，其身如虫行皮中之状，此为久虚故也。

冬阳明病，反无汗，但小便利。二三日呕而咳，手足若厥者，其人头必痛。若不呕不咳，手足不厥者，头不痛。

冬阳明病，但头眩，不恶寒，故能食而咳者，其人必咽痛。若不咳者，咽不痛。

阳明病，无汗，小便不利，心下懊侬必发黄。

阳明病，被火，额上微汗出，而小便不利，必发黄。

阳明病，口燥，但欲漱水不欲咽者，必衄。

脉浮，发热，口干鼻燥，能食者，即衄。

阳明病，其人不能食，攻其热必哕。所以然者，胃中虚冷故也。

阳明病，当心下坚满，不可攻之，攻之遂利不止者，死；止者，愈。

夫病阳多有热（有热，有发热之证也。一本作“阳多者热”。），下之则坚（则心下坚满而成结胸。）。本虚，攻其热必哕，无阳阴强而坚，下之必清谷而腹满。

阳明病欲解时，从申尽戌。

伤寒，发热无汗，呕不能食，而反汗出濈濈然，是为转在阳明。

伤寒三日，阳明脉大。

伤寒，脉浮而缓，手足温，是为系在太阴。太阴当发黄，小便自利者，不能发黄。至七八日而坚，为属阳明。

伤寒，传系阳明者，其人濈然微汗出。（以上广论四条，论病传。）

阳明之为病，胃中寒是也。

太阳初得病时，发其汗，汗先出复不彻，因转属阳明。（此与上条，出《平脉辨证》。）

问曰：病有太阳阳明，有正阳阳明，有微阳阳明，何谓也？答曰：太阳阳明者，脾约是也。正阳阳明者，胃家实是也。微阳阳明者，发其汗，若利其小便，胃中燥，便难是也。（此与下“问曰”“答曰”诸条，均出《胎胪药录》。）

问曰：何缘得阳明病？答曰：太阳病，发其汗，若下之，亡其津液，胃中干燥，因为阳明。不更衣而便难，复为阳明病也。

问曰：阳明病外证云何？答曰：身热，汗出而不恶寒，但反恶热。

问曰：病有得之一日，发热恶寒者何？答曰：然。虽二日，恶寒自罢，即汗出恶热也。（虽，每有也。《尔雅·释训》云：“每有，虽也。”）

问曰：恶寒何故自罢？答曰：阳明处中，主土，万物所归，无所复传，故始虽恶寒，二日自止，是为阳明病。（以上“问曰”“答曰”五条，论阳明温病。）

少阳病证论第三

少阳中风，两耳无所闻，目赤，胸中满而烦，不可吐下，吐下则悸而惊。

三阳合病，脉浮大，上关上，但欲寐，目合则汗。

少阳病欲解时，从寅尽辰。

伤寒，脉弦细，头痛而反发热，此属少阳。少阳不可发其汗，发汗则谵语，为属胃，胃和即愈；胃不和，烦而悸。

伤寒六七日，无大热，其人躁烦，此为阳去入阴故也。

伤寒三日，三阳为尽，三阴当受其邪，其人反能食而不呕，此为三阴不受其邪。

伤寒三日，少阳脉小，为欲已。

少阳之为病，口苦，咽干，目眩也。

太阴病证论第四

太阴中风，四肢烦疼，阳微阴涩而长，为欲愈。（"涩"字，当是"濡"字之讹。）

太阴病欲解时，从亥尽丑。

伤寒一日，太阳脉弱，至四日，太阴脉大。

伤寒，脉浮而缓，手足温，是为系在太阴。太阴当发黄，小便自利者，不能发黄。至七八日，虽烦，暴利十余行，必自止。所以自止者，脾家实，腐秽当去故也。

太阴之为病，腹满而吐，食不下，下之益甚，复时自痛，胸下结坚。

少阴病证论第五

少阴病，欲吐而不烦，但欲寐，五六日自利而渴者，属少阴，虚故引水自救。小便白者，少阴病形悉具。其人小便白者，下焦虚寒，不能制溲，故白也。夫病，其脉阴阳俱紧，而反汗出，为亡阳，属少阴，法当咽痛而复吐利。

少阴病，脉紧者，至七八日下利。其脉暴微，手足反温，其脉紧反去，此为欲解。虽烦，下利必自愈。

少阴病，下利，若利止，恶寒而踡，手足温者，可治。

少阴病，恶寒而踡，时时自烦，欲去其衣被者，可治。

少阴病，恶寒，踡而利，手足逆者，不治。

少阴病，下利止而眩，时时自冒者，死。

少阴病，六七日，其人息高者，死。

少阴病，其人吐利，躁逆者，死。

少阴病，脉微细沉，但欲卧，汗出不烦，自欲吐。五六日，自利，复烦躁不得卧寐者，死。

少阴病，四逆，恶寒而踡，其脉不至，其人不烦而躁者，死。

少阴病，下利不止，厥逆无脉，干呕，烦。服汤药，其脉暴出者，死；微细者，生。

下利，手足厥，无脉，灸之不温，若脉不还，反微喘者，死。少阴负趺阳者，为顺也。

下利后，脉绝，手足厥冷，晬时脉还，手足温者，生；脉不还者，死。

凡厥者，阴阳气不相顺接便为厥。厥者，手足逆者是。

少阴病，其人吐利，手足不逆，反发热，不死。脉不足者，灸其少阴七壮。

下利，脉沉弦者，下重。其脉大者，为未止。脉微弱数者，为欲自止，虽发热不死。

下利，有微热，其人渴。脉弱者，今自愈。（今，即也。）

下利，脉数，若微发热，汗自出者，自愈。设脉复紧，为未解。

伤寒，先厥后发热而利者，必自止。见厥复利。

伤寒，先厥后发热，下利必自止，而反汗出，咽中强痛，其喉为痹。发热无汗而利必自止。若不止，必便脓血，便脓血者，其喉不痹。

伤寒，发热四日，厥反三日，复热四日，厥少热多，其病当愈。四日至七日热不除，必便脓血。（喉痹为少阴病，便脓血亦为少阴病，叔和以此诸条，次于"厥阴篇"，误。）

伤寒，病厥五日，热亦五日，设六日当复厥，不厥者，自愈。厥不过五日，以热五日，故知自愈。

伤寒，厥四日，热反三日，复厥五日，其病为进。寒多热少，阳气退，故为进。

伤寒，始发热六日，厥反九日而下利。厥利当不能食，今反能食，恐为除中。食之黍饼而发热者（而发热者，"而"字原误"不"，今改正。因古字"而""不"

二字形近，故易致误也。），知胃气尚在，必愈。恐暴热来出而复去也。后三日脉之，其热续在，期之旦日夜半愈。所以然者，本发热六日，厥反九日，复发热三日，并前六日亦为九日，与厥相应，故期之旦日夜半愈。后三日脉之而脉数，其热不罢，此为热气有余，必发痈脓。

伤寒，脉迟六七日，而反与黄芩汤彻其热。脉迟为寒，与黄芩汤复除其热，腹中冷，当不能食。今反能食，此为除中，必死。

伤寒，发热而厥，七日下利者，为难治。

伤寒，厥逆六七日，不利，便发热而利者，生。其人汗出，利不止者，死。但有阴无阳故也。

伤寒，发热，下利至厥不止，死。

伤寒，脉促，手足厥逆，可灸之。为可灸少阴、厥阴，主四逆。

诸下利皆可灸足大都五壮（一云七壮。），商丘、阴陵泉皆三壮。

伤寒六七日，其脉微，手足厥，烦躁，灸其厥阴。厥不还者，死。

伤寒，下利，厥逆，躁不能卧者，死。

伤寒，下利日十余行，其人脉反实者，死。

少阴病，八九日，而一身手足尽热，热在膀胱，必便血。

伤寒，热少厥微，指头寒，默默不欲食，烦躁数日，小便利，色白者，热除也。欲得食，其病为愈。若厥而呕，胸胁烦满，其后必便血。

少阴病，咳而下利，谵语者，此被火气劫故也。小便必难，以强责少阴汗也。

夫实则谵语，虚则郑声。郑声者，重语是也。直视，谵语，喘满，死。若下利者，亦死。

少阴病，但厥无汗，而强发之，必动其血，未知从何道出，或从口鼻，或从目出者，是为下厥上竭，为难治。

少阴中风，其脉阳微阴浮，为欲愈。

少阴病欲解时，从子尽寅。

少阴之为病，脉微细，但欲寐。

厥阴病证论第六

厥阴中风，其脉微浮，为欲愈；不浮，为未愈。

厥阴病，欲解时，从丑尽卯。

伤寒，腹满而谵语，寸口脉浮而紧者，此为肝乘脾，名曰纵，当刺期门。

伤寒，发热，啬啬恶寒，其人大渴欲饮酢浆者，其腹必满，而自汗出，小便利，其病欲解，此为肝乘肺，名曰横，当刺期门。

师曰：厥阴之为病，消渴，其气上撞，心中疼热，饥而不欲食。甚者，则欲吐。下之，不肯止。

汤液经卷一终。

汤液经卷二

〔商〕伊尹著　〔汉〕张机广论

（《胎胪药录》《平脉辨证》）又广

成都杨师尹绍伊考次

华阳刘　复民叔补修

病不可发汗证第七

（温病不可发汗，伤寒不可下。）

不可发汗上篇上（此篇论太阳、阳明两经合病之风温表证：栀豉症，不可发汗。）

阳明病，其脉浮紧，咽干口苦，腹满而喘，发热汗出而不恶寒，反偏恶热，其身体重，发其汗即燥，心愦愦，而反谵语；加温针必怵惕，又烦躁不得眠；下之即胃中空虚，客气动膈，心中懊侬，舌上胎者，属栀子汤证。（后人银翘散，即出此方，然不如径用经方之为允当。毋妄信其避用苦寒、拣用甘寒之呓语也。因服苦寒药而不愈者，为热在血分，宜用生地、丹皮等。栀子、知母、黄连、黄柏为气分之药，故不能愈也。又热在于表者，当兼用豆豉与石膏。若单用栀子、知母等，亦不能愈，因表里不同道故也，亦非苦寒之过也。学者慎勿为瞀者所蒙。）

栀子汤方（方药下性味，为今所注，悉本自《神农本草》，其《神农本草》所无者，别据《别录》补之。）

栀子（十四枚，擘，苦寒。）　香豉（四合，绵裹，苦寒。）

上二味，以水四升，先煮栀子，取二升半，内豉，煮取一升半，去滓。分再服，温进一服。得吐者，止后服。（栀子汤中无吐药，服之而吐者，为胃中有寒，此非其治也。故云"止后服"，言当改以温药服之也。后之解者，见此得吐之语，略弗深省，竟谓栀子汤为吐剂。夫栀子汤果为吐剂者，"可吐篇"中必列之，而宋本《伤寒论》与《脉经》及《千金翼方》本之"可吐宜吐篇"中，均未列有栀子汤论之文，足证其非为吐剂也明甚矣。）

凡用栀子汤，病人旧微溏者，不可与服之。（微溏为阳明里寒，此与"得吐者止后服"之戒同。）

伤寒，头痛，翕翕发热，形象中风，常微汗出，又自呕者，下之益烦，心懊憹如饥；发汗则致痓，身强难以屈伸；熏之则发黄，不得小便；灸则发咳唾。

伤寒，发热，但头痛，微汗出，发其汗则不识人；熏之则喘，不得小便，心腹满；下之则短气而腹满，小便难，头痛背强；加温针则必衄。

不可发汗上篇下（此篇论太阳、少阳及三阳合病之风温表证：白虎症，不可发汗。）

三阳合病，腹满身重，难以转侧，口不仁言语，面垢，向经谵语，遗溺，发汗则谵语；下之则额上生汗，手足厥冷，自汗。属白虎汤证。

白虎汤方

知母（六两，苦寒。）　石膏（一斤，碎，辛微寒。）　甘草（二两，炙，甘平。）　粳米（六合，甘平。）

上四味，以水一斗，煮米熟汤成，去滓。温服一升，日三服。

伤寒，脉滑而厥者（厥者，脉初来大，渐渐小，更来渐渐大，是其候也。），其表有热，白虎汤主之。（《脉经》无此条，此据《千金翼方》本文。《伤寒论》本，则"其表有热"句，作"里有热也"四字。案：里有热者必燥渴，此论未言渴，其非为里有热也可知。又据《伤寒论》中，凡属白虎汤证而渴者，其方例加人参三两，此方不言白虎加人参汤，足证其未言渴，亦非略文，是此条之文，当《以千金翼》方本所载者为是，《伤寒论》本所载者为非也。）

伤寒，脉浮滑，此以表有热，白虎汤主之。（此文，"此以表有热"句下，旧有"里有寒"三字，为传抄者之误。林亿等已辨之，再以上条之文证之，更明。今删去之，免迷读者。）

不可发汗中篇上（此篇论少阴温病里证：承气症，不可发汗。）

少阴病，脉细沉数，病为在里，不可发其汗。

少阴病，六七日腹满，不大便者，急下之，属大承气汤证。

大承气汤方

大黄（四两，苦寒。）　厚朴（八两，炙，苦温。）　枳实（五枚，炙，苦寒。）　芒硝（三合，苦寒。）

上四味，以水一斗，先煮二味，取五升，内大黄，更煮取二升，去滓。内芒硝，更煎一沸。分，再服，得下者，止。

伤寒四五日，其脉沉，烦而喘满。沉脉者，病为在里，反发其汗，津液越出，大便为难，表虚里实，久则谵语。

少阴病，得之二三日，口燥咽干者，急下之，属大承气汤。

咽干燥者，不可发其汗。

伤寒，一二日至四五日，厥者必发热。前厥者后必热，厥深者热亦深，厥微者热亦微。厥应下之，而反发其汗，必口伤烂赤。

不可发汗中篇下（此篇论少阴温病里证：黄连黄芩芍药症。当清内热，利小便，不可发汗。）

少阴病，得之二三日以上，心中烦，不得卧者，黄连阿胶汤主之。

黄连阿胶汤方

黄连（四两，苦寒。）　黄芩（一两，苦平。）　芍药（二两，苦平。）鸡子黄（二枚，甘微温。）　阿胶（三挺，甘平。）

上五味，以水六升，先煮三味，取二升，去滓，内胶烊尽，内鸡子黄，搅令相得。温服七合，日三服。

不可发汗下篇上

亡血家，不可攻其表，汗出则寒慄而振。

衄家，不可攻其表，汗出必额陷脉上促急而紧，直视而不能眴，不得眠。

疮家，虽有身疼，不可攻其表，汗出则痉，冬时发其汗，必吐利，口中烂生疮。

淋家，不可发汗，发其汗，必便血。

厥不可发汗，发汗则声乱咽嘶，舌痿，谷不得前，诸逆发汗，微者难愈。剧者言乱，睛眩者死，命将难全。

咽中闭塞，不可发汗，发汗则吐血，气微欲绝，手足逆冷，欲得蜷卧，不能自温。

咳而小便利，若失小便，不可攻其表，汗出则厥，逆冷。

不可发汗下篇下（此一篇，共八条，《千金翼方》本，悉无之。）

动气在右，不可发汗，发汗则衄而渴，心苦烦，饮即吐水。

动气在左，不可发汗，发汗则头眩，汗不止，筋惕肉瞤。

动气在上，不可发汗，发汗则气上冲，正在心端。

动气在下，不可发汗，发汗则无汗，心中大烦，骨节苦痛，目运恶寒，食即反吐，谷不得前。（一云：谷不消化。）

脉濡而弱，弱反在关，濡反在颠，微反在上，涩反在下。微则阳气不足，涩则无血。阳气反微，中风汗出而反躁烦。涩则无血，厥而且寒。阳微发汗，躁不得眠。

脉濡而弱，弱反在关，濡反在颠，弦反在上，微反在下。弦为阳运，微为阴寒。上实下虚，意欲得温。微弦为虚，不可发汗，发汗则寒慄，不能自还。咳者则剧，数吐涎沫，咽中必干，小便不利，心中饥烦。晬时而发，其形似疟，有寒无热，虚而寒慄，咳而发汗，蹉而苦满，腹中复坚。

脉濡而紧，濡则阳气微，紧则荣中寒。阳微卫中风，发热而恶寒。荣紧胃气冷，微呕心内烦。医以为大热，解肌而发汗。亡阳虚烦躁，心下苦痞坚。表里俱虚竭，卒起而头眩。客热在皮肤，怅怏不得眠。不知胃气冷，坚寒在关元。技巧无所施，汲水灌其身。客热应时罢，慄慄而振寒。重被而覆之，汗出而冒颠。体惕而又振，小便为微难。寒气因水发，清谷不容间。呕胃反肠出，颠倒不得安。手足为微逆，身冷而内烦。迟欲从后救，安可复追还。

诸脉数动微弱，并可发汗。发汗则大便难，腹中干（一云：小便难，胞中干。）。胃燥而烦，其形相像，根本异源。

病可发汗证第八

（此篇论中风表证，可发其汗。）

可发汗上篇

太阳病三四日，不吐下，见芤，乃汗之。（此条，据《千金翼本》补。）

大法，春夏宜发汗。

凡发汗，欲令手足皆周至漐漐，一时间益佳，但不欲如水流离。若病不解，当重发汗。汗多则亡阳，阳虚不得重发汗也。

凡服汤药发汗，中病便止，不必尽剂也。

凡云可发汗而无汤者，丸散亦可用，要以汗出为解。然不如汤随证良。

太阳中风，阳浮而阴濡弱。浮者，热自发；濡弱者，汗自出。啬啬恶寒，淅淅恶风，翕翕发热，鼻鸣干呕，属桂枝汤证。

桂枝汤方

桂枝（辛温。） 芍药（苦平。） 生姜（辛温，各二两，切。） 甘草（二两，炙，甘平。） 大枣（十二枚，擘，甘平。）

上五味，㕮咀三味，以水七升，微火煮取三升，去滓。温服一升，须臾饮热粥一升余，以助药力。温覆，令汗出一时许，益善。若不汗，再服如前。复不汗，后服小促其间，令半日许三服。病重者，一日一夜乃差。当晬时观之，服一剂汤，病证犹在，当作服之。至有不汗出，当服三剂乃解。

桂枝汤本为解肌，其人脉浮紧，发热无汗，不可与也。常识此，勿令误也。

酒客，不可与桂枝汤，得之则呕，酒客不喜甘故也。

喘家，作桂枝汤，加厚朴杏子佳。（即于桂枝汤方内，加厚朴二两，杏仁五十个、去皮尖，余依前法。）

服桂枝汤吐者，其后必吐脓血。

太阳病，外证未解，其脉浮弱，当以汗解，宜桂枝汤。

太阳病，发热汗出，此为荣弱卫强，故使汗出，欲救邪风，属桂枝汤证。（"救"字，当是"攻"字之讹。）

病常自汗出，此为荣气和。荣气和而外不解，此卫不和也。荣行脉中，为阴主内；卫行脉外，为阳主外。复发其汗，卫和则愈，属桂枝汤证。

病人藏无他病，时发病，自汗出而不愈。此卫气不和也，先其时发汗则愈，属桂枝汤证。

太阳病，头痛发热，汗出恶风，若恶寒，属桂枝汤证。

太阳病，脉浮而数者，可发其汗，属桂枝汤证。（一作麻黄汤。）

脉浮者，病在表，可发其汗，属桂枝汤证。（一作麻黄汤。）

阳明病，脉迟，汗出多，微恶寒，表为未解，可发其汗，属桂枝汤证。

太阴病（四肢烦疼之病。），脉浮者，可发其汗，属桂枝汤证。

厥阴病，渴欲饮水者，与饮之即愈，手足厥寒，脉为之细绝，当归四逆汤主之。若其人有寒，当归四逆加吴茱萸生姜汤主之。

当归四逆汤方

当归（三两，甘温。） 桂心（三两，辛温。） 细辛（三两，辛温。）芍药（三两，苦平。） 甘草（二两，炙，甘平。） 通草（二两，辛平。）大枣（二十五枚，擘，甘平。）

上七味，以水八升，煮取三升，去滓。温服一升，日三服。

当归四逆加吴茱萸生姜汤方

于前方中加吴茱萸二两，生姜八两，切。以水四升，清酒四升，和，煮取三升，去滓。分温四服。（一作酒、水各六升。）

可发汗中篇

太阳病，头痛发热，身体疼，腰痛，骨节疼痛，恶风，无汗而喘，属麻黄汤证。

麻黄汤方

麻黄（去节，三两，苦温。） 桂枝（二两，辛温。） 甘草（一两，炙，甘平。） 杏仁（七十枚，去皮尖、两仁者，甘温。）

上四味，以水九升，煮麻黄，减二升，去上沫；内诸药，煮取二升半，去滓。温服八合，覆取微似汗，不须啜粥，余如桂枝法。

脉浮而紧，浮则为风，紧则为寒，风则伤卫，寒则伤荣，荣卫俱病，骨节烦疼，可发其汗，宜麻黄汤。

阳明病，脉浮，无汗，其人必喘，发其汗则愈，属麻黄汤证。

太阳病，发热恶寒，热多寒少，脉微弱，则亡阳也。不可复发其汗，宜桂枝二麻黄一汤。（此条之方，《伤寒》《千金》均作宜桂枝二越婢一汤。案：此条之方，旧与服桂枝汤，大汗出，脉洪大，形如疟之方相错。彼条当为桂枝二越婢一汤，误为桂枝二麻黄一汤；此条当为桂枝二麻黄一汤，误为桂枝二越婢一汤，决其为如此者。因越婢汤用石膏，大青龙条戒用石膏云："脉微弱，汗出恶风，不可服。服之则厥，筋惕肉𥇤，此为逆也"。与此条云"脉微弱则亡阳也"同，故知此条不宜服石膏也。再以服桂枝汤，大汗出，大烦渴不解，脉洪大属白虎汤一条证之，知彼条当服石膏。因彼条云"脉洪大"故也，今即据此互易正之。）

桂枝二麻黄一汤方

桂枝（一两十七铢，辛温。）　麻黄（十六铢，苦温。）　生姜（切，辛温。）芍药（苦平，各一两六铢。）　甘草（一两二铢，炙，甘平。）　大枣（五枚，擘，甘平。）　杏仁（十六枚，去皮尖、两仁者，甘温。）

上七味，以水七升，煮麻黄一二沸，去上沫；内诸药，煮取二升，去滓。温服一升，日再服。本云桂枝汤二分，麻黄汤一分，合为二升，分二服，今合为一方。

太阳中风，脉浮紧，发热恶寒，身体疼痛，不汗出而烦躁，头痛，属大青龙汤。脉微弱，汗出恶风，不可服之，服之则厥，筋惕肉𥇤，此为逆也。

大青龙汤方

麻黄（去节，六两，苦温。）　桂枝（二两，辛温。）　甘草（二两，炙，甘平。）　杏仁（四十枚，去皮尖、两仁者，甘温。）　生姜（三两，切，辛温。）大枣（十枚，擘，甘平。）　石膏（如鸡子大，碎，绵裹，辛微寒。）

上七味，以水九升，煮麻黄，减二升，去上沫；内诸药，煮取三升，去滓。温服一升，取微似汗，汗出多者，温粉粉之。一服汗者，勿再服，若复服，汗出多亡阳，逆虚恶风，躁不得眠。

伤寒，脉浮缓，其身不疼，但重，乍有轻时，无少阴证者，大青龙汤发之。（麻黄汤为治太阳、阳明两经合病中风表病之方，大青龙为治太阳、少阳两经合病寒温两感中风表病之方，小青龙为治太阳、少阴两经合病中风伤寒表里两解之方，柴胡汤为治太阳、少阳两经合病中风伤寒表里两解之方，桂枝汤则为治太阳本经中风表病发汗解表之方。）

太阳病，表不解，心下有水气，干呕发热而咳，或渴，或利，或噎，或小便不利，少腹满，或微喘，属小青龙汤。（此条论首"太阳病"三字，原误为"伤寒"二字，今改正。知此条为《汤液经》文者，因大青龙汤为《汤液经》之方，大为小之对辞，无小不得称大。大青龙汤既为《汤液经》之方，则小青龙汤亦必为《汤液经》

之方，一如大、小柴胡，大、小承气然。而查全书中大、小青龙汤，皆共止二条，皆在此处。以是知此与下小青龙汤二条中，必有一为《汤液经》文，一如上大青龙汤二条，一为《汤液经》文，一为《广论》之文然。而此条之宜为经文，下条为《广论》之文，其辞气文理，皆甚显白，不难一览而即可得而别知之故也。）

小青龙汤方

麻黄（去节，三两，苦温。）　芍药（苦平。）　细辛（辛温。）　干姜（辛温。）　甘草（炙，甘平。）　桂枝（辛温，各三两。）　五味子（酸温。）半夏（辛平，各半升，洗。）

上八味，以水一斗，先煮麻黄，减二升，去上沫；内诸药，煮取三升，去滓。温服一升，渴则去半夏，加栝楼根三两；微利者，去麻黄，加荛花一鸡子大，熬，令赤色；噎者，去麻黄，加附子一枚，炮；小便不利，少腹满，去麻黄，加茯苓四两；喘者，去麻黄，加杏仁半升，去皮。

伤寒，心下有水气，咳而微喘，发热不渴，服汤已而渴者，此寒去为欲解，属小青龙汤证。

少阴病，始得之，反发热，脉反沉者，麻黄细辛附子汤主之。

麻黄细辛附子汤方

麻黄（二两，去节，苦温。）　细辛（二两，辛温。）　附子（一枚，炮，去皮，破八片，辛温。）

上三味，以水二斗，先煮麻黄，减一升，去上沫；内诸药，煮取三升，去滓。温服一升。

少阴病，得之二三日，麻黄附子甘草汤，微发汗。以二三日无证，故微发汗也。

麻黄附子甘草汤方

麻黄（二两，去节，苦温。）　附子（一枚，炮，去皮，破八片，辛温。）甘草（二两，炙，甘平。）

上三味，以水七升，先煮麻黄一二沸，去上沫；内诸药，煮取二升半，去滓。温服八合。

可发汗下篇

太阳中风（表病。），往来寒热（表证。），伤寒（里病。），五六日以后，胸胁苦满，嘿嘿不欲饮食，烦心喜呕（里证。），或胸中烦而不呕；或渴；或腹中痛；或胁下痞坚；或心中悸，小便不利；或不渴，外有微热；或咳者，属小柴胡汤。伤寒，中风，有柴胡证，但见一证便是，不必悉具也。（此条论首"中风"二字之上，旧脱"太阳"二字，今补正。知此条为《汤液经》文者，因此条兼言或证者七。案：兼言或证者，为创法统论之例，非广法补义之例。更查全书中，兼言或证者，共有五条。此条外，真武汤言"或咳。或小便利。或下利"，四逆散"言或咳，或悸，或小便不利"，通脉四逆汤言"或腹痛，或干呕，或咽痛"，小青龙汤言"或渴，或利，或噎。"彼四条皆为《汤液经》文，以彼例此，知此条必亦为《汤液经》文也。）

小柴胡汤方

柴胡（八两，苦平。） 黄芩（苦平。） 人参（甘微寒。） 甘草（炙，甘平。） 生姜（辛温，各三两，切。） 半夏（半升，洗，辛平。） 大枣（十二枚，擘，甘平。）

上七味，以水一斗二升，煮取六升，去滓，再煎，温服一升，日三。若胸中烦，不呕者，去半夏、人参，加栝蒌实一枚；渴者，去半夏，加人参合前成四两半；腹中痛者，去黄芩，加芍药三两；胁下痞坚者，去大枣，加牡蛎六两；心下悸，小便不利者，去黄芩，加茯苓四两；不渴，外有微热者，去人参，加桂三两，温覆微发其汗；咳者，去人参、大枣、生姜，加五味子半升，干姜二两。

太阳病，十日以去，脉浮细，嗜卧，此为外解。设胸满胁痛，与小柴胡汤。脉浮者，属麻黄汤证。

血弱气尽（汗为血液，汗出则血弱。汗为阳气所蒸而出，汗出之后，气亦随之衰竭，故曰气尽。）腠理开，邪气因入，与正气相搏，在于胁下，正邪分争，往来寒热，休作有时，嘿嘿不欲食饮，藏腑相连，其痛必下，邪高痛下（胸满为邪高，胁痛为痛下。），故使其呕，小柴胡汤主之。服柴胡汤而渴者，此为属阳明，以法治之。

阳明病，胁下坚满，不大便而呕，舌上胎者（一本"胎"字上，有"白"字。）可以小柴胡汤。上焦得通，津液得下，胃气因和，身濈然汗出而解。

伤寒五六日，头汗出，微恶寒，手足冷，心下满，口不欲食，大便坚，其脉细，此为阳微结。必有表，复有里。沉，亦为病在里。汗出，为阳微结。假令纯阴结，不得有外证，悉入在于里。此为半在外半在里，脉虽沉紧，不得为少阴。所以然者，阴不得有汗，今头大汗出，故知非少阴也。可与小柴胡汤，设不了了者，得屎而解。

阳明病，发潮热，大便溏，小便自可，而胸胁满不去，小柴胡汤主之。

伤寒六七日，发热，微恶寒，支节烦疼（太阴表证。），微呕，心下支结，外证未去者，属柴胡桂枝汤。

柴胡桂枝汤方

柴胡（四两，苦平。）　黄芩（苦平。）　人参（甘微寒。）　生姜（切，辛温。）　桂枝（辛温。）　芍药（苦平，各一两半。）　半夏（二合半，洗，辛平。）　甘草（一两，炙，甘平。）　大枣（六枚，擘，甘平。）

上九味，以水六升，煮取二升，去滓。温服一升，本云：人参汤，作如桂枝法，加柴胡、黄芩，复加柴胡法，今用人参作半剂。

发汗以后证第九

发汗后上篇

太阳病，初服桂枝汤，而反烦不解者，法当先刺风池、风府，乃却与桂枝汤则愈。

伤寒，发汗已解，半日许复烦，其脉浮数，可复发其汗，属桂枝汤。

二阳并病，太阳初得病时，发其汗，汗先出，复不彻，因转属阳明，续自微汗出，不恶寒。若太阳证不罢，不可下，下之为逆。如此者，可小发其汗。设面色缘缘正赤者，阳气怫郁在表，当解之、熏之。若发汗不大彻，不足言阳气怫郁不得越。当汗而不汗，其人躁烦，不知痛处，乍在腹中，乍在四肢，按之不可得。其人短气，但坐，汗出而不彻故也，更发其汗，即愈。何以知其汗出不彻？脉涩，故以知之。（"涩"字当是"数"字之讹。涩，数音近，因口授时，妄听致误。）

发汗已，脉浮而数，复烦渴者，属五苓散。

五苓散方（见后第四卷，消渴门。）

发汗后，身体疼痛，其脉沉迟，属桂枝加芍药生姜人参汤。

桂枝加芍药生姜人参汤方

桂枝（三两，辛温。）　芍药（四两，苦平。）　生姜（四两，切，辛温。）甘草（二两，炙，甘平。）　大枣（十二枚，擘，甘平。）　人参（三两，甘微寒。）

上六味，以水一斗二升，煮取三升，去滓。温服一升，本云：桂枝汤，今加芍药、生姜、人参。

脉浮而紧，法当身体疼痛，当以汗解。假令尺中脉迟者，不可发其汗，何以知然？此荣气不足，血微少故也。

发汗后，不可更行桂枝汤，汗出而喘，无大热，可以麻黄杏子甘草石膏汤。

麻黄杏子甘草石膏汤方

麻黄（四两，去节，苦温。）　杏仁（五十枚，去皮尖，甘温。）　石膏（半斤，碎，辛微寒。）　甘草（二两，炙，甘平。）

上四味，以水七升，先煮麻黄一二沸，去上沫；内诸药，煮取三升，去滓。温服一升。本名黄耳杯。

发汗后，饮水多者必喘，以水灌之亦喘。

发汗多，又复发其汗，此为亡阳。若谵语，脉短者，死。脉自和者，不死。

发汗多，亡阳，谵语者，不可下，与柴胡桂枝汤。和其荣卫，以通津液，后自愈。

未持脉时，病人叉手自冒心，师因教试令咳，而不即咳者，此必两耳无所闻也。所以然者，重发其汗，虚故也。

发汗后中篇

太阳病，发其汗，遂漏而不止。其人恶风，小便难，四肢微急，难以屈伸，属桂枝加附子汤。

桂枝加附子汤方

于桂枝汤中加附子一枚，炮，即是。

伤寒，脉浮，自汗出，小便数，颇烦，复微恶寒，而脚挛急，反与桂枝汤，欲攻其表，得之便厥，咽干，烦躁，吐逆。当作甘草干姜汤，以复其阳，厥愈足温。更作芍药甘草汤与之，其脚即伸。而胃气不和，谵语，少与调胃承气汤。重发其汗，复加烧针者，属四逆汤。

甘草干姜汤方

甘草（四两，炙，甘平。）　干姜（二两，辛温。）

上二味，以水三升，煮取一升，去滓。分温再服。

芍药甘草汤方

芍药（苦平。）　甘草（甘平，炙，各四两。）

上二味，以水三升，煮取一升，去滓。分温，再服。

调胃承气汤方（方见下篇。）

四逆汤方（见后第三卷，不可吐可吐门。）

问曰：证象阳，旦按法治之而增剧（"证象阳"句，"旦"与"但"同，"旦"字连下读。），厥逆，咽中干，两胫拘急而谵语。师言：夜半手足当温，两脚当伸。后如师言，何以知此？答曰：寸口脉浮而大，浮则为风，大则为虚，风则生微热，虚则两胫挛。病证象桂枝，因加附子参其间，增桂令汗出。附子温经，亡阳故也，厥逆，咽中干，烦躁，阳明内结，谵语烦乱。更饮甘草干姜汤，夜半阳气还，两脚当热。胫尚微拘急，重与芍药甘草汤，尔乃胫伸。以承气汤微溏，则止其谵语，故知病可愈。发汗后腹胀满，属厚朴生姜半夏甘草人参汤。发其汗，不解而反恶寒者，虚故也，属芍药甘草附子汤。不恶寒，但热者，实也，当和其胃气，宜小承气汤。（一作调胃承气汤。）

厚朴生姜半夏甘草人参汤方

厚朴（半斤，炙，苦温。）　生姜（半斤，切，辛温。）　半夏（半升，洗，辛平。）　甘草（二两，炙，甘平。）　人参（一两，甘微寒。）

上五味，以水一斗，煮取三升，去滓。温服一升，日三服。

芍药甘草附子汤方

芍药（苦平。）　甘草（甘平，各三两，炙。）　附子（一枚，炮，去皮，破六片，辛温。）

上三味，以水三升，煮取一升二合，去滓。分温三服。

小承气汤方（见后可下门。）

发汗后身热，又重发其汗，胃中虚冷，必反吐也。

发汗后，水药不得入口为逆。若更发其汗，必吐下不止。

大汗出，热不去，内拘急，四肢痛，下利，厥逆而恶寒，属四逆汤。

发汗后下篇

太阳病三日，发其汗不解，蒸蒸发热者，属于胃也，属调胃承气汤。若渴欲饮水，口干舌燥者，白虎汤主之（一作白虎加人参汤，即于白虎汤内，加人参三两。）。若脉浮发热，渴欲饮水，小便不利，猪苓汤主之。（此处白虎、猪苓二半条，《伤寒论》本以之附于栀子汤论之末，《千金翼方》本以之附于三阳合病之白虎汤论之末。案：附于白虎汤论之末，固末为妥。然《千金》未同以之附于栀子汤论之末，足证此二半条，其旧本亦不在栀子汤论之下。盖此二半条早已手足分散，失其主领之条久矣。兹特代为觅访，查全书数百余条中，惟此条与之合楷，今即以之附于此条之末，读之较在栀子汤论之末，更觉义明法显。）

调胃承气汤方

大黄（四两，苦寒。）　甘草（二两，炙，甘平。）　芒硝（半两，苦寒。）

上三味，以水三升，煮取一升，去滓。内芒硝，更一沸，顿服。

猪苓汤方

猪苓（去黑皮，甘平。）　茯苓（甘平。）　泽泻（甘寒。）　阿胶（甘平。）　滑石（甘寒，碎，各一两。）

上五味，以水六升，先煮四味，取二升，去滓，内胶烊消。温服七合，日三服。

阳明病，汗出多而渴者，不可与猪苓汤。以汗多，胃中燥，猪苓汤复利其小便故也。

服桂枝汤，大汗出，大烦渴不解，若脉洪大，属白虎汤。（一作白虎加人参汤。）

发汗，若下之，烦热，胸中塞者，属栀子汤证。

汗家，重发其汗，必恍惚心乱，小便已阴痛，可与禹余粮丸。阙。

阳明病，本自汗出，医复重发其汗，病已差，其人微烦不了了，此大便坚也。以亡津液，胃中干燥，故令其坚。当问小便日几行，若本日三四行，今日再行者，必知大便不久出。今为小便难，少津液，当还入胃中，故知必当大便也。

阳明病，自汗出，若发其汗，小便自利，此为内竭，虽坚不可攻之。当须自欲大便，宜蜜煎导而通之。若土瓜根及猪胆汁皆可为导。

蜜煎导方

蜜（七合，甘平。）

上一味，内铜器中，微火煎之，稍凝如饴状，搅之，勿令焦著。欲可丸，捻如指许，长二寸，当热时急作，令头锐。以内谷道中，以手急抱，欲大便时，乃去之。

猪胆汁方

大猪胆一枚，泻汁，和少许醋，以灌谷道中。如一食顷，当大便出宿食恶物。已试甚良。

汤液经卷二终。

汤液经卷三

〔商〕伊尹著　　〔汉〕张机广论

（《胎胪药录》《平脉辨证》）又广

成都杨师尹绍伊考次

华阳刘　复民叔补修

病不可吐可吐吐后证第十

大法，春宜吐。

凡服汤吐，中病便止，不必尽剂也。

太阳病，当恶寒而发热，今自汗出，反不恶寒发热，关上脉细而数，此医吐之过也。若得病一日、二日吐之，腹中饥，口不能食；三日、四日吐之，不喜糜粥，欲食冷食，朝食暮吐。此医吐之所致也。此为小逆。

太阳病吐之者，但太阳病，当恶寒，今反不恶寒，不欲近衣，此为吐之内烦也。

诸四逆厥者，不可吐之，虚家亦然。

少阴病，其人饮食入则吐，心中温温欲吐，复不能吐，如得之手足寒，脉弦迟，此胸中实，不可下也，当遂吐之。若膈上有寒饮，干呕者，不可吐，当温之，宜四逆汤。

四逆汤方

甘草（二两，炙，甘平。）　干姜（一两半，辛温。）　附子（一枚，生，去皮，破八片，辛温。）

上三味，以水三升，煮取一升二合，去滓。分温再服。强人可大附子一枚，干姜三两。

病者手足厥冷，脉乍紧，邪结在胸中，心下满而烦，饥不能食，病在胸中，当吐之。（《千金》本，此下有"宜瓜蒂散"四字，《脉经》本无之。）

病胸上诸实，胸中郁郁而痛，不能食，欲使人按之，而反有浊唾，下利日十余行，其脉反迟，寸口微滑，此可吐之。吐之利即止。

宿食在上脘，当吐之。（此与上条，各本均未出方。案：瓜蒂散与三物小白散均为吐剂。三物小白散方下云："病在膈上。吐是也。"此二条各本均未出方者，不知是否因未详其所主为瓜蒂散抑为白散之故欤。谨案：瓜蒂散中用豆豉，而三物小白散方论云"寒实结胸，无热证者，与三物小白散。"然则邪属寒实宜白散，实而挟有温邪，或兼停水，宜用瓜蒂散矣。用者参此，临治斟酌取之可也。）

瓜蒂散方

瓜蒂（熬，苦寒。） 赤小豆（甘平，各一分。）

上二味，捣为散，取半钱匕，豉一合，汤七合，渍之，须臾去滓，内散汤中和，顿服之。若不吐，稍加之，得快吐，止。诸亡血、虚家不可与瓜蒂散。

太阳病，过经十余日，心下温温欲吐，而胸中痛，大便反溏，其腹微满，郁郁微烦，先时自极吐下者，与调胃承气汤；不尔者，不可与。欲呕，胸中痛，微溏，此非柴胡汤证，以呕，故知极吐下也。（胸中痛，非柴胡汤症。若非先其时自极吐下，可与瓜蒂散或白散吐下之。）

伤寒，吐后腹满者，与调胃承气汤。

病不可下证第十一

（伤寒不可下，温病不可发汗。）

不可下上篇（此篇论中风表证，不可下。）

太阳病，有外证未解，不可下，下之为逆，解外宜桂枝汤。

本发汗，而复下之，此为逆也；若先发汗，治不为逆。本下之，而反汗之，为逆；若先下之，治不为逆。

太阳与阳明合病，喘而胸满，不可下也，属麻黄汤证。

脉浮大，应发其汗，医反下之，此为大逆。

夫病脉浮大，问病者言：便坚耶？设利者为虚，大逆；坚为实。汗出而解，何以故？脉浮当以汗解。

不可下中篇（此篇论伤寒里证，不可下。）

少阴病，脉微，不可发其汗，无阳故也。阳已虚，尺脉弱涩者，复不可下之。

少阴病，得之一二日，口中和，其背恶寒者，当灸之，附子汤主之。

附子汤方

附子（二枚，炮，去皮，破八片，辛温。） 茯苓（三两，甘平。）人参（二两，甘微寒。） 白术（四两，苦温。） 芍药（三两，苦平。）

上五味，以水八升，煮取三升，去滓。分温三服。

少阴病，身体痛，手足寒，骨节痛，脉沉者，附子汤主之。

伤寒五六日，不结胸，腹濡，脉虚复厥者，不可下，下之亡血，死。

诸四逆厥者，不可下之，虚家亦然。

少阴病，脉沉者，急当温之，宜四逆汤。

师曰：病发热头痛，脉反沉，若不差，身体更疼痛，当救其里，宜温药四逆汤。

不可下下篇上

诸外实不可下，下之则发微热，亡脉则厥，当脐发热。（发热，一本作握热。）

诸虚不可下，下之则渴，引水者自愈；恶水者剧。

咽中闭塞，不可下，下之则上轻下重，水浆不下，卧则欲蹉，身体急痛，复下利日十数行。

病欲吐者，不可下之

不可下下篇下（此一篇，共八条，《千金》本无之。）

动气在右，不可下，下之则津液内竭，咽燥鼻干，头眩心悸。

动气在左，不可下，下之则腹里拘急，食不下，动气反剧，身虽有热，卧反欲蹉。

动气在上，不可下，下之则掌握热烦，身浮热，冷汗自泄，欲水自灌。

动气在下，不可下，下之则腹满，卒起头眩，食则下清谷，心下痞坚。

脉濡而弱，弱反在关，濡反在颠，微反在上，涩反在下。微则阳气不足，涩则无血。阳气反微，中风汗出，而反躁烦。涩则无血，厥而且寒。阳微不可下，下则心下痞坚。

脉濡而弱，弱反在关，濡反在颠，弦反在上，微反在下。弦为阳运，微为阴寒，上实下虚，意欲得温。微弦为虚，虚者不可下。微则为咳，咳则吐涎沫，下之咳则止而利不休。胸中如虫啮，粥入则出，小便不利，两胁拘急，喘息为难，颈项相牵，臂则不仁，极寒反出汗，躯冷若冰，眼睛不慧，语言不休，谷气多入，则为中满，口虽欲言，舌不得前。

脉濡而弱，弱反在关，濡反在颠，浮反在上，数反在下。浮为阳虚，数为无血。浮则为虚，数则生热。浮则为虚，自汗恶热（"恶热"当是"发热"之讹，一本作"恶寒"，与下文义复，且失韵，非。）。数则为痛，振而寒慄。微弱在关，胸下为急，喘满汗流，不得呼吸，呼吸之中，痛在于胁，振寒相抟，其形如疟。医反下之，令脉急数，发热狂走，见鬼恍惚，心下为痞，小便淋沥，少腹甚坚，小便血出。

脉浮而大，浮为气实，大为血虚。血虚为无阴，气实为孤阳。当小便难，胞中虚，今反小便利，而大汗出；法卫家当微，今反更实。津液四射，荣竭血尽，虚烦不眠，血薄肉消，而成暴液。医以药攻其胃，此为重虚，客阳去有期，必下如污泥而死。

脉数者，久数不止，不止则邪结，正气不能复。正气却结于藏，故邪气浮之，与皮毛相得。脉数者，不可下，下之必烦，利不止。

病可下证第十二

可下上篇（此篇论阳明温病。）

大法，秋宜下，冬宜温热药及灸。

凡可下者，以汤胜丸散，中病便止，不必尽服之。

阳明病，潮热微坚者，可与承气汤，不坚不可与。若不大便六七日，恐有燥屎。欲知之法，可少与小承气汤，腹中转气者，此为有燥屎，乃可攻之；若不转气者，此但头坚后溏，不可攻之，攻之必腹满，不能食。欲饮水者，即哕，其后发热者，必复坚，以小承气汤和之。若不转气者，慎不可攻之。

小承气汤方

大黄（四两。苦寒。）　厚朴（二两，炙，苦温。）　枳实（大者，三枚，炙，苦寒。）

上三味，以水四升，煮取一升二合，去滓。温分再服，服汤当更衣，不尔，尽服之。

阳明病，其脉迟，虽汗出而不恶寒，其体必重，短气，腹满而喘，有潮热，如此者，其外为解，可攻其里。若手足濈然汗出者，此大便已坚，属大承气汤。其热不潮，未可与承气汤。若腹满大而不大便者，属小承气汤，微和胃气，勿令至大下。

脉双弦迟，心下坚，脉大而紧者，阳中有阴，可下之，属大承气汤证。

腹满时减，减复如故，此为寒，当与温药。腹满不减，减不足言，当下之，宜大承气汤。

阳明病，不吐下而心烦者，可与调胃承气汤。

阳明病，下之（此"下之"二字，作当下解，不作已下解。），心中懊侬而烦，胃中有燥屎者，可攻。其人腹微满，头坚后溏者，不可攻之。有燥屎者，属大承气汤证。

得病二三日，脉若无太阳柴胡证（脉若，一本作脉弱，非。）而烦躁，心下坚，至四日，虽能食，以小承气汤少与，微和之，令小安，至六日，与承气汤一升。不大便六七日，小便少者，虽不大便，但头坚后溏，未定成其坚，攻之必溏，当须小便利，定坚，乃可攻之。

病人小便不利（"不"字误，当衍。），大便乍难乍易，时有微热，喘冒不能卧，有燥屎也。属大承气汤证。

阳明病，其人汗多，津液外出，胃中燥，大便必坚，坚者必谵语，属小承气汤证。若一服谵语止，更莫复服。

阳明病，谵语，发潮热，其脉滑疾，如此者，属承气汤。因与小承气汤一升，腹中转气者，复与一升；如不转气者，勿更与之。明日又不大便，脉反微涩者，此为里虚，为难，治不可更与承气汤。

阳明病，谵语，有潮热，而反不能食者，必有燥屎五六枚。若能食者，但坚耳，属大承气汤证。

二阳并病，太阳证罢，但发潮热，手足漐漐汗出，大便难而谵语者，下之愈，属大承气汤证。

脉阳微而汗出少者，为自和；汗出多者，为太过。阳脉实，因发其汗出多者，亦为太过。太过者，阳绝于内，亡津液，大便因坚也。

脉浮而芤，浮为阳，芤为阴，浮芤相抟（抟，一作搏，误，今改正。抟，聚也，谓结聚也。）胃气生热，其阳则绝。

趺阳脉浮而涩，浮则胃气强，涩则小便数，浮涩相抟，大便则坚，其脾为约，麻子仁丸主之。（"涩"字当是"数"字之讹，尺脉弱涩者，复不可下之。明日又不大便，脉反微涩者，此为里虚，为难治，不可更与承气汤。脉涩何可下耶？）

麻子仁丸方

麻子仁（二升，甘平。）　芍药（苦平。）　枳实（炙，苦寒，各八两。）

大黄（一斤，苦寒。）　　厚朴（一尺，炙，苦温。）　　杏仁（一斤，去皮尖，熬，别作脂，甘温。）

上六味，蜜和丸，如梧桐子大。饮服十圆，日三服，渐加，以知为度。

可下下篇（此篇论寒温两感、汗下双解之法。）

太阳病未解，其脉阴阳俱微，必先振汗出而解。但阳微者，先汗之而解，宜桂枝汤；但阴微者，先下之而解，属大柴胡汤证。（其脉阴阳俱微，必先振汗出而解。一作其脉阴阳俱停，误。《辨脉法篇》云："脉微而解者，必大汗出也。"与此言"必先振汗出而解"同，足证"微"字不误。）

大柴胡汤方

柴胡（八两，苦平。）　　枳实（四枚，炙，苦寒。）　　生姜（五两，切，辛温。）　　黄芩（三两，苦平。）　　芍药（三两，苦平。）　　半夏（半升，洗，辛平。）　　大枣（十二枚，擘，甘平。）　　大黄（二两，苦寒。）

上八味，以水一斗二升，煮取六升，去滓，更煎。温服一升，日三服。

伤寒十余日，热结在里，复往来寒热，属大柴胡汤证。

病者无表里证，发热七八日，虽脉浮数，可下之，属大柴胡汤证。

阳明病，发热汗多者，急下之，属大柴胡汤。（《千金》作承气汤。）

伤寒六七日，目中不了了，睛不和，无表里证，大便难，微热者，此为实，急下之，属大柴胡汤、承气汤证。（先与大柴胡汤，后与承气汤也。）

汗出而谵语者，有燥屎在胃中，此风也。过经乃可下之。下之若早，语言乱，以表虚里实故也。下之则愈，属大柴胡汤、承气汤证。

发汗吐下后证第十三

发汗吐下后上篇上

太阳病，先发其汗不解，而下之，其脉浮者，不愈。浮为在外，而反下之，故令不愈。今脉浮，故在外，当解其外则愈，属桂枝汤。

太阳病，下之微喘者，表未解故也，属桂枝加厚朴杏子汤证。（《千金》作麻黄汤，又作桂枝汤。）

桂枝加厚朴杏子汤方

于桂枝汤方内加厚朴二两，杏仁五十个，去皮尖。余依前法。

大下以后，不可更行桂枝汤，汗出而喘，无大热，可与麻黄杏子甘草石膏汤。

太阳病，过经十余日，反再三下之，后四五日，柴胡证续在，先与小柴胡汤，呕止小安。其人郁郁微烦者，为未解，与大柴胡汤下之，则愈。（呕止小安一作呕不止心下急。）

凡柴胡汤证而下之，柴胡证不罢者，复与柴胡汤，必蒸蒸而振，却发热汗出而解。

伤寒十三日不解，胸胁满而呕，日晡所发潮热而微利，此本当柴胡汤下之。不得利，今反利者，故知医以丸药下之，非其治也。潮热者，实也，先再服小柴胡汤以解其外，后属柴胡加芒硝汤。

小柴胡汤方

柴胡（二两十六铢，苦平。） 黄芩（苦平。） 人参（甘微寒。）甘草（炙，甘平。） 生姜（辛温，各一两，切。） 半夏（一合，洗，辛平。）大枣（四枚，擘，甘平。）

上七味，以水四升，煮取二升，去滓。温分再服，以解其外，不解更作。

柴胡加芒硝汤方

上以前七味，以水七升，下芒硝三合，大黄四分，桑螵蛸五枚，煮取一升半，去滓。温服五合，微下即愈。本云：柴胡汤再服以解其外，余二升加芒硝、大黄、桑螵蛸也。

伤寒五六日，其人已发汗，而复下之，胸胁满微结，小便不利，渴而不呕，但头汗出，往来寒热，心烦，此为未解，属柴胡桂枝干姜汤。

柴胡桂枝干姜汤方

柴胡（八两，苦平。） 桂枝（三两，辛温。） 干姜（二两，辛温。）栝蒌根（四两，苦寒。） 黄芩（三两，苦平。） 牡蛎（二两，熬，咸平。）甘草（二两，炙，甘平。）

上七味，以水一斗二升，煮取六升，去滓，更煎。温服一升，日二服，初服微烦，汗出愈。

伤寒八九日，下之，胸满烦惊，小便不利，谵语，一身不可转侧，属柴胡加龙骨牡蛎汤。

柴胡加龙骨牡蛎汤方

柴胡（四两，苦平。）　黄芩（苦平。）　人参（甘微寒。）　生姜（切，辛温。）　龙骨（甘平。）　牡蛎（熬，咸平。）　桂枝（辛温。）　茯苓（甘平。）铅丹（辛微寒，各一两半。）　大黄（二两，苦寒。）　半夏（一合半，洗，辛平。）　大枣（六枚，擘，甘平。）

上一十二味，以水八升，煮取四升，内大黄，切如棋子大，更煮一二沸，去滓。温服一升。本云：柴胡汤，今加龙骨等。

发汗吐下后上篇下

太阳病，吐下发汗后，微烦，小便数，大便因坚，可与小承气汤，和之则愈。

伤寒吐下后，未解，不大便五六日至十余日，其人日晡所发潮热，不恶寒，独语如见鬼神之状。若剧者，发则不识人，循衣妄撮，怵惕不安，微喘直视，脉弦者生，涩者死。微者，但发热谵语，属大承气汤。若下者，勿复服。

伤寒十三日，过经而谵语，内有热也，当以汤下之。小便利者，大便当坚而反利，其脉调和者，知医以丸药下之，非其治也。自利者，其脉当微厥，今反和者，此为内实，属调胃承气汤证。

发汗吐下后中篇上

太阳病，下之，其脉促胸满者，属桂枝去芍药汤。若微寒，属桂枝去芍药加附子汤。

桂枝去芍药汤方

于桂枝汤方内去芍药，余依前法。

桂枝去芍药加附子汤方

于桂枝汤方内去芍药，加附子一枚，炮，去皮，破八片。余依前法。

伤寒，医下之，续得下利清谷不止，身体疼痛，急当救里。身体疼痛，清便自调，急当救表。救里，宜四逆汤；救表，宜桂枝汤。

太阳病三日，已发其汗、吐下、温针而不解，此为坏病，桂枝汤复不中与也。观其脉证，知犯何逆，随证而治之。

下以后，复发其汗，必振寒，又其脉微细，所以然者，内外俱虚故也。

大汗，若大下而厥冷者，属四逆汤证。

下以后，复发其汗者，则昼日烦躁不眠，夜而安静，不呕不渴而无表证，其脉沉，身无大热，属干姜附子汤。

干姜附子汤方

干姜（一两，辛温。） 附子（一枚，生，去皮，破八片，辛温。）

上二味，以水三升，煮取一升，去滓。顿服，即安。

发汗、吐下以后不解，烦躁，属茯苓四逆汤。

茯苓四逆汤方

茯苓（四两，甘平。） 人参（一两，甘微寒。） 甘草（二两，炙，甘平。）
干姜（一两半，辛温。） 附子（一枚，生，去皮，破八片，辛温。）

上五味，以水五升，煮取二升，去滓。温服七合，日三服。

发汗吐下后中篇下

阳明病，下之，其外有热，手足温，不结胸，心中懊侬，苦饥不能食，但头汗出，属栀子汤证。

伤寒五六日，大下之，身热不去，心中结痛者，未欲解，也属栀子汤证。

伤寒，医以丸药大下之，身热不去，微烦，属栀子干姜汤。

栀子干姜汤方（此与下栀子厚朴汤方内，均应有豉，而无者，必为传抄者误遗之故。）

栀子（十四枚，擘，苦寒。） 干姜（二两，辛温。）

上二味，以水三升半，煮取一升半，去滓。分二服，温进一服，得吐者，止后服。

伤寒下后，烦而腹满，卧起不安，属栀子厚朴汤。

栀子厚朴汤方

栀子（十四枚，擘，苦寒。） 厚朴（四两，炙，苦温。） 枳实（四枚，炙，苦寒。）

上三味，以水三升半，煮取一升半，去滓。分二服，温进一服，得吐者，止后服。

太阳病，不解，转入少阳，胁下坚满，干呕不能食饮，往来寒热，而未吐下，其脉沉紧，可与小柴胡汤。若已吐下、发汗、温针，谵语，柴胡证罢，此为坏病，知犯何逆，以法治之。

发汗吐下后，虚烦不得眠，剧者，反复颠倒，心中懊侬，属栀子汤。若少气，栀子甘草汤；若呕，栀子生姜汤。若腹满，栀子厚朴汤。

栀子甘草汤方

于栀子汤中加甘草二两即是。

栀子生姜汤方

于栀子汤中加生姜五两即是。

伤寒吐下后，七八日不解，热结在里，表里俱热，时时恶风，大渴，舌上干燥而烦，欲饮水数升，属白虎汤。（一作白虎加人参汤。）

大下后，口燥，里虚故也。

发汗吐下后下篇上（附差后劳复。）

太阳病，先下而不愈，因复发其汗，表里俱虚，其人因冒，冒家当汗出自愈。所以然者，汗出表和故也。表和，里未和，然后复下之。

凡病，若发汗、若吐、若下、若亡血，无津液，而阴阳自和者，必自愈。

大下后，发汗，其人小便不利，此亡津液，勿治。其小便利，必自愈。

吐下发汗后，其人脉平，而小烦者，以新虚，不胜谷气故也。

病人脉已解，而日暮微烦者，以病新差，人强与谷，脾胃气尚弱，不能消谷，故令微烦，损谷即愈。

伤寒差已后，更发热，小柴胡汤主之。脉浮者，以汗解之。脉沉实者，以下解之。

伤寒后，脉沉，沉为内实，下之解，属大柴胡汤证。

伤寒，汗出，若吐下解后，心下痞坚，噫气不除者，属旋覆代赭汤。

旋覆代赭汤方

旋复花（三两，咸温。）　人参（二两，甘微寒。）　生姜（五两，切，辛温。）　代赭石（一两，碎，苦寒。）　甘草（三两，炙，甘平。）　半夏（半升，洗，辛平。）　大枣（十二枚，擘，甘平。）

上七味，以水一斗，煮取六升，去滓。温服一升，日三服。

伤寒解后，虚羸少气，气逆欲吐，竹叶石膏汤主之。

竹叶石膏汤方

竹叶（二把，苦平。）　半夏（半升，洗，辛平。）　麦门冬（一升，去心，甘平。）　甘草（炙，甘平。）　人参（甘微寒，各二两。）　石膏（一斤，碎，辛微寒。）　粳米（半升，甘平。）

上七味，以水一斗，煮取六升，去滓。内粳米熟，汤成，温服一升，日三服。

大病已后，劳复，枳实栀子汤主之。若有宿食，内大黄如博棋子大五枚，服之愈。

枳实栀子汤方

枳实（三枚，炙，苦寒。） 豉（一升，绵裹，苦寒。） 栀子（十四枚，擘，苦寒。）

上三味，以酢浆七升，先煎取四升，次内二味，煮取二升，内豉煮五六沸，去滓。分温再服。

大病已后，腰以下有水气，牡蛎泽泻散主之。

牡蛎泽泻散方

牡蛎（熬，咸平。） 泽泻（甘寒。） 蜀漆（洗，辛平。） 商陆（辛平。） 葶苈（熬，辛寒。） 海藻（洗，苦寒。） 栝蒌根（苦寒，各等分。）

上七味，捣为散，饮服方寸匕，日三服，小便即利。

大病已后，其人喜唾，久久不了，胸上有寒，当温之，宜理中丸。

理中丸方

人参（甘微寒。） 干姜（辛温。） 甘草（炙，甘平。） 白术（苦温，各三两。）

上四味，捣，筛为末，蜜和丸，如鸡子黄许大，以沸汤数合，和一丸研碎，温服，日三夜二。腹中未热，益至三四丸，然不及汤。

下利差，至其年月日时复发，此为病不尽，当复下之，宜大承气汤。

发汗吐下后下篇下（阴阳易。）

伤寒，阴阳易之为病，其人身体重，少气，少腹里急，或引阴中拘挛，热上冲胸，头重不欲举，眼中生花，痂胞赤，膝胫拘急，烧棍散主之。

烧棍散方　　妇人里裈近阴处烧灰。

上一味，水和服方寸匕，日三。小便即利，阴头微肿，此为愈。

汤液经卷三终。

汤液经卷四

［商］伊尹著　　［汉］张机广论

（《胎胪药录》《平脉辨证》）又广

成都杨师尹绍伊考次

华阳刘　复民叔补修

结胸痞第十四

（此篇以下，皆论卒病，凡卒病皆当分伤寒温病，皆当遵治伤寒温病之可不可诸法以治之。）

结胸痞上篇上

太阳病，重发其汗而复下之，不大便五六日，舌上燥而渴，日晡所小有潮热，心胸大烦，从心下至少腹坚满而痛，不可近，属大陷胸汤。小结胸者，正在心下，按之即痛，其脉浮滑，小陷胸汤主之。若寒实结胸，无热证者，与三物小白散。

大陷胸汤方

大黄（六两，苦寒。）　甘遂（末，一钱匕，苦寒。）　芒硝（一升，苦寒。）

上三味，以水六升，先煮大黄，取二升，去滓，内芒硝，煎一两沸，内甘遂末。分，再服。一服得快利，止后服。

小陷胸汤方

黄连（一两，苦寒。）　半夏（半升，洗，辛平。）　栝蒌实（大者一枚，苦寒。）

上三味，以水六升，先煮栝蒌，取三升，去滓，内诸药，煮取二升，去滓。分温三服。

三物小白散方

桔梗（十八铢，辛微温。）　巴豆（六铢，去皮心，熬赤黑，研如脂，辛温。）贝母（十八铢，辛平。）

上三味，捣为散，内巴豆，更于臼中治之。白饮和服，强人半钱匕，羸者减之。病在上即吐，在下即利，不利，进热粥一杯；利不止，进冷粥一杯。（一云：冷水一杯。）

病发于阳而反下之，热入因作结胸；发于阴而反下之，因作痞。结胸者，下之早，故令结胸。

伤寒六七日，结胸热实，其脉沉紧，心下痛，按之如石坚，与大陷胸汤。

伤寒十余日，热结在里，复往来寒热，属大柴胡汤证。但结胸无大热，此为水结在胸胁，头微汗出与，大陷胸汤。

太阳病，医发其汗，遂发热而恶寒，复下之，则心下痞，此表里俱虚，阴阳气并竭，无阳则阴独，复加火针，因而烦，面色青黄，肤瞤如此者，为难治；面色微黄，手足温者，易愈。心下痞，按之自濡，关上脉浮者，大黄黄连泻心汤主之。心下痞，而复恶寒汗出者，附子泻心汤主之。

大黄黄连泻心汤方

大黄（二两，苦寒。）　黄连（苦寒。）　黄芩（苦平，各一两。）

上三味，以麻沸汤二升渍之，须臾去滓。分温再服。（此方旧遗黄芩一味，今据《金匮》泻心汤方文补。）

附子泻心汤方

附子（一枚，炮，别煮取汁，辛温。）　大黄（二两，苦寒。）　黄连（苦寒。）　黄芩（苦平，各一两。）

上四味，切三味，以麻沸汤二升渍之，须臾去滓。内附子汁，分温再服。

脉浮紧而下之，紧反入里，则作痞，按之自濡，但气痞耳。

伤寒五六日，呕而发热，柴胡汤证具，而以他药下之，柴胡证仍在，复与柴胡汤。此虽已下不为逆也，必蒸蒸而振，却发热汗出而解。若心下满而坚痛者，已为结胸，属大陷胸汤。若但满而不痛者，此为痞，柴胡复不中与也，属半夏泻心汤。本以下之，故心下痞，与之泻心汤，其痞不解。其人渴而口燥烦，小便不利者，与五苓散。（一本言，忍之一日，乃愈。）

半夏泻心汤方

半夏（半升，洗，辛平。）　黄芩（苦平。）　干姜（辛温。）　人参（甘微寒。）　甘草（甘平，各三两，炙。）　黄连（一两，苦寒。）　大枣（十二枚，擘，甘平。）

上七味，以水一斗，煮取六升，去滓。温服一升，日三服。

伤寒大下后，复发其汗，心下痞，恶寒者，表未解也，不可攻其痞，当先解表，表解乃攻其痞。解表，属桂枝汤；攻痞，属大黄黄连泻心汤。

结胸痞上篇下（附颈项强。）

太阳与少阳并病，头痛，颈项强而弦冒，时如结胸，心下痞坚，当刺大椎第一间、肺俞、肝俞。慎不可发汗，发汗则谵语，谵语则脉弦。谵语五日不止，当刺期门。

结胸者，项亦强，如柔痓状，下之即和，宜大陷胸丸。

大陷胸丸方

大黄（八两，苦寒。）　葶苈子（熬，辛寒。）　杏仁（去皮尖、两仁者，甘温。）　芒硝（苦寒，各半升。）

上四味，和，捣取如弹丸一枚，甘遂末一钱匕，白蜜一两，水二升，合，煮取一升。温顿服。一宿乃下，如不下，更服，取下为效。

太阳与少阳并病，心下痞坚，颈项强而眩，勿下之。（《千金》本，而眩下，有"宜刺大椎、肺俞、肝俞"八字。）

伤寒四五日，身体热，恶风，颈项强，胁下满，手足温而渴，属小柴胡汤证。

得病六七日，脉迟浮弱，恶风寒，手足温，医再三下之，不能食，其人胁下满痛，面目及身黄，颈项强，小便难，与柴胡汤后，必下重。本渴，饮水而呕，柴胡汤不复中与也，食谷者哕。（此条宜茵陈五苓散，方见《金匮》。）

服桂枝汤，下之，头项强痛，翕翕发热，无汗，心下满微痛，小便不利，属桂枝去桂加茯苓白术汤。

桂枝去桂加茯苓白术汤方

茯苓（甘平。）　白术（苦温，各三两。）

上于桂枝汤中，惟除去桂枝一味，加此二味为汤。服一升，小便即利。本云桂枝汤，今去桂枝加茯苓、白术。

结胸痞下篇上

太阳、少阳并病而反下之，成结胸，心下坚，下利不复止，水浆不肯下，其人必心烦。

太阳中风，下利，呕逆，表解乃可攻之。其人漐漐汗出，发作有时，头痛，心下痞坚满，引胁下痛，呕即短气，汗出不恶寒，此为表解里未和，属十枣汤证。

十枣汤方

芫花（熬，辛温。） 甘遂（苦寒。） 大戟（苦寒，各等分。）

上三味，捣为散，以水一升五合，先煮大枣十枚，取八合，去枣。强人内药末一钱匕，羸人半钱匕，温服。平旦服，若下少不利者，明旦更服，加半钱，得快下，糜粥自养。

伤寒，发热汗出不解，后心中痞坚，呕而下利，属大柴胡汤。

伤寒，汗出解之后，胃中不和，心下痞坚，干噫食臭，胁下有水气，腹中雷鸣而利，属生姜泻心汤。

生姜泻心汤方

生姜（四两，切，辛温。） 半夏（半升，洗，辛平。） 干姜（一两，辛温。） 黄连（一两，苦寒。） 人参（甘微寒。） 黄芩（苦乎。）甘草（甘平，各三两，炙。） 大枣（十二枚，擘，甘平。）

上八味，以水一斗，煮取六升，去滓。温服一升，日三服。

伤寒中风，医反下之，其人下利日数十行，谷不化，腹中雷鸣，心下痞坚而满，干呕而烦，不能得安。医见心下痞，为病不尽，复重下之，其痞益甚。此非结热，但胃中虚，客气上逆，故使之坚，属甘草泻心汤。

甘草泻心汤方

甘草（四两，炙，辛平。） 黄芩（苦平。） 干姜（辛温，各三两。）黄连（一两，苦寒。） 半夏（半升，洗，辛平。） 大枣（十二枚，擘，甘平。）

上六味，以水一斗，煮取六升，去滓。温服一升，日三服。

伤寒，服汤药而下利不止，心下痞坚，服泻心汤已，后以他药下之，利不止。医以治中与之（治中，一本作理中。），利益甚，治中理中焦，此利在下焦，属赤石脂禹余粮汤。若不止者，当利其小便。

赤石脂禹余粮汤方

赤石脂（一斤，碎，甘平。） 禹余粮（一斤，碎，甘寒。）

上二味，以水六升，煮取二升，去滓。分温三服。

结胸痞下篇下

太阳病二三日，终不能卧，但欲起者，心下必结。其脉微弱者，此本寒也。而反下之，利止者，必结胸；未止者，四五日复重下之，此挟热利也。

太阳病，外证未除而数下之，遂挟热而利不止，心下痞坚，表里不解，属桂枝人参汤。

桂枝人参汤方

桂枝（四两，别切，辛温。）　甘草（四两，炙，甘平。）　白术（苦温。）人参（甘微寒。）　干姜（辛温，各三两。）

上五味，以水九升，先煮四味，取五升，去滓，内桂更煮，取三升，去滓。温服一升，日再夜一服。

病者胁下素有痞，而下在脐旁痛引少腹，入阴，侠阴筋，此为藏结，死。

病者手足厥冷，言我不结胸，小腹满，按之痛，此冷结在膀胱、关元也。

问曰：病有结胸，有藏结，其状何如？答曰：按之痛，其脉寸口浮，关上自沉，为结胸。何谓藏结？曰：如结胸状，饮食如故，时下利，阳脉浮，关上细沉而紧，名为藏结。舌上白胎滑者，为难治。

藏结无阳证，寒而不热，其人反静，舌上胎滑者，不可攻也。

结胸证，其脉浮大不可下，下之即死。

结胸证悉具，而烦躁者，死。

腹痛第十五

少阴病，二三日不已，至四五日，腹痛，小便不利，四肢沉重疼痛而利，此为有水气。其人或咳，或小便不利，或下利，或呕，玄武汤主之。

玄武汤方

茯苓（甘平。）　芍药（苦平。）　生姜（辛温，各三两，切。）　白术（二两，苦温。）　附子（一枚，炮，去皮，破八片，辛温。）

上五味，以水八升，煮取三升，去滓。温服七合。咳者，加五味子半升，细辛一两，于姜一两；小便自利者，去茯苓；下利者，去芍药，加干姜二两；呕者，去附子，加生姜足前为半斤；利不止，便脓血者，宜桃花汤。

伤寒四五日，腹中痛，若转气下趣少腹，为欲自利。

太阳病，医反下之，因腹满时痛，为属太阴，属桂枝加芍药汤；大实痛，桂枝加大黄汤。

桂枝加芍药汤方（即加芍药三两，足前成六两。）

桂枝（二两，辛温。）　芍芍（六两，苦平。）　生姜（三两，切，辛温。）甘草（二两，炙，甘平。）　大枣（十二枚，擘，甘平。）

上五味，以水七升，煮取三升，去滓。分温三服。

桂枝加大黄汤方

即于前方中加大黄二两即是。

人无阳证，脉弱，其人续自便利，设当行大黄、芍药者，减之，其人胃气弱，易动故也。

伤寒，阳脉涩，阴脉弦，法当腹中急痛，先与小建中汤；不差，与小柴胡汤。

小建中汤方

桂枝（三两，辛温。）　甘草（二两，炙，甘平。）　芍药（六两，苦平。）生姜（三两，切，辛温。）　大枣（十二枚，擘，甘平。）　胶饴（一升，甘微温。）

上六味，以水七升，煮取三升，去滓，内饴。温服一升。呕家不可服，以甘故也。

伤寒，胸中有热，胃中有邪气，腹中痛，欲呕吐，黄连汤主之。

黄连汤方

黄连（苦寒。）　甘草（炙，甘平。）　干姜（辛温。）　桂枝（辛温。）人参（甘微寒，各三两。）　半夏（半升，洗，辛平。）　大枣（十二枚，擘，甘平。）

上七味，以水一斗，煮取六升，去滓。温分五服，昼三夜二服。

发汗不解，腹满痛者，急下之，宜大承气汤。

病腹中满痛为实，当下之，宜大承气汤。

病者五六日不大便，绕脐痛，躁烦，发作有时，此为有燥屎，故使不大便也。大下后六七日，不大便，烦不解，腹满痛，此有燥屎也。所以然者，本有宿食故也，宜大承气汤。

问曰：人病有宿食，何以别之？师曰：寸口脉浮大，按之反涩，尺中亦微而涩，故知有宿食，当下之，宜大承气汤。（“涩”字当是“数”字之讹。涩数音近，故易致误也。观下条之文，自明。）

脉滑而数者，有宿食，当下之。

呕吐哕第十六

（《正字通》引方书云：有物无声曰吐，有声无物曰哕，有物有声曰呕。）

呕吐哕上篇

太阳与阳明合病，不下利，但呕，属葛根加半夏汤。

葛根加半夏汤方（即于葛根汤中，加半夏半升，洗，即是。）

葛根（四两，甘平。）　麻黄（三两，去节，苦温。）　桂枝（辛温。）芍药（苦平。）　甘草（甘平，炙，各二两。）　生姜（三两，切，辛温。）大枣（十二枚，擘，甘平。）　半夏（半升，洗，辛平。）

上八味，以水一斗，煮麻黄、葛根减二升，去上沫，内诸药，煮取三升，去滓。分温三服，不须与粥，取微汗。

呕而发热，小柴胡汤主之

呕吐而病在膈上，后必思水者，解，急与猪苓散，饮之水亦得也。（《千金》作五苓散。）

猪苓散方

猪苓（甘平。）　茯苓（甘平。）　白术（苦温，各等分。）

上三味，杵为散，饮服方寸匕，日三服。

伤寒，呕多，虽有阳明证，不可攻之。

伤寒，本自寒呕，医复吐之，寒膈更甚，饮食人即出，属于姜黄芩黄连人参汤。

干姜黄芩黄连人参汤方

干姜（辛温。）　黄芩（苦平。）　黄连（苦寒。）　人参（甘微寒，各三两。）

上四味，以水六升，煮取二升，去滓。分温再服。

病人脉数，数为有热，当消谷引食，反吐者，医发其汗，阳微，膈气虚，脉则为数，数为客阳，不能消谷，胃中虚冷，故令吐也。

食谷而呕者，属阳明，吴茱萸汤主之。得汤反剧者，属上焦也。

吴茱萸汤方（见后吐利门。）

干呕，吐涎沫而复头痛，吴茱萸汤主之。

呕而脉弱，小便复利，身有微热，见厥难治，四逆汤主之。

夫呕家有痈脓，不可治呕，脓尽自愈。

呕吐哕下篇上

太阳中风，发热六七日，不解而烦，有表里证，渴欲饮水，水人而吐，此为水逆，五苓散主之。（论首"中风"二字之上，旧脱"太阳"二字，今补正。）

阳明病，胃中虚冷，其人不能食，饮水即哕，若脉浮迟，表热里寒，下利清谷，四逆汤主之。

伤寒，大吐大下之，极虚，复极汗者，其人外气怫郁，复与之水，以发其汗，因得哕，所以然者，胃中寒冷故也。

伤寒，哕而腹满，视其前后，知何部不利，利之则愈。

呕吐哕下篇下（吐蛔。）

伤寒，脉微而厥，至七八日肤冷，其人躁无暂安时，此为藏厥，非为蛔厥也。蛔厥者，其人当吐蛔。令（此字，各本均作令，与文义不洽，疑当是今字之讹。）病者静，而复时烦，此为藏寒，蛔上入其膈，故烦，须臾复止，得食而呕；又烦者，蛔闻食臭必出，其人常自吐蛔。蛔厥者，乌梅丸主之。（又主久痢。）

乌梅丸方

乌梅（三百枚，酸平。）　细辛（六两，辛温。）　干姜（十两，辛温。）黄连（十六两，苦寒。）　当归（四两，甘温。）　蜀椒（四两，出汗，辛温。）附子（六两，炮，辛温。）　桂枝（六两，辛温。）　人参（六两，甘微寒。）黄柏（六两，苦寒。）

上一十味，异捣，合治之。以苦酒渍乌梅一宿，去核，蒸之五斗米下，捣成泥，和诸药令相得，臼中与蜜杵千下，丸如梧桐子大。先食饮，服十丸，日三服，少少加至二十丸。禁生冷、滑物、臭食等。

病人有寒，复发其汗，胃中冷，必吐蛔。

吐利第十七

吐利上篇

少阴病，下利，脉微涩者，即呕，行者必数，更衣反少，当温其上，灸之。（旧注云：一云灸厥阴可五七壮。案：当温句，言当温之也，其上灸之者，谓灸少阴也。）

少阴病，下利脉微，服白通汤。利不止，厥逆无脉，干呕烦者，白通加猪胆汁汤主之。

白通汤方

附子（一枚，生，去皮，破八片，辛温。）　干姜（一两，辛温。）葱白（四茎，辛温。）

上三味，以水三升，煮取一升，去滓。分温再服。

白通加猪胆汁汤方

猪胆汁（十合。）　人屎（五合。）

上二味，内前汤中，和令相得。温分再服。若无胆，亦可用。服汤，脉暴出者，死；微续者，生。

少阴病，吐利，手足逆，烦躁欲死者，吴茱萸汤主之。

吴茱萸汤方

吴茱萸（一升，辛温。）　人参（三两，甘微寒。）　生姜（六两，切，辛温。）　大枣（十二枚，擘，甘平。）

上四味，以水七升，煮取二升，去滓。温服七合，日三服。

吐利，汗出，发热恶寒，四肢拘急，手足厥，四逆汤主之。

既吐且利，小便复利，而大汗出，下利清谷，内寒外热，脉微欲绝，四逆汤主之。

吐已下断，汗出而厥，四肢拘急不解，脉微欲绝，通脉四逆加猪胆汁汤主之。

通脉四逆加猪胆汁汤方（即于通脉四逆汤中，加猪胆汁半合，即是。）

甘草（二两，炙甘平。）　附子（大者一枚，生，去皮，破八片，辛温。）干姜（三两，强人可四两，辛温。）　猪胆汁（半合。）

上四味，以水三升，煮取一升二合，去滓。分温再服，服之其脉即出。无猪胆以羊胆代之。

吐利止，而身体痛不休，当消息和解其外，宜桂枝汤小和之。

吐利下篇

少阴病，下利六七日，咳而呕渴，心烦不得眠，猪苓汤主之。

问曰：病有霍乱者何？答曰：呕吐而利，此为霍乱。

问曰：病者发热头痛，身体疼，恶寒而复吐利，当属何病？答曰：当为霍乱。霍乱吐利止而复发热也。伤寒，其脉微涩，本是霍乱，今是伤寒，（今，即也。）却四五日，至阴经阳转入阴，必吐利，本素呕、下利者，不治。若其人即欲大便，但反失气而不利者，是为属阳明，必坚，十三日愈。所以然者，经尽故也。下利后当坚，坚能食者，愈。今反不能食，到后经中颇能食，复一经能食，过之一日当愈。若不愈，不属阳明也。

霍乱而头痛，发热，身体疼痛，热多欲饮水者，属五苓散；寒多不用水者，理中汤主之。

理中汤方

人参（甘微寒。）　干姜（辛温。）　甘草（炙，甘平。）　白术（苦温，各三两。）

上四味，以水八升，煮取三升，去滓。温服一升，日三服。脐上筑者，为肾气动，去术加桂四两；吐多者，去术加生姜三两；下利多者，复用术；悸者，加茯苓二两；渴者，加术至四两半；腹中痛者，加人参至四两半；寒者，加干姜至四两半；腹满者，去术加附子一枚，服药后如食顷，饮热粥一升，微自温暖，勿发揭衣被。

下利第十八

下利上篇

太阳与阳明合病，而自利不呕者，属葛根汤。

葛根汤方

葛根（四两，甘平。）　麻黄（三两，去节，苦温。）　桂枝（辛温。）芍药（苦平。）　甘草（炙，甘平，各二两。）　生姜（三两，切，辛温。）

大枣（十二枚，擘，甘平。）

上七味，以水一斗，煮麻黄、葛根减二升，去上沫，内诸药，煮取三升，去滓。分温三服，不须与粥，取微汗。

太阳病，桂枝证，医反下之，遂利不止，其脉促者，表未解。喘而汗出，属葛根黄芩黄连汤。

葛根黄芩黄连汤方

葛根（半斤，甘平。）　甘草（二两，炙，甘平。）　黄芩（苦平。）黄连（苦寒，各三两。）

上四味，以水八升，先煮葛根减二升，内诸药，煮取二升，去滓。分温再服。

少阴病，四逆，其人或咳，或悸，或小便不利，或腹中痛，或泄利下重，四逆散主之。

四逆散方

甘草（炙，甘平。）　枳实（炙，苦寒。）　柴胡（苦平。）　芍药（苦平，各十分。）

上四味，捣为散，白饮和服方寸匕，日三服。咳者，加五味子、干姜各五分，兼主利；悸者，加桂五分；小便不利者，加茯苓五分；腹中痛者，加附子一枚，炮；泄利下重者，先以水五升，煮薤白三升，取三升，去滓，以散三方寸匕内汤中，煮取一升半，分温再服。

下利，其脉浮大，此为虚，以强下之故也。设脉浮革，因尔肠鸣，当温之。与水即哕，属当归四逆汤。

下利后，身体疼痛，清便自调，急当救表，宜桂枝汤。

下利中篇上

阳明与少阳合病而利，脉不负者，为顺；负者，失也。互相刻贼为负。滑而数者，有宿食，当下之，属大柴胡汤、承气汤证。

下利，不欲食者，有宿食，当下之，与大承气汤。

下利，反脉滑者，当有所去，下乃愈，宜大承气汤。

下利，脉迟而滑者，实也。利未欲止，当下之，宜大承气汤。

下利，三部脉皆浮，按其心下坚者，可下之，属大承气汤证。（三部脉皆浮，此据《千金》本文。《脉经》本"浮"作"平"。）

下利而谵语，为有燥屎，也宜下之，小承气汤主之。

少阴病，下利清水，色青者，心下必痛，口干燥者，可下之，属大柴胡汤、承气汤证。

下利中篇下

太阳与少阳合病，自下利者，与黄芩汤。若呕者，与黄芩加半夏生姜汤。

黄芩汤方

黄芩（三两，苦平。） 芍药（苦平。） 甘草（甘平，各二两，炙。）大枣（一十二枚，擘，甘平。）

上四味，以水一斗，煮取三升，去滓。温服一升，日再夜一服。

黄芩加半夏生姜汤方

半夏（半升，洗，辛平。） 生姜（一两半，切，辛温。）

上二味加入前方中即是。

热利下重，白头翁汤主之。

白头翁汤方

白头翁（二两，苦温。） 黄柏（三两，苦寒。） 黄连（三两，苦寒。）秦皮（三两，苦微寒。）

上四味，以水七升，煮取二升，去滓。温服一升，不差更服。

下利欲饮水者，为有热，白头翁汤主之。

下利后更烦，按其心下濡者，为虚烦也，栀子豉汤主之。

下利下篇

少阴病，下利，白通汤主之。

少阴病，下利清谷，里寒外热，手足厥逆，脉微欲绝，身反不恶寒，其人面赤色，或腹痛，或干呕，或咽痛，或利止而脉不出，通脉四逆汤主之。

通脉四逆汤方

甘草（二两，炙，甘平。） 附子（大者一枚，生，去皮，破八片，辛温。）干姜（三两，强人可四两，辛温。）

上三味，以水三升，煮取一升二合，去滓。分温再服。其脉即出者，愈。面赤者，加葱白九茎；腹痛者，去葱加芍药二两；呕者，加生姜二两；咽痛者，去芍药加桔梗一两；利止脉不出者，去桔梗加人参二两；病皆与方相应者，乃加减服之。

下利，脉沉而迟，其人面少赤，身有微热，下利清谷，必郁冒。汗出而解，其人微厥，所以然者，其面戴阳，下虚故也。

下利清谷，里寒外热，汗出而厥，通脉四逆汤主之。

下利清谷，不可攻其表，汗出必胀满，其藏寒者，当温之

下利，腹胀满，身体疼痛，先温其里，乃攻其表。温里，宜四逆汤；攻表，宜桂枝汤。

自利，不渴者，属太阴，其藏有寒故也。当温之，宜四逆辈。

恶寒，脉微而复利，利止，必亡血，四逆加人参汤主之。

四逆加人参汤方

四逆汤中加人参一两即是。

下利，脉迟紧，为痛未欲止，当温之，得冷者，满而便肠垢。

下利，欲食者，宜就温之。

下利，谷道中痛，当温之以火，宜熬末盐熨之。一方：炙枳实熨之。

汤液经卷四终。

汤液经卷五

〔商〕伊尹著 〔汉〕张机广论

（《胎胪药录》《平脉辨证》）又广

成都杨师尹绍伊考次

华阳刘 复民叔补修

下利便脓血第十九

少阴病，下利便脓血，桃花汤主之。

桃花汤方

赤石脂（一斤，一半完，一半末，甘平。） 干姜（一两，辛温。）

粳米（一升，甘平。）

上三味，以水七升，煮米熟汤成，去滓。温取七合，内赤石脂末一方寸匕。一服止，余勿服。

少阴病，二三日至四五日，腹痛，小便不利，下利不止，而便脓血者，桃花汤主之。

下利，寸脉反浮数，尺中自涩，其人必清脓血。

下利，脉数而浮，渴者，今自愈，设不差，其人必清脓血，以有热故也。

少阴病，下利便脓血者，可刺。

火邪清血第二十

太阳病，以火熏之，不得汗，其人必躁，到经不解，必有清血，名为火邪。火邪者，桂枝去芍药（以利小便故。）加蜀漆龙骨牡蛎救逆汤主之。

桂枝去芍药加蜀漆龙骨牡蛎救逆汤方

桂枝（辛温。） 生姜（切，辛温。） 蜀漆（辛平，各三两，洗，去腥。）

甘草（二两，炙，甘平。） 牡蛎（五两，熬，成平。） 龙骨（四两，甘平。）

大枣（十二枚，擘，甘平。）

上七味，以水八升，先煮蜀漆减二升，内诸药，煮取三升，去滓。温服一升。（一法，以水一斗二升，煮取五升。）

伤寒，脉浮，而医以火迫劫之，亡阳，惊狂，起卧不安，属桂枝去芍药加蜀漆牡蛎龙骨救逆汤。

伤寒，加温针必惊。

脉浮，热甚而灸之，此为实。实以虚治，因火而动，咽燥，必吐血。

微数之脉，慎不可灸，因火为邪，则为烦逆，追虚逐实，血散脉中，火气虽微，内攻有力，焦骨伤筋，血气难复。

太阳病二日，而烧瓦熨其背，大汗出，火气入胃，胃中竭燥，必发谵语。十余日，振而反汗出者，此为欲解，其汗从腰以下不得汗，其人欲小便，反不得，呕，欲失溲，足下恶风（腰以下不得汗故。）。大便坚者，小便当数，而反不数及多，便已，其头卓然而痛，其人足心必热，谷气下流故也。

脉浮，当以汗解，而反灸之，邪无从去，因火而盛，病从腰以下必当重而痹（痹，不仁也。），此为火逆。若欲自解，当先烦，烦乃有汗，随汗而解。何以知之？脉浮，故知汗出当解。

烧针令其汗，针处被寒，核起而赤者，必发奔豚，气从少腹上撞心者，灸其核上一壮，与桂枝加桂汤。

桂枝加桂汤方

桂枝（五两，辛温。）　芍药（苦平。）　生姜（辛温，各三两。）大枣（十二枚，擘，甘平。）　甘草（二两，炙，甘平。）

上五味，以水七升，煮取三升，去滓。温服一升。本云：桂枝汤，今加桂满五两，所以加桂者，以能泄奔豚气也。

火逆下之，因烧针烦躁，属桂枝甘草龙骨牡蛎汤。

桂枝甘草龙骨牡蛎汤方

桂枝（一两，辛温。）　甘草（甘平。）　龙骨（甘平。）　牡蛎（咸平，各二两，熬。）

上四味，以水五升，煮取二升，去滓。温服八合，日三服。

气上撞第二十一

太阳病，下之，气上撞，可与桂枝汤；不撞，不可与之。

伤寒，吐下后发汗，虚烦，脉甚微，八九日，心下痞坚，胁下痛，气上撞咽喉，眩冒，经脉动惕者，久而成痿。（此条宜桂苓五味甘草汤，方见《金匮》。）

伤寒，吐下发汗后，心下逆满，气上撞胸，起则头眩，其脉沉紧，发汗则动经，身为振摇，属茯苓桂枝术甘草汤。

茯苓桂枝术甘草汤方

茯苓（四两，甘平。） 桂枝（三两，辛温。） 白术（苦温。） 甘草（甘平，炙，各二两。）

上四味，以水六升，煮取三升，去滓。分温三服。

发汗后，其人脐下悸，欲作奔豚状，撞脐，属茯苓桂枝甘草大枣汤。

茯苓桂枝甘草大枣汤方

茯苓（半斤，甘平。） 桂枝（四两，辛温。） 甘草（一两，炙，甘平。）大枣（十五枚，擘，甘平。）

上四味，以水一斗，先煮茯苓减二升，内诸药，煮取三升，去滓。温服一升，日三服。

病如桂枝证，其头不痛，其项不强，寸口脉微浮，胸中痞坚，气上撞咽喉不得息，此为胸有寒，当吐之。

心下悸第二十二

心下悸上篇

太阳病，发其汗，汗出不解，其人发热，心下悸，头眩，身𥆧而动，振振欲仆地，属玄武汤。

脉浮数，法当汗出而愈，而下之，则身体重，心悸，不可发其汗，当自汗出而解。所以然者，尺中脉微，以里虚，须表里实，津液和，即自汗出愈。

心下悸下篇

太阳病，小便利者，以饮水多，必心下悸；小便少者，必苦里急也。

心下悸者，半夏麻黄丸主之。

半夏麻黄丸方

半夏（辛平。） 麻黄（苦温，等分。）

上二味，末之，炼蜜和丸，小豆大。饮服三丸，日三服。

伤寒，厥而心下悸，先治其水，当与茯苓甘草汤，却治其厥；不尔，其水入胃，必利。

茯苓甘草汤方

茯苓（二两，甘平。） 甘草（炙，一两，甘平。） 桂枝（二两，辛温。）生姜（三两，辛温。）

上四味，以水四升，煮取二升，去滓。分温三服。

发汗过多以后，其人叉手自冒心，心下悸而欲得按之，属桂枝甘草汤。

桂枝甘草汤方

桂枝（四两，辛温。） 甘草（二两，炙，甘平。）

上二味，以水三升，煮取一升，去滓。顿服，即愈。

伤寒二三日，心中悸而烦者，小建中汤主之。

伤寒，脉结代，心动悸，炙甘草汤主之。

炙甘草汤方

甘草（四两，炙，甘平。） 桂枝（辛温。） 生姜（辛温，各三两，切。）麦门冬（去心，半升，甘平。） 麻子仁（半升，甘平。） 人参（甘微寒。）阿胶（甘平，各二两。） 大枣（三十枚，擘，甘平。） 生地黄（一斤，切，甘寒。）

上九味，以清酒七升，水八升，煮取三升，去滓，内胶消烊尽，温服一升，日三服。

脉按之来缓，时止复来者，名曰结。又脉来动而中止，更来小数，中有还者反动，名曰结，阴也。脉来动而中止，不能自还，因而复动者，名曰代，阴也。得此脉者，必难治。

消渴第二十三

太阳病，寸口缓，关上小浮，尺中弱，其人发热而汗出，复恶寒，不呕，但心下痞者，此为医下之也。若不下，其人复不恶寒而渴者，为转属阳明。小便数者，大便即坚，不更衣十日无所苦也。欲饮水者，但与之，当以法救渴，宜五苓散。

五苓散方

猪苓（十八铢，去黑皮，甘平。）　白术（十八铢，苦温。）　泽泻（一枚，六铢，甘寒。）　茯苓（十八铢，甘平。）　桂枝（半两，辛温。）

上五味，各为散，更于臼中治之。白饮和，服方寸匕，日三服。多饮暖水，汗出愈。

伤寒，其脉不弦紧而弱，弱者必渴，被火必谵语；弱者，发热。脉浮者，解之，当汗出愈。

太阳病，发汗，若大汗出，胃中燥烦不得眠，其人欲饮水，当稍饮之，令胃中和则愈。若脉浮，小便不利，微热消渴，与五苓散，利小便、发汗。

伤寒，汗出而渴，属五苓散证；不渴，属茯苓甘草汤。

病在阳，当以汗解，而反以水噀之，若灌之，其热却不得去，益烦，皮上粟起，意欲饮水，反不渴，热，宜文蛤散；不差，与五苓散。

文蛤散方

文蛤（五两，咸平。）

上一味，捣为散，以沸汤五合，和服一方寸匕。

身热，皮粟不解，欲引衣自覆，若以水噀之、洗之，益令热却不得出，当汗而不汗，即烦。假令汗出已，腹中痛，与芍药三两，加上法。

伤寒，无大热，口燥渴而烦，其背微恶寒，白虎汤主之。（一作白虎加人参汤。）

伤寒，脉浮，发热无汗，其表不解，不可与白虎汤。渴欲饮水，无表证，白虎汤主之。（一作白虎加人参汤。）

衄第二十四

太阳病，脉浮紧，无汗而发热，其身疼痛，八九日不解，表候续在，此当发其汗，服汤微除，发烦，目瞑，剧者必衄，衄乃解，所以然者，阳气重故也，属麻黄汤证。

伤寒，脉浮紧，不发其汗，因衄，属麻黄汤证。

伤寒，不大便六七日，头痛有热，与承气汤；其大便反青，此为不在里，故在表也。（故，本也。）当发其汗。头痛者，必衄，属桂枝汤证。

如疟第二十五

太阳病，得之八九日，如疟状，发热而恶寒，热多寒少，其人不呕，清便续自下，一日再三发，其脉微而恶寒，此为阴阳俱虚，不可复发汗也。面色反有热者，为未欲解，以其不能得汗出，身必当痒，宜桂枝麻黄各半汤。

桂枝麻黄各半汤方

桂枝（一两十六铢，辛温。）　芍药（苦平。）　生姜（切，辛温。）甘草（炙，甘平。）　麻黄（去节，苦温，各一两。）　大枣（四枚，擘，甘平。）杏仁（二十四枚，去皮尖、两仁者，甘温。）

上七味，以水五升，先煮麻黄一二沸，去上沫，内诸药，煮取一升八合，去滓。温服六合。本云：桂枝汤三合，麻黄汤三合，并为六合，顿服。

服桂枝汤，大汗出，若脉但洪大，与桂枝汤。若其形如疟。一日再三发，汗出便解，属桂枝二越婢一汤。（此条之方，旧与"太阳病，发热恶寒，热多寒少，脉微弱，则亡阳也。不可复发其汗"之方相错，说见发汗后上篇。）

桂枝二越婢一汤方

桂枝（辛温。）　芍药（苦平。）　甘草（炙，甘平。）　麻黄（去节，苦温，各十八铢。）　生姜（一两三铢，切，辛温。）　石膏（二十四铢，碎，辛微寒。）　大枣（四枚，擘，甘平。）

上七味，以水五升，先煮麻黄一二沸，去上沫，内诸药，煮取二升，去滓。温服一升。本云：当裁为越婢汤、桂枝汤合之，饮一升。今合为一方，桂枝汤二分。

病者烦热，汗出即解，复如疟状，日晡所发者，此属阳明。脉实者，当下之，属大柴胡汤、承气汤证。脉浮虚者，当发其汗，属桂枝汤证。

热入血室第二十六

妇人中风，七八日，续有寒热，发作有时，经水适断者，此为热入血室。其血必结，故使如疟状，发作有时，小柴胡汤主之。

妇人中风，发热恶寒，经水适来，得之七八日，热除，脉迟身凉，胸胁下满，如结胸状，其人谵语，此为热入血室。当刺期门，随其虚实而取之。

妇人伤寒，发热，经水适来，昼日了了，暮则谵语如见鬼状，此为热入血室。无犯胃气，若上二焦，必当自愈。

阳明病，下血而谵语，此为热入血室。但头汗出者，当刺期门，随其实而泻之。濈然汗出者，则愈矣。

发狂喜忘瘀血第二十七

太阳病不解，热结膀胱，其人如狂，血必自下（自，用也。），下者即愈。其外未解者，尚未可攻。当先解其外，属桂枝汤证；外解，小腹急结者，乃可攻之，属桃仁承气汤。

桃仁承气汤方

桃仁（五十枚，去皮尖，苦平。）　大黄（四两，苦寒。）　桂枝（二两，辛温。）　甘草（二两，炙，甘平。）　芒硝（一两，苦寒。）

上五味，以水七升，煮取二升半，去滓，内芒硝，更煎一沸，分温三服。

太阳病如狂，其脉浮，属防己地黄汤。（本条经文已佚，《金匮》作防己地黄汤，治病如狂状，妄行，独语不休，无寒热，其脉浮，殆叔和就断简残句补缀其文如此。《千金》录徐嗣伯传经方，载治语狂错，眼目霍霍或言见鬼，精神昏乱，足以诠明方意。而辞采神貌，去经益远。今既无古本可考，特寻绎任圣制方之旨，正其章句，改次经文。）

防己地黄汤方

防己（一分，辛平。）　桂枝（三分，辛温。）　防风（三分，甘温。）甘草（一分，甘平。）

上四味，以酒一杯，渍之一宿，绞取汁，生地黄二斤，㕮咀，蒸之如斗米饭久，以铜器盛其汁，更绞地黄汁，和分，再服。

太阳病，六七日，表证续在，其脉微沉，反不结胸，其人发狂，此热在下焦，少腹当坚而满。小便自利者，下血乃愈。所以然者，以太阳随经，瘀热在里故也，属抵当汤。

抵当汤方

大黄（二两，破六片，苦寒。）　桃仁（二十枚，去皮尖，熬，苦平。）虻虫（去足翅，熬，苦微寒。）　水蛭（咸苦平，各三十枚，熬。）

上四味，以水五升，煮取三升，去滓。温服一升，不下更服。

阳明病，其人喜忘，必有畜血。所以然者，本有久瘀血，故令喜忘。虽坚，大便必黑，属抵当汤证。

伤寒，有热而少腹满，应小便不利，而反利者，此为血，当下之，属抵当丸证。

抵当丸方

大黄（三两，苦寒。）　桃仁（二十五枚，去皮尖，熬，苦平。）　虻虫（去足翅，熬，苦微寒。）　水蛭（咸苦平，各二十枚，熬。）

上四味，捣，分为四丸，以水一升，煮一丸，取七合服。晬时当下，不下更服。

病者无表里证，发热七八日，脉虽浮数者，可下之。假令下已，脉数不解，今热则消谷善饥，至六七日不大便者，有瘀血，属抵当汤。若脉数不解，下不止，必协热便脓血。

病人胸满，唇痿，舌青，口燥，其人但欲漱水不欲咽，无寒热，脉微大来迟，腹不满，其人言我满，为有瘀血。当出汗不出，内结，亦为瘀血。病者如热状，烦满，口干燥而渴，其脉反无热，此为阴伏，是瘀血也，当下之。（此条各本无，然当补入，今从《金匮》中录出，补之于此。）

发黄第二十八

发黄上篇

太阳病，脉浮而动数，浮则为风，数则为热，动则为痛，数则为虚。头痛发热，微盗汗出，而反恶寒，其表未解，医反下之。动数则迟，头痛即眩（一作膈内拒痛。），胃中空虚，客气动膈，短气烦躁，心中懊憹，阳气内陷，心下因坚，则为结胸，属大陷胸汤。若不结胸，但头汗出，其余无有，齐颈而还，小便不利，身必发黄，属柴胡栀子汤。（柴胡栀子汤方遗未见。疑即大柴胡汤与栀子豉汤二方之合方，如柴胡桂枝汤然。）

阳明病，自汗色赤者，不可攻也，必发热；色黄者，小便不利也。

阳明病，脉迟，食难用饱，饱即发烦，头眩者（有寒食故。），必小便难，此欲作谷疸（寒食相抟，在里不解。）。虽下，其腹必满如故耳，所以然者，脉迟故也。（脉迟为寒。）

伤寒，发其汗，身目为黄，所以然者，寒食相抟（寒食，一本作寒湿，误。），在里不解故也。（谷疸。）

阳明中风，脉弦浮大而短气，腹都满，胁下及心痛，按之不痛，鼻干不得汗，嗜卧，一身及目悉黄，小便难，有潮热，时时哕，耳前后肿，刺之小差。外不解，病过十日，脉浮，与小柴胡汤；但浮，无余证，与麻黄汤。不溺，腹满加哕，不治。

伤寒，瘀热在里，身体必黄，麻黄连翘赤小豆汤主之。

麻黄连翘赤小豆汤方

麻黄（去节，苦温。）　连翘（苦平，各一两。）　杏仁（三十枚，去皮尖，甘温。）　赤小豆（一升，甘平。）　大枣（十二枚，擘，甘平。）　生梓白皮（切，一斤，苦寒。）　甘草（二两，炙，甘平。）　一方生姜（二两，切。）

上七味，以水一斗，煮麻黄一二沸，去上沫，内诸药，煮取三升，去滓。温服一升。

发黄中篇

太阳中风，以火劫发其汗，邪风被火热，血气流洗，失其常度。两阳相熏灼，其身发黄，阳盛则欲衄，阴虚小便难，阴阳俱虚竭，身体则枯燥。但头汗出，齐颈而还，腹满而微喘，口干咽烂，或不大便，久则谵语，甚则至哕，手足躁扰，循衣摸床。小便利者，其人可治。

阳明病，发热而汗出，此为热越，不能发黄。但头汗出，其身无有，齐颈而还，小便不利，渴饮水浆，此为瘀热在里，身必发黄，属茵陈蒿汤。

茵陈蒿汤方

茵陈蒿（六两，苦平。）　栀子（十四枚，擘，苦寒。）　大黄（二两，苦寒。）

上三味，以水一斗二升，先煮茵陈减六升，内二味，煮取三升，去滓。分温三服。小便当利，溺如皂荚沫状，色正赤，一宿黄从小便去。

伤寒七八日，身黄如橘，小便不利，少腹微满，属茵陈蒿汤证。

伤寒，身黄发热者，栀子檗皮汤主之。

栀子柏皮汤方

栀子（十五枚，擘，苦寒。） 甘草（甘平。） 黄柏（苦寒，各五分。）

上三味，以水四升，煮取二升，去滓。分温再服。

发黄下篇

太阳病，身黄，其脉沉结，少腹坚，小便不利，为无血；小便自利，其人如狂者，血证谛，属抵当汤。

汤液经卷五终。

汤液经卷六

［商］伊尹著　　［汉］张机广论

（《胎胪药录》《平脉辨证》）又广

成都杨师尹绍伊考次

华阳刘　复民叔补修

中湿第二十九

太阳病，关节疼烦，脉沉而缓者，为中湿。其人小便不利，大便反快，但当利其小便。（此条论湿温。）

湿家之为病，一身尽痛，发热，而身色似熏黄也。（此以下五条，论寒湿。）

湿家之为病，其人但头汗出，而背强欲得被覆向火。若下之蚤（蚤字当衍。），则哕或胸满，小便不利（一本作小便利。），舌上如胎，此为丹田有热，胸上有寒。渴欲饮而不能饮，则口燥也。（此条宜五苓散，再参看结胸痞上篇下面目及身黄项背强一则。）

湿家下之，额上汗出，微喘，小便不利者，死；若下利不止者，亦死。（小便不利者死，一本作小便利者死，误。参看《平脉法·上篇》"南方心脉，其状何似"一条自明。）

湿家，身烦疼，可与麻黄汤加术四两，发其汗为宜，慎不可以火攻之。

麻黄加术汤方

麻黄（三两，去节，苦温。）　桂枝（二两，去皮，辛温。）　甘草（二两，甘平。）　杏仁（七十个，去皮尖，甘温。）　白术（四两，苦温。）

上五味，以水九升，先煮麻黄减二升，去上沫，内诸药，煮取二升半，去滓。温服八合，覆取微似汗。

病人喘，头痛鼻塞而烦，其脉大，自能饮食，腹中和无病。病在头中寒湿，故鼻塞，内药鼻中即愈。

伤寒八九日，风湿相抟，身体疼痛，不能自转侧，不呕，不渴，脉浮虚而涩者，桂枝附子汤主之。若其人大便坚，小便自利者（自字当是不字之讹，观下条及全篇之文，自明。），术附子汤主之。（此以下五条论风湿。）

桂枝附子汤方

桂枝（四两，去皮，辛温。）　生姜（三两，切，辛温。）　附子（三枚，炮，去皮，破八片，辛温。）　甘草（二两，炙，甘平。）　大枣（十二枚，擘，甘平。）

上五味，以水六升，煮取二升，去滓。分温三服。

术附子汤方

白术（二两，苦温。）　附子（二枚半，炮，去皮，辛温。）　甘草（一两，炙，甘平。）　生姜（一两半，切，辛温。）　大枣（六枚，甘平。）

上五味，以水三升，煮取一升，去滓。分温三服。一服觉身痹，半日许再服，三服都尽，其人如冒状，勿怪，即是术附并走皮中逐水气，未得除故耳。

风湿相抟，骨节疼烦，掣痛不得屈伸，近之则痛剧，汗出短气，小便不利，恶风不欲去衣，或身微肿者，甘草附子汤主之。

甘草附子汤方

甘草（二两，炙，甘平。）　白术（二两，苦温。）　附子（二枚，炮，去皮，辛温。）　桂枝（四两，去皮，辛温。）

上四味，以水六升，煮取三升，去滓。温服一升，日三服。初服得微汗则解，能食汗出复烦者，服五合。恐一升多者，服六七合为妙。

病者一身疼烦，发热，日晡即剧，此为风湿，汗出当风，或久伤取冷所致也，可与麻黄杏仁薏仁甘草汤。

麻黄杏仁薏仁甘草汤方

麻黄（去节，半两，汤泡，苦温。）　甘草（一两，炙，甘平。）　薏苡仁（半两，甘微寒。）　杏仁（十个，去皮尖，炒，甘温。）

上锉麻豆大，每服四钱匕，水盏半，煮八分，去滓。温服，有微汗避风。

问曰：风湿相抟，身体疼痛，法当汗出而解，值天阴雨，溜下不止。师云：此可发汗，而其病不愈者，何也？答曰：发其汗，汗大出者，但风气去，湿气续在，是故不愈。若治风湿者，发其汗，微微似欲出汗者，则风湿俱去也。

风湿，脉浮身重，汗出恶风者，防己汤主之。

防己汤方

防己（一两，辛平。）　甘草（半两，炒，甘平。）　白术（七钱半，苦温。）

黄芪（一两一分，去芦，甘微温。）

上锉麻豆大，每服五钱匕，生姜四片，大枣一枚，水盏半，煮八分，去滓。温服，良久再服。喘者，加麻黄半两；胃中不和者，加芍药三分；气上冲者，加桂枝三分；下有陈寒者，加细辛三分。服后当如虫行皮中，从腰下如水。后坐被上，又以一被绕腰以下，温令微汗，差。

风水皮水黄汗肺胀第三十

风水皮水篇

太阳病，脉浮而紧，法当骨节疼痛，而反不痛，身体反重而酸，其人不渴，汗出即愈，此为风水。恶寒者，此为极虚，发汗得之。渴而不恶寒者，此为皮水。身肿而冷，状如周痹，胸中窒，不能食，反聚痛，暮躁不眠，此为黄汗。痛在骨节，咳而喘，不渴者，此为肺（肺字，原作脾，误。）胀。其形如肿，发汗即愈。然诸病此者，渴而下利，小便数者，皆不可发汗。

风水恶风，一身悉肿，脉浮不渴，续无汗出（一作续自汗出。），而无大热者，越婢汤主之。

越婢汤方

麻黄（六两，苦温。）　石膏（半斤，辛微寒。）　生姜（三两，辛温。）大枣（十五枚，甘平。）　甘草（二两，甘平。）

上五味，以水六升，先煮麻黄，去上沫，内诸药，煮取三升。分温三服。恶风者，加附子一枚（炮）；风水，加术四两。（《古今录验》。）

皮水之为病，四肢肿，水气在皮肤中，四肢聂聂动者，防己茯苓汤主之。

防己茯苓汤方

防己（三两，辛平。）　黄芪（三两，甘微温。）　桂枝（三两，辛温。）茯苓（六两，甘平。）　甘草（二两，甘平。）

上五味，以水六升，煮取二升，分温三服。

师曰：诸有水者，腰以下肿，当利小便；腰以上肿，当发汗乃愈。

水之为病，其脉沉小，属少阴。浮则为风，无水（无字当衍。）虚胀者，为气水，发其汗即已。沉者，与附子麻黄汤；浮者，与杏子汤。

附子麻黄汤方

麻黄（三两，苦温。）　甘草（二两，甘平。）　附子（一枚，炮，辛温。）

上三味，以水七升，先煮麻黄，去上沫，内诸药，煮取二升半。温服八分，日三服。

杏子汤方（未见，恐是麻黄杏仁甘草石膏汤。）

问曰：病下利后，渴饮水，小便不利，腹满，阴肿者，何也？答曰：此法当病水，若小便自利及汗出者，自当愈。

夫水病人，目下有卧蚕，面目鲜泽，脉伏。其人消渴，病水腹大，小便不利，其脉沉绝者，有水，可下之。

黄汗篇

脉浮而洪，浮则为风，洪则为气。风气相抟，风强则为瘾疹，身体为痒，痒为泄风，久为痂癞；气强则为水，难以俯仰。风气相抟（抟，或作击，误。），身体洪肿，汗出乃愈，恶风则虚，此为风水。不恶风者，小便不利（不，原作通，误，今改正。下条之文，即是其证。），上焦有寒，其口多涎，此为黄汗。

黄汗之病，两胫自冷，假令发热，此属历节。食已汗出，又身常暮卧盗汗出者，此荣气也（荣，一作劳。）。若汗出已，反发热者，久久其身必甲错，发热不止者，必生恶疮。若身重，汗出已辄轻者，久久必身瞤，瞤则胸中痛；又从腰以上必汗出，下无汗，腰髋弛痛，如有物在皮中状，剧者不能食，身疼重，燥躁，小便不利，此为黄汗，桂枝加黄芪汤主之。

桂枝加黄芪汤方

桂枝（三两，辛温。）　芍药（三两，苦平。）　甘草（二两，甘平。）
生姜（三两，辛温。）　大枣（十二枚，甘平。）　黄芪（二两，甘微温。）

上六味，以水八升，煮取三升，温服一升。须臾饮热稀粥一升余，以助药力。温服取微汗；若不汗，更服。

寸口脉沉而弱，沉则主骨，弱则主筋；沉则为肾，弱则为肝。味酸则伤筋，筋伤则缓，名曰泄；咸则伤骨，骨伤则痿，名曰枯。枯泄相抟，名曰断泄（泄字当衍。）。荣气不通，卫不独行，荣卫俱微，三焦无所御，四属断绝，身体羸瘦，独足肿大，黄汗出，胫冷，假令发热，便为历节也。病历节，疼痛不可屈伸，乌头汤主之。

乌头汤方

麻黄（三两，苦温。）　芍药（三两，苦平。）　黄芪（三两，甘微温。）甘草（炙。）　川乌（辛温，五枚，呚咀，以蜜一升，煎取一升，即出乌头。）

上五味，呚咀四味，以水三升，煮取一升，去滓，内蜜煎中，更煎之，服七合，不知，尽服之。

肺胀篇

上气躁而喘者，属肺胀，欲作风水，发汗则愈。

肺胀，咳而上气，烦躁而喘，脉浮者，心下有水，小青龙加石膏汤主之。

小青龙加石膏汤方（《千金》证治同，外更加胁下痛引缺盆。）

麻黄（二两，苦温。）　芍药（二两，苦平。）　桂枝（二两，辛温。）细辛（二两，辛温。）　甘草（二两，甘平。）　干姜（二两，辛温。）五味子（半升，酸温。）　半夏（半升，辛平。）　石膏（二两，辛微寒。）

上九味，以水一斗，先煮麻黄，去沫，内诸药，煮取三升。强人服一升，羸者减之，日三服。小儿服四合。

咳而上气，此为肺胀。其人喘，目如脱状，脉浮大者，越婢加半夏汤主之。

越婢加半夏汤方

麻黄（六两，苦温。）　石膏（半斤，辛微寒。）　生姜（三两，辛温。）大枣（十五枚，甘平。）　甘草（二两，甘平。）　半夏（半升，辛平。）

上六味，以水六升，先煮麻黄，去上沫，内诸药，煮取三升，分温三服。

上气，面浮肿，肩息，其脉浮大，不治。又加利，尤甚。

伤寒，咳逆上气，其脉散者，死。谓其形损故也。（"形"，当为"刑"字之误也。）

中暍第三十一

太阳中暍，发热恶寒，身重而疼痛，其脉弦细芤迟。小便已，洒洒然毛耸，手足厥冷；小有劳身热，口开，前板齿燥。若发其汗，恶寒则甚；加温针，则发热益甚；数下之，淋复甚。

太阳中暍，身热疼重，而脉微弱，此以夏月伤冷水，水行皮肤中所致也，瓜蒂汤主之。

瓜蒂汤方

瓜蒂（二十个，苦寒。）

上锉，以水一升，煮取五合，去滓。顿服。

太阳中热，喝是也。其人汗出，恶寒，身热而渴也，白虎汤主之。

伤寒，其脉阴阳俱紧，恶寒发热，则脉欲厥。厥者，脉初来大，渐渐小，更来渐渐大，是其候也（脉滑而厥者，其表有热，白虎汤主之。）。恶寒甚者，翕翕汗出，喉中痛；热多者，目赤，睛不慧。医复发之，咽中则伤；若复下之，则两目闭。寒多清谷，热多便脓血。熏之则发黄；熨之则咽燥。小便利者，可救；难者，必危殆。

伤寒，发热，口中勃勃气出，头痛目黄，衄不可制。贪水者，必呕；恶水者，厥。下之，咽中生疮。假令手足温者，下之，下重便脓血。头痛目黄者，下之，目闭。贪水者，下之，其脉必厥，其声嘤，咽喉塞；发其汗则战慄，阴阳俱虚。恶水者，下之，里冷不嗜食，大便完谷出；发其汗，口中伤，舌上胎滑，烦躁，脉数实，不大便六七日，后必便血；复发其汗，小便即自利。（此自字，必是不字之讹，观上条之文自明。）

刚痉柔痉项背强第三十二

刚痉柔痉篇

太阳病，发热无汗，而反不恶寒者，名刚痉。（此条之文，旧与下名柔痉条之文相错。此文宜为不恶寒，误为恶寒，下条宜为恶寒，误为不恶寒。明其为如此者，因此条文中所云之反恶寒，与上无汗义不合，因无汗当恶寒，不当云反故也。又《脉经》及《千金》本，其下条名柔痉句下，均有旧注云。一云恶寒，恶寒为柔痉。则不恶寒者，必为刚痉也明矣。此必是今本之传抄者，误将此文之不字，抄入下条，致下条多一不字，此条少一不字，遂与旧本乖异。而文义理法，亦因之以不安，今即据此互易正之。）

太阳病，发热汗出而恶寒者，名柔痉。

病者身热足寒，颈项强急，恶寒，时头热面赤，目脉赤，独头动摇者，为痉。

太阳病，热，发其汗（一本，发字在热字上，非。）因致痉。（刚痉。）

痉病，发其汗已，其脉浛浛如蛇（一云其脉沧大。），暴腹胀大者，为欲解。

脉如故，反复弦者，必痉。

太阳病，无汗而小便反少，气上冲胸，口噤不得语，欲作刚痉。刚痉为病，胸满口噤，卧不着席，脚挛急，其人必龂齿，可与大承气汤。

太阳病，其证备，身体强，几几然，脉反沉迟，此为痉（柔痉。），栝蒌桂枝汤主之。（几几，强貌。古代玉几、雕几、漆几，其制皆两端上卷，故以其形容背反张之貌也。）

栝蒌桂枝汤方

栝蒌根（二两，苦寒。） 桂枝（三两，辛温。） 芍药（三两，苦平。）甘草（二两，甘平。） 生姜（三两，辛温。） 大枣（十二枚，甘平。）

上六味，以水九升，煮取三升。分温三服，取微汗。汗不出，食顷，啜热粥发之。

太阳病，发热，其脉沉而细者，为痉，为难治，葛根汤主之。（葛根汤主之句，旧在前条欲作刚痉句下，大误。详审之，当在此条下，今移正之。）

痉脉来，按之筑筑而弦，直上下行。（此与下条，论刚痉脉象。）

痉家，其脉伏坚，直上下。

夫风病，下之则痉，复发其汗，必拘急。

痉病，有灸疮难疗。

项背强篇

太阳病，项背强几几，无汗恶风，属葛根汤。

太阳病，项背强几几，反汗出恶风，属桂枝加葛根汤。

桂枝加葛根汤方

葛根（四两，甘平。） 芍药（二两，苦平。） 甘草（二两，炙，甘平。）生姜（三两，切，辛温。） 大枣（十二枚，擘，甘平。） 桂枝（三两，去皮，辛温。）

上六味，以水一斗，先煮葛根减二升，内诸药，煮取三升，去滓。温服一升，覆取微似汗。不须啜粥，余如桂枝法。

咽痛第三十三

咽痛上篇

少阴病，二三日，咽痛者，可与甘草汤；不差，可与桔梗汤。

甘草汤方

甘草（二两，甘平。）

上一味，以水三升，煮取一升半，去滓。温服七合，日再服。

桔梗汤方

桔梗（一大枚，辛微温。）　甘草（二两，甘平。）

上二味，以水三升，煮取一升，去滓。分温再服。

少阴病，咽中痛，半夏散及汤主之。

半夏散及汤方

半夏（洗，辛平。）　桂枝（辛温。）　甘草（炙，甘平。）

上三味，等分，各异捣，合治之，白饮和服方寸匕，日三服。若不能散服者，以水一升，煮七沸，内散两方寸匕，更煮三沸，下火，令小冷，少少含咽之。半夏有毒，不当散服。

少阴病，咽中伤，生疮，不能语言，声不出，苦酒汤主之。

苦酒汤方

鸡子（一枚，去黄，内好上苦酒于壳中。）　半夏（洗，破如枣核，十四枚，辛平。）

上二味，内半夏著苦酒中，以鸡子壳置刀环中，安火上，令三沸，去滓，少少含咽之。不差，更作三剂，愈。

伤寒六七日，其人大下后，脉沉迟，手足厥逆，下部脉不至，咽喉不利，唾脓血，泄利不止，为难治，属麻黄升麻汤。

麻黄升麻汤方

麻黄（去节，二两半，苦温。）　知母（十八铢，苦寒。）　萎蕤（十八铢，甘平。）　黄芩（十八铢，苦平。）　升麻（一两六铢，甘苦，平微寒。）　当归（一两六铢，甘温。）　芍药（苦平。）　桂枝（辛温。）　石膏（碎，绵裹，辛微寒。）　干姜（辛温。）　白术（苦温。）　茯苓（甘平。）
麦门冬（去心，甘平。）　甘草（炙，甘平，各六铢。）

上一十四味，以水一斗，先煮麻黄二沸，去上沫，内诸药，煮取三升，去滓。
分温三服，一炊间，当汗出愈。

咽病下篇

少阴病，下利咽痛，胸满心烦，猪肤汤主之。（咽痛，即喉痹。上篇言寒喉痹，
此篇言温喉痹，温喉痹即白喉症是也。治温喉痹之法，下利者与猪肤汤，其不下
利者，以白虎汤加生地、丹皮、玄参为最效。若扁桃腺肿痛，不能食饮者，可以
锡类散频频吹之。）

猪肤汤方

猪肤（一斤。）

上一味，以水一斗，煮取五升，去滓，内白蜜一升，白粉五合，熬香，和令
相得。温分六服。

伤寒，喉痹，刺手少阴。少阴在腕，当小指后动脉是也。针入三分，补之。

汤液经卷六终。

汤液经卷末

［商］伊尹著　　［汉］张机广论

（《胎胪药录》《平脉辨证》）又广

成都杨师尹绍伊考次

华阳刘　复民叔补修

辨脉法

脉蔼蔼如车盖者，名曰秋脉也。（秋脉，一作阳结，误。）

脉累累如循琅玕者，（琅玕，原误长竿，今改正。）名曰夏脉也。（夏脉，一作阴结，误。）

脉瞥瞥如羹上肥者，阳气微也。

脉萦萦如蜘蛛丝者，阴气衰也。（阴气，一作阳气，误。）

脉绵绵如泻漆之绝者，亡其血也。

脉来缓，时一止复来者，名曰结；脉来数，时一止复来者，名曰促（一作纵。）。脉阳盛则促，阴盛则结，此皆病脉。

阴阳相抟，名曰动。阳动则汗出，阴动则发热，形冷恶寒者，此三焦伤也。若数脉见于关上，上下无头尾，如豆大，厥厥动摇者，名曰动也。

阳脉浮大而濡，阴脉浮大而濡，阴脉与阳脉同等者，名曰缓也。

脉浮而紧者，名曰弦也。弦者，状如弓弦，按之不移也。脉紧者，如转索无常也。

脉弦而大，弦则为减，大则为芤，减则为寒，芤则为虚，寒虚相抟，此名为革。妇人则半产漏下，男子则亡血失精。

阳脉浮（一作微。）阴脉弱，则血虚。血虚则筋惕，其脉沉者，荣气微也；其脉浮而汗出如流珠者，卫气衰也。荣气微加烧针，血流不行，更发热而躁烦也。

脉浮而数，浮为风，数为虚；风为热，虚为寒；风虚相抟，则洒淅恶寒也。

诸脉浮数，当发热而洒淅恶寒。若有痛处，饮食如常者，畜积有脓也。

脉浮而大，心下反坚，有热，属藏者，攻之不令发汗；属府者，不令溲数，溲数则大便坚。汗多则热愈，汗少则便难，脉迟尚未可攻。

脉浮而大，浮为风虚，大为气强，风气相抟，必成隐疹，身体为痒，痒者名泄风。久久为痂癞。（眉少发稀，身有干疮而腥臭也。）

脉浮而洪，身汗如油，喘而不休，水浆不下，形体不仁，乍静乍乱，此为命绝也。又未知何藏先受其灾。若汗出发润，喘不休者，此为肺先绝也。阳反独留，形体如烟熏，直视摇头者，此为心绝也。唇吻反青。四肢絷习者，此为肝绝也。环口黧黑，柔汗发黄者，此为脾绝也。溲便遗失，狂言，目反直视者，此为肾绝也。又未知何藏阴阳前绝。若阳气前绝，阴气后竭者，其人死，身色必青。阴气前绝，阳气后竭者，其人死，身色必赤，腋下温，心下热也。

脉浮而滑，浮为阳，滑为实，阳实相抟，其脉数疾，卫气失度。浮滑之脉数疾，发热汗出者，此为不治。

脉阴阳俱紧者，口中出气，唇口干燥，踡 卧足冷，鼻中涕出，舌上胎滑，勿妄治也。到七日以来，其人微发热，手足温者，此为欲解。或到八日以上，反大发热者，此为难治。设使恶寒者，必欲呕也；腹内痛者，必欲利也。

脉阴阳俱紧，至于吐利，其脉独不解，紧去人安，此为欲解。若脉迟至六七日，不欲食，此为晚发，水停故也，为未解；食自可者，为欲解。病六七日，手足三部脉皆至，大烦而口噤不能言，其人躁扰者，必欲解也。若脉和，其人大烦，目重，睑内际黄者，此欲解也。

脉浮而迟，面热赤而战惕者，六七日当汗出而解，反发热者，差迟，迟为无阳，不能作汗，其身必痒也。

问曰：脉有阴阳，何谓也？答曰：凡脉大、浮、数、动、滑，此名阳也；脉沉、涩、弱、弦、微，此名阴也。凡阴病见阳脉者，生；阳病见阴脉者，死。

问曰：脉有阳结、阴结者（此"脉"字，当是"病"字之讹。），何以别之？答曰：其脉浮而数，能食，不大便者，此为实，名曰阳结也，期十七日当剧。其脉沉而迟，不能食，身体重，大便反坚，名曰阴结也，期十四日当剧。

问曰：病有洒淅恶寒而复发热者，何？答曰：阴脉不足，阳往从之；阳脉不足，阴往乘之。曰：何谓阳不足？答曰：假令寸口脉微，名曰阳不足，阴气上入阳中，则洒淅恶寒也。曰：何谓阴不足？答曰：尺脉弱名曰阴不足，阳气下陷，入阴中则发热也。

问曰：病有战而汗出，因得解者，何也？答曰：脉浮而紧，按之反芤，此为本虚，故当战而汗出也。其人本虚。是以发战，以脉浮，故当汗出而解也。若脉浮而数，按之不芤，此人本不虚，若欲自解，但汗出耳，不发战也。

问曰：病有不战而汗出解者，何也？答曰：脉大而浮数，故知不战汗出而解也。（知字当衍。）

问曰：病有不战不汗出而解者，何也？答曰：其脉自微，此以曾发汗、若吐、若下、若亡血，以内无津液，此阴阳自和，必自愈。故不战不汗出而解也。

问曰：伤寒三日，脉浮数而微，病人身凉和者，何也？答曰：此为欲解也，解以夜半。脉浮而解者，濈然汗出也；脉数而解者，必能食也；脉微而解者，必大汗出也。

问曰：假令病人欲差，脉而知愈，故以别之？答曰：寸关尺大小、迟疾、浮沉同等。虽有寒热不解者，此脉阴阳为平复，当自愈。

问曰：凡病欲知何时得，何时愈。答曰：假令夜半得病者，明日日中愈；日中得病者，夜半愈。何以言之？日中得病，夜半愈者，以阳得阴则解也；夜半得病，明日日中愈者，以阴得阳则解也。

平脉法上

问曰：脉有三部，阴阳相乘。荣卫血气，在人体躬。呼吸出入，上下于中。因息游布，津液流通。随时动作，效象形容。春弦秋浮，冬沉夏洪。察色观脉，大小不同。一时之间，变无经常。尺寸参差，或短或长。上下乖错，或存或亡。病辄改易，进退低昂。心迷意惑，动失纪纲。愿为缕陈，令得分明。师曰：子之所问，道之根源。脉有三部，尺寸及关。荣卫流行，不失衡铨。肾沉心洪，肺浮肝弦。此自经常，不失铢分。出入升降，漏刻周旋。水下二刻，脉一周身。旋复寸口，虚实见焉。变化相乘，阴阳相干。风则浮虚，寒则紧弦。沉潜水滀，支饮急弦。动弦为痛，数洪热烦。设有不应，知变所缘。三部不同，病各异端。太过可怪，不及亦然。邪不空见，中必有干。审察表里，三焦别分。知其所舍，消息诊看。料度府藏，独见若神。为子条记，传与贤人。

师曰：呼吸者，脉之头也。初持脉，来疾去迟，此为出疾入迟，为内虚外实；初持脉，来迟去疾，此为出迟入疾，为内实外虚也。

师曰：脉肥人责浮，瘦人责沉。肥人当沉，今反浮；瘦人当浮，今反沉，故责之。

师曰：寸脉下不至关，为阳绝；尺脉上不至关，为阴绝，此皆不治，决死也。若计其余命生死之期，期以月节克之也。

师曰：脉病人不病，名曰行尸，以无王气，卒眩仆不识人者，短命则死。人病脉不病，名曰内虚，以无谷神，虽困无苦，

问曰：上工望而知之，中工问而知之，下工脉而知之，愿闻其说。师曰：病家人请，云病人苦发热，身体疼，病人自卧。师到，诊其脉沉而迟者，知其差也。何以知之？若表有病者，脉当浮大，今脉反沉迟，故知愈也。假令病人云腹内卒痛，病人自坐。师到，脉之浮而大者，知其差也。何以知之？若里有病者，脉当沉而细，今脉浮大，故知愈也。

师曰：病家人来请，云病人发热，烦极。明日师到，病人向壁卧，此热已去也。设令脉不和，处言已愈。设令向壁卧，闻师到不惊起而盼视，若三言三止，脉之咽唾者，此诈病也。设令脉自和，处言汝病太重，当须服吐下药，针灸数十百处乃愈。

师持脉，病人欠者，无病也。脉之，因伸者，无病也。脉之呻者，病也。言迟者，风也。摇头言者，里痛也。行迟者，表强也。坐而伏者，短气也。坐而下一膝者，腰痛也。里实，护腹如怀卵物者，心痛也。

师曰：伏气之病，以意候之，今月之内，欲有伏气。假令旧有伏气，当须脉之。若脉微弱者，当喉中痛似伤，非喉痹也。病人云实咽中痛，虽尔，今复欲下利。

问曰：经说脉有三菽、六菽重者，何谓也？师曰：脉人以指按之，如三菽之重者，肺气也；如六菽之重者，心气也；如九菽之重者，脾气也；如十二菽之重者，肝气也；按之至骨者，肾气也。（菽者，小豆也。）假令下利，寸口、关上、尺中悉不见脉，然尺中时一小见，脉再举头（一云按投。）者，肾气也。若见损脉来至，为难治。（损谓所胜脾，脾胜不应时。）

问曰：东方肝脉，其形何似？师曰：肝者，木也，名厥阴。其脉微弦、濡弱而长，是肝脉也。肝病自得濡弱者，愈也。假令得纯弦脉者，死。何以知之？以其脉如弦直。此是肝藏伤，故知死也。

南方心脉，其形何似？师曰：心者，火也，名少阴。其脉洪大而长，是心脉也。心病自得洪大者，愈也。假令脉来微去大，故名反病在里也。脉来头小本大，故名覆病在表也。上微头小者，则汗出下微；本大者，则为关格不通，不得尿，头无汗者，可治；有汗者，死。

西方肺脉，其形何似？师曰：肺者，金也，名太阴。其脉毛浮也，肺病自得此脉。若得缓迟者，皆愈。若得数者，则剧。何以知之？数者，南方火，火克西方金，法当痈肿，为难治也。

问曰：二月得毛浮脉，何以处言至秋当死？师曰：二月之时，脉当濡弱，反得毛浮者，故知至秋死。二月肝用事，肝属木，脉应濡弱，反得毛浮脉者，是肺脉也。肺属金，金来克木，故知至秋死。他皆仿此。

师曰：立夏得洪（一作浮。）大脉，是其本位。其人病身体若疼重者，须发其汗。若明日身不疼不重者，不须发汗。若汗濈濈自出者，明日便解矣。何以言之？立夏脉洪大，是其时脉，故使然也，四时仿此。

师曰：病人脉微而涩者，此为医所病也。大发其汗，又数大下之，其人亡血，病当恶寒，而发热无休止。时夏月盛热，而欲着复衣；冬月盛寒，而欲裸其体，所以然者，阳微即恶寒，阴弱即发热。医发其汗，使阳气微，又大下之令阴气弱。五月之时，阳气在表，胃中虚冷，以阳气内微，不能胜冷，故欲着复衣；十一月之时，阳气在，里胃中烦热以阴气内弱，不能胜热，故欲裸其体。又阴脉迟涩，故知亡血。

问曰：尝为人所难，紧脉何所从而来？师曰：假令亡汗，若吐，肺中寒，故令紧。假令咳者，坐饮冷水，故令紧。假令下利者，以胃中虚冷，故令紧也。

问曰：人不能饮，其脉何类？师曰：其脉自弦（弦，一作涩。），唇口干燥也。

问曰：人愧者，其脉何等类？师曰：其脉自浮而弱，面形乍白乍赤。

问曰：人病恐怖，其脉何类？师曰：脉形如循丝，累累然，其面白脱色也。

问曰：脉有残贼，何谓？师曰：脉有弦、有紧、有涩、有滑、有浮、有沉，此六脉为残贼，能与诸经作病。

问曰：脉有灾怪，何谓？师曰：假令人病，脉得太阳脉，与病形证相应，因为作汤。比还送汤之时，病者因反吐，若下利，病腹中痛，因问：言我前来脉时不见此证。今反复变异，故是名为灾怪。因问：何缘作此吐利？答曰：或有先服药今发作，故为灾怪也。

问曰：翕奄沉，名曰滑，何谓？师曰：沉为纯阴，翕为正阳，阴阳和合，故脉滑也。

问曰：脉有相乘、有从、有横、有逆、有顺，何谓也？师曰：水行乘火，金行乘木，名曰从；火行乘水，木行乘金，名曰横；水行乘金，火行乘木，名曰逆；金行乘水，木行乘火，名曰顺。

问曰：濡弱何以反适十一头？师曰：五藏六腑相乘，故令十一。

问曰：何以知乘府？何以知乘藏？师曰：诸阳浮数，为乘府；诸阴迟涩，为乘藏也。

平脉法下

寸口卫气盛名曰高，荣气盛名曰章，高相章抟名曰纲。卫气弱名曰慄，荣气弱名曰卑，㡖卑相抟名曰损。卫气和名曰缓，荣气和名曰迟，缓迟相抟名曰沉。

寸口脉缓而迟，缓则阳气长，其色鲜，其颜光，其声商，毛发长；迟则阴气盛，骨髓生，血满，肌肉紧薄鲜硬。阴阳相抱，荣卫俱行，刚柔相得，名曰强也。

寸口脉浮为在表，沉为在里，数为在府，迟为在藏。假令脉迟，此为在藏也。

寸口诸微亡阳，诸濡亡血，诸弱发热，诸紧为寒，诸乘寒者，则为厥，郁冒不仁，以胃无谷气，脾涩不通，口急不能言，战而慄也。

寸口脉浮而紧，浮则为风，紧则为寒，风则伤卫，寒则伤荣，荣卫俱病，骨节烦疼，当发其汗也。（此条旧在"辨脉法篇"内，又"可汗篇"亦有此文，论末有"宜麻黄汤"四字。案：凡云宜某汤者，悉为《平脉辨证》中之文，《胎胪药录》例言属某汤。二家之书，即以分疆，"辨脉法"为《胎胪药录》之一篇，"平脉法"为《平脉辨证》之一篇，此条言宜某汤，知此条本为《平脉辨证》篇中之文，宜以之次入"平脉法篇"。又此条论首有"寸口"二字。案："平脉法篇"内，凡论病脉之文，论首悉有"寸口、跌阳"等字样。"辨脉法篇"有"寸口、跌阳"字样者，连此共止七条，余之大多并无之。以此条本为《平脉辨证》之文准之，知此七条必亦悉如此条，并为《平脉辨证》中之文。叔和以之次入"辨脉法篇"，误。今悉将此七条，归还于"平脉法篇"内，用清门户。因此七条若本为"辨脉法篇"中之文者，则余之大多亦应悉有"寸口、跌阳"字样，而无之者，则此七条，本与之非为一类，即此即可决其本非"辨脉法篇"中之文。而此七条有"寸口、跌阳"字样，实与"平脉法篇"中之条为一类，即此即可证其实为《平脉辨证》中之文也，兹即将此条，改而归入之于此。）

寸口脉阴阳俱紧者，法当清邪中于上焦，浊邪中于下焦。清邪中上，名曰洁也；浊邪中下，名曰浑也。阴中于邪，必内慄也，表气微虚，里气不守，故使邪中于阴也；阳中于邪，必发热头痛，项强颈挛，腰痛胫酸，所谓阳中雾露之气。故曰：清邪中上，浊邪中下。阴气为慄，足膝逆冷，便溺妄出，表气微虚，里气微急，三焦相溷，内外不通，上焦怫（音佛，下同。）郁，藏气相熏，口烂食断也。中焦不治，胃气上冲，脾气不转，胃中为浊，荣卫不通，血凝不流。若卫气前通者，小便赤黄，与热相抟，因热作使，游于经络，出入藏府，热气所过，则为痈脓；若阴气前通者，阳气厥微（厥，逆也。），阴无所使，客气内人，嚏而出之，声

233

膃咽塞，寒厥相追，为热所拥，血凝自下，状如豚肝，阴阳俱厥，脾气孤弱，五液注下。下焦不盍（一作阖。），清便下重，令便数难，脐筑湫痛，命将难全。

寸口脉微，尺脉紧，其人虚损，多汗，知阴常在，绝不见阳也。

寸口脉微而涩，微者，卫气不行；涩者，荣气不逮。荣卫不能相将，三焦无所仰，身体痹不仁。荣气不足则烦疼，口难言。卫气虚者则恶寒，数欠，三焦不归其部，上焦不归者，噫而酢吞；中焦不归者，不能消谷引食；下焦不归者，则遗溲。

寸口脉微而涩，微者，卫气衰；涩者，荣气不足。卫气衰，面色黄。荣气不足，面色青。荣为根，卫为叶，荣卫俱微，则根叶枯槁而寒慄，咳逆，唾腥，吐涎沫也。

寸口脉微而缓，微者，卫气疏，疏则其肤空；缓者，胃气实，实则谷消而水化也。谷入于胃，脉道乃行，水入于经，其血乃成。荣盛则其肤必疏，三焦绝经，名曰血崩。（"荣盛则其肤必疏，三焦绝经"，此二句文有误。疑当作：荣盛而其肤疏，必三焦绝经，名曰血崩。）

寸口脉弱而缓，弱者，阳气不足；缓者，胃气有余。噫而吞酸，食卒不下，气填于膈上也。（一作下。）

寸口脉弱而迟，弱者，卫气微；迟者，荣中寒。荣为血，血寒则发热；卫为气，气微者心内饥，饥而虚满，不能食也。

寸口脉浮大，医反下之，此为大逆。浮即无血，大即为寒，寒气相抟，即为肠鸣。医乃不知，而反饮水，令汗大出，水得寒气，冷必相抟，其人即𩜁。（音噎，此条曲解有误。大为热，大为病进，浮大之脉，病为在表。浮为病在太阳，大为传之阳明。脉浮大者，风也，当发其汗。医反下之，戕其内阳，胃中虚冷，又以水饮之，虚冷与水相抟，其人即𩜁，非大为寒也。）

寸口脉浮而大，浮为虚，大为实。在尺为关，在寸为格。关则不得小便，格则吐逆。

趺阳脉伏而涩，伏则吐逆，水谷不化；涩则食不得人，名曰关格。

趺阳脉不出，脾不上下，身冷肤鞕。

趺阳脉浮而芤，浮者，卫气虚；芤者，荣气伤（卫当为胃，荣当为脾字之误也。）。其身体瘦，肌肉甲错，浮芤相抟，宗气微衰，四属断绝。（脾病不能行津液，四肢不得禀水谷之气。）

趺阳脉浮，浮则为虚，浮虚相抟，故令气𩜁，言胃气虚竭也。脉滑则为哕，此为医咎，责虚取实，守空迫血。脉浮，鼻中燥者，必衄也。

趺阳脉滑而紧滑者，胃气实；紧者，脾气强。持实击强，痛还自伤，以手把刃，坐作疮也。（趺阳脉滑而紧，"紧"字当是"数"字之讹。数为热，热消谷，故为脾气强。紧为寒，有寒脾气何得强。持实击强者，谓恃胃能食，而多食以损脾，则痛还自伤，如以手把刃也。）

趺阳脉大而紧者，当即下利，为难治。

趺阳脉微而紧，紧则为寒，微则为虚，微紧相抟，则为短气。

趺阳脉沉而数，沉为实，数消谷。紧者，病难治。

趺阳脉迟而缓，胃气如经也。趺阳脉浮而数，浮则伤胃，数则动脾，此非本病，医特下之所为也。荣卫内陷，其数先微，脉反但浮，其人必大便坚，气噫而除，何以言之？脾脉本缓，今数脉动脾，其数先微，故知脾气不治，大便坚，气噫而除。今脉反浮，其数改微，邪气独留，心中则饥，邪热杀谷，潮热发渴。数脉当迟，缓脉因前后度，数如前病者，则饥；数脉不时，则生恶疮。

趺阳脉浮而涩，少阴脉如经者，其病在脾，法当下利。何以知之？若脉浮大者，气实血虚也。今趺阳脉浮而涩，故知脾气不足，胃气虚也。以少阴脉弦而浮（一作沉。），才见此为调脉（才，仅也。），故称如经也。若反滑而数者，故知当屎脓也。（《玉函》作溺。）

趺阳脉紧而浮，浮为气，紧为寒。浮为腹满，紧为绞痛，浮紧相抟，肠鸣而转，转即气动，膈气乃下。少阴脉不出，其阴肿大而虚也。

关尺自平，阳明脉微沉，食饮自可。少阴脉微滑，滑者，紧之浮名，也此为阴实，其人必股内汗出，阴下湿也。

少服脉弱而涩，弱者微烦，涩者厥逆。

少服脉不至，肾气微，少精血，奔气促迫，上入胸膈，宗气反聚，血结心下，阳气退下，热归阴股，与阴相抟（搏，原误动今改正。）令身不仁，此为尸厥，当刺期门、巨阙。

汤液经卷末终。

附　录

成都杨师尹绍伊撰

华阳刘　复民叔校

辨中风伤寒温病

或问中风、伤寒、温病之辨，愚曰：病在表名中风，在里名伤寒、名温病。或曰：何以知风、寒、温之辨在表里也？曰：《汤液经》中，除太阳篇篇首所举论者外，全经中明标出"中风"二字以立论者，共有十条。此十条所论，均为表病。故知中风者，表病名也。又《汤液经》中，虽无明标出"伤寒"二字以立论之文，然其论文中有"寒"字者，亦有四条。此四条所论，均为里证。故知伤寒者，里病名也。《汤液经》中，又屡言："此表欲解，可攻里也。""此表解，里未和也。"以是知温病者，亦里病名也。此外论中风为表病，伤寒为里病之文，更有一明文证据，即阳明篇篇首云："阳明病，能食名中风，不能食名中寒。"而其下叙中寒不能食条之证象，全为里症。叙欲食条之证象，全为表病，兹亦为其铁案之一云。夫吹者为风，风之吹力，不能径入藏府，只能及于外表，故名表病为中风，盖纪实也。及其传于里也，为由经气输入，亦由经气输出，皆非出自吹力；既已失去吹力，则亦失去风性，故不能仍谓之风，直本其寒温之气，名之伤寒、温病，亦纪实而已，非故以表里强分之也。

或曰：温病亦有在表者否？曰：太阳篇云："若发汗已，身灼热者，名曰风温。"此即为在表者也。曰：何以明之？曰：因此条下文云："风温为病，脉阴阳俱浮，自汗出，身重，多眠睡，鼻息必鼾，言语难出。"以是明之也。夫脉浮为病在表，此条言脉浮，故知其属表病也。风中于表，侵入经络，若属寒风，则必体痛；若属温风，则必身重。此为风温，故自汗出身重也。又《金匮》云："脉浮者在前，其病在表，浮者在后，其病在里。"此言"脉阴阳俱浮"，知其病为已传入里。如所言"多眠睡鼻息必鼾"，即为邪传少阳里之征。少阳篇云："三阳合病，脉浮大上关上，但欲眠睡，目合则汗"是也。所言"言语难出"，即为邪传阳明里之征。阳明篇云："三阳合病，腹满，身重，难以转侧，口不仁，言语，面垢，向经谵语遗尿，发汗则谵语，下之则额上生汗，手足逆冷，若自汗出者，白虎汤主之"是也。或曰：然则治风温之方，即为是条之方白虎汤乎？曰：在太阳、少阳及三阳合病，则是条之方白虎汤为其主方。若在太阳表，或太阳阳明并病，则栀豉汤为其主方。栀豉汤论云："脉浮而紧，咽燥口苦，腹满而喘，发热汗出，不恶寒，反恶热，身重，若发汗则躁，心愦愦，反谵语。若加烧针，必怵惕烦躁不得眠。若下之，则胃中空虚，客气动膈，心中懊侬，舌上胎者，栀子豉汤主之。"此即为其对症之证云。或曰：敢问此二方所以为治风温主方之道？曰：风温为表病，表病当以汗解，豆豉、石膏均为发汗解表之药故也。栀豉、白虎二方，均为发汗解表之方。而二方方论，俱戒发汗者，以其不可用麻、桂、羌、柴、葛根、细辛、防风、苍耳等药以发汗。因麻、桂、羌、柴等，为中寒风解表之药，以之治风温，譬犹以油灭火，反涨其焰故也。或曰：据栀豉、白虎二方论，风温为不可发汗者也，而此条言发汗已、身灼热、名曰风温者，无其未发汗、身未见灼热前，不易识其为风温欤，抑为误治之欤？曰：非必待发汗已，身灼热，乃识之也，亦非误治之也。施治次第，当如是也。夫风温亦中风表病之一也，风性至不纯，有挟拥寒气之风，有挟拥热气之风；而挟拥寒气之风，又不能禁止其不挟热；挟拥热气之风，又不能禁止其不挟湿。且风之自远而至也，沿涂征役，蛊毒之气，鬼疰之气，悉化驵从。蛊毒之气，即万物散放之毒气也；鬼疰之气，即万物尸朽之气及其病气也。风气中无气不有，故其中人而为病也。有为风寒湿痹者，有为症瘕、坚结者，有为消渴、温疟者，有为结胸、心悸者，有为呕吐、下利者，有为发黄、发狂者，有为诸惊，有为诸痫，有为诸痛，有为诸疮，诸般杂症，万不同之证象，皆由风作，故曰："风者百病之长也"。且夫病之起也，每有先中热风而未即病，后中寒风而始并病者：先受水湿而未即病，后因中暍而始并病者；又有因邪气被制伏于一时，未能有所动作，俟得间乃出而跳梁者。如寒热并中之病，热气常为寒所胜伏，未得肆其猖狂，待表解寒去之后，始脱免制克而大显其身手。故病每多于汗吐下后，底蕴乃得尽见也。《辨脉法篇》云："脉阴阳俱紧者，口中出气，唇口干燥，蜷卧足冷，鼻中涕出，舌上胎滑，勿妄治也。到七日以来，其人微发热，手足温者，此为欲解。到八日以上，反大发热者，此为难治。"据是论之，病固有未现前，预难识其变化为何如者也。又有确知其为何病，依法亦当从后治者。十枣汤论云："表解者，乃可攻之。"承气汤论云："此表欲解，可攻里也。"盖寒热并中之病，当先治其寒，后除其热。此《汤液经》之定法也。《广论》云："伤寒脉浮，发热无汗，其表不解者，不可与白虎汤。渴欲饮水，无表证者，白虎汤主之。"《广论》此条所论，即为寒热并中之病，先宜发汗解表；俟表解寒去之后，次乃清出其表里之热，其法即为自发汗已、身灼热、名曰风温而出者也。传曰："服桂枝汤，大汗出后，大烦渴不解，脉洪大者，白虎汤主之。"又曰："发汗吐下后，虚烦不得眠，若剧者，必反复颠倒，心中懊侬，栀子豉汤主之。"此二条所论，亦为自发汗已、身灼热、名曰风温而出者也。发汗已，身灼热，名曰风温，为寒温两感之中风表病也。其曰发汗已、身灼热、名曰风温者，即言为发汗已、寒气去、其身反见灼热者，此为表有温邪，其病名曰风温也。若未发汗、身未见灼热前，其表之风寒未去，不得名为风温，止宜称为中风表病，如大青龙汤条然也。夫立法垂范，固宜举至繁委不简单者以示例，若开宗明义，即径举毫无曲折。如栀豉、白虎二方论中所云者以为说，设遇寒温两感之病，后世医人，将何所从以措其手哉？且《汤液经》经传此数条，论风温症象方治，如此其详且晰，近代医书，犹谬谓温病从口鼻入，非由表传里，使无《汤液经》，于今医学，更不知将荒唐至于何地也。

或曰：此辨论举证，至为明晰。第因提及大青龙汤、十枣汤论，又引起予之迷惘。太阳篇云："太阳病，或已发热，或未发热，必恶寒，体痛呕逆，脉阴阳俱紧者，名曰伤寒。"此条谓发热、恶寒、体痛、呕逆、脉紧为伤寒，而大青龙汤条云："太阳中风，脉浮紧，发热恶寒，身疼痛，不汗出而烦躁者，大青龙汤主之。"此条又言发热、恶寒、身痛、脉紧为中风。十枣汤条云："太阳中风，下利呕逆，表解者，乃可攻之，其人漐漐汗出，发作有时，头痛，心下痞坚满，引胁下痛，干呕短气，汗出不恶寒者，此表解里未和也，大枣汤主之。"此条又言呕逆为中风。究竟发热、恶寒、体痛、脉紧与呕逆，是中风，是伤寒？

愚曰：中风为表病，伤寒、温病为里病，大青龙汤所云之发热、恶寒、身疼痛、不汗出，为表中寒风之证，烦躁为温邪传里之征。大青龙汤为治寒温两感中风表病之剂，其论文中已叙有温邪传里证状，独未叙及温邪在表之证象者，因温邪在表为寒气所胜伏，未能有所发抒，无状可述。第因热流迅急，寒性淹留，温邪得先传人里，未遇到制克，立即发为烦躁，故此独著言烦躁。夫既已现出烦躁，即从可占知其表必有温邪，故方用麻桂石膏两解之。此与发汗已、身灼热、名曰风温之症同，惟此条已见烦躁，故治用双解法；彼条未发汗前，身且未见灼热，量揣其必不烦躁，既表里均未见有温邪证象，故不宜双解疗法，自当用先后分治法。此为见鸟发枪，子到无误之最妥最善方法也。因石膏不可妄投，既已身见恶寒而疼痛，业可确定其邪属寒而无疑。若未兼有温邪，而妄以石膏投之，是如灌井救溺，加速其灭顶焉已。故大青龙汤于论末亦着文明戒之云："若脉微弱汗出恶风者，不可服，服之便厥，筋惕肉瞤，此为逆也。"即为石膏言之也。

十枣汤所云之呕逆，为温病，为里症。十枣汤病之原，为表中风邪，传人少阳里三焦之原，为之霍乱。水谷之气，悉化于邪，为贼邪所拥，群趋库藏之宫。水渍入胃，口则作呕，走于肠间则作利。治之之法，宜先解表，表解风去之后，水邪失所领导，败退集结于胸膜胁膜之间，相引作痛，斯时必用十枣汤下其水。十枣汤为温病里症水结胸胁之下剂，故其全条所论，均属里症证象。论里症条，而论首题表病名者，为欲明其病为从表邪传来，兼欲着明治此病之法，即"表解者乃可攻之"，"此表解里未和也"二句是也。必须著此二句，以明其治，故必须于论首题"中风"字，为此二句生根。

名伤寒条所云之呕逆，为伤寒，为里症。其所云之恶寒体痛，为表中寒风之证。此条为论伤寒里症之文，而著言中风表病证象者，为欲坐实其在里之邪为伤寒也。必其表所中之风为寒风，而后传人于里之邪，乃为伤寒，故此必须著言恶寒体痛也。其著言脉紧者，明病传也。《广论》云："伤寒一日，太阳受之，脉若静者，为不传；颇欲呕，若躁烦脉数急者，乃为传。"脉数急，即紧脉也。呕逆与烦躁，均为邪气由表传里之首征。故大青龙汤著言烦躁，此条著言呕逆，即所以明示其在表之邪，已传入里，而大青龙汤及此条，又俱著言脉紧，即所以明示其入里之邪，为由传也。

或曰：此条之上条云：太阳病，发热汗出而恶风，其脉缓为中风，何谓也？曰：中风为表病，表分荣卫，卫为表中之表，荣为表中之里。风中于卫，则必恶风；侵入于荣，则必恶寒。此言恶风不言恶寒，知其邪尚未侵入于荣，当然未传人于里，未传入于里。则其病固在于表，故止能名之为中风，不得号之为伤寒与温病。

或曰：脉缓者，何也？曰：浮大而耎，谓之缓，浮则为风，浮则在表，大则为热，耎则为虚。《脉经》云："缓者多热。"得此脉象，若不恶寒，不可发汗；而恶寒者，仍当解表。表解之后，热邪不去，留在于表，名曰风温，悉传入里，名曰温病。

或曰：发热汗出者，何也？曰：发热者，正与邪争也。正与邪争则发热，邪与正争则恶寒，正邪交争则发热恶寒，正邪分争则往来寒热。或曰：正与邪争，何为而发热也？曰：为欲作汗也。何为欲作汗也？为欲驱邪也。驱邪何为作汗也？为欲迫邪气与汗气共并，而驱之出于体外也。此生理自然之作用也，亦生理自然之治疗也。每见有迁延数日，不药而愈者，皆是之故也。昔先圣人，即深察此生理自然作用之故，洞悉生理自然治疗之理，依其自然法则，制为发汗诸剂，助佐正气，迅速驱邪，使之出于体外，以免正气日衰，邪气日炽，濒于不救，而汤液学于是焉起。

或曰：经言发热汗出为荣弱卫强，何谓也：曰：卫强者，卫力能抗邪也。何以知其力能抗邪也？曰：因其未言恶寒也。不恶寒则邪气未侵入于荣，卫气抗邪，力能使邪不能越雷池一步，以攻入于荣，斯可谓之强矣。曰：荣弱者，何也？曰：因自汗也。弱者，少气也，汗出则气消，气消则荣弱矣。经曰："濡弱者汗自出。"此之谓也。

论方药分量

郑玄《仪礼·既夕》《礼记·儒行》注云："十黍为絫，十絫为铢。"颜师古《汉书·律历志注》亦云："十黍为絫，十絫为一铢。"又刘向《说苑·辨物》云："十六黍为一豆，六豆为一铢，二十四铢重一两。"班固《汉书·律历志》云："一龠容千二百黍，重十二铢，两之为两，二十四铢为两。"又《淮南子·天文训》云："十二粟而当一分，十二分而当一铢，十二铢而当半两，衡有左右因倍之，故二十四铢为一两。"此数说论铢两之制，各有不同。《淮南子》为汉淮南王安之书，史称"淮南王安不奉汉法度。"则《天文训》所称，自为其淮南王国之制，而非当世之制，不足数也。余子所论，则刘向，西汉人，其所说自为西汉时之制；班固东汉人，其所记既与西汉异，则自为东汉时之制；颜师古注东汉时人之书，亦自宜以东汉时之制说之。盖东汉时以十黍为絫，十絫为铢，二十四铢为两，为上承西汉豆铢之制，而又小变之者也。郑康成，东汉人，其注《仪礼》《礼记》，不用周时之制，而以其变西汉豆铢制为絫铢制之本朝制为说，殊属荒谬。缘东汉之制与周人之制，又大有不同故也。

孙思邈《千金要方》云："神农氏之秤，以十黍为一铢，二十四铢为一两。"又《荀子·富国篇》："割国之锱铢以赂之。"杨惊注云："十黍之重为铢。"其说与《千金要方》所云者合。荀卿周人，其所著书宜用周制，杨君注之，自应以周时之制为说。周因于殷礼，其制既为与神农氏之秤无殊。宜自黄帝以来，讫于商周，皆沿用神农氏之秤，而未加损益者也。

神农氏之秤，以十黍为铢，二十四铢为两，其两数为二百四十黍之重。东汉时之秤，以十黍为絫，十絫为铢，二十四铢为两。其两数为二千四百黍之重，大于神农秤者十倍。《汤液经》为伊尹所作，伊尹商人，其所著书，宜用商制。则《汤液经》中之两数，自宜为二百四十黍重之神农秤，而非二千四百黍重之东汉秤也必矣。

兹取二百四十黍，用今秤秤之，其重为三钱，又以本经中大剂大青龙汤之分量为准案之，大青龙汤每剂用麻黄六两，桂枝二两，甘草二两．杏仁四十枚，生姜三两，大枣十枚，石膏如鸡子大，以水九升，煮取三升，温服一升，一服汗者，勿再服。案其所云：煮取三升，温服一升，则是分为三服矣；一服汗者，勿再服，则是后二服将倾弃之矣。服下者仅一升，倾弃者多至三分之二，岂不可惜。今为不弃材计，只取其一服分量配服之，则麻黄六两，为当今秤一两八钱，三分之得六钱；桂枝甘草二两，当今秤六钱，三分之得二钱；杏仁四十枚，三分之得十三枚余；生姜三两，当今秤九钱，三分之得三钱；大枣十枚，三分之得三枚余；石膏如鸡子大，三分之得如鸡子大三分之一。如是则是大青龙汤一服之分量，为麻黄六钱，桂枝、甘草各二钱，杏仁十三枚，生姜三钱，大枣三枚，石膏如鸡子大三分之一，与后人方书所列之分量，无有多大差别，乃悟后人方书分量，即系本此开成，为古方一服之分量，非其一剂之分量也。陈例既得，自应据援。今故举当谨遵本经各方中所例之分量，准以今秤，依其二服、三服，而二分、三分配服之。上不背古，下不违今。一则可免浪费，一则可免失于过轻过重之咎责云。又《千金方·序例》云：神农秤惟有铢两，而无分名，后人分为六铢为一分，四分为一两，凡《汤液经》方中之分数当案此定之。

又古方分药，间用升合。升合之制代有不同，亦宜明辨，不可混误。刘向《说苑·辨物》云："千二百黍为一龠，十龠为一合，十合为一升。"案此为西汉时代升合之制也。班固《汉书·律历志》云："一龠容千二百黍，合龠为合，十合为升。"案此为东汉时代升合之制也。合龠者，二龠并合也，较西汉十龠为合之制小五倍。又韦昭《国语·周语注》云："黍百为铢，是为一龠，龠二为合，合重一两。"《读诗记》引崔集注云："古者为升，上径一寸，下径六分，其深八分。"案此为诗书时代，即商周时代升合之制也，亦则《汤液经》方中所用之升合也，较东汉时之升合，小十一倍。（案：据杨惊《荀子注》及《千金要方》所说，周时之制，当是以十黍为铢，一龠容十二铢，二龠为合，合重一两。韦说似有误，或者当时各国之中有行如韦说之制者欤，容后续考。）

《千金方·序例》亦云："药升方作，上径一寸，下径六分，深八分。今人分药，不复用之。凡方云半夏一升者，洗毕秤五两为正；椒一升，三两为正；吴茱萸一升，五两为正。"案其所说，并是先用药升，量其多寡，既又以神农秤秤之，得其比重，定以为则。以后分药，遂专恃秤，不复换取药升也。兹据《序例》所言者，详核而实计之。《汤液经》中，柴胡汤用半夏半升，半升即五合也；栀豉汤用豉四合，四合即十分升之四也。《序例》言：半夏一升，其重五两，神农秤五两，当今秤一两五钱。柴胡汤用半夏半升，为重今秤七钱五分，柴胡汤又分为三服，其一服为半夏二钱五分。豉之升重，《序例》未言，揆其体质，与吴茱萸之升重，似亦不甚相远。今假定豉一升重五两，栀豉汤用豉四合，煮分二服，则其一服为豉二合，重一两，当今秤三钱。又栀豉汤每剂用栀子十四枚，分为二服，其一服得栀子七枚，今拣栀子大者七枚，用今秤秤之，为重二钱，与豉二合三钱之重，正相当配，并无铢两筐梠之异。噫！此可以见《汤液经》方之升秤矣。夫升秤今古有大小，枚个今古无大小也。以枚个之多寡，配升合之多寡，则升合之大小可知；以升合之多寡，配秤权之轻重，则秤权之大小可知。不但此也，《汤液经》方之五苓散、四逆散，每服均仅方寸匕，其他汤剂，安得竟如牛药也哉！此可以见《汤液经》方之升秤矣。

又案《汤液经》方后，以水几升煮取几升等语，悉为后人所增。原文仅为右几味，煮分几服，数字而已矣。识其为如此者，因以径寸之升量水，足其所言之数，去淹没诸药而溶煮之之量，差歉尚远。意此升数，必是汉代之师，以汉制之升而拟定之者也，或即伯祖、仲景、《胎胪药录》《平脉辨证》师徒之为也，是亦不可不辨。

汤经液附录终。

跋

　　杨君绍伊与余同学于经学大师井研廖先生，杨君愿学孔子，兼受古医经。杨君妻死子夭，遂不复家。民国十九年尽散家财，翌年飘然出游。初之渝，又翌年东之沪，又翌年之宁。二十五年重之沪，遂不复他之。居陋巷，安贫乐道，不求闻达，遁于医而隐焉。近考次《汤液经》，成书八卷，校勘考订，几复占经之旧。精湛妥贴，殆非叔和所及，于是世之治国医者，于方脉有定识，于据注有定本，叔和撰次，亦可以废矣。余早岁亦尝治此，哀然成帙，然用力不如杨君勤。既读杨君之书，乃尽弃己辑，乐就杨君之书稍稍补修之，刊印传诸世。又以余旧制两表附其后，更相发明焉。杨君之学于廖师也，盖私淑颜渊，故初名思复，字回庵，号履周。而颜子固周人，名回，后世尊为复圣者也。日寇陷沪，杨君名籍为昭和年号所污，耻之，遂易其名为今名。杨君又著有《论语绎语》二十卷，《语助词覈》二卷，经子杂文若干篇。其文欺迫清儒，可以承廖师学。呜呼，杨君之得以传其人，岂医籍也哉。杨君诚今之颜回也已。

戊子冬至　华阳刘复谨跋

神农古本草经

《神农古本草经》序

　　《神农古本草》三品，品各一卷，合三百六十五药。伊尹撰用《本草》，以为《汤液》；仲景论广《汤液》，以为《伤寒》。圣作贤述，源远流长。乃汉晋而后，为道家陶弘景所窜乱，陶氏其《神农》之罪人哉！《医官玄稿》论其集注，渐成润色，《文献通考》斥其论证，多作谬语，盖亦有所见而云然。唐慎微撰《经史证类大观本草》，所据者为陶本，而非古本；李时珍撰《本草纲目》，所据者为唐本而非陶本。至若缪希雍、卢之颐、刘若金、邹润庵辈，徒据唐本，以求经文，未免荒陋。而张隐庵、叶天士、陈修园、张山雷辈，未见大观，仅据《纲目》，则更失之远矣。惟清儒孙星衍、顾观光两氏辑本，知以《太平御览》为据，较之《纲目》诸本，有足多者。今读王壬秋先生校刊本，其题记云：求之六年，严生始从长安得明翻本，盖古本也。古本在兹，三品具备，终始贯通，原为完璧，然则题记所称聊存梁以来之仿佛一语，虽直指为陶氏以前，汉晋世传之古本，可也！尝考医学源流，古分二派：一曰炎帝神农，二曰黄帝轩辕。神农传本草，黄帝传针灸，家法不同，学派遂异。后汉·张仲景，农伊家也，所广汤液，为集经方之大成。凡治经方者，以汤液为主；凡治汤液者，以本草为主，而本草致用，又以证候为重，与岐黄家法，针灸学派，专重藏府经络者不同。是以知《神农古本草》中。凡有固执藏府经络者，皆当属于岐黄。例如：赤芝味苦益心气；黑芝味咸益肾气；青芝味酸补肝气；白芝味辛益肺气；黄芝味甘益脾气。以五色五味，分配五藏，绝非神农家法。观其以紫芝味甘温益精气者，殿于五芝之后，是以紫芝为五芝之大主也。证以五云母不言，各随五色安五藏，更不以云华为五云母之大主，但言安五藏、益子精而已。然则五石脂各随五色补五藏，正与五芝各随五色益五藏，同属岐黄家言。不然，消石味苦寒，主五藏积热；石斛味甘平，主五藏虚劳，皆以一味而同主五藏者也。即如白芝味辛益肺气，而沙参则以苦味益肺气也；再如黑芝味咸益肾气，而玄参则以苦味补肾气也，石南则以辛味养肾气也。考《御览》引《神农本草别经》，有紫、白、青、赤、黄、黑六石英，于赤石英下，著录"味苦补心气"五字；又引石硫黄、青、赤三品，于石硫青下，著录"主益肝气明目"六字，是亦岐黄家五色五味入五藏之说。疑宋初太平兴国时，《神农》异本，犹有存者。昔孔子没而微言绝，七十子丧而大义乖，故《春秋》分为五，《诗》分为四。我《神农本草》之有异本，盖犹是耳。又女菀主霍乱，按霍乱原为岐黄病名，非农伊家所宜有也。大枣助十二经，按十二经脉，原为针灸所重，非汤液家所宜言也，类如斯例，未可惮举。第此误尚在陶弘景前，大抵出于由岐黄而农伊之王叔和，或由汤液而针灸之皇甫谧，抑早出于吴普、李当之等，均未可知，但绝非华佗所为。以佗尚割治，非汤液之徒也。又古本三卷，初无目录，惟冠有本说一卷，后人改称名例，或称序例，或称序录，然试绎其义理，多与汤液经法不合。其开宗即以上药一百二十种，多服久服不伤人为说。按三品众药，具有多服久服之明文者，都一百五十余，除上品外，中品亦达二十以上，即下品之铅丹、莨菪子、翘根、蜀椒皆与焉。是知可多服久服者，固不仅夫上品也，乃道家影射，妄倡神仙服饵之说，不知顿服而量重者谓之多，不愈而连服者谓之久，非谓终身服食之也。《本说》又言：上药为君主养命；中药为臣主养性；下药为佐使主治病，宜用一君二臣三使五佐，又可一君三臣九佐使也。若然，则《汤液经》之桂枝汤，仅用五药，似已违越此君臣佐使之法度矣，况桂枝、甘草、大枣俱上品，芍药、生姜俱中品，方制为三君二臣，更无下品佐使治病之药，似又违越此三品分主之法度矣。再如麻黄汤仅用四药，桂枝、甘草属上品，杏仁属下品，人皆知麻黄发表出汗，为本方治病之主药，乃中品而非下品也，然则所谓下药为佐使主治病者，岂其然乎？揆厥经义，不过三品分卷，而以缓药居上，重药居中，峻药居下。凡药皆毒，毒则疾病可愈，愈则性命可养，非必上品养命，中品养性，下品治病也。《本说》又言，疗寒以热药，疗热以寒药，饮食不消，以吐下药。按陆英味苦寒，主膝寒痛；王孙味苦平，亦主膝冷痛，非疗寒以寒药欤？麻黄味苦温，主温疟；羊踯躅味辛温，亦主温疟，非疗热以热药欤？至于术主消食、水苏主杀谷、孔公孽主伤食不化、滑石主荡胃中积聚、柴胡主肠胃中结气、饮食积聚，此数者非吐下药也，与消石、大黄、巴豆、甘遂、葶苈、狼毒等不同，然并能主饮食不化，何也？盖药各有味，即味以求性，性各有能，即能以求效，故药之治病，不必以理求，但求兹神农尝试之效能耳。例如，桂枝利关节、芍药利小便、麻黄发表出汗、大黄通利水谷，即此效能，以为治病之基本原则。可也。不必于此基本原则之外，再求其理，否则非附会，即穿凿矣。至于阴阳配合，子母兄弟，相须、相使、相畏、相恶亦皆徒托空言，难于徵实。于以足知《本说》一卷，亦三国、两晋岐黄家言，其不可据为神农本草之定例也明矣。而孙、顾两氏，不知此义，且未见古本，沿袭前人之积误，误以《本说》为辑，神农本草之大纲，两氏为长于考古之儒，而非医家，是又不必以医义相责也。夫神农为内圣外王之古儒，本草为格物致知之古经，与《灵枢》《素问》，出于道家玄学者，固道不同不相为谋也。今欲昌明经方，发皇汤液，舍我神农本草三品，孰能与于斯？爰遵古本，付诸剞劂，不改一字，不移一条，悉仍壬秋先生原刊之旧，并取孙、顾辑本，钩考遗文，别附于三品之末，以备文质，学者其能循此，以仰溯仲景《伤寒》、伊尹《汤液》之渊源乎！孔子曰：后生可畏，焉知来者之不如今也。性至愚，愿与来学共之。

民国三十一年元旦

成都刘　复民叔

撰于景伊草堂

叙

　　《梁七录》始载《神农本草》三卷，陶弘景云："存四卷，是其本经"，韩保升云："上、中、下并序录，合四卷也"。陶列卷上序药性之源本，论病名之形诊；卷中玉石草木三品；卷下虫兽果菜米食三品。有名未用三品，又加中、下目录各二卷，分为七卷，始改旧编矣。阮绪所录："盖用四卷本，而去其本说，以三品为三卷乎？"《本草》之名，始《汉书·平帝纪楼护传》《艺文志》以为《黄帝内外经》，故著录无《本草》书名也。此书自陶所见本，已多附益，以为张机、华佗所为。陶始以朱墨别之，然陶序已云："朱墨杂书，则其传久矣。"汉诏言方术、本草，楼护诵医经、本草、方术数十万言，班固叙言。《黄帝内外经》本草石之寒温，原疾病之深浅，今所传有《黄帝内经》，乃原疾病之书，则《本草》其外经与？淮南子云："神农尝百草，盖金石木果，灿然各别，唯草为难识，炎黄之传，唯别草而已。"后遂本之，以分百品，故曰《本草》。余读尔雅，释草名类，十不识八，因以为其草，亦皆药品。欲求本草正之，今世所传，唯嘉祐官本，尚有圈别，如陶朱、墨之异。而湘蜀均无其书，求之六年，严生始从长安得明翻本，其圈颇杂糅移夺，略依例正，而以药品分卷，其言郡县，皆合汉名，而以吴郡为大吴，其药有禹余粮、王不留行，亦非周秦之文，其言铅锡，正合书礼，而与魏晋后反异，然则出于仲景、元化同时无疑也。其药无古名，更在尔雅之后，盖方家以今名改之，嘉祐本又大移改前后，悉不可复理，聊存梁以来之仿佛耳。于时岁在阏逢涒滩，秋七月，甲寅，王闿运题记。

　　凡三品，三百六十五种，除唐本退六种，不知少何种也。又三卷，多寡不均，皆仍之。甲子重校，再记。

本说　神农本草卷上

　　上药一百二十种为君，主养命以应天，无毒，多服久服不伤人，欲轻身益气、不老延年者，本上经；中药一百二十种为臣，主养性以应人，无毒有毒，斟酌其宜，欲遏病补虚羸者，本中经；下药一百二十五种为佐使，主治病以应地，多毒，不可久服，欲除寒热邪气破积聚愈疾者，本下经。三品合三百六十五种，法三百六十五度，一度应一日，以成一岁，药有君臣佐使，以相宣摄合和，宜用一君二臣三使五佐（复按：孙本顾本唐本，并作三佐五使。），又可一君三臣九佐使也。药有阴阳配合，子母兄弟，根茎花实，草石骨肉；有单行者，有相须者，有相使者，有相畏者，有相恶者，有相反者，有相杀者，凡此七情，合和视之（复按：唐本作合和时视之。），当用相须相使者（复按：孙本顾本唐本，并作当用相须相使者良。），勿用相恶相反者。若有毒宜制，可用相畏相杀者，不尔勿合用也。药有酸、咸、甘、苦、辛五味，又有寒、热、温、凉四气，及有毒、无毒，阴干、暴干，采造时月，生熟土地所出，真伪陈新，并各有法。药性有宜丸者，宜散者，宜水煮者，宜酒渍者，宜膏煎者，亦有一物兼宜者；亦有不可人汤酒者，并随药性不得违越。欲疗病，先察其源，先候病机，五藏未虚，六府未竭，血脉未乱，精神未散，服药必活；若病已成，可得半愈，病势已过，命将难全。若用毒药疗病，先起如黍粟，病去即止，不去倍之，不去十之，取去为度。疗寒以热药，疗热以寒药，饮食不消以吐下药，鬼疰、蛊毒以毒药，痈肿疮瘤以创药，风湿以风湿药，各随其所宜。病在胸膈以上者，先食后服药；病在心腹以下者，先服药而后食；病在四肢血脉者，宜空腹而在旦；病在骨髓者，宜饱满而在夜。夫大病之主，有中风、伤寒、寒热、温疟、中恶、霍乱、大腹、水肿、肠澼下利、大小便不通、贲豚上气、咳逆、呕吐、黄疸、消渴、留饮、癖食、坚积、惊邪、癫痫、鬼疰、喉痹、齿痛、耳聋、目盲、金疮、踒折、痈肿、恶疮、痔瘘、瘿瘤。男子五劳七伤、虚乏羸瘦；女子带下崩中、血闭阴蚀、虫蛇蛊毒所伤，此大略宗兆，其间变动枝叶，各宜依端绪以取之。

　　按：《本说》为岐黄家论本草之说也，非神农言，故义与三品不合。《汉书·艺文志》云：经方者，本草石之寒温，量疾病之浅深，按本、草、石三字之下，当有禽、兽、虫、鱼等，而未言及者，省文也，论语学而，君子务本。《集解》云：本基也，此云本、草、石、禽、兽、虫、鱼等之寒温，以为经方，犹言草、石、禽、兽．、虫、鱼等之寒温，为务经方之基本。余同学杨君回庵言：医家制方之于本草，犹儒家治经之于小学。《甲乙经·序》云：伊尹撰用神农本草，以为汤液，是也，若并石而省之，则成本草之名矣。汉代汤液经师，命神农三品以本草之名，其取义也，正与《艺文志》同。

附 余

神农稽首再拜，问于太一小子，为众子之长，矜其饥寒劳苦，昼则弦矢逐狩（复按：蔡邕月令章句云：猎亦日狩，狩兽也。顾观光曰：同兽，是也。），求食饮水，夜则岩穴饮处，居无处所。小子矜之，道时风雨，殖种五谷，去温燥隧，随逐寒暑，不忧饥寒风雨疾苦（抄本书钞，百五十八）。

神农稽首再拜，问于太一小子曰："凿井出泉，五味煎煮，口别生熟，后乃食咀，男女异利，子识其父。曾闻太古之时，人寿过百，无殂落之咎，独何气使然耶？"太一小子曰："天有九门，中道最良，日月行之，名曰国皇，字曰老人，出见南方，长生不死，众耀同光，神农乃从其尝药，以拯救人命。"（路史炎帝纪注：御览，七十八）

太一子曰："凡药上者养命，中药养性，下药养病。"（复按：以上四句，艺文类聚引本草经同。）神农乃作赭鞭钩铒，从六阴阳，与太一外（复按：孙星衍曰：巡字。）。五岳四渎，土地所生，草石骨肉，心皮毛羽，万千类皆鞭问之（复按：孙星衍曰：赭鞭钩铒，当是责辨候制之假音，鞭问之，即辨问之。）。得其所能主治，当其五味，百七十余毒（御览，九百八十四）。

上药令人身安命延，升天神仙，遨游上下，役使万灵，体生毛羽，行厨立至（《抱朴子内篇·十一》）。

中药养性，下药除病，能令毒虫不加，猛兽不犯，恶气不行，众妖并辟（同上）。

药物有大毒，不可入口鼻耳目者，即杀人。一曰钩吻，二曰鸱，三曰阴命，四曰内童，五曰鸩（宋本博物志七）。药种有五物：一曰狼毒，占斯解之；二曰巴豆，藿汁解之；三曰藜芦，汤解之；四曰天雄、乌头，大豆解之；五曰班茅，戎盐解之。毒菜害小儿，乳汁解，先食饮二升（同上）。

五芝及饵、丹沙、玉札、曾青、雄黄、雌黄、云母、太一、禹余粮，皆可单服之，皆令人飞行长生（《抱朴子内篇·十一》）。

春夏为阳，秋冬为阴（文选《闲居赋》注）。

春为阳，阳温生万物（文选《关中诗》注）。

五味养精神，强魂魄；五石养髓，肌肉肥泽。诸药其味酸者，补肝、养心、除肾病；其味苦者，补心、养脾、除肝病；其味甘者，补脾、养肺、除心病；其味辛者，补肺、养肾、除脾病；其味咸者，补肾、养肝、除肺病。故五味应五行，四体应四时，夫人性生于四时，然后命于五行，以一补身，不死命神，以母养子，长生延年，以子守母，除病究年（御览，九百八十四）。

地有固活、女疏、铜芸、紫菀之族（《水经涑水》注）。

常山有草，名神护，置之门上，每夜叱人（初学记五）。

复按：上十三条，顾观光氏辑为《神农本草》之逸文，然尝考诸书所引如《博物志》称《神农经》；《艺文类聚》称《本草经》；《梁七录》称《神农本草》；《隋书志》称《神农本草经》。据此足知陶氏所据者，亦世传异本之一。孙星衍氏以其皆经所无，或亦在序录中，为后人节去，不知文略相似，乃传本不同之故。然属于岐黄家言者居多，纵言之，亦无非本说之逸文而已，非必神农之言也。故总列于上，而别题曰附余，使不与三品逸文相乱焉。三品逸文，别详卷末考异，兹续辑二十七条于后。

古者，民茹草饮水，采树木之实，食蠃蚖之肉，时多疾病毒伤之害，于是神农乃始教民播种五谷，相土地宜燥、湿、肥、浇、高、下，尝百草之滋味，水泉之甘苦，令民知所辟就，当此之时，一日而遇七十毒（《淮南子·修务训》）。

神农氏，以赭鞭鞭草木，始尝百草，始有医药（《史记·三皇本纪》补《图书集成》五三九）。

伏羲氏，尝味百药，而制九针，以拯天枉（皇甫谧《帝王世纪·御览》七二一）。

炎帝神农氏，始教天下耕种五谷而食之，以省杀生，尝味草木，宣药疗疾，以救天伤。人民百姓日用而不知，著本草四卷（同上）。

岐伯，黄帝臣也，帝使岐伯尝味草木，典主医病，《经方》《本草》《素问》之书，咸出焉（同上）。

上通神农，著至教，拟于二皇（《黄帝内经·素问》著至教论）。

神农以为走禽，难以久养民，乃求可食之物，尝百草实，察咸苦之味，教民食谷（《贾谊书·御览》七十八）。

神农尝百草，尝五谷，蒸民乃粒食（《陆景典略·御览》七十八）。

神农食品一卷，五藏论一卷（崇文总目）。

神农黄帝食禁七卷（《汉书·艺文志》）。

黄帝内经十八卷，外经三十七卷（同上）。

医不三世，不服其药（《礼记·曲礼下》）。

三世者，一曰黄帝针灸，二曰神农本草，三曰素女脉诀（孔疏引旧说）。

伊尹撰用神农本草，以为汤液（《甲乙经·序》）。

医师掌医之政令，聚毒药以供医事（《周礼·医师》）。

药之物，恒多毒（《周礼》郑注）。

治合之齐，（复按：同剂）则存乎神农子义之术云（同上）。

按：刘向云："扁鹊治赵太子暴疾尸厥之病，使子明炊汤，子仪脉神，子术按摩。"又《中经簿》云：子义《本草经》一卷，仪与义一人也。若然，子仪亦周末时人也，并不说神农。按张仲景《金匮》云："神农能尝百药，则炎帝者也，言此二人，能合和此术耳？"（《周礼》贾疏）

方士使者，副佐《本草》待诏七十余人，皆归家（《汉书·郊祀志》）。

征天下通知逸经古记，天文历算，钟律小学，史篇《方术本草》及以五经《论语》、孝经《尔雅》，教授者在所为驾，一封轺传，遣诣京师，至者数千人（《汉书·平帝纪》）。

楼护，字君卿，齐人，父世医也，护少随父，为医长安，出入贵戚家，护诵医经本草方术数十万言，长者咸爱重之（《汉书·楼护传》）。

张机录本草药性作《神农本草经》三卷（《历代名医图考》）。

《神农本草》三卷（梁阮孝绪七铼），《神农本草经》三卷（《隋书·经籍志》）。

旧经止一卷，药三百六十五种（《文献通考》）。

吴普，广陵人，华佗弟子，撰《本草》一卷（《蜀本草》注）。

李当之，华佗弟子，修《神农旧经》，而世少行用（同上）。

复按：据上续辑诸条，知炎帝教民耕种，故号神农。神农之前，伏羲已尝百药，而本草必系于神农者，正以民食之故。《墨子·贵义篇》云：上比之农，下比之药，是已。一日而遇七十毒，犹言药之所以别于果、菜、谷、食者也。食以养生，药以治病，并皆神农之事。先君国材公尝谓药食同源者，以此《崇文总目》载神农食品一卷，当为食以养生之经。《周礼》所谓食医，食医辨无毒者也。《艺文志》载神农、黄帝食禁七卷，当为药以治病之经。《周礼》所谓疾医，疾医掌有毒者也，盖药之物，恒多毒，毒为食所禁，禁则为药也，其系以黄帝二字者，当为重修后所加，是则食禁七卷，即师学相传之《神农本草》，无疑。自楼护诵后，始传于世，此云七卷，今止三卷，为古今分合之异，其言所出郡县，多东汉时制，北齐颜之推称由后人所羼。陶弘景以为张机、华佗辈所为，则定为出于东汉张伯祖所集注，伯祖为仲景之师，《名医图考》称张机录本草，可证也。又黄帝使岐伯尝味草木，必有论广本草撰用经方之事，若扁鹊、仓公、华佗、孙思邈辈，皆宗焉。然与神农嫡系之伊尹、仲景，号称汤液学派者，其精粗表里，固不可同日语。然则议者以黄帝、岐伯所传之经方本草，为《黄帝外经》之一，韪矣。夫岐黄所传，既与神农家法不合，是必列于经外别传焉？斯可已？

上神农本草卷上本说（附余）终。

神农本草三卷　第一卷

蜀华阳刘复民叔学

上品九部一百四十四种

玉石部

一十八种

丹沙：味甘，微寒。主身体五藏百病，养精神，安魂魄，益气，明目，杀精魅、邪恶鬼。久服，通神明不老，能化为汞（生符陵山谷，采无时）。

云母：味甘平。主身皮死肌，中风寒热，如在车船上，除邪气，安五藏，益子精，明目，久服轻身延年。一名云珠（赤），一名云华（五色），一名云英（青），一名云液（白），一名云沙（黄），一名磷石（正生太白山山谷、齐卢山及琅邪北定山石间，二月采）。

玉泉：味甘平。主五藏百病，柔筋强骨，安魂魄，长肌肉，益气。久服耐寒暑，不饥渴，不老神仙。人临死服五斤，死三年色不变。一名玉札（生蓝田山谷，采无时）。

石钟乳：味甘温。主咳逆上气，明目益精，安五藏，通百节，利九窍，下乳汁（生少室山谷及太山采无时）。

矾石：味酸，寒。主寒热泄痢，白沃阴蚀，恶疮，目痛，坚骨齿。炼饵服之，轻身不老，增年。一名羽碾（生河西山谷及陇西武都石门，采无时）。

消石：味苦，寒。主五藏积热，胃胀闭，涤去蓄结饮食，推陈致新，除邪气。炼之如膏，久服轻身（生益州山谷及武都陇西西羌，采无时）。

朴硝：味苦，寒。主百病，除寒热邪气，逐六府积聚，结固，流癖。能化七十二种石。炼饵服之，轻身神仙（生益州山谷有咸水之阳，采无时）。

滑石：味甘，寒。主身热泄澼，女子乳难，癃闭。利小便，荡胃中积聚寒热，益精气。久服，轻身，耐饥，长年（生赭阳山谷及太山之阴或掖北白山或卷山，采无时）。

石胆：味酸，寒。主明目，目痛，金创，诸痫痉，女子阴蚀，痛，石淋，寒热，崩中下血，诸邪毒气，令人有子。炼饵服之，不老，久服，增寿神仙。能化铁为铜，成金银。一名毕石（生羌道山谷羌里句青山，二月庚子辛丑日采）。

空青：味甘，寒。主眚盲，耳聋，明目，利九窍，通血脉，养精神。久服，轻身延年不老，能化铜、铁、铅、锡作金（生益州山谷及越嵩山有铜处铜精熏则生空青其腹中空，三月中旬采亦无时）。

曾青：味酸，小寒。主目痛止泪，出风痹，利关节，通九窍，破结坚积聚。久服轻身不老，能化金铜（生蜀中山谷及越嵩，采无时）。

禹余粮：味甘，寒。主咳逆，寒热，烦满，下赤白，血闭症瘕大热。炼饵服之，不饥，轻身，延年（生东海池泽及山岛中或池泽中）。

太一余粮：味甘，平。主咳逆上气，癥瘕，血闭，漏下，除邪气。久服，耐寒暑不饥，轻身飞行千里仙。一名石脑（生太山山谷，九月采）。

白石英：味甘，微温。主消渴，阴痿不足，咳逆，胸膈间久寒。益气，除风湿痹。久服轻身长年（生华阴山谷及太山，二月采亦无时）。

紫石英：味甘，温。主心腹咳逆邪气，补不足，女子风寒在子宫，绝孕十年无子。久服温中，轻身，延年（生太山山谷，采无时）。

青石、赤石、黄石、白石、黑石脂等：味甘平。主黄疸，泄痢，肠澼脓血，阴蚀，下血赤白，邪气，痈肿，疽痔恶疮头疡，疥瘙。久服补髓益气，肥健，不饥，轻身延年。五石脂各随五色补五藏（生南山之阳山谷中）。

白青：味甘，平。主明目，利九窍，耳聋，心下邪气，令人吐杀，诸毒三虫。久服通神明，轻身，延年不老（生豫章山谷，采无时）。

扁青：味甘，平。主目痛，明目，折跌，痈肿，金创不瘳，破积聚，解毒气，利精神。久服轻身不老（生朱崖山谷武都朱提，采无时）。

草部上

三十八种

菖蒲：味辛，温。主风寒湿痹，咳逆上气，开心孔，补五藏，通九窍，明耳目，出音声。久服轻身、不忘、不迷惑高、志不老。一名昌阳（生上洛池泽及蜀郡严道，五月十二月采根）。

菊花：味苦，平。主风，头眩肿痛，目欲脱，泪出，皮肤死肌，恶风湿痹。

久服利血气，轻身耐老延年。一名节花（生雍州川泽及田野，正月采根、三月采叶、五月采茎、九月采花、十一月采实）。

人参：味甘，微寒。主补五藏，安精神，定魂魄，止惊悸，除邪气，明目，开心益智。久服轻身延年。一名鬼盖（生上党山谷及辽东，二月、八月上旬采根）。

天门冬：味苦，平。主诸暴风湿偏痹，强骨髓，杀三虫，去伏尸。久服轻身、益气、延年。一名颠勒（生奉高山谷，二月、三月、七月、八月采根）。

甘草：味甘，平。主五藏六腑寒热邪气，坚筋骨，长肌肉，倍力，金疮肿，解毒。久服轻身延年（生河西川谷积沙山及上郡，二月、八月除日采根）。

干地黄：味甘，寒。主折跌绝筋，伤中，逐血痹，填骨髓，长肌肉。作汤除寒热积聚，除痹。生者尤良。久服轻身不老。一名地髓（生咸阳川泽，二月、八月采根）。

术：味苦，温。主风寒湿痹，死肌、痉、疸。止汗，除热，消食。作煎饵，久服轻身延年不饥。一名山蓟（生郑山山谷汉中南郑，二月、三月、八月、九月采根）。

菟丝子：味辛，平。主续绝伤，补不足，益气力，肥健人。汁，去面䵟。久服明目、轻身延年。一名菟芦（生朝鲜川泽田野蔓延草木之上，九月采实）。

牛膝：味苦，酸。主寒湿痿痹，四肢拘挛，膝痛不可屈伸，逐血气，伤热火烂，堕胎。久服轻身耐老。一名百倍（生河内川谷及临朐，二月、八月、十月采根）。

茺蔚子：味辛，微温。主明目益精，除水气。久服轻身。茎，主瘾疹痒，可作浴汤。一名益母（生海滨池泽，五月采）。

女萎：味甘，平。主中风暴热，不能动摇，跌筋结肉，诸不足。久服去面黑䵟，好颜色，润泽，轻身不老。一名玉竹（生太山山谷及丘陵，立春后采）。

防葵：味辛，寒。主疝瘕，肠泄，膀胱热结，溺不下，咳逆，温疟，癫痫，惊邪狂走。久服坚骨髓，益气轻身。一名梨盖（生临淄川谷及嵩高太山少室，三月三日采根）。

茈胡：味苦，平。主心腹去肠胃中结气，饮食积聚，寒热邪气，推陈致新。久服轻身、明目、益精。一名地薰（生于农川谷及冤句，二月、八月采根）。

麦门冬：味甘，平。主心腹结气，伤中伤饱，胃络脉绝，羸瘦短气。久服轻身、不老、不饥（生函谷川后及堤阪，二月、三月、八月、十月采）。

独活：味苦，甘平。主风寒所击，金创，止痛，贲豚痫痓，女子疝瘕。久服轻身耐老。一名羌青（生雍州川谷或陇西南安，二月、八月采根）。

车前子：味甘，寒。主气癃，止痛，利水道小便，除湿痹，久服轻身耐老。一名当道（生真定平泽丘陵阪道中，五月五日采）。

木香：味辛。主邪气，辟毒疫温鬼，强志，主淋露。久服不梦寤魇寐（生永昌山谷）。

薯蓣：味甘，温。主伤中补虚羸，除寒热邪气，补中益气力、长肌肉。久服耳目聪明，轻身不饥延年。一名山芋（生嵩高山谷，二月、八月采根）。

薏苡仁：味甘，微寒。主筋急拘挛，不可屈伸，风湿痹，下气。久服轻身益气。其根下三虫。一名解蠡（生真定平泽及田野，八月采实采根无时）。

泽泻：味甘，寒。主风寒湿痹，乳难，消水，养五藏，益气力，肥健。久服耳目聪明，不饥，延年，轻身，面生光，能行水上。一名芒芋（生汝南池泽，五月、八月采）。

远志：味苦，温。主咳逆伤中，补不足，除邪气，利九窍，益智慧，耳目聪明，不忘，强志倍力。久服轻身不老。一名棘菀（生太山及句川谷，四月采根叶）。

龙胆：味苦，寒。主骨间寒热，惊痫邪气，续绝伤，定五藏，杀虫毒。久服益智不忘，轻身耐老。一名陵游（生齐朐山谷及句，二月、八月、十一月、十二月采根）。

细辛：味辛，温。主咳逆，头痛脑动，百节拘挛，风湿痹痛，死肌，久服明目，利九窍。轻身延年。一名小辛（生华阴山谷，二月、八月采根）。

石斛：味甘，平。主伤中，除痹，下气，补五藏虚劳，羸瘦，久服厚肠胃，轻身延年。一名林兰（生六安山谷水谕石上，七月、八月采茎）。

巴戟天：味辛，微温。主大风邪气，阴痿不起，强筋骨，安五藏，补中增志益气（生巴郡及下邳山谷二月、八月采根）。

白英：味甘，寒。主寒热，八疸，消渴。补中益气，久服轻身延年。一名谷菜（生益州山谷，春采叶、夏采茎、秋采花、冬采根）。

白蒿：味甘，平。主五藏邪气，风寒湿痹，补中益气，长毛发令黑，久服轻身，耳目聪明，不老（生中山川泽，二月采）。

赤箭：味辛，温。主杀鬼精物，蛊毒恶气。久服益气力，长阴、肥健、轻身增年。一名离母（生陈仓川谷雍州及太山少室，三月、四月、八月采根）。

菴䕡子：味苦，微寒。主五藏瘀血，腹中水气，胪胀留热，风寒湿痹，身体诸痛。久服轻身延年不老（生雍州川谷亦生上薰及道边，十月采实）。

菥蓂子：味辛，微温。主明目，目痛泪出，除痹，补五藏，益精光。久服轻身不老。一名马辛（生咸阳川泽及道边，四月、五月采）。

薯实：味苦，平。主益气，充肌肤，明目，聪慧先知。久服不饥，不老轻身（生少室山谷，八月、九月采实）。

赤芝：味苦，平。主胸中结，益心气，补中，增慧智，不忘。久食轻身不老，延年神仙。一名丹芝（生霍山）。

黑芝：味咸，平。主癃，利水道，益肾气，通九窍，聪察。久食轻身不老，延年神仙。一名玄芝（生常山）。

青芝：味酸，平。主明目，补肝气，安精魂，仁恕。久服轻身不老，延年神仙。一名龙芝（生太山）。

白芝：味辛，平。主咳逆上气，益肺气，通利口鼻，强志意勇悍，安魄。久食轻身不老，延年神仙。一名玉芝（生华山）。

黄芝：味甘，平。主心腹五邪，益脾气，安神忠信，和乐。久食轻身不老，延年神仙。一名金芝（生嵩山）。

紫芝：味甘，温。主耳聋，利关节，保神益精气，坚筋骨，好颜色。久服轻身不老，延年。一名木芝（生高夏山谷，六芝皆六月、八月采）。

卷柏：味辛，温。主五藏邪气，女子阴中寒热痛，癥瘕、血闭、绝子。久服轻身、和颜色。一名万岁（生常山山谷石间，五月、七月采）。

草部下

三十七种

蓝实：味苦，寒。主解诸毒，杀蛊蚑疰鬼，螫毒。久服头不白，轻身（生河内平泽）。

芎（藭）：味辛，温。主中风入脑，头痛，寒痹，筋挛，缓急，金疮，妇人血闭，无子。其叶为蘼芜，味辛、温。主咳逆，定惊气，辟邪恶，除蛊毒鬼疰，去三虫。久服通神。一名薇芜（生武功川谷斜谷西领，三月、四月采）。

黄连：味苦，寒。主热气，目痛，眦伤，泣出，明目，肠澼，腹痛下利，妇人阴中肿痛。久服令人不忘（生巫阳川谷及蜀郡大山，二月、八月采）。

络石：味苦，温。主风热，死肌，痈伤，口干舌焦，痈肿不消，喉舌肿，不通水，浆不下。久服轻身、明目、润泽、好颜色、不老、延年。一名石鲮（生大山川谷或石山之阴，正月采）。

蒺藜子：味苦，温。主恶血，破癥结积聚，喉痹，乳难。久服长肌肉，明目轻身。一名旁通（生马翊平泽或道旁，七月、八月采实）。

黄芪：味甘，微温。主痈疽久败疮，排脓止痛，大风癞疾，五痔鼠瘘，补虚，小儿百病。一名戴糁（生蜀郡山谷白水汉中，二月、十月采）。

肉苁蓉：味甘，微温。主五劳七伤，补中，除茎中寒热痛，养五藏，强阴，益精气，多子，妇人癥瘕。久服轻身（生河西山谷及代郡汉中，二月、十月采）。

防风：味甘，温。主大风，头眩痛，恶风，风邪，目盲，无所见，风行周身骨节疼痛，烦满。久服轻身。一名铜芸（生沙苑川泽及邯郸、琅邪、上蔡，二月、十月采根）。

蒲黄：味甘，平。主心腹膀胱寒热，利小便，止血，消淤血。久服轻身，益气力，延年神仙（生河东池泽，四月采）。

香蒲：味甘，平。主五藏心下邪气，口中烂臭，坚齿、明目、聪耳。久服轻身耐老。一名睢（生南海池泽）。

续断：味苦，微温。主伤寒，补不足，金疮痈伤，折跌续筋骨，妇人乳难。久服益气力。一名龙豆（生常山山谷，七月、八月采）。

漏芦：味苦，寒。主皮肤热，恶疮疽痔，湿痹，下乳汁。久服轻身益气，耳目聪明，不老延年。一名野兰（生乔山山谷，八月采根）。

营实：味酸，温。主痈疽恶疮结肉，跌筋，败疮，热气，阴蚀不瘳，利关节。久服轻身益气。一名墙薇（生零陵川谷及蜀郡，八月、九月采）。

天名精：味甘，寒。主瘀血，血瘕欲死，下血，止血。久服轻身耐老。一名豕首（生平原川泽，五月采）。

决明子：味咸，平。主青盲，目淫，肤赤白膜眼赤痛泪出。久服益精光轻身（生龙门川泽石决明生豫章，十月采）。

丹参：味苦，微寒。主心腹邪气，肠鸣幽幽如走水，寒热积聚，破癥除瘕，止烦满，益气养血。一名郤蝉草（生桐柏山川谷及太山，五月采根）。

茜根：味苦，寒。主寒湿风痹，黄疸，补中（生乔山川谷，二月、三月采根）。

飞廉：味苦，平。主骨节热，胫重酸疼。久服令人身轻（生河内川泽，正月采根，七月、八月采花）。

五味子：味酸，温。主益气，咳逆上气，劳伤赢瘦，补不足，强阴，益男子精（生齐山山谷及代郡，八月采实）。

旋花：味甘，温。主益气，去面皯黑色，媚好。其根味辛，主腹中寒热邪气，利小便。久服不饥轻身。一名筋根花（生豫州平泽，五月采）。

兰草：味辛，平。主利水道，杀蛊毒，辟不祥。久服益气、轻身、不老，通神明。一名水香（生大吴池泽，四月、五月采）。

蛇床子：味苦，平。主妇人阴中肿痛，男子阴痿，湿痒，久服轻身（生临淄川谷及田野，五月采实）。

地肤子：味苦，寒。主膀胱热，利小便，补中益精气。久服耳目聪明，轻身耐老。一名地葵（生荆州平泽及田野，八月、十月采实）。

景天：味苦，平。主大热，火疮，身热烦，邪恶气。花，主女人漏下赤白，轻身，明目。一名慎火（生太山川谷，四月四日、七月七日采）。

茵陈蒿：味苦，平。主风湿，寒热邪气，热结黄疸。久服轻身、益气、耐老（生太山及丘陵坡岸上，五月及立秋采）。

杜若：味辛，微温。主胸胁、下逆气，温中，风入脑户，头肿痛，多涕泪出。久服益精、明目、轻身。一名土衡（生武陵川泽及冤句，二月、八月采根）。

沙参：味苦，微寒。主血积，惊气，除寒热，补中，，益肺气。久服利人。一名知母（生河内川谷及冤句投阳坟山，二月、八月采根）。

白兔藿：味苦，平。主蛇虺，蜂虿，猘狗，菜肉，蛊毒鬼疰。一名白葛（生交州山谷）。

徐长卿：味辛，温。主鬼物百精，蛊毒，疫疾，邪恶气，温疟。久服强悍轻身。一名鬼督邮（生太山山谷及陇西，三月采）。

石下长卿：味咸，平。主鬼疰，精物，邪恶气，杀百精，蛊毒，狂易亡走，号哭悲伤恍惚（生陇西池泽山谷）。

石龙刍：味苦，微寒。主心腹邪气，小便不利，淋闭，风湿，鬼疰恶毒。久服补虚羸，轻身，耳目聪明，延年。一名龙须（生梁州山谷湿地，五月、七月采茎）。

薇衔：味苦，平。主风湿痹，历节痛，惊痫吐舌，悸气，贼风，鼠瘘，痈肿（生汉中川泽及邯郸，七月采茎叶）。

云实：味辛，温。主泄痢肠澼，杀虫蛊毒，去邪恶结气，止痛、除寒热。花，主见鬼精物，多食令人狂走。久服轻身，通神明（生河间川谷，十月采）。

王不留行：味苦。主金疮，止血逐痛，出刺，除风痹内寒。久服轻身，耐老增寿（生太山山谷，二月、八月采）。

姑潘：味甘，温。主大风邪气，湿痹寒痛。久服轻身，益寿耐老。一名冬葵子（生河东）。

屈草：味苦。主胸胁下痛，邪气肠间，寒热，阴痹。久服轻身益气耐老（生汉中川泽，五月采）。

木　部

一十九种

牡桂：味辛，温。主上气咳逆，结气，喉痹吐吸，利关节，补中益气。久服通神，经身不老（生南海山谷）。

菌桂：味辛，温。主百病，养精神，和颜色，为诸药先聘通使。久服轻身不老，面生光华，娟好，常如童子（生交趾桂林山谷岩崖间，立秋采）。

松脂：味苦，温。主疽，恶疮，头疡，白秃，疥瘙风气，安五藏，除热。久服轻身，不老延年（生太山山谷，六月采）。

槐实：味苦，寒。主五内邪气热，止涎唾，补绝伤，五痔，火疮，妇人乳瘕，子藏急痛。久服明目、益气、头不白（以七月七日取之生河南平泽）。

枸杞：味苦，寒。主五内邪气，热中消渴，风痹。久服坚筋骨，轻身不老。一名地辅（生常山平泽及诸丘陵阪岸　冬采根、春夏采叶、秋采茎实）。

柏实：味甘，平。主惊悸，安五藏，益气，除风湿痹。久服令人润泽美色，耳目聪明，不饥不老，轻身延年（生太山山谷，叶四时各依方面采）。

茯苓：味甘，平。主胸胁逆气，忧恚，惊邪，恐悸，心下结痛，寒热烦满，咳逆，口焦舌干，利小便。久服安魂养神，不饥延年。一名茯菟（生太山山谷大松下，二月、八月采）。

榆皮：味甘，平。主大小便不通，利水道，除邪气。久服轻身不饥。其实尤良。一名零榆（生类川山谷，二月采皮、八月采实）。

酸枣：味酸，平。主心腹寒热，邪结气聚，四肢酸疼，湿痹。久服安五藏，轻身延年（生河东川泽，八月采实）。

蘖木：味苦，寒。主五藏、肠胃中结热，黄疸，肠痔，止泄痢，女子漏下赤白，阴伤，蚀疮。一名檀桓（生汉中山谷及永昌）。

干漆：味辛，温。主绝伤，补中，续筋骨，填髓脑，安五藏，五缓六急，风寒湿痹。生漆，去长虫。久服轻身耐老（生汉中川谷，夏至后采）。

五加皮：味辛，温。主心腹疝气，腹痛，益气，疗躄，小儿不能行，疽疮阴蚀。

久服轻身耐老。一名豺漆（生汉中川谷及宛句，五月七月采茎、十月采根）。

蔓荆实：味苦，微寒。主筋骨间寒热，湿痹拘挛，明目坚齿，利九窍，去白虫。久服轻身耐老。

辛夷：味辛，温。主五藏、身体寒热，风头脑痛，面䵎。久服下气，轻身明目，增年耐老。一名侯桃（生汉中川谷，九月采实）。

桑上寄生：味苦，平。主腰痛，小儿背强，痈肿，安胎，充肌肤，坚发齿，长须眉。其实明目、轻身、通神。一名茑（生弘农川谷桑树上，三月三日采茎叶）。

杜仲：味辛，平。主腰脊痛，补虚，益气精，坚筋骨，强志。久服轻身耐老。一名木绵（生上虞山谷及上党汉中，二月、五月、六月、九月采皮）。

女贞实：味苦，平。主补中，安五藏，养精神，除百疾，久服肥健、轻身、不老（生武陵川谷，立冬采）。

木兰：味苦，寒。主身大热在皮肤中，去面热赤疱酒皶，恶风癫疾，阴下痒湿，明耳目（生零陵山谷及太山　十二月太皮）。

蕤核：味甘，温。主心腹邪结气，明目，目赤痛伤泪出。久服轻身、益气、不饥（生函谷川谷及巴西）。

兽　部

六种

龙骨：味甘，平。主心腹鬼疰，精物老魅，咳逆，泄痢脓血，女子漏下，癥瘕坚结，小儿热气惊痫。齿主小儿、大人惊痫癫疾狂走，心下结气，不能喘息，诸痉，杀精物。久服轻身，通神明，延年（生晋地川谷及太山岩水岸土穴中死龙处采无时）。

麝香：味辛，温。主辟恶气，杀鬼精物，温疟，蛊毒痫痓，去三虫。久服除邪，不梦寤、魇寐（生中产川谷及益州雍州山中，春分取之）。

牛黄：味苦，平。主惊痫寒热，热盛狂痓，除邪逐鬼。久服轻身，增年，令人不忘（生晋地平泽于牛得之）。

熊脂：味甘，微寒。主风痹不仁，筋急，五藏腹中积聚，寒热羸瘦，头疡白秃，面皯疱。久服强志、不饥、轻身长年（生雍州山谷，十一月取）。

白胶：味甘，平。主伤中、劳绝，腰痛羸瘦，补中益气，妇人血闭无子，止痛安胎。久服轻身延年（生云中煮鹿角作之）。

阿胶：味甘，平。主心腹内崩，劳极洒洒如疟状，腰腹痛，四支酸疼，女子下血，安胎。久服轻身益气。一名傅致胶（生东平郡煮牛皮作之）。

禽　部

二种

丹雄鸡：味甘，微温。主女人崩中漏下，赤白沃，补虚温中，止血，通神，杀毒，辟不祥。头，主杀鬼（东门上者尤良）；肪，主耳聋；肠，主遗溺；胵胵，裹黄皮，主泄利；屎白，主消渴、伤寒寒热；翮羽，主下血闭。鸡子，主除热，火疮，痫痓，可作虎魄神物；鸡白蠹，肥脂（生朝鲜平泽）。

雁肪：味甘，平。主风挛拘急，偏枯，气不通痹。久服益气不饥，轻身耐老（生江南池泽）。

虫鱼部

一十种

石蜜：味甘，平。主心腹邪气，诸惊痫痓，安五藏诸不足，益气补中，止痛解毒，除众病，和百药。久服强志轻身，不饥不老（生武都山谷河源山谷及诸山石中）。

蜂子：味甘，平。主风头、除蛊毒，补虚赢，伤中。久服令人光泽好，颜色不老。大黄蜂子，主心腹胀满痛，轻身益气；土蜂子，主痈肿。一名蜚零。（生武都山谷）。

蜜蜡：味甘，微温。主下利脓血，补中，续绝伤金疮，益气，不饥耐老（生武都山谷蜜房木石间）。

牡蛎：味咸，平。主伤寒寒热，温疟洒洒，惊恚怒气，除拘缓，鼠瘘，女子带下赤白，除留。久服强骨节，杀邪鬼，延年（生东海池泽，采无时）。

龟甲：味咸，平。主漏下赤白，破癥瘕，痎疟，五痔阴蚀，湿痹四支重，弱小儿囟不合。久服轻身不饥。一名神屋（生南海池泽及湖水中，采无时）。

桑螵蛸：味咸，平。主伤中，疝瘕，阴痿，益精生子，女子血闭腰痛，通五淋，利小便水道。久服益气养神。一名蚀肮生桑枝上（二月、三月采蒸之）。

海蛤：味苦，平。主咳逆上气，喘息，烦满胸痛，寒热（生东海）。

文蛤：主恶疮，蚀五痔（生东海，取无时）。

蠡鱼：味甘，寒。主湿痹，面目浮肿，下大水（生九江池泽取无时）。

鲤鱼胆：味苦，寒。主目热赤痛，青肓，明目。久服强悍，益志气（生九江池泽取无时）。

果　部

六种

藕实茎：味甘，平。主补中，养神，益气力，除百疾。久服轻身耐老，不饥延年。一名水芝丹（生汝南池泽，八月采）。

橘柚：味辛，温。主胸中瘕热逆气，利水谷。久服去臭，下气通神，轻身长年（生南山川谷及江南，十月采）。

大枣：味甘，平。主心腹邪气。安中养脾，助十二经，平胃气，通九窍，补少气少津液，身中不足，大惊，四支重，和百药。久服轻身长年。叶覆麻黄，能令出汗（生河东平泽，八月采）。

葡萄：味甘，平。主筋骨湿痹，益气倍力，强志，令人肥健耐饥，忍风寒。久服轻身不老，延年。可作酒（生陇西五原敦煌山谷）。

蓬蘽：味酸，平。主安五藏，益精气，长阴令坚，强志倍力，有子。久服轻身不老。一名覆盆（生荆山平泽及冤句）。

鸡头实：味甘，平。主湿痹，腰脊膝痛，补中，除暴疾，益精气，强志，令耳目聪明。久服轻身不饥，耐老神仙。一名雁喙（生雷泽池泽，八月采）。

米谷部

三种

胡麻：味甘，平。主伤中虚羸，补五内，益气力，长肌肉，填髓脑。久服轻身不老。一名巨胜。叶名青蘘，味甘，寒。主五藏邪气，风寒湿痹，益气，补脑髓，坚筋骨。久服耳目聪明，不饥，不老增寿。

巨胜苗也（旧在草部唐本徒，此生上党川泽）。

麻蕡：味辛，平。主五劳、七伤，利五藏，下血寒气。多食令见鬼狂走。久服通神明轻身。一名麻勃（此麻花上勃勃者）。麻子，味甘，平。主补中益气。久服肥健不老（生太山川谷）。

菜 部

五种

冬葵子：味甘，寒。主五藏六腑寒热羸瘦，五癃，利小便。久服坚骨长肌肉，轻身延年（生少室山，十二月采之）。

苋实：味甘，寒。主青盲，明目，除邪，利大小便，去寒热。久服益气力，不饥轻身（生淮阳川泽及田中，十一月采）。

瓜蒂：味苦，寒。主大水，身面四支浮肿，下水，杀蛊毒，咳逆上气，及食诸果病在胸腹中，皆吐下之（生嵩高平泽，七月七日采）。

白瓜子：味甘，平。主令人悦泽好颜色，益气不饥。久服轻身耐老（生嵩高平泽冬瓜人也，八月采）。

苦菜：味苦，寒。主五藏邪气，厌谷胃痹。久服安心益气，聪察少卧，轻身耐老（生益州川谷山陵道伤，三月三日采）。

上神农本草上品一卷终。

神农本草三卷　第二卷

蜀华阳刘复民叔学

中品九部一百一十五种

石　部

一十六种

雄黄：味苦，平。主寒热，鼠瘘，恶疮疽痔，死肌，杀精物、恶鬼、邪气、百虫毒，胜五兵。炼食之，轻身神仙。一名黄食石（生武都山谷敦煌山之阳，采无时）。

石硫黄：味酸，温。主妇人阴蚀，疽痔、恶血，坚筋骨，除头秃。能化金银铜铁奇物（生东海牧羊山谷中及太山河西山）。

雌黄：味辛，平。主恶疮、头秃、痂疥，杀毒虫虱、身痒、邪气诸毒。炼之久服轻身、增年、不老（生武都山谷与雄黄同山生其阴山有金金精熏则生雌黄，采无时）。

水银：味辛，寒。主疥瘘，痂疡，白秃杀皮肤中虱，杀金银铜锡毒，镕化还复为丹。久服神仙不死（生符陵平土出于丹沙）。

石膏：味辛，微寒。主中风寒热，心下逆气惊喘，口干舌焦，不能息，腹中坚痛。除邪鬼，产乳，金疮（生齐山山谷及齐卢山鲁蒙山，采无时）。

磁石：味辛，咸。主周痹风湿，支节中痛不可持物，洒洒酸消。除大热烦满及耳聋。一名玄石（生太山川谷及慈山山阴有铁处则生其阳，采无时）。

凝水石：味辛，寒。主身热，腹中积聚邪气，皮中如火烧，烦满。水饮之，久服不饥（生常山山谷又中水县及邯郸）。

阳起石：味咸，微温。主崩中漏下，破子藏血，癥瘕结气，寒热腹痛，无子，阴痿不起，补不足。久服不饥。一名白石（生齐山山谷及琅邪或云山阳起山，采无时）。

孔公蘖：味辛，温。主伤食不化，邪结气，恶疮疽瘘痔，利九窍，下乳汁。

殷蘖：味辛，温。主烂伤瘀血，泄利寒热，鼠瘘，癥瘕结气。一名姜石（钟乳根也生赵国山谷又梁山及南海，采无时）。

269

铁精：平。主明目。化铜。

铁落：味辛，平。主风热，恶疮、疡、疽疮、痂疥，气在皮肤中（生牧羊平泽及枋城或析城，采无时）。

铁：主坚肌，耐痛。

理石：味辛，寒。主身热，利胃，解烦，益精明目，破积聚，去三虫。一名立制石（生汉中山谷及卢山，采无时）。

长石：味辛，寒。主身热，四支寒厥，利小便，通血脉，明目去翳眇，下三虫，杀蛊毒。久服不饥。一名方石（生长于山谷及太山临淄，采无时）。

肤青：味辛，平。主蛊毒，及蛇、菜、肉诸毒，恶疮。一名推石（生益州川谷）。

草部上

三十二种

干姜：味辛，温。主胸满，咳逆上气，温中，止血，出汗，逐风湿痹，肠澼，下利。生者尤良。久服去臭气，通神明（生犍为川谷及荆州、扬州，九月采）。

苍耳实：味苦，温。主风头寒痛，风湿周痹，四支拘挛痛，恶肉死肌。久服益气，耳目聪明，强志轻身（生安陆川谷及六安田野，实熟时采）。

葛根：味甘，平。主消渴，身大热，呕吐，诸痹，起阴气，解诸毒。葛谷，主下利十岁已上。一名鹿藿（生汶山川谷，五月采根）。

栝萎根：味苦，寒。主消渴，身热烦满，大热。补虚安中，续绝伤。一名地蒌（生弘农川谷及山阴地，二月、八月采根）。

苦参：味苦，寒。主心腹结气，癥瘕积聚，黄疸，溺有余沥，逐水，除痈肿，补中，明目，止泪。一名水槐，一名苦识（生汝南山谷及田野，三月、八月、十月采根）。

当归：味甘，温。主咳逆上气，温疟，寒热，洒洒在皮肤中，妇人漏下绝子，诸恶疮疡，金疮。煮饮之（生陇西川谷，二月、八月采根）。

麻黄：味苦，温。主中风伤寒头痛，温疟，发表出汗，去邪热气，止咳逆上气，除寒热，破癥坚积聚。一名龙沙（生晋地及河东，立秋采茎）。

通草：味辛平。主去恶虫，除脾胃寒热，通利九窍、血脉、关节，令人不忘。一名附支（主石城山谷及山阳，正月采枝）。

芍药：味苦平。主邪气腹痛，除血痹，破坚积，寒热疝瘕，止痛，利小便，益气（生中岳川谷及丘陵，二月、八月采根）。

蠡实：味甘平。主皮肤寒热，胃中热气，风寒湿痹，坚筋骨，令人嗜食。久服轻身。花叶去白虫。一名豕首（生河东川谷，五月采实）。

瞿麦：味苦、寒。主关格诸癃结，小便不通，出刺，决痈肿，明目去翳，破胎堕子，下闭血（生太山川谷，立秋采实）。

玄参：味苦，微寒。主腹中寒热积聚，女子产乳余疾。补肾气，令人目明（生河间川谷及冤句，三月、四月采根）。

秦艽：味苦平。主寒热邪气，寒湿风痹，支节痛，下水利小便（生飞鸟山谷，二月、八月采根）。

百合：味甘平。主邪气腹胀心痛，利大小便，补中益气（生荆州川谷，二月、八月采根）。

知母：味苦，寒。主消渴，热中，除邪气，支体浮肿，下水，补不足，益气。一名沈燔（生河内川谷，二月、八月采根）。

贝母：味辛平。主伤寒烦热，淋沥，邪气疝瘕，喉痹，乳难，金疮，风痉。一名空草（生晋地，十月采根）。

白芷：味辛，温。主女人漏下赤白，血闭阴肿，寒热，风头侵目，泪出。长肌肤。润泽，可作面脂。一名芳香（生河东川谷下泽，二月、八月采根）。

淫羊藿：味辛，寒。主阴痿绝伤，茎中痛，利小便，益气力，强志（生上郡阳山山谷）。

黄芩：味苦平。主诸热，黄疸，肠澼，泄利，逐水，下血闭，恶疮，疽蚀，火疡。一名腐肠（生秭归川谷及冤句，三月三日采根）。

狗脊：味苦平。主腰背强，关机缓急，周痹，寒湿，膝痛。颇利老人。一名百枝（生常山川谷，二月、八月采根）。

石龙芮：味苦平。主风寒湿痹，心腹邪气，利关节，止烦满。久服轻身，明目，不老。一名鲁果能（生泰山川泽石边，五月五日采子，二月、八月采皮）。

茅根：味甘，寒。主劳伤虚羸，补中益气，除瘀血，血闭寒热，利小便。一名地菅（生楚地山谷田野，六月采根）。

紫菀：味苦，温。主咳逆上气，胸中寒热结气，去蛊毒，痿蹙，安五藏（生房陵山谷及真定邯郸，二月、三月采根）。

紫草：味苦，寒。主心腹邪气，五疸，补中益气，利九窍，通水道（生临山山谷及楚地，三月采根）。

败酱：味苦平。主暴热，火疮赤气，疥瘙疽痔，马鞍热气。一名鹿肠（生江夏川谷，八月采根）。

白鲜：味苦，寒。主头风，黄疸，咳逆，淋沥，女子阴中肿痛，湿痹死肌，不可屈伸，起止行步（生上谷川谷及冤句，四月、五月采根）。

酸酱：味酸，平。主热烦满，定志益气，利水道（生荆楚川泽及人家田围中，五月采）。

紫参：味苦，寒。主心腹积聚，寒热邪气，通九窍，利大小便。一名牡蒙（生河西及冤句山谷，三月采根）。

藁本：味辛，温。主妇人疝瘕，阴中寒、肿痛，腹中急，除风头痛，长肌肤，悦颜色。一名鬼卿（生崇山山谷，正月、二月采根）。

石韦：味苦平。主劳热，邪气五、癃闭不通，利小便水道。一名石皮（生华阴山谷石上，二月采叶）。

草薢：味苦。平。主腰背痛强，骨节风寒湿周痹，恶疮不瘳，热气（生真定山谷，二月、八月采根）。

白薇：味咸。平。主暴中风，身热腹满，忽忽不知人，狂惑邪气，寒热酸疼，温疟洗洗，发作有时（生平原川谷，三月三日采根）。

草部下

一十五种

水萍：味辛，寒。主暴热身痒，下水肿胜酒，长须发，注消渴（生雷泽池泽三月采）。

王瓜：味苦，寒。主消渴，内痹瘀血，月闭，寒热，酸疼。益气，愈聋（生鲁地平泽田野及人家垣墙间，三月采根）。

地榆：味苦、微寒。主妇人乳痓痛，七伤带下病，止痛，除恶肉，止痛，疗金疮（生桐柏及冤句山谷，二月、八月采根）。

海藻：味苦，寒。主瘿瘤气，颈下核，破散结气，痈肿，癥瘕坚气，腹中上、下鸣，下十二水肿（生东海池泽，七月七日采）。

泽兰：味苦，微温。主乳妇内衄，中风余疾，大腹水肿，身面四支浮肿，骨节中水，金疮，痈肿疮脓。一名龙枣（生汝南诸大泽伤，三月三日采）。

防己：味辛，平。主风寒温疟，热气诸痫除邪，利大小便。一名解离（生汉中川谷二月、八月采根）。

款冬花：味辛、温。主咳逆上气，善喘，喉痹，诸惊痫，寒热邪气。一名菟奚（生常山山谷及上党水边，十一月采花）。

牡丹：味辛，寒。主寒热中风，瘈疭，痉，惊痫邪气，除癥坚、瘀血留舍肠胃，安五藏，疗痈疮。一名鹿韭（生巴郡山谷及汉中，二月、八月采根。《唐本》注：夏生白花、秋实圆绿、冬实赤色。）。

马先蒿：味苦，平。主寒热鬼疰，中风湿痹，女子带下病，无子（生南阳川泽）。

积雪草：味苦，寒。主大热，恶疮痈疽，浸淫赤熛，皮肤赤，身热（生荆州川谷）。

女菀：味辛，温。主风寒洗洗，霍乱泄利，肠鸣上下无常处，惊痫，寒热百病（生汉中川谷或山阳正月、二月采）。

王孙：味苦，平。主五藏邪气，寒湿痹，四支疼酸，膝冷痛。一名牡蒙（生海西川谷及汝南城郭垣下）。

蜀羊泉：味苦，微寒。主头秃，恶疮，热气疥瘙痂癣虫（生蜀郡川谷）。

爵床：味咸，寒。主腰脊痛不得著床，俯仰艰难。除热，可作浴汤（生汉中川谷及田野）。

别羁：味苦，微温。主风寒湿痹，身重，四支疼酸，寒历节痛（生蓝田川谷，二月、八月采）。

木 部

一十八种

淮木：味苦，平。主久咳上气，伤中虚羸，女子阴蚀，漏下赤白沃。一名百岁城中木（生晋阳平泽）。

桑根白皮：味甘，寒。主伤中，五劳六极，羸瘦，崩中脉绝，补益虚气。叶，主除寒热，出汗；桑耳，黑者，主女子漏下赤白汁，血病，癥瘕积聚，阴痛，阴阳寒热，无子；五木耳，名檽，益气不饥，轻身强志（生犍为山谷，采无时）。

竹叶：味苦，平。主咳逆上气，溢筋急，恶疡，杀小虫。根，作汤，益气止渴，补虚下气；汁，主风痉；实，通神明，轻气益气（生益州）。

吴茱萸：味辛，温。主温中下气，止痛，咳逆寒热，除湿，血痹，逐风邪，开腠理。根，杀三虫。一名藙（生上谷川及冤句，九月九日采）。

栀子：味苦，寒。主五内邪气，胃中热气，面赤，酒炮皶鼻，白癞，赤癞，疮疡。一名木丹（生南阳川谷，九月采实）。

芜荑：味辛，平。主五内邪气，散皮肤骨节中淫淫温行毒，去三虫，化食。一名无姑（生晋山川谷三月采实）。

枳实：味苦，寒。主大风在皮肤中如麻豆苦痒，除寒热结，止利，长肌肉，利五藏，益气轻身（生河内川泽，九月、十月采）。

厚朴：味苦，温。主中风，伤寒，头痛，寒热，惊悸，气血痹，死肌，去三虫（生交阯宛朐，三、九、十月采皮）。

秦皮：味苦，微寒。主风寒湿痹，洗洗寒气除热，目中青翳白膜。久服头不白，轻身。一名石檀（生庐江川谷及宛朐，二月、八月采皮）。

秦菽：味辛，温。主风邪气，温中，除寒痹，坚齿发，明目。久服轻身，好颜色，耐老增年，通神（生太山川谷及秦岭上或琅邪，八月、九月采实）。

山茱萸：味酸，平。主心下邪气寒热，温中，逐寒湿痹，去三虫。久服轻身。一名蜀枣（生汉中山谷及琅邪宛朐东海承县，九月、十月采实）。

紫葳：味酸，微寒。主妇人产乳余疾，崩中，癥瘕血闭，寒热羸瘦，养胎。一名陵苕（生西海川谷及山阳）。

猪苓：味甘，平。主痎疟，解毒、蛊疰不祥，利水道。久服轻身耐老（生衡山山谷及济阴宛朐，二月、八月采）。

白棘：味辛，寒。主心腹痛，痈肿溃脓，止痛（生雍州川谷）。

龙眼：味甘，平。主五藏邪气，安志，厌食。久服强魂，聪明，轻身不老，通神明。一名益智（生南海山谷）。

卫矛：味苦，寒。主女子崩中下血，腹满汗出，除邪，杀鬼毒蛊疰。一名鬼箭（生霍山山谷，八月采）。

合欢：味甘，平。主安五藏，利心志，令人欢乐无忧。久服轻身明目，得所欲（生益州山谷）。

松萝：味苦，平。主嗔怒邪气，止虚汗，头风，女子阴寒肿痛。一名女萝（生熊耳山川谷松树上五月采）。

兽　部

七种

白马茎：味咸，平。主伤中脉绝，阴不起。强志益气，长肌肉，肥健生子。眼，主惊痫，腹满，疟疾，当杀用之；悬蹄，主惊邪瘈疭，乳难，辟恶气，鬼毒蛊蛀不祥（生云中平泽）。

鹿茸：味甘，温。主漏下恶血，寒热惊痫，益气强志，生齿不老。角，主恶疮痈肿，逐邪恶气，留血在阴中。

牛角䚡：下闭血，瘀血疼痛，女人带下血。髓，补中，填骨髓，久服增年；胆，可丸药。

羖羊角：味咸，温。主青盲，明目，杀疥虫，止寒泄，辟恶鬼虎狼，止惊悸。久服安心益气轻身（生河西川谷取无时）。

狗茎：味咸，平。主伤中，阴痿不起，令强热大，生子，除女子带下十二疾。胆，主明目（六月上伏取）。

羚羊角：味咸，寒。主明目，益气起阴，去恶血，注下，辟蛊毒恶鬼不祥，安心气，常不魇寐（生城山川谷及华阴山，采无时）。

犀角：味苦，寒。主百毒蛊疰，邪鬼瘴气，杀钩吻、鸩羽、蛇毒，除邪不迷惑魇寐。久服轻身（生永昌出谷及益州）。

禽 部

三种

燕屎：味辛，平。主蛊毒鬼疰，逐不祥邪气，破五癃，利小便（生高山平谷）。

伏翼：味咸，平。主目瞑明目，夜视有精光。久服令人喜乐，媚好无忧（生太山川谷，立夏后采）。

天鼠屎：味辛，寒。主面痈肿，皮肤洗洗时痛，腹中血气，破寒热积聚，除惊悸。一名石肝（生合浦山谷，十月、十二月取）。

虫鱼部

一十六种

猬皮：味苦，平。主五痔阴蚀，下血赤白、五色，血汗不止。阴肿，痛引腰背。酒煮杀之（生楚山川谷田野，取无时）。

露蜂房：味苦，平。主惊痫，瘈疭，寒热邪气，癫疾，鬼精蛊毒，肠痔。火熬之良（生牂柯山谷，七月七日采）。

鳖甲：味咸，平。主心腹癥瘕、坚积，寒热，去痞、息肉，阴蚀，痔，恶肉（生丹阳池泽，取无时）。

蟹：味咸，寒。主胸中邪气热结痛，喎僻，面肿，败漆，烧之致鼠（生伊洛池泽诸水中，取无时）。

蚱蝉：味咸，寒。主小儿惊痫，夜啼，癫病，寒热（生杨柳上五月采）。

蛴螬：味咸，微温。主恶血，血瘀，痹气，破折血在胁下坚满痛，月闭，目中淫肤，青翳白膜（生河内平泽，取无时）。

乌贼鱼骨：味咸，微温。主女子漏下赤白，经枯血闭，阴蚀肿痛，寒热，癥瘕，无子（生东海池泽，取无时）。

白僵蚕：味咸，平。主小儿惊痫，夜啼，去三虫，灭黑䵟，令人面色好（生颍川平泽，四月取自死者）。

鮀鱼甲：味辛，微温。主心腹癥瘕，伏坚，积聚，寒热，女子崩中下血五色，小腹阴中相引痛，疮疥死肌（生南海池泽取无时）。

樗鸡：味苦，平。主心腹邪气，阴痿，益精强志，生子，好色，补中轻身（生河内川谷樗树上，七月采）。

蛞蝓：味咸，寒。主贼风喎僻，轶筋及脱肛，惊痫挛缩。一名陵蠡（生太山池泽及阴地沙石下八月取）。

石龙子：味咸，寒。主五癃，邪结气，破石淋，下血，利小便水道。一名蜥蜴（生平阳川谷及荆山石间，五月取）。

木虻：味苦，平。主目赤痛，眦伤泪出，淋血血闭，寒热酸惭，无子。一名魂常（生汉中川泽，五月取）。

蜚虻：味苦，微寒。主逐瘀血，破下血，积坚否，癥瘕寒热，通利血脉及九窍（生江夏川谷，五月取）。

蜚蠊：味咸，寒。主血瘀，癥坚寒热，破积聚、喉咽痹，内寒无子（生晋阳川泽及人家屋间，立秋采）。

䗪虫：味咸，寒。主心腹寒热洗洗，血积癥瘕，破坚，下血闭，生子，大良。一名地鳖（生河东川泽及沙中，十月取）。

果　部

一种

梅实：味酸，平。主下气，除热烦满，安心，支体痛，偏枯不仁，死肌，去青黑志，恶疾（生汉中川谷，五月采）。

米谷部

二种

赤小豆：味甘，平。主下水，排痈肿脓血。

大豆黄卷：味甘，平。主湿痹、筋挛膝痛，涂痈肿。煮汁饮，杀鬼毒，止痛（生太山平泽，九月采）。

菜　部

五种

蓼实：味辛，温。主明目，温中，耐风寒，下水气，面目浮肿，痈疡。马蓼，去肠中蛭虫，轻身（生雷泽川泽）。

葱实：味辛，温。主明目，补中不足。其茎，可作汤，主伤寒寒热、出汗、中风，面目肿。

薤：味辛，温。主金疮疮败，轻身不饥耐老（生鲁山平泽）。

假苏：味辛，温。主寒热，鼠瘘，瘰疬，生疮，破结聚气，下瘀血。一名姜芥（生汉中川泽）。

水苏：味辛，微温。主下气杀谷，除饮食，辟口臭，去毒。久服通神明，轻身耐老（生九真池泽七月采）。

上神农本草中品一卷终。

神农本草三卷　第三卷

蜀华阳刘复民叔学

下品九部一百六种

玉石部

十种

石灰：味辛，温。主疽疡疥瘙，热气，恶疮癞疾，死肌堕眉，杀痔虫，去黑子息肉。一名恶灰（生中山川谷）。

礜石：味辛，大热。主寒热鼠瘘，蚀疮，死肌，风痹，肠中坚。一名青分石（生汉中山谷及少室，采无时）。

铅丹：味辛，微寒。主吐逆胃反，惊痫癫疾，除热下气。炼化还成九光。久服通神明（生蜀郡平泽）。

粉锡：味辛，寒。主伏尸，毒螫，杀三虫。一名解锡。锡镜鼻，主女子血闭，癥瘕伏肠，绝孕（生桂阳山谷）。

戎盐：味咸，寒。主明目，目痛，益气，坚肌骨，去毒蛊。大盐，令人吐（生胡盐山及西羌北地酒泉、福禄城东南角、北海青、南海赤，十月采大盐生邯郸及河东池泽）。

代赭：味苦，寒。主鬼疰，风，蛊毒，杀精物恶鬼，腹中邪气，女子赤沃漏下。一名须丸（生齐国山谷，采无时）。

卤咸：味苦，寒。主大热消渴，狂烦，除邪，及下蛊毒，柔肌肤（生河东盐池）。

白垩：味苦，温。主女子寒热癥瘕，月闭，积聚（生邯郸山谷，采无时）。

冬灰：味辛，微温。主黑子，去疣息、肉、疽蚀、疥瘙（生方谷川泽）。

青琅玕：味辛，平。主身痒、火疮、痈伤、疥瘙、死肌（生蜀郡平泽）。

草部上

三十种

附子：味辛，温。主风寒咳逆邪气，温中，金疮，破癥坚积聚、血瘕，寒湿踒躄，拘挛膝痛，不能行步（生健为山谷采广汉冬月采为附子，春采为乌头）。

乌头：味辛，温。主中风恶风，洗洗出汗，除寒湿痹，咳逆上气，破积聚寒热。其汁煎之名射网，杀禽兽。一名乌喙（生朗陵山谷，正月、二月采长三寸以上为天雄）。

天雄：味辛，温。主大风寒湿痹，历节痛拘挛缓急，破积聚邪气，金疮，强筋骨，轻身健行。一名白幕（生少皇山谷，二月采根）。

半夏：味辛，平。主伤寒寒热，心下坚，下气，喉咽肿痛，头眩，胸胀咳逆，肠鸣，止汗（生槐里川谷，五月、八月采根）。

虎掌：味苦，温。主心痛，寒热结气，积聚，伏梁，伤筋，痿，拘缓，利水道（生汉中山谷及冤句，二月、八月采）。

鸢尾：味苦，平。主蛊毒邪气，鬼疰诸毒，破癥瘕积聚，去水，下三虫（生九疑山谷五月采，陶云是射干苗）。

大黄：味苦，寒。主下瘀血，血闭，寒热，破癥瘕积聚，留饮、宿食荡涤肠胃，推陈致新，通利水谷，调中化食，安和五藏（生河西山谷及陇西，二月、八月采根）。

葶苈：味辛，寒。主癥瘕积聚结气，饮食寒热，破坚逐邪，通利水道。一名大室（生藁城平泽及田野立夏后采实）。

桔梗：味辛，微温。主胸胁痛如刀刺，腹满，肠鸣幽幽，惊恐，悸气（生嵩高山谷及冤句，二月、八月采根）。

莨菪子：味苦，寒。主齿痛，出虫，肉痹，拘急，使人健行见鬼，多食令人狂走。久服轻身，走及奔马，强志、益力、通神。一名横唐（生海滨川谷及雍州，五月采子）。

皂荚：味苦，寒。主疥瘙痂痒、恶疮留热在骨节间，明目（生华阴川泽）。

旋复花：味咸，温。主结气，胁下满，惊悸，除水，去五藏间寒热，补中下气（生平泽川谷，五月采花）。

藜芦：味辛，寒。主蛊毒，咳逆，泄利，肠澼，头疡，疥瘙，恶疮，杀诸虫毒，去死肌（生太山山谷，三月采根）。

钩吻：味辛，温。主金疮，乳痓，中恶风，咳逆上气，水肿，杀鬼疰蛊毒。一名野葛（生传高山谷及会稽东野）。

射干：味苦，平。主咳逆上气，喉痹咽痛不得消，息散结气，腹中邪逆，食饮大热。一名乌蒲（生南阳川谷田野，三月三日采根）。

蛇合：味苦，微寒。主惊痫，寒热邪气，除热金疮、疽、痔、鼠瘘、恶创头疡。一名蛇衔（生益州山谷八月采）。

常山：味苦，寒。主伤寒寒热，热发温疟，鬼毒，胸中痰结吐逆（生益州川谷及汉中，八月采根）。

蜀漆：味辛，平。主疟及咳逆寒热，腹中坚、痞结，积聚邪气，蛊毒，鬼疰（生江林山川谷及蜀汉中常山苗也，五月采叶）。

甘遂：味苦，寒。主大腹疝瘕，腹痛，面目浮肿，留饮宿食。破坚积聚，利水谷道。一名主田（生中山川谷，二月采根）。

白敛：味苦，平。主痈肿疽疮，散结气，止痛除热，目中赤，小儿惊痫，温疟，女子阴中肿痛（生衡山山谷，二月、八月采根）。

青箱子：味苦，微寒。主邪气，皮肤中热，风瘙身痒，杀三虫（生平谷道边，三月采茎叶，五月、六月采子）。

藿菌：味咸，平。主心痛，温中，去长虫、白疭、蛲虫、蛇螫毒、癥瘕、诸虫（生东海池泽及勃海章武，八月采）。

白及：味苦，平。主痈肿、恶疮、败疽、伤阴、死肌，胃中邪气，贼风鬼击，痱缓不收。一名甘根（生北山川谷又冤句及越山）。

大戟：味苦，寒。主蛊毒，十二水，腹满急痛，积聚，中风，皮肤疼痛，吐逆。一名邛钜（生常山十二月采根）。

泽漆：味苦，微寒。主皮肤热，大腹水气，四支、面目浮肿，丈夫阴气不足（生太山川泽，三月三日、七月七日采茎叶）。

茵芋：味苦，温。主五藏邪气，心腹寒热羸瘦如疟状，发作有时，诸关节风湿痹痛（生太山川谷，三月三日采叶）。

贯众：味苦，微寒。主腹中邪热气，诸毒，杀三虫。一名扁府（生玄山山谷及冤句少室山，二月、八月采根）。

荛花：味苦，寒。主伤寒温疟，下十二水，破积聚、大坚、癥瘕，荡涤肠胃中留癖饮食，寒热邪气，利水道（生咸阳川谷及河南中牟，六月采花）。

牙子：味苦，寒。主邪气热气，疥瘙、恶疡、疮痔，去白虫。一名狼牙（生淮南川谷及冤句，八月采根）。

羊踯躅：味辛，温。主贼风在皮肤中淫淫痛，温疟，恶毒，诸痹（生太行山川谷及淮南山，三月采花）。

草部下

一十九种

商陆：味辛，平。主水胀，疝，瘕痹，熨除痈肿。杀鬼精物。一名葛根（生咸阳川谷）。

羊蹄：味苦，寒。主头秃，疥瘙，除热，女子阴蚀。一名鬼目（生陈留川泽）。

萹蓄：味苦，平。主浸淫疥瘙，疽痔，杀三虫（生东莱山谷，五月采）。

狼毒：味辛，平。主咳逆上气，破积聚饮食，寒热水气，恶疮、鼠瘘、疽蚀，鬼精益毒，杀飞鸟走兽。一名续毒（生秦亭山谷及奉高，二月、八月采根）。

白头翁：味苦，温。主温疟狂易，寒热，癥瘕积聚，瘿气，逐血止痛，疗金疮。一名野丈人（生嵩山山谷及田野，四月采）。

鬼臼：味辛，温。主杀蛊毒、鬼疰精物，辟恶气不详，逐邪，解百毒。一名爵犀（生九真山谷及冤句，二月、八月采根）。

羊桃：味苦，寒。主熛热，身暴赤色，风水积聚，恶疡，除小儿热。一名羊肠（生山林川谷及田野，二月采）。

连翘：味苦，平。主寒热鼠瘘，瘰疬痈肿，恶疮瘿瘤，结热蛊毒。一名异翘（生太山山谷，八月采）。

翘根：味甘，寒。主下热气，益阴精，令人面悦好，明目。久服轻身耐老。

兰茹：味辛、寒。主蚀恶肉，败疮，死肌，杀疥虫，排脓恶血，除大风热气，善忘不乐（生代郡川谷，五月采根）。

乌韭：味甘，寒。主皮肤往来寒热，利小肠、膀胱气（生山谷石上）。

鹿藿：味苦，平。主蛊毒，女子腰腹痛不乐，肠痈，瘰疬疡气（生汶山山谷）。

蚤休：味苦，微寒。主惊痫，摇头弄舌，热气在腹中，癫疾，痈疮，阴蚀，下三虫，去蛇毒（生山阳川谷及冤句）。

石长生：味咸，微寒。主寒热，恶疮大热，辟鬼气不详（生咸阳山谷）。

陆英：味苦，寒。主骨间诸痹，四支拘挛疼酸，膝寒痛，阴痿，短气不足，脚肿（生熊耳川谷及冤句，立秋采）。

莨草：味苦，平。主久咳上气，喘逆久寒，惊悸，痂疥，白秃，疡气，杀皮肤小虫（生青衣川谷，九月、十月采）。

牛扁：味苦，微寒。主身皮疮热气，可作浴汤，杀牛虱小虫，又疗牛病（生桂阳川谷）。

夏枯草：味苦，寒。主寒热瘰疬，鼠瘘头疮，破癥，散瘿结气，脚肿湿痹，轻身。一名乃东（生蜀郡川谷，四月采）。

女青：味辛，平。主蛊毒，逐邪恶气，杀鬼温疟，辟不详。一名雀瓢（生朱崖，八月采）。

木 部

一十八种

巴豆：味辛，温。主伤寒、温疟寒热，破癥瘕、结聚、坚积、留饮、痰癖。大腹水胀，荡练五藏六腑，开通闭塞，利水谷道，去恶肉，除鬼毒、蛊疰邪物，杀虫鱼（生巴郡川谷，八月采）。

蜀椒：味辛，温。主邪气咳逆，温中，逐骨节、皮肤死肌，寒湿痹痛，下气。久服之头不白，轻身增年（生武都川谷及巴郡，八月采实）。

皂荚：味辛，温。主风痹死肌，邪气，风头泪出，利九窍，杀精物（生雍州川谷及鲁邹县，九月、十月采荚）。

柳华：味苦，寒。主风水、黄疸，面热黑。叶，主马疥痂疮；实，主溃痈，逐脓血（生琅邪川泽）。

楝实：味苦，寒。主温疾伤寒，大热烦狂，杀三虫，疥疡，利小便水道（生荆山山谷）。

郁李仁：味酸，平。主大腹水肿，面目、四支浮肿，利小便水道。根，主齿断肿，龋齿，坚齿（生高山川谷及丘陵上，五月、六月采根）。

莽草：味辛，温。主风头，痈肿，乳痈、疝瘕，除结气，疥瘙，杀虫鱼。一名䒒（生上谷山谷及冤句，五月采叶）。

雷丸：味苦，寒。主杀三虫，逐毒气，胃中热，利丈夫、女子。作摩膏，除小儿百病（生石城山谷及汉中土中，八月采根）。

桐叶：味苦，寒。主恶蚀疮著阴皮，主五痔，杀三虫。花，主傅猪疮，饲猪肥大三倍（生桐柏山谷）。

梓白皮：味苦，寒。主热，去三虫。叶，捣傅猪疮，饲猪肥大三倍（生河内山谷）。

石南：味辛，平。主养肾气，内伤阴衰，利筋骨皮毛。实，杀蛊毒，破积聚，逐风痹（生华阴山谷，二月、四月采叶，八月采实）。

黄环：味苦，平。主蛊毒、鬼疰、鬼魅邪气在藏中，除咳逆寒热（生蜀郡山谷，三月采根）。

溲疏：味辛，寒。主身皮肤中热，除邪气，止遗溺，可作浴汤（生熊耳川谷及田野故丘虚地，四月采）。

鼠李：主寒热，瘰疬疮（生田野，采无时）。

药实根：味辛，温。主邪气诸痹疼酸，续绝伤，补骨髓。一名连木（生蜀郡山谷，采无时）。

栾华：味苦，寒。主目痛，泪出，伤眦，消目肿（生汉中川谷，五月采）。

蔓椒：味苦，温。主风寒湿痹，历节疼，除四支厥气，藤痛（生云中川谷及邱家间，采茎根）。

芫花：味辛，温。主咳逆上气，喉鸣喘，咽肿短气，蛊毒鬼疟，疝瘕痈肿，杀虫鱼（生淮源川谷，三月三日采花）。

兽　部

四种

豚卵：味甘，温。主惊痫癫疾，鬼疰蛊毒，除寒热，贲豚，五癃。悬蹄，主五痔，伏热在肠，肠痈内蚀。

麋脂：味辛，温。主痈肿、恶疮，死肌，寒风湿痹，四支拘缓不收，风头肿气，通腠理（生南山山谷及淮海边，十月取）。

鼹鼠：主堕胎，令产易（生山都平谷）。

六畜毛蹄甲：味咸，平。主鬼疰、蛊毒，寒热，惊痫，癫痉，狂走。骆驼毛尤良。

虫鱼部

一十七种

虾蟆：味辛，寒。主邪气，破癥坚血，痈肿阴疮，服之不患热病（生江湖池泽，五月五日取）。

马刀：味辛，微寒。主漏下赤白，寒热，破石淋，杀禽兽贼鼠（生江湖池泽及东海取无时）。

蛇蜕，味咸、平。主小儿百二十种惊痫，瘈疭、癫疾、寒热、肠痔、蛊毒、蛇痫。火熬之良。一名龙子衣（生荆州川谷及田野，五月五日、十五日取之）。

白颈蚯蚓：味咸，寒。主蛇瘕，去三虫，伏尸，鬼疰，蛊毒，杀长虫。仍自化作水（生平土三月取）。

蜈蚣：味辛，温。主鬼疰、蛊毒，噉诸蛇虫鱼毒，杀鬼物老精，温疟，去三虫（生大吴川谷江南）。

斑猫：味辛，寒。主寒热鬼疰蛊毒，鼠瘘，恶疮，疽蚀，死肌，破石癃（生河东川谷，八月取）。

贝子：味咸，平。主目翳，鬼疰，蛊毒，腹痛，下血，五癃，利水道。烧用之良（生东海池泽）。

石蚕：味咸，寒。主五癃，破石淋，堕胎。肉，解结气，利水道。一名沙虱（生江汉池泽）。

雀瓮：味甘，平。主小儿惊痫，寒热结气，蛊毒、鬼疰。一名躁舍（生树枝间站渐房也，八月取）。

蜣螂：味咸，寒。主小儿惊痫，瘈疭，腹胀寒热；大人癫疾，狂易。火熬之良（生长沙池泽，五月五日取）。

蝼蛄：味咸，寒。主产难，出肉中刺，溃痈肿，下哽噎，解毒，除恶疮。夜出者良（生东城平泽，夏至取）。

马陆：味辛，温。主腹中大坚癥，破积聚，息肉恶疮，白秃。一名百足（生玄菟川谷）。

地胆：味辛，寒。主鬼疰寒热，鼠瘘恶疮，死肌，破癥瘕，堕胎。一名蚖青（生汶山川谷，八月取）。

鼠妇：味酸，温。主气癃不得小便，妇人月闭血瘕，痫痓，寒热，利水道（生魏郡平谷及人家地上，五月五日取）。

萤火：味辛，微温，主明目，小儿火疮，伤热气，蛊毒鬼疰。通神精（生阶地池泽，七月七日取）。

衣鱼：味咸，温。主妇人疝瘕，小便不利，小儿中风，项强背起，摩之（生咸阳平泽）。

彼子：味甘，温。主腹中邪气，去三虫，蛇螫，蛊毒，鬼疰，伏尸（生永昌山谷）。

果　部

二种

桃核仁：味苦，平。主瘀血，血闭，瘕，邪气，杀小虫。桃花，杀疰，恶鬼，令人好颜色；桃凫，微温，主杀百鬼精物；桃毛，主下血瘕，寒热积聚，无子；桃蠹，杀鬼邪恶不祥（生太山川谷七月采）。

杏核仁：味甘，温。主咳逆上气，雷鸣，喉痹，下气，产乳，金疮，寒心贲豚（生晋山川谷）。

米谷部

一种

腐婢：味辛，平。主痎疟，寒热邪气，泄利，阴不起，病酒头痛（生汉中小豆花也，七月采）。

菜　部

二种

苦瓠：味苦，寒。主大水面目、四支浮肿，下水，令人吐（生晋地川泽）。

水芹：味甘，平。主女子赤沃，止血，养精，保血脉，益气，令人肥健嗜食（生南海池泽）。

人　部

一种

发髲：味苦，温。主五癃，关格不通，利小便水道，疗小儿痫，大人痓。仍自还神化。

三品逸文考异　神农本草卷下

　　按本草例，《神农旧经》以朱书，《名医别录》以墨书。魏晋名医，因神农旧条而有增补者，以墨字嵌于朱字之间。王壬秋先生所谓《陶序》已云：朱墨杂书，则其传久矣，固知朱书、墨书，不自陶氏始也。意仲景以前为朱书，仲景以后为墨书。朱书为经，经无不正，以古圣人不苟著录也；墨书则不可靠者甚多。兹举经中之具有堕胎明文者以为例，按牛膝主逐血气、堕胎也，瞿麦主破胎、堕子也，石蚕主破石淋、堕胎也，地胆主破癥瘕、堕胎也，鼹鼠主堕胎，令人产易也。又逸文水银主杀皮肤中虱、堕胎、除热也，是六品者，为堕胎正药。计此之外，皆为误堕，如温病服温药，寒病服寒药，形气偏胜，胎难长养，若药能对证，即无此弊矣。乃墨书于桂、附子、半夏、桃仁，并以堕胎著录，后世本之，悬为禁忌。不知《金匮要略·妇人妊娠篇》，固已列为常用之药矣。其首条桂枝汤，用桂枝主补中，所以益六十日之妊娠也；第三条附子汤，用附子主温中，所以治少腹如扇之胎胀也；第六条干姜人参半夏丸，用半夏主下气，所以治胎前恶阻之呕吐也；第二条桂枝茯苓丸，用桃仁主瘀血，所以治胎漏不止之癥痼害也。据此足徵，伊尹撰用《神农本草》，仲景论广《伊尹汤液》，弟子杜度，所述《胎胪药录》，卫汎所撰《四逆三部·厥经》《妇人胎藏经》《小儿颅囟方》《并闻风私淑》、托名撰著之《平脉辨证》以及王叔和撰《次仲景之伤寒杂病论》《金匮要略·方论》，皆以子义重修，楼护诵传。张伯祖集注之神农朱书为本，但朱书亦不尽为神农手订。三代秦汉，皆有附益。经传同归，并作朱字，然绎其文辞，固判然若黑白之不同，迨墨书出，朱书多被移夺，且墨书亦有僭称经文者，后世校刊古本，不识此义。徒据朱墨杂书，以定其进退，如唐慎微引陶本，升麻主文作墨书，目录亦作墨书，而校者遂退之。《太平御览》九百九十引作朱书，而校者因进之，进退由己，古本为之乱焉？又芎劳味辛温，其叶蘪芜亦味辛温，原为两条，今并为一。证以附子味辛温，其母乌头，亦味辛温，品名独立，各自为条，则可悟芎劳、蘪芜，同类并一之非也。铁落味辛平，而铁精则仅言平，与铁之不著性味者，原为一条，今分为三。证以龙骨味甘平，与其齿之不著味性者，品名相附，并为一条，则可悟铁、铁落、铁精，异用分三之非也。揆诸校者，臆度分并，无非欲强合三百六十五数而已。至于去古浸远，文字脱误，所在皆是。生也晚，不能赞一辞，爰取《太平御览》《证类大观》，并孙、顾两氏辑本，以钩考之，核其朱墨，证其同异，以为来学治经者之一助。然《开宝序》云：朱字、墨字，无本得同，旧注、新注，其文互阙，是则本卷所考之三品逸文，固不敢自许为翔实也。凡所徵引，于孙星衍本曰《孙本》，于顾观光本曰《顾本》，于唐慎微本曰《唐本》，依此为例。余如李时珍、卢不远、张石顽、徐灵胎以及日本森立之采辑诸本，皆不可靠，概不徵引。若近人所编纂之大、小辞典，不但数典忘祖，抑且违反经方，难于撰用所谓等而下之，不足观也已。

上品逸文

云母：

云珠：（赤，《唐本》作"色、多、赤"三字，墨书）

云华：（五色，《唐本》作"五、色、具"三字，墨书。）

云英：（青，《唐本》作"色、多、青"三字，墨书。）

云液：（白，《唐本》作"色、多、白"三字，墨书。）

云沙：（黄，《唐本》作"色、青、黄"三字，墨书。）

磷石：（正白，《唐本》作"色、正、白"三字，墨书。）

玉泉：久服耐寒暑，不饥渴，不老，神仙（此十二字，《唐本》，墨书。）。一名玉札（《孙本》《顾本》并作"玉札"；查《御览》九八八，作"一名玉浓"；《唐本》，"玉札"二字，朱书。）。

矾石：坚骨齿（《孙本》，作"坚筋骨齿"；查《御览》九八八，作"坚骨"二字；《唐本》"坚骨齿"三字，朱书。），炼饵服之（查《御览》作"炼饵久服"。《唐本》"炼饵服之"四字，朱书。）。

消石：（唐本，有［一名芒消］四字，朱书。）

朴硝：结固流癖（《孙本》《顾本》并作"结固留癖"；查《御览》九八八，作"结癖"二字；《唐本》"结固留癖"四字，朱书。）。

石胆：久服增寿神仙（此六字，《唐本》，墨书。）。

成金银：（《孙本》《顾本》并注《御览》九八七，引作"合成金银"。《唐本》，"成"。）

空青：盲目（《孙本》《顾本》并作"青盲"；《唐本》，"青盲"二字，朱书。）。

曾青：结坚积聚（《孙本》《顾本》并作"癥坚积聚"。《唐本》，"癥坚积聚"四字，朱书。）。

禹余粮：下赤白（《孙本》《顾本》并注《御览》九八八，作"下利赤白"。《唐本》，"下赤白"三字，朱书。）。轻身（上《御览》有"久服"二字，《唐本》无。）。

太乙余粮：千里仙（《孙本》《顾本》并作"千里神仙"；《唐本》，"千里神仙"四字，朱书。《孙本》注，《御览》引作"千里若神仙"。）。

白石英：咳逆（《孙本》《顾本》并注《御览》九八七，引作"呕逆"。《唐本》，"咳逆"二字，朱书。）。除风湿痹（《孙本》注：《御览》引作"阴湿痹"，查《御览》九八七，作"除湿痹"；《唐本》，"除风湿痹"四字，朱书。濕当作湿，痺当作痹，兹遵刊刻古本，不改一字之例。凡经中古字、今字、俗字、讹字，以及圈与分卷，皆一仍王壬秋先生原刻明翻本之旧俾，后来学者，得识庐山真面目也。禀性拘谨，别辑逸文一卷，而不附入三品经文之间，正深惧此古本，因是而再乱焉尔？）。轻身（《孙本》注：《御览》引作"身轻健"；《唐本》，"轻身"二字，朱书。）。

紫石英：咳逆（《孙本》《顾本》并注《御览》九八七，引作"呕逆"；《唐本》，"咳逆"二字，朱书。查《御览》九八七，引本草经。除紫石英、白石英外，尚有青石英、赤石英、黄石英、黑石英四品，观于赤石英下，著录"味苦补心气"五字，已足知与五芝、五石脂，各随五色，补益五藏，同属岐黄家言，绝非神农三品之逸文，概不征引，疑宋初太平兴国时，《神农本草经》异本，犹有存者。据《唐本》矾石主文下，有"岐伯云久服伤人骨"八字，作墨书正文，知岐黄家言，本作墨书；又据《唐本》白石英主文下，有黄、赤、青、黑四石英，亦并作墨书；又《御览》引《本草经》：石硫青、石硫赤，而《唐本》则列入有名未用，作墨书。墨书为陶氏所选之名医副品，然则《御览》所引者，为《本草别经》无疑。《别经》固以墨乱朱者，李防等原非医家，未能抉择，编入《御览》，学者识之可也。）。

扁青：解毒气（《孙本》注：《御览》九八八，引作"辟毒"；《唐本》，"解毒气"三字，朱书。）。

菖蒲：高志不老（《孙本》《顾本》并作"延年"；《唐本》，"延年"二字，朱书；"高志不老"四字，墨书。）。

菊花：风头眩（《唐本》，作"风头头眩"四字，朱书。）。

人参：（《唐本》，有"一名人衔"四字，朱书，二月、八月上旬采根；《唐本》，作"二月、四月、八月上旬采根"十字。）

牛膝：味苦，酸（《孙本》《顾本》并注《御览》九九二，作"味苦，辛"；《唐本》作"味苦、酸、平"，"味苦，平"三字朱书；"酸"字，墨书。长男文敏谨按，依前后文例；《唐本》朱书，作"味苦，平"是。）。主寒湿（《孙本》注：《御览》作"主伤寒湿"。）。耐老（《孙本》注：《御览》作"能老"；《唐本》，"主寒湿耐老"五字，朱书。）。

茺蔚子：（通作茺蔚子。《唐本》，有"一名益明、一名大札"，八字。朱书。）

女萎：一名玉竹（《唐本》，墨书。）。

茈胡：（通作柴胡。）

独活：味苦，甘，平（前后文例，'甘'字当删，朱书作"味苦，平"是。《唐本》，有"一名羌活、一名护羌使者"，十字。朱书。）。

木香：味辛。（查《御览》九九一，作"味辛，温"；《唐本》，"温"字，墨书。）

蘼芜：（下，《孙本》注：《御览》引云："轻身致神仙"；《唐本》，"轻身致神仙"五字，墨书。）

泽泻：（《唐本》，有"一名水泻、一名鹄泻"，八字，朱书。五月、八月采。《唐本》作"五月、六月、八月采根"。）

远志：（《唐本》，有"叶、名、小、草"四字，朱书。《唐本》，有"一名葽绕、一名细草"，八字，朱书。）

龙胆：味苦，寒（《孙本》《顾本》并作"味苦，涩"；《唐本》："味苦，寒"三字，朱书。）。杀虫毒（《孙本》《顾本》并作"杀蛊毒"；《唐本》："杀蛊毒"三字，朱书。）。

细辛：（通作细辛）

石斛：羸瘦（下，《孙本》《顾本》并有"强阴"二字，查与《御览》同；《唐本》："强阴"二字，朱书。）。

白英：（一名谷菜，《御览》九九一，作"谷菜"；一名白英，《唐本》："一名谷菜"四字，朱书。）

白蒿：令黑（下，《孙本》《顾本》并有"疗心悬、少食、常饥"七字；《唐本》：此七字，朱书。）。

赤箭：（《唐本》：有"一名鬼督邮"五字，朱书。）

蓣蕒子：（《唐本》：有"一名茥蓣，一名大蕺"八字。朱书。）

赤芝：增慧智（《唐本》作"增智慧"，朱书。）。

黄芝：忠信（《顾本》作"中和"；《唐本》："忠信"二字，朱书。）。

紫芝：益精气（《顾本》作"益精"；《唐本》："益精气"三字，朱书。）。久服（《孙本》作"久食"；《唐本》："久服"二字，朱书。）。

蓝实：杀蛊蚑（《唐本》：作"杀蛊蚑"，三男文悬谨按。原注蚑音其，小儿鬼也。）。

芎劳：其叶为蘪芜（《唐本》作"其叶名"三字，有"芎劳苗也"四字，又有"生雍州川泽及冤句"八字，并墨书，三月、四月采。《唐本》作"三月、四月采根、四月、五月采叶"。）。

黄连：（《唐本》有"一名王连"四字，朱书。"蜀郡大山"，《唐本》作"蜀郡太山"；长男文敏谨按《唐本》"太"字，疑误。）

络石：舌肿不通（《孙本》《顾本》并无"不通"二字；《唐本》："舌肿"二字，朱书。"不通"二字，墨书。"生大山川谷"，《唐本》作"太山川谷"；长男文敏谨按《唐本》"太"字，是。）。

蒺藜子：（《唐本》有"一名屈人、一名止行、一名犰羽、二名升推"十六字，朱书。）

肉苁蓉：（代郡汉中，二月、十月采；《唐本》作"代郡雁门，五月五日采"。）

防风：骨节疼痛（《孙本》《顾本》并作"骨节疼痹"，又并注；《御览》九九二，作"骨节疼痛"；《唐本》："骨节疼痹"四字，朱书。）

续断：痈伤（《顾本》注；《御览》九八九，作"痈疡"；《唐本》："痈伤"二字，朱书。）。

乳难（《孙本》注；《御览》作"乳痈"；《唐本》："乳难"二字，朱书；《唐本》有"一名属折"四字，朱书。）。

营实：久服轻身益气（此六字，《唐本》，墨书。《唐本》有"一名墙麻、一名牛棘"八字，朱书。）。

天名精：止血（下，《孙本》《顾本》并有"利小便"三字；《唐本》："利小便下、有除小虫、去痹、除胸中结热、止烦渴"十三字，并朱书。《唐本》有

"一名麦句姜、一名虾蟆蓝"十字，朱书。）。

决明子：益精光（《孙本》注；《御览》引作"理目珠精"，查《御览》九八八，作"理目殊精"；《唐本》："益精光"三字，朱书，十月十日采；《唐本》作"十月十日采"。）。

丹参：养血（《孙本》《顾本》并无；《唐本》："养血"二字，墨书。）。

飞廉：（《唐本》有"一名飞轻"四字，朱书。）

旋花：（《唐本》有"一名金佛"四字，朱书；查唐氏引《唐本草注》云：陶氏将旋蓄花名金佛，作此别名，非也。据此，足知陶氏朱书，不可靠者尚多，有如此例是已。又如蛇床子之辛甘、鬼臼之微温、白头翁之无毒、羊桃之有毒、桑螵蛸之生桑枝上、伏翼之生太山川谷、丹雄鸡之东门上者尤良等，并作朱书，此为翻刻者，疏忽致误之例，于陶氏、唐氏无尤。）

兰草：（生大吴池泽，王壬秋先生题记云："其言郡县，皆合汉名，而以吴郡为大吴，惜其存疑不论，谨为申之"。按《本草汉注》，为东汉张伯祖所集，但汉注亦有属于仲景、杜度、卫泛辈所广者，大吴二字，为三国时，吴人之尊称，绝不是张伯祖原注撰用之名，考伯祖弟子仲景官名羡，其困死长沙，在刘表前，而孙吴称帝，又在刘表后，固知改吴郡为大吴，亦必非仲景，而为杜度辈所为无疑，虽注疏同归，要亦可以辨识也。）

蛇床子：味苦，平（《唐本》作"味苦，辛，甘，平"五字，朱书：长男文敏谨按"辛甘"二字，疑墨书。）。湿痒（下，《孙本》《顾本》并有"除痹气、利关节、癫痫、恶疮"，《唐本》：此十字，朱书。《唐本》有"一名蛇粟、一名蛇米"八字，朱书。）。

景天：味苦，平（《唐本》作"味苦，酸，平"四字，朱书；长男文敏谨按"酸"字，疑墨书。）。大疮（《孙本》《顾本》并作"火疮"；《唐本》："火疮"二字，朱书。《唐本》有"一名戒火"四字，朱书。）。

杜若：一名土衡（《孙本》《顾本》并作"一名杜蘅"；《唐本》："一名杜蘅"四字，朱书。）。

石下长卿：（《孙本》无此名；《顾本》作"一名徐长卿"；《唐本》"一名徐长卿"五字，朱书）蛊毒（下，《顾本》有"老魅"二字；《唐本》"老魅"二字，朱书。）。狂易（《顾本》作"注易"；《唐本》"注易"二字，朱书。）。号哭（《唐本》作"啼哭"，朱书。）。

石龙荔：（《唐本》有"一名草续断"五字，朱书。）

薇衔：（《唐本》有"一名麋衔"四字，朱书。"生汉中川泽，及邯郸"，《唐本》作"生汉中川泽及冤句邯郸"，墨书。）

云实：除寒热（《孙本》作"除热"；《唐本》："除寒热"三字，朱书。）。

王不留行：味苦（《孙本》《顾本》并作"味苦，平"，查与《御览》同；《唐本》"味苦"二字，朱书，"平"字，墨书。）。耐老（《孙本》注；《御览》作"能老"；《唐本》"耐老"二字，朱书。）。

姑潸：（通作姑活）

屈草：味苦（《顾本》作"味苦、微寒"，查与《御览》同。）。

肠间：（《唐本》"膀间"二字，朱书。）

菌桂：娟好（《孙本》《顾本》并作"媚好"；《唐本》"媚好"二字，朱书。）。

松脂：（《唐本》有"一名松膏、一名松肪"，八字，朱书。）

槐实：久服明目、益气、头不白（《孙本》《顾本》并无此九字；《唐本》：此九字，墨书。）。

枸杞：风痹（《孙本》《顾本》并作"周痹"；《唐本》："周痹"二字，朱书。），不老（《孙本》注；《御览》九百九十，作"耐老"；《唐本》："不老"二字，朱书。《唐本》有"一名杞根、一名地骨、一名枸忌"十二字，朱书。）。

柏实：除风湿痹（《孙本》作"除湿痹"；《唐本》："除风湿痹"四字，朱书。），润泽（《孙本》作"悦泽"；《唐本》，"润泽"二字，朱书。生太山山谷，谷下。《唐本》有"柏叶尤良"四字，墨书。受业邹宗道谨按"柏叶尤良"四字，确为汉注逸文，不然其下之"叶四时各依方面采"八字，何所根据耶？）。

茯苓：一名茯菟（《唐本》，墨书。）。

蘖木：蘖（通作"蘖"）。阴伤（《顾本》作"阴阳伤"；《孙本》作"阴阳"；《唐本》："阴伤"二字，朱书。）。

五加皮：味辛，温（《唐本》："味辛"二字，朱书；"温"字，墨书。）。久服轻身耐老（《孙本》《顾本》并无此六字；《唐本》：此六字，墨书。）。

蔓荆实：湿痹（《孙本》无湿字；《唐本》："湿痹"二字，朱书。），耐老（下，《孙本》《顾本》并有"小荆实亦等"五字；《唐本》：此五字，朱书。）。

辛夷：寒热（《孙本》无热字；《唐本》"寒热"二字，朱书。《唐本》有"一名辛矧，一名房木"八字，朱书。）。

桑上寄生：一名茑（《唐本》，墨书；三男文扬谨按"茑"原注音"弓"；

郭璞曰："寄生树也"。《唐本》有"一名寄屑，一名寓木"八字，朱书。）。

杜仲：补虚，益气、精（《孙本》《顾本》并作"补中、益精气"；《唐本》："补中、益精气"五字，朱书。）。强志（下，《孙本》《顾本》并有"除阴下痒湿、小便余沥"；《唐本》，此九字，朱书。）。一名木绵（《唐本》，墨书；《唐本》又有"一名思仙"四字，朱书。）。

木兰：（《唐本》有"一名林兰"四字，朱书。）

蕤核：邪结气（《孙本》作"邪气"；《唐本》，"邪结气"三字，朱书。）。

麝香：痉（《唐本》，作"痓"字，朱书。）。

牛黄：久服轻身，增年，令人不忘（《孙本》《顾本》并无此十字；《唐本》，此十字，墨书。）。

熊脂：面皯疱（《孙本》作"面皯"二字；《唐本》，"面皯疱"三字，朱书。）。

长年（《孙本》《顾本》并无此二字；《唐本》，此二字，墨书。）。

白胶：（《唐本》，有"一名鹿角胶"五字，朱书。）

丹雄鸡：通神、杀毒、辟不祥（《唐本》，此七字，墨书。东门上者尤良。《唐本》，此六字，作正文，朱书。）。肪，主耳聋；肠，主遗溺（《唐本》，此八字，墨书。）；肶胵，里黄皮（下，《唐本》有"微寒"二字，朱书。）；翮羽（上，《孙本》《顾本》，并有"黑雌鸡，主风寒湿痹，五缓六急，安胎"十四字；《唐本》，此十四字，朱书。）；鸡白蠹肥脂（《孙本》，作"鸡白囊肥脂"；《顾本》，作"鸡白蠹肥脂"；《唐本》，"鸡白蠹肥脂"五字，朱书。）。

雁肪：久服（下，《御览》九八八，有"长发"二字；《唐本》，作"长毛发须眉"五字，墨书。《唐本》，有"一名惊肪"四字，朱书。）。

石蜜：（《唐本》，有"一名石饴"四字，朱书。）

蜂子、大黄蜂子、土蜂子：（《孙本》《顾本》并作"蜂子""大黄蜂子""土蜂子"，查与《唐本》《御览》同。）名蜚零。（《孙本》《顾本》并作"一名蜚零"；《唐本》，"一名蜚零"四字，朱书。）

牡蛎：除留（《孙本》《顾本》并无此二字；《唐本》作"除留热在关节"六字，墨书。），杀邪鬼（《孙本》作"杀邪气"；《唐本》，"杀邪鬼"三字，朱书。《唐本》，有"一名蛎蛤"四字，朱书。）。

龟甲：囟不合（《唐本》，作"囟不合"；三男文扬谨按原注"囟"音信。）。

桑螵蛸：久服益气养神（《孙本》《顾本》并无此六字；《唐本》，此六字，墨书。）。生桑枝上（此四字，《唐本》亦作正文，朱书；又汉注"采蒸之"三字，《唐本》亦作正文，朱书，而不知此七字，皆非《神农本草经》文也。）。

海蛤：（《唐本》，有"一名魁蛤"四字，朱书。）

文蛤：蚀（《孙本》《顾本》并注；《御览》作"除阴蚀"；《唐本》，"蚀"字，朱书。），五痔（下，《孙本》注；《御览》作"大孔出血"；《唐本》，墨书。查《御览》九四二"大孔出血"，作"九孔出血"，大是而九非也。又如上品白石英，主风湿痹，《御览》作"除湿痹"；而《孙本》则误为"阴湿痹"也；决明子主益精光，孙本作"理目珠精"；而《御览》则误为"理目殊精"也。中品白薇主温疟，而《唐本》误作"溢疟"；蛴螬主血瘀，而《孙本》误作"血瘴"；下品藋菌主长虫，而《唐本》误作"长患"；石长生主大热，而《御览》误作"火热"；蔓椒主膝痛，而《古本》误作"藤痛"，此皆校刊者疏忽致讹之例，是以学者当求精本而读焉，则庶乎其不差矣。《唐本》，"五痔"二字，朱书。）。

蠡鱼：（《唐本》，有"一名鲤鱼"四字，朱书。）

鲤鱼胆：益志气（下，《唐本》有"骨主女子带下赤白、齿主石淋"十二字，惟"骨齿"二字，朱书。）。

橘柚：轻身长年（《孙本》《顾本》并无此四字；《唐本》，此四字，墨书。《唐本》，有"一名橘皮"四字，朱书。）。

葡萄：久服（《孙本》《顾本》并作"久食"；《唐本》，"久食"二字，朱书。）。

蓬蘽：味酸，平（《唐本》，作"味酸、咸、平"，朱书；长男文敏谨按"咸"字，疑墨书。）。

鸡头实：雁喙（下，《孙本》《顾本》，并有"实"字；《唐本》，"雁喙实"三字，朱书。）。

胡麻：五内（《孙本》《顾本》并注；《御览》九八九，作五藏；《唐本》，"五内"二字，朱书。）。

叶名青蘘：（"叶名"二字，与下文"巨胜苗"同义，当为重出，疑校刊古本者，欲拟芎劳其叶为蘼芜之例，以便并为一条，不知胡麻味甘平，青蘘味甘寒，品名独立，源为二条也。）

巨胜苗也：（此四字，与中品孔公孽，主文下之钟乳根也；及下品婢腐，主文下之小豆花也，同为汉注，当作小字。又"旧在草部，《唐本》徙此"八字为校刊古本者，附识之语，次男文政谨按此八字，非古本文，例当删除。）

麻贲：令见鬼（《孙本》，作"令人见鬼"；《唐本》，"令人见鬼"四字，朱书。）。

麻子：久服肥健不老（下，《孙本》《顾本》，并有"神仙"二字；《唐本》，"久服神仙"四字，墨书；"肥健不老"四字，朱书。）。

苋实：青盲（下，《唐本》，有"白翳"二字，朱书。《唐本》，有"一名马苋"四字，朱书。）。

白瓜子：（《孙本》，作"瓜子"；《唐本》，"白瓜子"三字，朱书。《唐本》，有"一名水芝"四字，朱书。）

苦菜：（《唐本》，有"一名荼草，一名选"七字，朱书。）

中品逸文

雄黄：味苦，平（《孙本》，作"味苦、平、寒"；《唐本》，"味苦、平、寒"四字，朱书；长男文敏谨按"寒"字，疑墨书。）。

水银：疥（《孙本》《顾本》，并作"疥"；《唐本》，"疥"字，朱书。），虱（下，《孙本》《顾本》，并有"堕胎、除热"四字；《唐本》，此四字，朱书。）。

磁石：味辛，咸（《孙本》《顾本》，并作"味辛，寒"；查与《御览》同；《唐本》，作"味辛、咸，寒"，"味辛，寒"三字，朱书，"咸"字，墨书。）。

洒洒：（《孙本》《顾本》并作"洗洗"；《唐本》，"洗洗"二字，朱书。）

酸消：（《唐本》，作"酸痟"。）

凝水石：（《唐本》，有"一名白水石"五字，朱书。）

阳起石：味咸（《御览》九八七，作"味酸"；《唐本》，"味咸"二字，朱书。）破子藏血（《孙本》《顾本》并作"破子藏中血"；查《御览》作"藏中血"；《唐本》，"破子藏中血"五字，朱书。），阴痿不起、补不足（《孙本》注；《御览》引作"阴阳不合、补不足、拘挛"，查《御览》，"拘挛"作"内挛"；《唐本》，"阴痿不起、补不足"，七字，朱书。）。久服不饥（《孙本》《顾本》，并无此四字；《唐本》，此四字，墨书。）。

孔公蘖、殷蘖：（《顾本》引作二条；查与《唐本》同。）

蘖：（《御览》九八七，作"蘖"；《唐本》，作"蘖"，朱书。）

肤青：蛊（《顾本》，作"虫"字；《唐本》，"蛊"字，朱书。），一名推石（《唐本》，墨书。）。

苍耳实：味苦，温（《孙本》《顾本》，并作"味甘，温"；《唐本》，作"味苦，甘，温"，"苦"字，墨书；"味甘，温"三字，朱书。《唐本》，有"一名胡苍，一名地葵"八字，朱书。）。

葛根：一名鹿藿（《唐本》，墨书；《唐本》，又有"一名鸡齐根"五字，朱书。）。

当归：洒洒（《顾本》，作"洗洗"；《孙本》，作"洗"；《唐本》，"洗"字，朱书；《唐本》有"一名乾归"四字，朱书。）。

通草：（《御览》九二二，引作"蓪草"；《唐本》，"通草"二字，朱书。）

关节：（《孙本》，作"关结"；《唐本》，"关节"二字，朱书。）

蠡实：（《唐本》，有"一名剧草，一名三坚"八字，朱书。）

瞿麦：下闭血（《顾本》，无"下"字；《唐本》，"下闭血"三字，朱书。《唐本》，有"一名巨句麦"五字，朱书。）。

玄参：（《唐本》，有"一名重壹"四字，朱书。）

秦艽：（"生飞鸟山谷"，《唐本》作"生飞鸟山谷"，墨书。）

知母：一名沈燔（《唐本》，墨书。《唐本》，又有"一名蚔母，一名连母，一名野蓼，一名地参，一名水参，一名水浚，一名货母，一名蹝母"三十二字朱书。）。

白芷：（《孙本》作"白茝"；《唐本》，"一名白茝"四字，墨书。）

淫羊藿：绝阳（《孙本》《顾本》并作"绝伤"；《唐本》，"绝伤"二字，朱书。），阴痿（下，《御览》九九二，有"伤中"二字；查《唐本》作"绝伤，茎中痛"，"茎中痛"三字，与《古本》同。《唐本》，有"一名刚前"四字，朱书。）。

狗脊：关机（《顾本》，作"机关"；《唐本》，"关机"二字，朱书。）。

石龙芮：（《唐本》，有"一名地椹"四字，朱书。）

茅根：利小便（下，《孙本》《顾本》并有"其苗主下水"五字；《唐本》，此五字，朱书。），一名地菅（《唐本》，墨书；《唐本》，又有"一名兰根，一名茹根"八字，朱书。）。

紫草：（《唐本》，有"一名紫丹，一名紫芙"八字，朱书。）

酸酱：水道（下，《孙本》《顾本》并有"产难吞其实立产"七字；《唐本》，此七字，朱书。《唐本》，"酸酱"作"酸浆"，又"一名醋浆"。）。

紫参：味苦，寒（《孙本》《顾本》并作"味苦、辛、寒"；查《御览》九九一，作"味苦、寒"；《唐本》，"味苦、辛、寒"四字，朱书。）。

藁本：（《唐本》，有"一名地新"四字，朱书。）

白薇：味咸，平（《孙本》《顾本》并作"味苦，平"；《唐本》作"味苦、咸、平"；"咸"字，墨书。"味苦、平"三字，朱书。）腹满（《孙本》《顾本》并作"肢满"；《唐本》，"肢满"二字，朱书。），温疟（《唐本》，作"溢疟"，朱书。）。

水萍：下水肿（《孙本》《顾本》并作"下水气"；《唐本》，"下水气"三字，朱书。），注消渴（《顾本》，作"止消渴"；《孙本》，无注字，"渴"字下；《顾本》《孙本》并有"久服轻身"四字；《唐本》作"止消渴、久服轻身"七字，朱书。《唐本》，有"一名水花"四字，朱书。）。

王瓜：（《唐本》，有"一名土瓜"四字，朱书。）

地榆：止痛、除恶肉、止痛疗金疮（止痛文凡两见，旧于前"止痛"二字，外加墨筐子，存疑。《孙本》《顾本》，并作"止痛、除恶肉、止汗、疗金疮"；《唐本》，"止痛、除恶肉、止汗、疗金疮"十字，朱书。）。

海藻：（《唐本》，有"一名落首"四字，朱书。）

泽兰：内衄（《孙本》注；《御览》作"衄血"；《顾本》注；《御览》作"血衄"。查《御览》九百九十，作"衄血"；《唐本》，"内衄"二字，朱书。《唐本》，有"一名虎兰"四字，朱书。）。

款冬花：（《唐本》，有"一名橐吾，一名虎须，一名颗东"十二字，朱书。）

牡丹：（《唐本》有"一名鼠姑"四字，朱书。次男文政谨按汉注后，附有"《唐本》注：夏生白花，秋实圆绿，冬实赤色"十五字，非古本文，例当删除。）

马先蒿：味苦、平（《孙本》，作"味平"；《唐本》，作"味苦"。）。

积雪草：（生荆州川谷，《唐本》作"生荆州山谷"。）

女菀：百病（《孙本》《顾本》并作"百疾"；《唐本》，"百疾"二字，朱书。）。

王孙：一名牡蒙（《孙本》《顾本》《唐本》，并无。）。

蜀羊泉：癣虫（下，《顾本》，有"疗龋齿"三字；《唐本》，此三字，墨书。）。

爵床：脊（《顾本》，作"背"字；《唐本》，"脊"字，朱书。）。

别羁：（《孙本》，作"别羁"；《顾本》，作"别羁"；《唐本》，"别翮"二字，朱书。）寒历节痛，（《孙本》，作"寒邪历节痛"；《唐本》，"寒邪历节痛"五字，朱书。）

桑根白皮：补益虚气（《孙本》《顾本》并作"补虚益气"；《唐本》，"补虚益气"四字，朱书。），五木耳名檽（采无时，《唐本》作"六月多雨时采"六字，墨书。三男文扬谨按：原注"檽"音软。受业张亦相谨按：《唐本》引《唐本草注》云：楮耳人常食，槐耳用疗痔，榆柳桑耳，此为五耳。软者并堪啖。受业季介民谨按，《神农旧经》才三卷，至梁陶弘景，进《名医别录》而注释之，分为七卷，唐顾庆中、苏恭，又摭其差谬，表请刊定，乃命司空英国公李世勣等与恭参考得失，广为二十卷，世谓之《唐本苹》，伪蜀孟昶，亦尝命其学士韩保升，以《唐本图经》，参比为书，稍或增广，世谓之《蜀本草》。唐慎微云：自汉迄今，甫千岁，其间三经撰著者是也，惟三书世少传本，不易获读耳！）。

竹叶：实：轻气、益气（《孙本》《顾本》并作"轻身、益气"；《唐本》，"轻身益气"四字，朱书。）。

吴茱萸：一名藙（生上谷川，《唐本》作"一名藙"，朱书；生上谷、川谷，查《御览》九九一，作"一名藙"；三男文扬谨按"藙"，原注音"毅"。）。根，杀三虫（下，《御览》有"久服轻身"四字；《唐本》，无。）。

栀子：酒炮（《孙本》作"酒泡"；《顾本》作"酒疱"；《唐本》，"酒疱"二字，朱书。）。

芜荑：味辛，平（《孙本》作"味辛"，查与《御览》同；《唐本》作"味辛，平"，"味辛"二字，朱书，"平"字，墨书。）。散皮肤骨节中，淫淫，温行毒（《唐本》，此十一字，朱书。查《御览》九九二，作"散腹中嗌嗌息"六字。）。去三虫（《御览》作"逐寸白"；《唐本》，"去三虫"三字，朱书。）。

厚朴：（三、九、十月采皮，《唐本》作"三月、九月采皮"。）

秦皮：一名石檀（《唐本》，墨书。）。

紫葳：味酸，微寒（《御览》九九二，作"味咸，微寒"；《唐本》，"味酸，微寒"四字，朱书。），一名陵苕（《唐本》，墨书。）。

猪苓：（《唐本》，有"一名猳猪屎"五字，朱书。）

白棘：（《唐本》，有"一名棘针"四字，朱书。）

合欢：利心志（《御览》九百六十，作"和心气"；《唐本》，"利心志"三字，朱书。）。

白马茎：阴不起（《顾本》，作"阴不足"；《唐本》，"阴不起"三字，朱书。）。眼，当杀用之（此四字，《唐本》，墨书。）。县蹄（《唐本》，作"悬蹄"。），蛊蛀（《唐本》，作"蛊疰"。）。

鹿茸：（《唐本》，有"七月采"三字，墨书。）。

狗茎：（《孙本》《顾本》并作"牡狗阴茎"；《唐本》，此四字，朱书。）胆，主明目（《唐本》，此四字，墨书。《唐本》，有"一名狗精"四字，朱书。）。

羚羊角：（《孙本》作"麚羊角"；查《御览》九八八，作"灵羊角"；《唐本》，"羚羊角"三字，朱书。）不魇寐（下，《唐本》有"久服、强筋骨、轻身"七字，朱书。）。

燕矢：（《孙本》作"燕屎"；《顾本》作"燕屎"；《唐本》作"莺屎"，朱书。）

伏翼：（《唐本》有"一名蝙蝠"四字，朱书。生太山川谷。《唐本》，作正文，朱书。）

天鼠矢：（《孙本》作"天鼠屎"；《顾本》作"天鼠屎"；《唐本》，"天鼠屎"三字，朱书。）腹中（《孙本》作"肠中"；《唐本》，"腹中"二字，朱书。）。一名石肝（《唐本》，墨书。）。

猬皮：血汗（《孙本》《顾本》并作"血汁"；《唐本》，"血汁"二字，朱书。）。

露蜂房：（《孙本》《顾本》《唐本》《御览》并作"露蜂房"。《唐本》有"一名蜂肠"四字，朱书。）

蟹：味咸，寒（《唐本》，"味咸"二字，朱书；"寒"字，墨书。）。

蚱蝉：味咸，寒（《唐本》，味咸、甘、寒，"味咸"二字，朱书；"甘寒"二字，墨书。生杨柳上，《唐本》，作正文，朱书。）。

蛴螬：血瘀（《孙本》注；《御览》作"血瘴"；查《御览》，作"血瘴"；《唐本》，"血瘀"二字，朱书。受业邓志锐谨按，据升麻"辟温疾障邪毒蛊"七字；《御览》作"瘴邪"；《唐本》，作"障气"，疑"瘴"与"障"通，此云"血瘴"，即瘀痹之意欤。《唐本》，有"一名蜻蛴"四字，朱书。）。

乌贼鱼骨：经枯（《孙本》《顾本》并作"经汁"；《唐本》，"经汁"二字，朱书。）。

白僵蚕：味咸，平（《孙本》，作"味咸"；《唐本》，作味"咸、辛、平"，"味咸"二字，朱书；"辛平"二字，墨书。）。面色好（下，《孙本》《顾本》，并有"男子阴疡病"五字；《唐本》，此五字，朱书。）。

木虻：淋血（《孙本》《顾本》并作"瘀血"；《唐本》，"瘀血"二字，朱书。）。

蜚蠊：主血瘀（《孙本》注；《御览》引云"逐下血"；《唐本》，"主血瘀"三字，朱书。）。

梅实：恶疾（《顾本》，作"恶肉"；《唐本》，"恶疾"二字，朱书。）。

赤小豆：（《孙本》《顾本》并附在大豆黄卷条；《唐本目录》注：元附大豆黄卷条下，今分条。）味甘，平（《唐本》，作"味甘、酸、平"四字，墨书。）。

大豆黄卷：涂痈肿。煮汁饮，杀鬼毒、止痛（"涂"字上，《孙本》《顾本》并有"生大豆"三字；《唐本》同，此十四字，朱书。）。

薤：（《孙本》，附葱实条下；《顾本》，葱、薤分为二条，查与《唐本》同；受业张亦相谨按，葱、薤虽属同类，但物异而效用又别，故《本经》当作二条，陶氏僭合，孙氏和之，不如顾氏知宗经也。）

假苏：下瘀血（下，《孙本》《顾本》，并有"除湿痹"三字；《唐本》，此三字，朱书。）。一名姜芥（《唐本》，墨书；《唐本》，有"一名鼠蓂"四字，朱书。）。

水苏：去毒（下，《孙本》《顾本》，并有"辟恶"二字；《唐本》，作"辟恶气"三字，朱书。）。

下品逸文

石灰：一名垩灰（《孙本》《顾本》，并作"一名恶灰"；《唐本》，"一名恶灰"四字，朱书。）。

誉石：（通作"砮石"）味辛、大热（经中言大热者，止此一品，受业陈品福谨按，上品曾青，味酸小寒；经中言小寒者，亦止此一品，大热者，温之极也，而小寒则犹言微寒而已，若曰无寒而平，则大非也。）肠中坚（《孙本》《顾本》并作"腹中坚"；《孙本》注；《御览》引云"除热，杀百兽"；《唐本》作"腹中坚，邪气，除热"七字，朱书；"杀百兽"三字，墨书。《唐本》有"一名立制石，一名固羊石"十字，朱书。青分石，《御览》作"青介石"。）。

铅丹：（《孙本》《顾本》，并作"铅丹"；《唐本》，"铅丹"二字，朱书。）吐逆（《孙本》作"上逆"，并注《御览》引作"吐下"，云："久服成仙"；查《御览》九八五，作"人服成仙"；《唐本》，"吐逆"二字，朱书。

"人服成仙"四字，《唐本》，无。）。

戎盐：味咸，寒（《孙本》《顾本》并无此三字；《唐本》，此三字，墨书。）。坚肌骨（《唐本》，作"紧肌骨"，朱书。）。

代赭：鬼疰风，腹中邪气（《孙本》《顾本》并作"鬼疰贼风，腹中毒邪气"；《唐本》，此九字，朱书。）。

卤咸：（《孙本》作"卤盐"；《顾本》作"卤成"；《唐本》，"卤咸"二字；《朱书》，查《御览》，作"卤成"同。）

白垩：积聚（下，《唐本》有"阴肿痛，漏下，无子"七字，朱书。《御览》九八八，白垩即白善土也。《唐本》，作"一名白善"四字，墨书。）。

冬灰：（《唐本》有"一名藜灰"四字，朱书。）

青琅玕：（《唐本》，有"一名石珠"四字，朱书。）

附子：踒躄（《顾本》注；《御览》九百九十作"痹躄"，查《御览》，"痹躄"作"痹癖"；《唐本》"踒躄"二字，朱书。生犍为下，《御览》有"为百药之长"五字；查《唐本》，作"为百药长"四字，墨书。）。

乌头：射网（《唐本》，作"射罔"，朱书。）。一名乌喙（《唐本》，作"一名乌喙"，朱书；三男文扬谨按，"喙"原注音"讳"。《唐本》，有"一名奚毒，一名即子"八字，朱书。《御览》九百九十，"一名叶毒，一名煎"；《唐本》，此七字，无。）。

天雄：强筋骨（《唐本》，作"强节骨"三字，朱书。《御览》九百九十，轻身健行下，有"长阴气，强志，令人武勇，力作不倦"十三字；《唐本》，此十三字，墨书。生少皇山谷，《唐本》，作"生少室山谷"五字，墨书；受业顾重道谨按，《本经》郡县无少皇，而言少室者不一而足。足知《唐本》言：天雄生少室，为不误也。受业郑友良谨按，附子，《广雅》曰："蕉奚"；《淮南》曰："奚毒"。又《说文》以"煎"为"乌头"，《蜀语》以"煎"为"侧子"，读《广雅》蕉奚与附子，"煎子"与"乌头"，骈列一条，可以证附子三物，同种互名之缘起也。）。

半夏：（《唐本》，有"一名地文，一名水玉"八字，朱书。）

鸢尾：（《孙本》《顾本》并作"鸢尾"；《唐本》，"鸢尾"二字，朱书。受业陆敬仪谨按，《汉注》后附有"陶云是射干苗"六字；与前牡丹条下，附《唐本》注十五字，同为校刊者，附识之语，其非古本旧有，至为明显，文政世兄，力主删除信然。）

大黄：通利水谷（下，《孙本》注；《御览》有"道"字；《唐本》无；受业王允和谨按，查"巴豆、甘遂，利水谷"下，并有"道"字，疑《御览》"道"字，为古本逸文。）。

葶苈：逐邪，通利水道（《孙本》，无此六字；《唐本》，此六字，朱书。《唐本》，有"一名大适"四字，朱书。）。

桔梗：（二月、八月采根，《唐本》，作"二月采根"。）

皂荚：（《孙本》《顾本》并作"草蒿"；《唐本》，"草蒿"二字，朱书。）恶疮（下，《孙本》《顾本》，并有"杀虱"二字；《唐本》，"杀虱"二字，朱书。《唐本》，有"一名青蒿，一名方溃"八字，朱书。）。

旋复花：（《唐本》，有"一名金沸草，一名盛椹"九字，朱书。）

藜芦：疥瘙（《顾本》作"疥疮"；《唐本》，"疥瘙"二字，朱书。《唐本》，有"一名葱苒"四字，朱书。）。

射干：（《唐本》，有"一名乌扇"四字，朱书。）

蛇合：（《孙本》注；原注云："是蛇含"；《顾本》注；《唐本草》注云："合"字乃是"含"字。陶见误本，宜改为含，含衔义同，见《古本草》也。《唐本》，作"蛇全"，朱书。并墨书注，"合"是"含"字，附图作与州"蛇含"，并引《唐本草》注云："全"字乃是"含"字，受业关仁溥谨按，"合、全"均误，当从《唐本草》，作"蛇含"二字为宜。）疽（《孙本》《顾本》并"作疽"；《唐本》，"疽"字，朱书。）。

常山：（《孙本》作"恒山"；并注旧作"常山"；《御览》作"恒山"是；《唐本》，"常山"二字，朱书。《唐本》，有"一名互草"四字，朱书。）

甘遂：腹痛、坚癥（《孙本》《顾本》并作"腹满癥坚"；查《御览》九九三，"腹满"作"胀满"；《唐本》，"腹满癥坚"四字，朱书。）。

白敛：（《唐本》，有"一名菟核，一名白草"八字，朱书。）

青箱子：（《孙本》《顾本》并作"青葙子"；《唐本》，"青葙子"三字，朱书。）杀三虫（下，《孙本》《顾本》，并有"子名草决明，疗唇口青，一名草蒿，一名萎蒿"十七字；《唐本》，此十七字，朱书。）。

藋菌：长虫（《唐本》作"长患"，朱书。《唐本》，有"一名藋芦"四字，朱书；三男文扬谨按，"藋"原注音"完"。）。

白及：（《唐本》，有"一名连及草"五字，朱书。）

大戟：（《孙本》《顾本》《唐本》，并作［大戟］。）腹满（《孙本》作"肿满"；《唐本》，"肿满"二字，朱书。）。

泽漆：（《御览》九九二曰："大戟苗"；《唐本》作"大戟苗也"，墨书。）

茵芋：如疟状（《唐本》，"如"字，墨书。）。

贯众：一名扁府（《御览》九百九十，作"一名扁符"；《唐本》，作"一名扁符"，朱书。《唐本》，有"一名贯节，一名贯渠，一名百头，一名虎卷"十六字，朱书。）。

牙子：味苦，寒（《唐本》，作"味苦酸寒"四字，朱书。）。

羊踯躅：（《孙本》，作"羊蹢躅"；《唐本》，"羊踯躅"三字，朱书。）

商陆：一名蕩根（《唐本》，作"一名荡根"，朱书。《唐本》，有"一名夜呼"四字，朱书。）。

羊蹄：（《唐本》，有"一名东方宿，一名连虫陆"十字，朱书。）

萹蓄：味苦，平（《孙本》，作"味辛平"；《唐本》，"味苦平"三字，朱书。）。

狼毒：蛊毒（《唐本》，作"虫毒"，朱书。）

白头翁：味苦，温（下，《唐本》有"无毒"二字，朱书；次男文政谨按，"无毒"二字，当为墨书，非古本逸文。）。狂易（查《御览》九百九十，作"狂易"；《唐本》，"狂易"二字，朱书；三男文扬谨按，"易"原注音"羊"；受业朱佐才谨按，上品石下长卿下。"狂易"二字，《唐本》，朱书，作注"易"，疑两条必有一误。《唐本》，有"一名胡王使者"六字，朱书。）。疗金疮（《顾本》，无"疗"字；《唐本》，作"疗金疮"三字，朱书。）。

鬼臼：味辛，温（下，《唐本》有"微温"二字，朱书。次男文政谨按，"微温"二字，当为墨书。）。不详（《孙本》《顾本》《唐本》，并作不祥。《唐本》，有"一名马目毒公，一名九臼"十字，朱书。）。

羊桃：味苦，寒（下，《唐本》有"有毒"二字，朱书；次男文政谨按，"有毒"二字，当为墨书。）。恶疡（《唐本》，作"恶疮"二字，朱书。《唐本》，有"一名鬼桃"四字，朱书。）。

连翘：（《唐本》，有"一名兰华，一名折根，一名轵，一名三廉"十五字，朱书。）

翘根：（《唐本》，作"翘根"。）味甘，寒（《孙本》注；《御览》作"味苦平"；查《御览》九九一，作"味苦，生平泽"；《唐本》，作"味甘寒平"四字，朱书。墨书云："生嵩高平泽，二月、八月采"；长男文敏谨按，"味甘寒，平之平"字，当为墨书。）。

蘭茹：（《孙本》，作"兰茹"；注《御览》作"间是"；《唐本》，"蘭茹"二字，朱书。）味辛，寒（《唐本》，作"味辛、酸寒"四字，朱书。）。

鹿藿：瘰疬（《孙本》《顾本》并作"瘰疬"；《孙注》《御览》作"瘰历"；《唐本》，"瘰疬"，朱书。）。

石长生：大热（《孙本》作"火热"，查与《御览》同；《唐本》，"大热"二字，朱书。），辟鬼气不详（《孙本》《顾本》并作"辟鬼气不祥"；《孙注》《御览》作"辟恶气不祥鬼毒"；《唐本》，"辟鬼气不祥"五字，朱书。《唐本》，有"一名丹草"四字，朱书。）。

夏枯草：味苦，寒（《孙本》《顾本》并作"味苦、辛，寒"；《唐本》，"味苦、辛，寒"四字，朱书。长男文敏谨按，"味苦辛寒"之"'辛'字，疑墨书。《唐本》，有"一名夕句，一名乃东"八字，朱书。）。

女青：不详（《孙本》《顾本》《唐本》，并作"不祥"。），雀瓢（《孙本》注；《御览》作"雀翔"；《唐本》，"雀瓢"二字，朱书。）。

巴豆：鬼毒、蛊疰邪物（《孙本》注；《御览》作"鬼毒邪注"；《唐本》，"鬼毒、蛊疰邪物"六字，朱书。《唐本》，有"一名巴椒"四字，朱书。）。

皂荚：味辛，温（《孙本》《顾本》并作"味辛、咸，温"；《唐本》，"味辛咸温"四字，朱书。）。

柳华：脓血（下，《孙本》《顾本》并有"子汁疗渴"四字；《唐本》，此四字，朱书。《唐本》有"一名柳絮"四字，朱书。）。

郁李仁：仁（《唐本》，作"人"。《唐本》，有"一名爵李"四字，朱书。）。

莽草：乳痈（《顾本》，作"乳肿"；《唐本》，"乳痈"二字，朱书。），疥瘙（下，《孙本》注；《御览》有"疽疮"二字；《唐本》无。）。一名葂（《孙本》《顾本》并无；《唐本》，"一名葂"三字，墨书。）。

雷丸：（《孙本》注；《御览》作"雷公丸"；《唐本》，"雷丸"二字，朱书。）利丈夫女子（《孙本》《顾本》并作"利丈夫，不利女子"；《唐本》，此七字，朱书。）。

石南：味辛，平（《孙本》，作"味苦，平"；《唐本》，"味辛、苦，平"四字，朱书；长男文敏谨按，"苦"字，疑墨书。）。蛊（《唐本》作"虫"字，朱书。《唐本》，有"一名鬼目"四字，朱书。）。

黄环：（《唐本》，有"一名凌泉，一名大就"八字，朱书。）

药实根：（《唐本》，有"一名连木"四字，朱书。）

蔓椒：味苦，温（《孙本》，作"味苦"；《唐本》，"味苦，温"三字，朱书。）。藤痛（《孙本》《顾本》《唐本》并作"膝痛"。《唐本》，有"一名豕椒"四字，朱书。）。

芫花：（《唐本》，有"一名去水"四字，朱书。）

豚卵：味甘，温（《孙本》作"味苦，温"；《唐本》，"味甘，温"三字，朱书。）。五癃（下，《孙本》《顾本》并有"邪气挛缩"四字；《唐本》，此四字，朱书。《唐本》，有"一名豚颠"四字，朱书。）。

麋脂：寒风（《孙本》作"风寒"；《唐本》，"寒风"二字，朱书。《唐本》，有"一名宫脂"四字，朱书。）。

鼺鼠：（《孙本》，作"鸓鼠"；《唐本》，"鼺鼠"二字，朱书。）令产易（《孙本》，作"令人产易"；《唐本》，"令产易"三字，朱书。）。

六畜毛蹄甲：痓（《孙本》《顾本》并作"痉"；《唐本》，"痓"字，朱书。受业陈正平谨按：《唐本》引陶弘景注云："六畜谓马牛羊狗猪鸡也，骡驴亦其类，骆驼方家并少用"。）。

马刀：漏下赤白（《御览》九九三，上有"补中"二字，下有"留"字；《唐本》，无"补中留"三字。）。

蛇蜕：蛊（《孙本》《顾本》并作"虫"；《唐本》，"虫"字，朱书。《唐本》，有"一名蛇符，一名龙子单衣，一名弓皮"十四字，朱书）。

白颈蚯蚓：（《孙本》，无"白颈"二字，"蚓"作"邱"；《唐本》，"白颈蚯蚓"四字，朱书。）

蜈蚣：（《孙本》作"吴蚣"；《唐本》，"蜈蚣"二字，朱书。）

斑猫：（《孙本》作"班苗"；《唐本》，"斑猫"二字，朱书。）癥（《唐本》，作"癥"，朱书。《唐本》，有"一名龙尾"四字，朱书。）。

石蚕：肉，（《孙本》作"内"；《唐本》，"肉"字，朱书。）利水道（下，《孙本》《顾本》并有"除热"二字；《唐本》，"除热"二字，朱书。）。

蜣蜋：（《唐本》，有"一名蛣蜣"四字，朱书。）

蝼蛄：出肉中刺，哽噎（《孙本》注；《御览》作"刺在肉中，哽咽"；《唐本》，"出肉中刺，哽噎"六字，朱书；《唐本》，有"一名蟪蛄，一名天蝼，一名谷"十一字，朱书。）。

鼠妇：血瘕（《孙本》作"血癥"；《唐本》，"血瘕"二字，朱书。《唐本》，有"一名负蟠，一名蚰蝛"八字，朱书。）。

萤火：通神精（《孙本》，作"通神"；《唐本》，"通神精"三字，朱书。《唐本》，有"一名夜光"四字，朱书。）。

衣鱼：不利（《孙本》注；《御览》作"泄利"；查《御览》九四六，作"不利"；《唐本》，"不利"二字，朱书。），中风（《顾本》注；《御览》九四六，作"头中风"；《孙本》注；《御览》作"头风"；查《御览》《孙本》逸"中"字；《唐本》，"中风"二字，朱书。《御览》"白鱼"，一名"衣鱼"；《唐本》，"一名白鱼"四字，朱书；受业郑友良谨按，"白鱼衣书中虫也"；《尔雅》曰："蟫"音"淫"；《广雅》曰："蜗"音"丙"。）。

桃核仁：邪气（《孙本》，无"气"字；《唐本》，"邪气"二字，朱书。）。桃凫（《唐本》，作"桃枭"，朱书。）；桃毛，积聚（《孙本》，作"积寒"；《唐本》，"积聚"二字，朱书。）。

水芹：肥健（《孙本》，无"肥"字；《唐本》，"肥健"二字，朱书。《唐本》，有"一名水英"四字，朱书。）。

复按：上逸文一卷，据《孙本》《顾本》，尚有升麻、粟米、黍米、水蛭、蠮螉等五药，查《唐本》或作朱书，或作墨书，要非兹《古本》之所原有，故不备录。惟"升麻"《御览》九百九十，引有"《本草经》曰"四字，则《神农旧经》，固有此也，《孙本》又据吴普有"神农甘"三字，增入上品，云：升麻，味甘辛（《唐本》作"味甘、苦、平"）。主解百毒（《御览》作"辟百毒"。），杀百精老物殃鬼，辟温疾（《御览》作"辟温疫"。）。障邪（《御览》作"瘴邪"；《唐本》作"瘴气、邪气"。），毒蛊（《唐本》作"蛊毒"。），久服不夭。谨综神农三品众药，重实用不尚玄理，重效能不务广博，用无不宏，效无不特，不比附阴阳八卦，不纠缠六气五行，无一溢言，无一冗字，为汤液学派格物致知之药经。医之始，始于药，大哉神农，医门元圣。尝议以元旦为元圣神农之祀日者以此。凡我汤液学子，共当礼拜，并研廖师季平曰：阴阳五行，古为专家，乃治平学说。自《难经》纠缠五行，以政治法，移之医学，此为大误。按《难经》为针灸家书，其尚五行，犹可说也。若汤液家，则断断乎不可撰用，兹读《神农古本草经》，固无五行学说，即《伊尹汤液》，仲景《伤寒》，杜度《药录》，亦并无只字涉及，是可证古医两大学派，未能苟同焉！

吾师民叔先生，讲学行道，一以古医为本，有朋自远方来习者，日益众。始知后世医家，不分学派，用《黄帝轩辕论》，注《炎帝神农经》，方圆特异，不能苟同，此所以每况愈下，日趋末途，而有道之士，所由致力古医也。今时医家，知陋说之难通，乃舍己以耘人，效颦西法，亦步亦趋，反诋我《神农本草》为幼稚，为迷信，为无特效药。呜呼！本草三品，果无特效乎哉？试观经中具有治疟明文者，凡二十余品，而尤以习用之麻黄、当归、常山、猪苓、龟甲、巴豆为最著。按麻黄，味苦温，主疟之当发表出汗者；当归，味甘温，主疟之当行血逐痹者；常山，味苦寒，主疟之当吐痰结者；猪苓，味甘平，主疟之当利水道者；龟甲，味咸平，主疟之当坚筋骨者；巴豆，味辛温，主疟之当破坚积者；药不固执，但求其宜，合宜而用，即有特效，此之谓汤液法也。今医追求西法，公认金鸡纳霜，为治疟疾定而不一之特效药，服而愈则已，服而不愈，则束手技穷。吾师尝斥其治百病而法无别，用一药而赅诸治，斯为单方流亚，徒自暴其粗拙至哉言也。苟欲观摩经方治病之法，诸从兹《神农本草》始。

上海，真茹弟子，孟金嵩友松校竟附识。

夫子仍尊经书院，光绪乙酉刊，王壬秋先生校《神农本草》，并增辑附余逸文，合刊上、中、下三卷，衔曰《神农古本草经》，稿成，余承命覆校，辄颠金山《顾观光辑本》，阳湖《孙星衍辑本》，武昌《柯逢时刊》。唐慎微纂《经史证类大观本草》，旁参歙鲍崇城校《太平御览》，黾勉考核，揆王本加圈别者，凡一百一十二种，其间上下文字，非关衍漏，即涉舛误，似《嘉佑本识》，俟决疑焉！而四家品数，犹多互殊。若升麻、粟米，《唐本》墨书，《王本》《顾本》无，独《孙本》据吴普增升麻人上品，粟米、黍米人中品，《唐本》退彼子。又据唐苏恭退姑活、别羁、石下长卿、翘根、屈草、淮木，《王本》《顾本》存此七种，《孙本》存六种，少石下长卿，《王本》无蠡蝓、水蛭，而《孙本》《顾本》《唐本》并有之。《顾本》据李时珍《本经目录》，以胡麻并青蘘，赤小豆并大豆。移《王本》上品人中品者，有石胆、白青、扁青、茈胡、芎䓖、茜根、白菟藿、薇衔、蘖木、五加皮、木兰、牛黄、丹雄鸡、海蛤、文蛤、鳖鱼、菅实、雁肪、鲤鱼胆等十九种。人下品者，有石下长卿、姑活、屈草、瓜蒂等四种。移中品入下品者，有孔公孽、殷孽、铁精、铁落、铁、别羁、淮木、松萝、鹳矢、伏翼、天鼠矢、猬皮、蛴螬、樗鸡、蛞蝓、木虻、蜚虻、蜚蠊、䗪虫、大豆黄卷等二十一种。移下品人中品者，有翘根、豚卵、麋脂、彼子、桃核仁、杏核仁、水芹、发髲等八种。三品之数，合乎《本说》。《孙本》得上品一四一种，中品一一三种，下品一零二种，未详一种。盖以《王本》以六芝、粉锡、锡镜鼻、戎盐、大盐、卤咸、铁精、铁落、铁、赤小豆、大豆、葱实、薤当十八种者，并作六种，又移青蘘、假苏、芫花入草，橘柚入木，伏翼入禽，与旧不合。又以《王本》中品草部别羁，木部淮木并人上品草部。下品草部翘根，入中品草部，为其差别至若彼子。《王本》列下品虫鱼，《顾本》列中品木部，《孙本》未详，与蠮螉、水蛭、升麻、粟米、黍米及《唐本》退七种，以系四家品数之异然条目前后分合，文字增损出入，当各自有据，则皂白谁属，折中固无由矣。故夫子悉仍其旧，逸文守阙，存古人大体以备穷经之士，共悟之。

受业镇海张亦相稼新谨识。

我国医药，每下愈况，传至今日，而医者更舍本逐末，立异炫新，窃西医皮毛，树改良标帜。学者复震其奇而慕其易，盲从附和，出主入奴，风气所趋，而医不能愈病，药不能尽用，中医之精义，几荡然无存矣。吾师刘民叔先生有鉴于此，以为欲矫彼歧趋，匡此正轨，非提倡古医不可。于是既创中国古医学会于前，复刊《古医汤液丛书》于后，此《神农古本草》，即其丛书之冠也，书既成。吾师嘱加圈别，全书共三卷：上卷为本说，中卷分三篇，为《神农本草》原文，下卷为逸文。余所圈者乃上、下二卷，中卷则仍旧，以其原有圈别故耳。惟其圈非句读之圈，或为前贤记疑志异之用，读者善自玩之可也，呜呼！《神农本草》失其真本也久矣，今吾师所订原文之外，更附逸文，考异精微，引证详实，虽非真本，要亦不远矣。以之为天下后世法，可预卜焉。圈校既竣，爰不揣议陋，附识数言于卷末，以作书后。

受业镇江杨良柏茂如敬识于歇浦旅次。

上神农本草卷下逸文（考异）终。

鲁楼医案

僧惠宗胃癌溃血一案

华阳刘民叔夫子诊治

受业永康李鼎编辑

夫子既于一九四六年治愈今静安寺长老持松胃病以后，一时佛教界前来求治者甚众。近有上海市嵩山区淡水路圣仙禅寺惠宗长老者，久病胃癌至一九五一年六月三日突然溃裂，上呕血，下泄血。至六月八日出医院，昏迷沉睡，不省人事。由持松老法师暨胡厚甫、陈子和、刘瞻明、李玉良四居士电请夫子往救，夫子即偕唐书麟往焉。诊察甫毕，而医院所派输血五人亦随至。夫子曰："病革，输血无益，而反有害焉。不可。"持师曰："何谓也？"夫子曰："大凡血去多而无内病者，可以输血，如伤折金创产妇之属；此以元气未夺者宜也。而元气已夺内病又甚者，不可以输血。何者，外血输入体内，必赖身中元气为之运行。今脉微欲绝，元气将脱；兼之身面浮肿，水气内甚。若再输入外血，则此若断若续之元气能载而与之俱运否？且今不事全体治疗，徒见失血而输血。病既未除，益其血必复失之。往复为之，血不能益，反损其气，势必不至耗尽元气不止。是何异夫齐寇资敌者乎？今此垂亡之元气，必当保留以行药力，不则殆矣。宜速与云南白药先行救急，度服药三日，来苏可庆也。"乃遣去输血者。后果如夫子言。钱士良医师之太夫人为惠宗法师之皈依弟子，侍于侧，言及输血事。惠师戚然曰："每输一次血，其痛苦有非言语所能形容者。"

附持师等四人笺示经过："（上略）惠宗大师初病入院之经过，就鄙人等亲知亲见，一缕沐之。溯自六月三日惠师以周甲之龄，忽患呕血。当时来势甚猛，虑有不测。急召救护车送入虹桥疗养院，住一零一室。经内科西医诊断为胃癌出血，极端危险。住院凡六日。除注射止血剂外，前后共输血五次，但随输随吐，终不能止。延至第六日势益危殆。西医云：开刀则心脏太弱，恐不能堪；不开刀亦无法挽救，数小时内即有生命危险。同人相顾愕然，不得已，舆回寺中。金以西医既已束手，不若改延中医。乃决议求治于我公，亦最后作万一之想耳。（下略）"

【初诊】一九五一年六月八日

心腹内崩，血溢于上，并注于下，昏昏沉沉，不能与人言。面浮足肿，唇淡舌浊，脉微欲绝，肢缓不收。

方用：黄附块一两　干姜五钱　甘草二钱　灶心土三钱　干地黄五钱阿胶三钱　白芨三钱　花蕊石一两

另用：云南白药急救，每三十分钟服一分。

【二诊】九日

血渐止。

方用：黄附块一两　干姜五钱　甘草二钱　灶心土三钱　干地黄五钱阿胶四钱　潞党参五钱　花蕊石一两

另用：云南白药每三十分钟服五厘。

【三诊】十日

血全止。

方用：黄附块一两　干姜五钱　甘草二钱　灶心土三钱　干地黄五钱阿胶四钱　潞党参五钱　花蕊石一两

另用：云南白药每三十分钟服五厘

【四诊】十一日

言而微，移时乃复言。能啜薄粥少许。

方用：黄附块一两　干地黄五钱　灶心土三钱　干姜五钱　甘草二钱阿胶四钱　潞党参五钱　茯苓五钱　阳起石五钱

另用：云南白药每四十分钟服五厘。

【五诊】十二日

舌上浊苔渐化。

方用：黄附块一两　干姜五钱　甘草二钱　干地黄五钱　阿胶四钱　潞党参五钱　阳起石五钱　茅山苍术二钱　肉桂一钱

另用：云南白药每五十分钟服五厘。

【六诊】十三日

大便仍黑。能啜厚粥。声渐壮，能续言。

方用：黄附块一两　干姜五钱　甘草二钱　干地黄五钱　阿胶四钱　潞党参五钱　阳起石五钱　茅山苍术二钱　肉桂一钱　防己二钱　茯苓皮一两

另用：云南白药每六十分钟服五厘。

【七诊】十四日

面浮渐消，足肿亦减。舌上浊苔化去一半。

方用：黄附块一两　干姜五钱　甘草二钱　干地黄五钱　阿胶四钱　党参五钱　黄芪五钱　苍术二钱　肉桂一钱　防己二钱　茯苓皮一两

另用：云南白药每六十分钟服五厘。

【八诊】十六日

胸脘安和，舌上无浊苔，面浮足肿都消。大便色黄，反觉秘结不滑。

方用：黄附块一两　干姜五钱　甘草二钱　干地黄五钱　阿胶四钱　潞党参五钱　黄芪五钱　茅山苍术二钱　肉桂一钱

另用：云南白药每九十分钟服五厘。

【九诊】十八日

移居树荫楼间，足可屈伸，尚难行步。宜啜粥，勿吃饭。

方用：黄附块一两　干姜五钱　甘草二钱　干地黄四钱　潞党参五钱　茯苓五钱　橘皮三钱　生白术五钱　肉桂一钱　鸡内金三钱

另用：云南白药每九十分钟服五厘。

【十诊】二十日

随时饥饿，欲倍饮食。

方用：黄附块一两　干姜三钱　甘草二钱　潞党参五钱　茯苓五钱　橘皮三钱　半夏三钱　生白术五钱　肉桂一钱

另用：云南白药每一百二十分服五厘。

【十一诊】二十三日

宜闭窗，勿贪凉当风。节饮食。

方用：黄附块一两　干姜三钱　甘草二钱　茯苓五钱　橘皮三钱　半夏三钱　孔公孽五钱　肉桂一钱　厚朴一钱

另用：云南白药每一百二十分钟服五厘。

【十二诊】二十六日

舌上水津四溢，不能自摄。胸满肠鸣自汗。

方用：黄附块一两　干姜三钱　甘草二钱　茯苓五钱　半夏四钱　泽泻四钱　砂仁五钱　蔻仁五钱　孔公孽五钱　肉桂一钱

另用：云南白药每一百二十分钟服五厘。

【十三诊】二十八日

水湿渐化，舌津不溢。

方用：黄附块一两　干姜三钱　甘草二钱　茯苓五钱　泽泻四钱　砂仁五钱　蔻仁五钱　孔公孽五钱　肉桂一钱

另用：云南白药每一百二十分钟服五厘

【十四诊】三十日

胸不满，肠和。汗止。

方用：黄附块一两　干姜三钱　甘草二钱　茯苓五钱　桂枝三钱　砂仁五钱　蔻仁五钱　生白术五钱　孔公孽五钱

另用：云南白药每一百二十分钟服五厘。

【十五诊】七月二日

面目微浮。

方用：黄附块一两　生姜皮五钱　茯苓皮五钱　五加皮五钱　橘皮三钱　桂枝三钱　甘草二钱　杏仁三钱　孔公孽五钱　砂仁三钱　蔻仁三钱

【十六诊】五日

出寝门，扶杖走于廊下，健步可期。

方用：黄附块一两　茯苓五钱　桂枝三钱　生白术五钱　孔公孽五钱　砂仁三钱　蔻仁三钱　甘草二钱

【十七诊】八日

方用：黄附块一两　茯苓五钱　桂枝三钱　生白术五钱　孔公孽五钱　砂仁三钱　蔻仁三钱　藿香三钱　薏苡仁五钱　甘草二钱

附云南白药方存心堂集验方治跌打损伤，金创毒疮，咽喉肿痛，及干血痨疾，并妇人痛经，崩中漏下，月闭血瘕。

雪上一枝蒿一钱　搜山虎一钱　独丁子一钱　三七一钱四分　蝼蛄四分　生草乌八分　人中白一钱　白芨二钱　白参一钱四分

上药九味，分别为末，称准合匀，共成一两，即"云南白药"也。每服五厘，已出血者，开水调服。未出血者，清酒调服。若病重者，可以酌量，至多不得超过一分。服药后，一日间，忌食诸豆腥羶生冷酸物。

计濠霆母殷氏胃癌腹膨一案

上海人计濠霆君，住上海市北四川路区邢家桥北路一八二街四号。其母殷氏，久病腹胀不能食，于一九五二年七月十一日由计濠霆夫人罗菊英女士伴侍来诊，出示上海市立第四人民医院四证（52）字第六七一号证明书："病人计殷氏，七十一岁。主诉胃部不舒服，时有恶心及行走不便。经检查结果，心尖部有轻度收缩期杂音，腹部膨胀有气。拟诊：一、胃癌，二、消化不良。此证。门诊号一三九一二八。一九五二年五月二十六日。"

【初诊】一九五二年七月十一日

腹胀如鼓，不能食，食入必呃，须十余声后，乃得渐安。内有症瘕，按之坚满痛。头胀口苦，舌燥喉干，面浮手肿。小便如常人，大便不通。其脉关上浮。

方用：天南星三钱（生）　半夏三钱（生）　狼毒三钱　甘遂二钱　苍兰子三钱　白商陆四钱　郁李仁五钱　雷丸五钱　大红枣四枚

【二诊】十二日

大便行，脘腹安。

方用：天南星三钱（生）　半夏三钱（生）　狼毒三钱（炒香）　苍兰子三钱　大戟三钱　郁李仁五钱　雷丸五钱　大红枣五枚

【三诊】十三日

大便畅泄十余次，膨胀渐平，症瘕仍坚。

方用：天南星三钱（生）　半夏三钱（生）　狼毒二钱（炒香）　甘遂二钱　菴兰子三　钱皂荚子三钱　郁李仁三钱　鳖甲五钱　大红枣六枚

【四诊】十四日

胀满消，大腹平，面浮手肿均渐退。

方用：天南星三钱（生）　半夏三钱（生）　狼毒二钱（炒香）　甘遂一钱　刀豆子四钱　枳实一钱　桔梗三钱　郁李仁二钱　鳖甲五钱　鸡内金四钱　大红枣六枚

【五诊】十五日

胸膈安适，面浮、手肿、腹胀全消。

方用：天南星三钱（生） 半夏三钱（生） 狼毒二钱（炒香） 枳实二钱 桔梗二钱 陈皮三钱 生白术三钱 紫苏梗三钱 紫苏枝三钱 大红枣六枚

【六诊】十六日

胃渐和，能纳食。

方用：天南星三钱（生） 半夏三钱（生） 狼毒二钱（炒香） 枳壳二钱 桔梗二钱 陈皮三钱 茯苓五钱 鸡内金三钱 大红枣八枚

【七诊】十七日

方用：天南星三钱（生） 半夏三钱（生） 狼毒二钱（炒香） 枳实二钱 枳壳二钱 鸡内金三钱 草荳蔻二钱 红荳蔻二钱 鬼白二钱 大红枣八枚（鼎案：刘师所用"鬼白"实即药店之"鬼球"俗称"鬼馒头"）

【八诊】十八日

方用：天南星三钱（生） 半夏三钱（生） 狼毒二钱（炒香） 枳实二钱 生白术三钱 鸡内金三钱 枳壳二钱 鬼白三钱 大红枣八枚

【九诊】十九日

方用：天南星三钱（生） 半夏三钱（生） 狼毒二钱（炒香） 枳实二钱 枳壳二钱 生白术三钱 鸡内金三钱 鬼白三钱 大红枣八枚

【十诊】二十一日

胸膈脘间按之不复坚满痛。

方用：天南星三钱（生） 半夏三钱（生） 狼毒三钱（炒香） 枳实三钱 生白术三钱 鸡内金三钱 鬼白三钱 雷九二钱 大红枣八枚

【十一诊】二十三日

病根未断，不宜停药。

方用：天南星三钱（生） 半夏三钱（生） 狼毒二钱（炒香） 枳实三钱 生白术三钱 鸡内金三钱 鬼白三钱 白亚二钱 大红枣八枚

【十二诊】二十六日

方用：天南星三钱 半夏三钱 狼毒二钱（炒香） 枳实三钱 生白术三钱 鸡内金三钱 鬼白三钱 桃枝二钱 郁金三钱 大红枣八枚

孙月英卵巢癌一案

浙江慈溪人孙月英女士，住上海市北站区塘沽路九九七街生葆里八号童宅，现年四十九岁。素有洁癖，勤洒扫，工刺绣，仅育一女；于二十七岁时，丧夫不嫁，今已孀居二十二年。近病卵巢癌，久治不瘥，或嘱其试服中药黄芪，每日二两水煎服，服至二斤，初甚验，后无效，经其外甥媳张馥臻女士介绍，乃延夫子诊治，凡处二十六方，每方都加鼠屎三十粒，共服一百一十九剂，停药将养至一九五三年十月十日，月经始至，至是而人皆认为从此全愈矣。或问："近来新学之士，倡言黄芪治癌有效，乃服至二斤，而反剧何也？"夫子曰："癌犹疮也，辨证有始末之异，治法有攻补之殊；用药则或温、或凉、或燥、或润，对证处方，各适其宜，未可固执一端也。若孙氏初期之癌，但腹中大坚，未尝溃也；未溃者，不宜补；黄芪补虚者也，神农本草经称其"主痈疽，久败疮，排脓止痛。"药不对证，故无效焉。予处方，自始至终，必用鼠屎者，以鼠性善穿，其屎又善破症坚积聚血瘕，故用于未溃时有效；反之，若误用于已溃之后，则其虚虚之祸，又不亚于黄芪之实实者矣。"孙氏既愈，同学蔡岫青访问，得其女曼华亲笔报告一纸，今照原文抄录于后：

家母自一九五二年农历九月中得病，起先是发热五天，请中医诊治无效，后改请西医，拟诊是伤寒，服氯霉素，注射青霉素后，病势逐渐减轻，体温正常，能起床，胃口奇佳。好了约半个月，病势又突然转变，发冷发抖，再请中医诊治，以为伤寒复发。看了十余次中医，仍属无效，腹部也突然膨胀厉害；再改请西医，西医诊断下来是卵巢癌，就进公济医院住院，在院热度坚持不退，并有呕吐现象，病情恶劣，接血二次，在院吃药打针，仍无起色；要开刀也不能，因怕开了后，疮口不能痊愈，并更加快结束她的寿命。后来有王医生建议吃中药黄芪，因在院中不能进行什么治疗，故就催我们出院，回家休息，隔一星期作一门诊检查。回来后，起先腹部是减小，有进步，后来又没有效果，又膨胀起来，再经友人介绍，看刘民叔大医师，自诊治后，一次比一次好起来，现在已全部恢复本来原有的健康。

报告人孙曼华

【初诊】一九五三年四月三日

虚羸少气，小腹中症结大坚，按之如石，定而不移，外形胀大，如妊娠足月待产者然。脉弦细，舌上垢。

方用：肉苁蓉二钱　延胡索四钱　楝实二钱　阳起石三钱　鳖甲五钱当归三钱　紫石英五钱　九香虫一钱　大黄三分三厘

另用：七巧守宫丸如绿豆大者三枚，每日上中下午各服一枚。

【二诊】五日

方用：肉苁蓉三钱　延胡索四钱　楝实二钱　阳起石三钱　鳖甲五钱紫石英五钱　当归三钱　九香虫一钱　檀香一钱　大黄三分三厘

【三诊】七日

方用：肉苁蓉三钱　延胡索四钱　楝实二钱　阳起石三钱　鳖甲五钱紫石英五钱　卷柏三钱　当归三钱　九香虫一钱　大黄三分三厘

【四诊】九日

连日微下，腹渐安适。

方用：肉苁蓉三钱　延胡索四钱　楝实二钱　阳起石三钱　卷柏三钱鳖甲五钱　当归三钱　芎劳二钱　九香虫一钱　大黄三分三厘

【五诊】十一日

肉苁蓉三钱　延胡索四钱　楝实二钱　阳起石三钱　鳖甲五钱　当归三钱　川藁本三钱　卷柏三钱　九香虫一钱　大黄二分五厘

【六诊】十四日

方用：肉苁蓉三钱　延胡索四钱　楝实二钱　阳起石三钱　鳖甲五钱当归三钱　卷柏三钱　丹参三钱　母丁香一钱　九香虫一钱　大黄二分五厘

【七诊】十七日

方用：肉苁蓉三钱　延胡索四钱　楝实二钱　阳起石三钱　鳖甲五钱当归三钱　川藁本三钱　卷柏三钱　乌药三钱　九香虫一钱　大黄二分五厘

【八诊】二十日

连日下黑粪甚多，腹中坚症，渐渐消减，外形亦不如从前之胀大。

方用：肉苁蓉三钱　延胡索四钱　楝实二钱　阳起石三钱　鳖甲五钱当归三钱　川芎劳二钱　老鹿角一钱　九香虫一钱　牛角鳃二钱　巴豆壳二钱

【九诊】二十四日

头胀身痛，恶寒发热，胸胀呕吐，牙龈肿痛。凡疗固疾遇有新病时，须先治新病，后疗固疾，此大法也。

方用：柴胡三钱　枳实二钱　半夏三钱　甘草一钱　白豆蔻二钱　藿香三钱　厚朴二钱　陈皮三钱　羌活一钱　生姜三片

【十诊】二十六日

方用：柴胡三钱　葛根三钱　枳实二钱　厚朴二钱　白豆蔻二钱　陈皮三钱　半夏三钱　茯苓三钱　川藁本二钱　甘草一钱

【十一诊】二十八日

方用：鳖甲三钱　鸡内金三钱　枳实一钱　厚朴一钱　茯苓三钱　黄蘖一钱　细辛一钱　甘草一钱　腊梅花三钱　川芎劳一钱　川藁本二钱

【十二诊】三十日

方用：鳖甲三钱　鸡内金三钱　枳实一钱　厚朴一钱　细辛一钱　甘草一钱　川藁本二钱　川芎劳一钱　山茶花三钱

【十三诊】五月二日

新病全愈，还治旧疾。

方用：肉苁蓉三钱　延胡索四钱　楝实二钱　阳起石三钱　紫石英四钱　代赭石四钱　鳖甲四钱　当归三钱　川芎劳二钱　川藁本二钱

【十四诊】五日

方用：肉苁蓉三钱　玄胡索三钱　楝实一钱　阳起石三钱　紫石英五钱　鳖甲五钱　当归三钱　卷柏三钱　丹参三钱　檀香一钱　巴豆壳二钱

【十五诊】八日

方用：肉苁蓉三钱　延胡索三钱　阳起石三钱　老鹿角二钱　山楂核三钱　橘核三钱　鳖甲五钱　当归三钱　川芎劳二钱　甘草一钱　巴豆壳二钱

【十六诊】十二日

方用：肉苁蓉三钱　延胡索三钱　阳起石三钱　老鹿角三钱　巴豆壳三钱　鳖甲五钱　当归三钱　鸡血藤三钱　丹参三钱　甘草一钱

【十七诊】十六日

方用：肉苁蓉三钱　延胡索三钱　阳起石三钱　鳖甲五钱　当归三钱　鸡血藤三钱　卷柏五钱　巴豆壳三钱　牛角腮二钱　甘草一钱

【十八诊】二十日

方用：肉苁蓉三钱　阳起石三钱　鳖甲五钱　当归五钱　丹参三钱　卷

柏四钱　巴豆壳三钱　牛角鳃二钱　甘草一钱

　　【十九诊】二十四日

　　方用：肉苁蓉三钱　阳起石三钱　紫石英五钱　当归四钱　熟地黄五钱
丹参三钱　卷柏三钱　牛角鳃二钱　珊瑚三钱　甘草一钱

　　【二十诊】二十九日

　　方用：肉苁蓉三钱　阳起石三钱　紫石英五钱　当归四钱　熟地黄五钱
珊瑚三钱　丹参三钱　卷柏五钱　老鹿角三钱　牛角鳃二钱　甘草一钱

　　【二十一诊】六月六日

症坚腹胀，次第消平。

　　方用：熟地黄五钱　当归四钱　阳起石三钱　紫石英五钱　老鹿角三钱
牛角鳃二钱　枸杞子三钱　卷柏三钱　甘草一钱　珊瑚三钱　酸枣仁一钱

　　【二十二诊】十三日

　　方用：熟地黄五钱　当归四钱　阳起石三钱　紫石英五钱　老鹿角三钱
牛角鳃二钱　枸杞子二钱　卷柏三钱　甘草一钱　红梅花二钱

　　【二十三诊】二十二日

腹胀全消，血瘕亦化。

　　方用：潞党参五钱　当归三钱　阳起石四钱　紫石英四钱　龟板五钱
鳖甲五钱　石决明四钱　延胡索二钱　荷花二钱　千年红二钱　红梅花二钱

　　【二十四诊】三十日

　　方用：潞党参五钱　当归三钱　阳起石四钱　紫石英四钱　龟板五钱
鳖甲五钱　凌霄花三钱　红梅花二钱　丹参三钱　卷柏三钱　甘草一钱

　　【二十五诊】七月七日

　　方用：潞党参五钱　当归三钱　阳起石四钱　紫石英四钱　龟板五钱
凌霄花二钱　红梅花三钱　丹参三钱　玫瑰花二钱　千年红二钱　卷柏三钱

　　【二十六诊】十四日

　　方用：当归三钱　阳起石四钱　紫石英四钱　凌霄花三钱　红梅花二钱
玫瑰花二钱　卷柏三钱　丹参三钱　香橼二钱　佛手二钱

　　【二十七诊】二十一日

　　方用：当归三钱　川芎二钱　阳起石四钱　紫石英四钱　凌霄花二钱
丹参三钱　杜仲三钱　续断三钱　桑螵蛸三钱　香橼三钱　肉苁蓉二钱

　　【二十八诊】二十八日

调理于今，安全康复。

方用：潞党参五钱　当归三钱　阳起石四钱　紫石英四钱　龟板五钱
鳖甲五钱　丹参三钱　肉苁蓉二钱　杜仲三钱　续断二钱

附七巧守宫丸方存心堂集验方　治妇人月闭，腹中坚癥积聚血瘕，阴疮胀痛寒热。通利血脉。生子大良。

守宫二七枚得东行者良砂锅熬　庶虫七枚熬　没药七分　红娘子七枚熬
蛴螬七枚熬　乳香七分　雌黄精七分

上药分别为末，称准合匀，炼蜜为丸、如绿豆大，即"七巧守宫丸"也。每服一丸，病重者酌加，老白酒送下，一日三服。

杨梅芳子宫癌一案

宁波吴孝宝君，现住上海市嵩山区淮海中路宝康里第五十一号。其夫人杨梅芳女士，年五十七岁。据云小腹久感不适，至一九五一年六月，始赴西医处，几经检查，诊断为子宫癌，皆云无药可治，须施镭锭，以经济困难未果。延至一九五二年二月三日，始求夫子诊治。共服十七方，随方附赠"明白丸"六粒，服至三月八日，自云痊愈，自动停药。夫子嘱其再赴西医处检查回报。忆莫干山路统益纱厂张荷生君介绍治乃兄金元夫人子宫癌一案，自一九五二年七月一日起，至八月二十二日，亦自云痊愈停药，住龙门路安乐坊三号。又普善山庄吴之屏君介绍治疗该庄曲阜路三十二号木材部顾荷坤之妻王氏所患子宫癌一案，服药三十余剂而痊愈。惟顾张两癌属燥，与此湿癌性质小异耳。

【初诊】一九五二年二月三日

小腹坚满痛，宫癌扩坠出于阴道口，漏下赤白沃，别有污水淫淫下。欬逆上气，虚羸不足。大便不实。

方用：茅山苍术四钱　生白术四钱　黄芪五钱　阿胶二钱　茯神三钱　枣仁三钱　象皮二钱　乌贼鱼骨四钱　升麻一钱　蛇床子二钱　甘草一钱

【二诊】五日

服前方两剂，颇安适。

方用：茅山苍术四钱　生白术四钱　潞党参五钱　黄芪五钱　阿胶二钱　象皮二钱　乌贼鱼骨四钱　升麻一钱　小茴香一钱　蛇床子二钱　甘草一钱

【三诊】七日

肠胃渐和，小腹渐柔。官癌仍扩坠出于阴道口。

方用：茅山苍术四钱　生白术四钱　潞党参五钱　当归五钱　阿胶三钱　象皮三钱　乌贼鱼骨四钱　升麻一钱　龟板五钱　蛇床子二钱　甘草一钱

胡永泉肝癌腹水一案

浙江绍兴人胡永泉君，年六十岁，为新丰印染厂工人，现住上海市榆林区通北路二百四十三号。据其四小姐兰珍述云：于一九五二年五月起病，初以腹大为发胖，继而渐感胀满不安。至一九五三年二月十八日入上海时疫医院，号数六二三，延至五月二十三日出院，由长阳路五六六号上海绸布精炼厂工人胡为仁介绍求夫子诊治，出示病历单云："腹部膨胀三四月，腹内疼痛兼有咳嗽，饮食不下，大便每天有，最近一月加重。"入院检查其原"腹水"原因待查。

其检验报告书自二月十八日起至三月三日止共十二张从略。

三月三日，同济医院内科意见；依照病历及化验经过，可能诊断有二：

1. 雷内克氏肝硬变？

2. 肝癌肿？

建议：

1. 用套针将腹水完全放出，决定渗出液抑 bausudt，且着仔细检查腹部有无异物，肝脾仔细检查。

2. 肝脏活体检查。

3. 无转院必要。

三月六日，上海市人民政府卫生局卫生试验所检验报告书

检查物：腹水。目的：培养。结果：涂片无细菌检出；培养无细菌生长。

三月九日，上海市人民政府卫生局上海镭锭治疗院病理科病理组织检查报告书

标本种类：腹水。临床诊断：肝硬变，肝癌肿。肉眼检查：约十五毫升胸水。显微镜检查：在腹水沉淀中见许多红血球和少数白血球及单核细胞，未见癌细胞。诊断：在腹水沉淀中未找见癌细胞。

三月三十一日，今早鼻出血，其余均好。

四月八日，腹胀增重小便少。

四月十一日，下午腹痛，小便少，腿痛。据云十日注射汞撒利，小便没有见多。

四月十三日，会诊。请求外科会诊病人姓名胡永泉，性别男，年龄六十，住院号数六二三，病室一床号二十五。诊断：肝硬变。病史摘要：自觉腹部膨胀，已有三四月。检查摘要：该病者腹部膨大有水，拟请贵科会诊，是否可作脾脏静脉吻合术，请给指示。

四月十四日，鼻子出血。

会诊结果记录治疗意见：与二十六床进行同样手续后，再行决定治疗方针。

四月十六日，上午九时放腹水六百毫升，水红混浊。

四月十七日，下午五时吃过晚饭后，忽然吐出三口血丝，夜间双腿麻得利害，妨碍睡眠。

四月十八日，今日吐血停止，腹胀，气急，脚麻。

四月十九日，小便少，腹胀。

四月二十日，腹胀增加，呼吸不爽、大小便均少。

四月二十一日，小便少，腹胀，舌被胎。

上海市人民政府卫生局上海镭锭治疗院病理科病理组织检验报告书

标本种类：腹水。临床诊断：肝硬化或可能癌肿。肉眼检查：约十毫升淡黄色液。显微镜检查：在沉淀中见许多红血球和少数单核细胞及白血球，未见癌细胞。诊断：腹水中未找见癌细胞。

四月二十二日，上午十一时三十分吐血数口。

四月二十三日，昨日十二时以后一直到今日上午八时三十分，仍有一点一点的吐出。小便少，不思饮食，舌被黄厚胎，腹胀甚不可忍，包皮亦水肿。下午自上午服汞撒利后，小便很多。

四月二十四日，腹胀，其他无症状。

四月二十六日，肚皮胀痛，夜不能睡，小便极少，头晕。

四月二十九日，腹部很膨胀，很大，小便很少，脚麻。下午三时五十分心闷难过难忍。

四月三十日，昨夜大便，小便很多。下午小便又少，胸闷……

五月三日，右脚发麻。

五月四日，腿麻好点，有知觉，脚不肿。

五月五日，填写上海时疫医院附设常年医院志愿书。

立志愿书人胡永泉，今因身患外症，势甚剧烈，非用手术难以收效。特请医师施用手术割治。倘有意外不测等情，各听天命，决无反悔异言，恐后无凭，立此存照。立志愿书人胡永泉。家属胡大鑫。证人（未填）。一九五三年五月五日。

五月十一日，腰部很胀。九时放腹水二千毫升，红色，混浊，送镭锭医院检查。再度填写手术志愿书。

立志愿书人胡永泉，兹因本人（未填）亲属（未填）患（未填）病，经贵院医师详细诊查结果，认为有施行手术治疗之必要。施行手术时并须应用局部或全身麻醉术，且对该治疗上不能预定之一切意外，业经详加说明，聆悉无误。自愿冒一切危险，恳求贵院医师施行手术。如有意外发生，与医院暨医师无涉，决不提起损害赔偿以及其他一切诉讼上之请求。保证人负责保证一切。恐后无凭，立此为证。此致上海时疫医院。立志愿书人胡永泉。保证人冯芝芳（与病人之关系夫妇）。公元一九五三年五月十一日。

放腹水二千毫升，红色，混浊，送镭锭医院检查。

五月十四日，鼻子今又出血。

上海市人民政府卫生局上海镭锭治疗院病理科病理组织检查报告书

标本种类：腹水。临床诊断：肝硬化、肝癌？肉眼检查：约三十毫升淡黄色液，有血色沉淀。显微镜检查证。诊断：腹水内未找见癌细胞。

五月二十三日肝硬化，腹水结果，恶化。

本病人经过各种检查及腹水情形很可能为癌肿，惟尚缺绝对证据耳。按照病情有增无减，无甚希望，内科亦无较好办法，故嘱及时回家休养，腹水过胀时，来门诊放水。

出院。

【初诊】一九五三年五月二十四日

据云三度放水，水色皆红，今检腹部隆起如抱瓮，右侧疼痛拒按，面目四肢浮肿，气急喘满，呻吟无一息之停，脉细劲，舌光赤。知饥能食，食即胀满。

方用：白商陆五钱　白芍药五钱　生地榆五钱　生蒲黄五钱　金丝草五钱　茭白子五钱　狼毒三钱炙香　海藻四钱　甘遂二钱　大戟二钱　续随子四钱

另用：九龙丹如豌豆大者四枚，每服二枚，嚼化白汤送下，上下午各一服。

【二诊】二十五日

腹右痛减。

方用：白商陆五钱　白芍药五钱　生地榆五钱　生蒲黄五钱　茭白子五钱　金丝草五钱　狼毒二钱炙香　海藻四钱　甘遂二钱　大戟二钱　续随子

四钱

另用：九龙丹，服如昨法。

【三诊】二十六日

腹右痛止。

方用：白商陆五钱　白芍药二钱　生地榆五钱　生蒲黄五钱　金丝草五钱　茭白子五钱　海藻四钱　甘遂二钱　大戟二钱　续随子四钱　葶苈四钱

另用：九龙丹，服如昨法。

【四诊】二十七日

溺渐淡渐利。

方用：白商陆五钱　白芍药二钱　生蒲黄五钱　金丝草五钱　茭白子五钱　甘遂二钱　大戟三钱　续随子四钱　葶苈四钱　海藻四钱　泽兰二钱

另用：九龙丹，服如昨法。

【五诊】二十九日

大腹水胀，渐松渐减。

方用：白商陆五钱　生蒲黄五钱　金丝草五钱　甘遂二钱　大戟三钱茭白子五钱　续随子四钱　葶苈四钱　海藻四钱　泽兰二钱　龙须草三钱

另用：九龙丹，服如昨法。

【六诊】三十一日

喘平，息和，肿胀更消。

方用：白商陆四钱　金丝草五钱　甘遂二钱　大戟二钱　续随子四钱茭白子四钱　苍兰子三钱　海藻二钱　昆布二钱　泽兰二钱　郁李仁三钱

另用：九龙丹，服如昨法。

【七诊】六月三日

病退善食。

方用：白商陆四钱　甘遂二钱　大戟二钱　续随子三钱　海藻二钱　昆布二钱　茭白子五钱　鬼白四钱　郁李仁三钱　大腹皮三钱　红枣二枚

另用：九龙丹，服如昨法。

【八诊】六日

方用：白商陆四钱　续随子四钱　海藻二钱　昆布二钱　枣儿槟榔四钱鸡内金四钱　山楂核四钱　橘核四钱　郁李仁五钱　枳实四钱　赤豆五钱红枣五枚

另用：九龙丹，服如前法。

【九诊】九日

方用：白商陆四钱　大戟三钱　续随子四钱　海藻二钱　昆布二钱　鳖甲四钱　鬼臼四钱　赤豆五钱　瘪竹五钱　郁李仁三钱　枳实四钱　红枣七枚

另用：九龙丹，服如前法。

【十诊】十二日

方用：白商陆五钱　续随子四钱　鳖甲四钱　苡仁五钱　瘪竹五钱　赤豆五钱　郁李仁三钱　枳实二钱　海藻二钱　昆布二钱　通草二钱　红枣七枚

另用：九龙丹，服如前法。

【十一诊】十六日

方用：白商陆五钱　续随子四钱　鳖甲五钱　瘪竹五钱　赤豆五钱　泽兰二钱　郁李仁二钱　枳实三钱　苡仁五钱　海藻二钱　昆布二钱　红枣九枚

另用：九龙丹如碗豆大者二枚，每服一枚，嚼化白汤送下，上午下午各一服。

【十二诊】二十日

大腹水胀，四肢面目浮肿，均已全消；两足尚麻木。

方用：鳖甲一两　苡仁一两　豆黄卷一两　赤豆五钱　续随子四钱　苍兰子二钱　泽兰四钱　海藻二钱　昆布二钱　木瓜五钱　郁李仁四钱　红枣九枚

另用：九龙丹，服如前法。

【十三诊】二十五日

方用：鳖甲一两　苡仁一两　豆卷一两　赤豆五钱　茯苓三钱　桑枝四钱　海藻二钱　昆布二钱　木瓜五钱　郁李仁四钱　红枣九枚

另用：九龙丹如豌豆大者一枚，嚼化白汤送下，午前服。

【十四诊】三十日

昨日初吃番茄，腹又微胀，面又微浮。防其翻病难治。

方用：鳖甲一两　苡仁一两　赤豆五钱　枳实四钱　葶苈二钱　甘遂二钱　大戟二钱　葫芦瓢五钱　白丑三钱　郁李仁五钱

另用：巴豆五物丸如豌豆大者二枚，每服一枚嚼化，白汤送下，上午下午各一服。

【十五诊】七月一日

腹胀消，面肿退。

方用：鳖甲一两　苡仁一两　豆卷一两　茯苓皮一两　枳实四钱　葶苈三钱　甘遂二钱　大戟三钱　黑丑三钱　郁李仁五钱

另用：巴豆五物丸如豌豆大者一枚，嚼化白汤送下，午前服。

【十六诊】二日

腹未安。

方用：鳖甲一两　苡仁一两　茯苓皮一两　枳实五钱　葶苈四钱　甘遂二钱　大戟二钱　黑丑二钱　白丑三钱　槟榔四钱　郁李仁五钱

另用：巴豆五物丸，服如前法。

【十七诊】四日

腹已安。

方用：鳖甲一两　苡仁一两　茯苓皮一两　枳实三钱　甘遂一钱　大戟一钱　黑丑一钱　白丑二钱　芫荽二钱　郁李仁三钱

另用：巴豆五物丸，服如前法。

【十八诊】七日

方用：鳖甲一两　苡仁一两　茯苓皮一两　枳实三钱　甘遂一钱　大戟一钱　赤豆五钱　泽兰二钱　人参叶四钱　芫荽二钱　郁李仁三钱

另用：巴豆五物丸如绿豆大者一枚，服如前法。

【十九诊】十日

肿胀痊愈，惟腿胫间，尚微有挛急之小苦而已。

方用：鳖甲一两　薏苡仁一两　豆卷五钱　木瓜三钱　人参叶四钱　芫荽三钱　鲜贯众四钱　蚕砂四钱　通草三钱　红枣五枚

【二十诊】十五日

方用：鳖甲一两　苡仁一两　人参叶四钱　瘪竹五钱　稻根五钱　小麦五钱　黄芪四钱　芫荽二钱　通草二钱　红枣四枚

附九龙丹方外科正宗　治鱼口，便毒，骑马痈，横痃，初起未成脓者。

儿茶　血竭　乳香　没药　木香　巴豆不去油

上药各等分，为末，生蜜调成一块，瓷盒盛之。旋丸寒豆大，每服九丸，空心热酒一杯送下。行四五次，方嚼稀粥。肿甚者间日再用一服，自消。

附巴豆五物丸方存心堂集验方　治癥瘕积聚，痞结大坚，心腹痛，留饮痰癖，大腹水胀，面目四肢浮肿，妇人血结月闭，下恶物。

巴豆二两，去皮心，熬勿黑，别研如脂。　杏仁一两，去皮尖，别研如脂。续随子一两，去壳取色白者，别研如泥。　商陆一两桔梗二两

上药各须精新，先捣桔梗商陆为细末。将巴豆杏仁续随子合匀，又捣二千杵。蜜和丸，如绿豆大。即"巴豆五物丸"也。密器中贮之，莫令泄气。未食服二丸，日二，白汤下。病重者服三丸四丸，长将息服一丸。取去病根，大良。

滕有亮妻王银弟亚急性细菌性心内膜炎一案

滕有亮君，江都县丁沟区人，现住上海市闸北区共和新路光大里八十一号。为铁路管理局机务段工人。其妻王银弟女士，病久且危。由周元椿医师介绍，乃求治于夫子。当于一九五五年五月二日半夜十一时往救。

同济大学医学院附属同济医院病情证明书

病人姓名：王银弟

性别：女

年龄：四十一岁

住院号：四二九八二

不规则发热四个月。入院经检查系黄金色葡萄状球菌所致之亚急性细菌性心内膜炎。经用青霉素链霉素治疗无效。改用金霉素后，有好转趋势。但以消化道反应过重，不能再服。故请能协助购买金霉素注射剂，以利病情。

一九五五年四月二十二日

【初诊】一九五五年五月二日

寒热往来，数月不休。热时溲溺短涩，甚至癃闭。肤因之而胀，腹因之而满。寒时手足厥逆，甚至麻木，麻至胸中，则忽忽不知人。必汗出麻退而始甦。舌上无胎，脉象浮溢，若泛泛乎而有余。

方用：茯苓皮五钱　大腹皮五钱　生姜皮五钱　桑白皮五钱　天仙藤三钱　牵牛子三钱　葶苈三钱　商陆三钱　郁李仁三钱　桂枝二钱　槐枝二钱　梅枝二钱　柳枝二钱　桃枝二钱　李枝二钱　杏枝二钱　桑枝二钱

【二诊】三日

服前方甚安吉。昨因深夜就近在任益和配药。无李枝杏枝。今日连一剂。往老闸区胡庆余堂照原方配出。如昨法煎服。

【三诊】四日

麻木已退，不复昏迷，癃闭已利，不复肿满，寒热亦不复发，防其余疾未了。嘱其照原方再配两个半剂。分两天煎服。

【四诊】六日

今诊脉象沉迟，身凉自汗，与三日前如出两人，虽诸症皆已解除，而阳气式微，大有虚脱之虞，培元固本，又为当务之急焉。

方用：黄附块五钱　潞党参五钱　黄芪五钱　茯神四钱　枣仁三钱　干姜二钱　安南肉桂一钱　甘草一钱　生白术四钱　川花椒一钱

【五诊】八日

服前方两剂，已稳定。

方用：黄附块五钱　潞党参五钱　黄芪五钱　茯神四钱　枣仁三钱　干姜二钱　安南肉桂一钱　甘草一钱　葡萄干四钱　大红枣七枚

【六诊】十日

汗止身和。头尚微眩，心尚微悸。

方用：黄附块五钱　潞党参五钱　黄芪五钱　云母石四钱　干姜一钱　枸杞子三钱　安南肉桂一钱　当归三钱　葡萄干四钱　大红枣七枚

【七诊】十二日

眠食渐安。

方用：黄附块五钱　潞党参五钱　黄芪五钱　当归三钱　云母石五钱　枸杞子三钱　安南肉桂一钱　甘草一钱　葡萄干四钱　红枣七枚

【八诊】十四日

头不眩，心不悸。昨日吃精肉炖汤佐餐，颇安适。不能坐，更不能起立。嘱其节饮食，毋求饱。

方用：黄附块五钱　潞党参五钱　黄芪五钱　当归三钱　枸杞子三钱　黄精四钱　安南肉桂一钱　甘草一钱　葡萄干四钱　红枣七枚

【九诊】十七日

略能坐，尚不能起立，音声渐壮。

方用：黄附块五钱　潞党参五钱　黄芪五钱　山药五钱　安南肉桂一钱　菟丝子四钱　龙须草三钱　黄精四钱　甘草一钱　葡萄干四钱　红枣七枚

【十诊】二十日

方用：黄附块五钱　潞党参五钱　龙须草三钱　安南肉桂一钱　冬虫夏草一钱　甘草一钱　覆盆子四钱　菟丝子四钱　枸杞子三钱　杜仲三钱　葡

蜀干四钱　红枣七枚

【十一诊】二十二日

昨日吃干饭，受寒邪，腹痛呕吐。

方用：生姜三钱　生卷朴三钱　麦芽三钱　神曲三钱　山楂三钱　山奈三钱　安南肉桂一钱　吴萸一钱　甘草一钱　龙须草三钱　茯苓三钱

【十二诊】二十三日

腹痛止，呕吐平。胸尚闷。

方用：生姜三钱　生卷朴三钱　陈皮二钱　半夏三钱　茯苓四钱　安南肉桂一钱　吴萸一钱　龙须草三钱　甘草一钱

【十三诊】二十四日

渐能纳食。

方用：生白术三钱　茯苓三钱　陈皮三钱　半夏三钱　白荳蔻二钱　砂仁三钱　藿香三钱　安南肉桂一钱　甘草一钱　红枣四枚

【十四诊】二十六日

方用：潞党参四钱　生白术三钱　茯苓三钱　黄芪三钱　陈皮三钱　半夏三钱　砂仁三钱　白豆蔻二钱　安南肉桂一钱　甘草一钱　红枣五枚

【十五诊】二十八日

方用：潞党参四钱　生白术三钱　茯苓三钱　黄芪三钱　陈皮三钱　砂仁三钱　山药五钱　芡实五钱　甘草一钱　安南肉桂一钱　红枣六枚

【十六诊】三十日

已能起立，惟行动无力，东倒西歪耳。

方用：潞党参五钱　黄芪五钱　茯苓四钱　生白术三钱　莲子三钱　薏苡五钱　山药五钱　芡实四钱　安南肉桂一钱　甘草一钱　红枣七枚

【十七诊】六月一日

方用：潞党参五钱　黄芪五钱　茯苓四钱　生白术三钱　山药五钱　莲子三钱　芡实三钱　砂仁三钱　菟丝子三钱　覆盆子三钱　安南肉桂一钱　冬虫夏草二钱　甘草一钱

【十八诊】三日

小便不利，腹中微急。

方用：潞党参五钱　黄芪五钱　茯苓四钱　生白术三钱　车前子三钱　菟丝子三钱　覆盆子三钱　楮实子三钱　泽泄三钱　安南肉桂一钱　冬虫夏

草二钱　甘草一钱

【十九日】五日

小便利，腹中和，胃纳正常。

方用：潞党参五钱　黄芪五钱　茯苓四钱　生白术四钱　菟丝子三钱
覆盆子三钱　楮实子三钱　砂仁三钱　安南肉桂一钱　冬虫夏草二钱　甘草
一钱

【二十诊】八日

方用：潞党参五钱　黄芪五钱　茯苓五钱　枣仁五钱　熟地黄五钱　菟
丝子三钱　覆盆子三钱　楮实子三钱　砂仁三钱　安南肉桂一钱　冬虫夏草
二钱　甘草一钱

【二十一诊】十二日

据滕君云：前日赴铁路医院检查，心内膜炎已痊愈，可否停药。夫子曰：今
日所处方，连服五剂，停药可也。

方用：潞党参五钱　黄芪五钱　熟地黄五钱　山茱萸三钱　山药五钱
菟丝子三钱　覆盆子三钱　楮实子三钱　黄精五钱　葡萄干四钱　枸杞子三
钱　冬虫夏草二钱

朱泉英结核性腹膜炎一案

朱泉英女士,年三十四岁,江苏省上海县人,为池铁民君之妻,住上海市北站区苏州北路五百二十街德安里五十三号。近病痛厥,于一九五三年一月三十一日,昏厥不复醒,其夫池君命人界之前来求治,其女尾随,载行载哭,抵诊所围而观者甚众,池君连呼曰:"死定了,怎么办?"夫子诊其脉动而数,曰:"动则为痛,弦则为实。"急命灌服大走马丸一粒,人腹后,需鸣而苏。

附大走马丸方(存心堂集验方)治心腹痛如刀割,坚满拒按,大便不通,气急口噤,停尸卒死者。并治大腹水胀,身面浮肿,气急喘满,不可终日者。通治中恶客忤飞尸鬼惊病。

原巴豆六十枚,去壳隔心皮,熬令黄,勿枯焦,另研如脂。生狼毒一两,炙香,另研细末;杏仁六十枚,去皮尖,另研如脂。

上三味,合治一千杵,蜜和丸。瓷器密藏,勿令泄气。即"走马丸"也。用时量病轻重,以为大小。孕妇不忌。自梁陶宏景于巴豆条下嵌入墨书"烂胎"二字,后世女科书籍,莫不列为禁品,虽遇中恶客忤,亦不敢投,不知以为坐药则烂胎,以为汤丸则不烂胎也。

【初诊】一九五三年一月三十一日

怒则气上,腹胀胸满,痛极昏迷不知人,喉中痰鸣,素问所谓"薄厥"也。目张不可以视,口闭不可以语;脉动而弦,大便数日不行,当以温药下之。

方用:海南槟榔四钱　枣儿槟榔四钱　鸡心槟榔四钱　安南肉桂一钱沉香一钱　甘遂一钱　吴萸一钱　菖蒲二钱　九香虫一钱　木香一钱　玄明粉二钱　生大黄二钱

另用:大走马丸二粒分二服。

【二诊】二月一日

大便行,不复厥。

方用:海南槟榔四钱　枣儿槟榔四钱　鸡心槟榔四钱　安南肉桂一钱沉香一钱　枳实二钱　菖蒲二钱　九香虫一钱　木香一钱　玄明粉一钱　生

大黄一钱

另用：大走马丸一粒作一服。

【三诊】二日

大便溏薄。

方用：海南槟榔四钱　枣儿槟榔四钱　鸡心槟榔四钱　安南肉桂一钱
沉香一钱　山柰二钱　菖蒲二钱　九香虫一钱木香一钱　佛手二钱　香橼二
钱　生大黄一钱

另用：大走马丸一粒分两服。

【四诊】四日

三焦渐和，九窍渐利；目睛活，音声出。

方用：海南槟榔三钱　枣儿槟榔二钱　鸡心槟榔三钱　安南肉桂一钱
沉香一钱　九香虫一钱　木香一钱　桔梗三钱　枳实二钱　大黄七分酒制

【五诊】六日

方用：海南槟榔三钱　枣儿槟榔二钱　鸡心槟榔二钱　安南肉桂一钱
沉香一钱　九香虫一钱　木香一钱　香附子三钱　苏梗二钱　青皮二钱　大
黄四分酒制

【六诊】八日

方用：海南槟榔三钱　枣儿槟榔三钱　鸡心槟榔三钱　安南肉桂一钱
沉香一钱　九香虫一钱　木香一钱　香附子一钱　腊梅花三钱

【七诊】十日

因事微动怒，腹又胀痛，按之作水浪声，食难，眠难。

方用：海南槟榔四钱　枣儿槟榔四钱　鸡心槟榔四钱　安南肉桂一钱
甘遂一钱　大戟一钱　半夏二钱　枳实二钱　大黄二钱酒制　郁李仁四钱

另用：海南槟榔一粒作一服。

【八诊】十二日

方用：海南槟榔四钱　枣儿槟榔四钱　鸡心槟榔四钱　安南肉桂一钱
甘遂一钱　青皮二钱　延胡索三钱　枳实二钱　大黄二钱酒制　郁李仁四钱

另用：大走马丸一粒作一服。

【九诊】十四日

其里气，里血，里痰水，里饮食，诸癥瘕积聚，自是渐除。

方用：海南槟榔四钱　枣儿槟榔四钱　安南肉桂一钱　甘遂一钱　公丁

香二钱　母子香二钱　草拨二钱　枳实二钱　大黄一钱　甘草一钱

另用：大走马丸一粒分两服。

【十诊】十六日

方用：海南槟榔四钱　枣儿槟榔四钱　鸡心槟榔三钱　安南肉桂一钱　甘遂一钱　公丁香二钱　母丁香二钱　枳实二钱　大黄六分　甘草六分

【十一诊】十九日

方用：海南槟榔三钱　枣儿槟榔三钱　鸡心槟榔三钱　安南肉桂一钱　大茴香二钱　小茴香二钱　橘核五钱　枳实二钱　大黄四分　甘草四分

【十二诊】二十二日

病仅小腹坚满而已。

方用：海南槟榔三钱　枣儿槟榔三钱　鸡心槟榔二钱　安南肉桂一钱　大茴香二钱　小茴香二钱　橘核五钱　查核五钱　楝核三钱　九香虫二钱

【十三诊】二十五日

方用：海南槟榔三钱　枣儿槟榔三钱　鸡心槟榔三钱　安南肉桂一钱　淡肉苁蓉二钱　吴茱萸一钱　橘核五钱　查核五钱　楝核二钱　荔枝核四钱　九香虫二钱

【十四诊】三月一日

方用：枣儿槟榔三钱　鸡心槟榔三钱　安南肉桂一钱　淡肉苁蓉二钱　吴茱萸一钱　橘核五钱　查核五钱　蜣螂二钱　九香虫二钱

【十五诊】五日

大便正常，小腹柔和。

方用：枣儿槟榔四钱　淡肉苁蓉二钱　吴茱萸一钱　草果一钱　草拨一钱　当归三钱　茯苓三钱　潞党参三钱　蜣螂一钱　九香虫一钱

【十六诊】九日

方用：淡肉苁蓉二钱　当归三钱　潞党参三钱　茯苓三钱　陈皮三钱　制半夏三钱　砂仁二钱　芜荑二钱　蜣螂一钱　九香虫一钱

【十七诊】十三日

已能操作饮食，行动如常人。

方用：淡肉苁蓉二钱　当归三钱　潞党参三钱　茯苓三钱　枣仁三钱　枸杞子二钱　黄附块四钱　芜荑一钱　蜣螂一钱　九香虫一钱

朱病既愈，池君出示笔记经过一则，兹照录于后：

病症情况：病人在一九五三年一月二十日，初起时，觉得小腹部胀，而稍觉痛，至一月二十五日腹痛加剧，至市立第一人民医院挂急诊，急诊号码第二六九八九六号，由内科医师诊治，未能确定是何病症，后由妇科徐玉田医师诊断为结核性腹膜炎，恐已生水，须住院医治。并声称住院对病症并没有把握医好，当时因经济困难，未住院。延至当月二十七日，病人又胀痛，不能支持，再往该院挂急诊号，这次由妇科蔡桂茹医师诊治，也断定为结核性腹膜炎，表示无办法可医治。后经家属要求住院，该蔡医师表示家属既要申请住院，不妨试试看。并一再表示病人是没有医好的希望。住院手续办妥，即住该院三等病室，负责医师仍为徐玉田，住了三天，只吃些止痛药片，注射了止痛针，并抽了一次腹水去化验，徐医师也几次表示无办法。第三天下午移住四等妇科病室，由蔡桂茹负责，也只是吃些止痛药片之类，还没有医治的方法。后经家属再三追问，方据蔡桂茹说：此病很少发生，本院的主任医师，表示最好能剖腹来研究一下，到底是何病。后来家属问他：动手术是否可以医好呢？蔡医师说：此病是没有办法治的，剖腹也并无希望，不过我们可以明了是何病症而已。家属听说动手术既无补于病症，即表示愿出院去，再想其他办法来医治。出院后第二天，病势转危，病人曾腹痛昏厥几次，急由友人介绍至老闸区南京东路保安坊内刘民叔中医师处去诊治，共吃了四十五帖中药，现已全部痊愈了。

我们经过了以上的事实，觉得于现在一般理论上，说西医比中医科学准确，可是事实上西医没有办法医治的病，中医医好了！这是甚么原因呢？故特将事实记出，以供各界参考。

病人朱泉英　家属池铁民记　一九五三年四月一日

陈左荣妻夏厚囡渗出性肋膜炎一案

浙江省海监县太平乡大唐村第二组农民陈左荣君之妻夏厚囡女士，现年三十一岁，病单腹胀已久，夫妻相偕来沪，暂寓常熟区大木桥徐家汇路第九一四号。于一九五三年十月二十九日求治于南市九亩地青莲街宝源里一号中医师黄宝成处，其方案云："单腹胀，肚现青筋，咳呛有时而呕，大小便俱少，肚脐已平，病不易治，先拟疏肝健脾除胀。酒芍三钱，生于术三钱，柴胡二钱，广皮二钱，川朴二钱，生鸡内金三钱，猪苓三钱，车前予三钱，炒莱菔子三钱，青皮三钱，绿萼梅二钱，杏仁三钱。"三十一日再诊，仍服原方，后于十一月四日，赴淮海中路九九〇号虹桥疗养院经 X 光检查，其第〇五四九四七号证明书诊断为"渗出性肋膜炎"，次日即求治于夫子，连处八方，凡半月而痊愈。

【初诊】一九五三年十一月五日

大腹水胀，青筋怒张，脐平不凹，势且凸出。咳逆上气，胸满喘呕，脉沉弦而迟，当用温药下之。

方用：商陆五钱　甘遂三钱　大戟三钱　葶苈子四钱　鬼箭羽三钱　鬼臼五钱　狼毒二钱　枳实四钱　郁李仁五钱　原巴豆四钱　黄附块五钱

【二诊】七日

胀随泻减。

方用：商陆五钱　甘遂三钱　大戟三钱　葶苈子四钱　鬼箭羽三钱　鬼臼五钱　狼毒二钱　枣儿槟榔五钱　郁李仁五钱　原巴豆四钱　黄附块五钱

【三诊】九日

方用：商陆五钱　甘遂三钱　大戟三钱　葶苈子四钱　鬼箭羽三钱　葶苈四钱　狼毒二钱　厚朴三钱　郁李仁五钱　原巴豆四钱　黄附块五钱

【四诊】十一日

方用：商陆五钱　甘遂三钱　大戟三钱　葶苈子四钱　鬼箭羽三钱　牵牛子五钱　狼毒二钱　蜣螂二钱　郁李仁五钱　原巴豆四钱　黄附决五钱

【五诊】十三日

连日吐泻，诸症皆平。

方用：人参叶三钱　黄芪三钱　茯苓五钱　厚朴三钱　陈皮三钱　草果一钱　甘草一钱　黄附块五钱　安南肉桂一钱　生白术三钱

【六诊】十五日

饮食渐安。

方用：人参叶四钱　黄芪四钱　茯苓四钱　潞党参三钱　陈皮三钱　砂仁二钱　木香一钱　甘草一钱　黄附块五钱　安南内桂一钱　生白术三钱

【七诊】十七日

方用：人参叶四钱　黄芪四钱　茯苓四钱　潞党参三钱　陈皮三钱　母丁香一钱　甘草一钱　黄附块五钱　安南肉桂一钱　生白术三钱　糯稻根五钱

【八诊】十九日

方用：人参叶四钱　黄芪四钱　茯苓四钱　潞党参三钱　陈皮三钱　红荳蔻三钱　草豆蔻三钱　白豆蔻二钱　甘草一钱　黄附块五钱　生白术三钱

定于后日返乡。

李爱媚子张济新大脑炎一案

一九五三年四月四日上午九时，有住在上海市新成区成都北路四十七街四号张富才之妻李爱媚女士，抱其幼子张济新前来求夫子诊治，夫子诊其脉瞥瞥如羹上肥，曰：此"柔痉"也。惟病久阳微，虚赢少气，且已昏迷不省人事，危险万分，当先从保元为入手之调治。

【初诊】一九五三年四月四日

方用：黄附块四钱　潞党参三钱　黄芪三钱　茯神二钱　酸枣仁二钱　生白术三钱　安南肉桂八分　广陈皮二钱　甘草一钱

【二诊】六日

方用：黄附块四钱　潞党参三钱　黄芪三钱　茯神三钱　酸枣仁二钱　露蜂房一钱　蛇蜕二钱　蚱蝉二钱　干地黄三钱　甘草一钱

【三诊】八日

方用：黄附块四钱　潞党参三钱　茯神三钱　露蜂房一钱　蛇蜕二钱　蚱蝉二钱　淡全蝎一钱　白殭蚕二钱　干地黄三钱　甘草一钱

【四诊】十一日

方用：黄附块四钱　潞党参三钱　茯神三钱　露蜂房二钱　蛇蜕二钱　蚱蝉二钱　淡全蝎二钱　白殭蚕二钱　干地黄三钱　龙胆草一钱　元参三钱

【五诊】十三日

方用：黄附块四钱　潞党参三钱　露蜂房二钱　蛇蜕二钱　蚱蝉二钱　蝉花二钱　淡全蝎二钱　龙胆草一钱　元参三钱　人参叶三钱　决明子四钱

【六诊】十五日

方用：黄附块四钱　潞党参三钱　露蜂房二钱　蛇蜕二钱　蝉花二钱　干地黄四钱　龙胆草一钱　人参叶三钱　决明子四钱　蒙花二钱　蕤核三钱

【七诊】十七日

方用：黄附块四钱　潞党参三钱　露蜂房二钱　蛇蜕二钱　蝉花三钱　干地黄四钱　龙胆草一钱　人参叶三钱　决明子三钱　蒙花二钱

【八诊】十八日

方用：黄附块四钱　潞党参三钱　当归头三钱　蛇蜕二钱　蝉花三钱　干地黄六钱　龙胆草二钱　人参叶三钱　云母石五钱　冬虫夏草一钱　决明子三钱

【九诊】二十一日

方用：黄附块四钱　潞党参三钱　当归头三钱　蚱蝉二钱　蝉花二钱　干地黄五钱　龙胆草二钱　人参叶四钱　苦参二钱　白敛二钱　冬虫夏草一钱

【十诊】二十三日

方用：黄附块四钱　潞党参三钱　蝉花二钱　干地黄五钱　枸杞子二钱　龙胆草二钱　人参叶四钱　苦参二钱　白敛二钱　冬虫夏草一钱　千年白一钱

【十一诊】二十五日

方用：黄附块四钱　潞党参三钱　干地黄五钱　枸杞子二钱　龙胆草二钱　人参叶三钱　冬虫夏草一钱　石钟乳四钱　菖蒲一钱　通草一钱　黄马铃一钱

【十二诊】二十七日

方用：黄附块四钱　潞党参三钱　干地黄四钱　枸杞子二钱　桑椹二钱　茯苓三钱　龙胆草一钱　冬虫夏草一钱　金丝草二钱　人参叶三钱

右"柔痉"一案，计十二方，共服药廿五剂。目复明，耳复聪，口复咿哑欲语，精神复其活泼，四体复其行动，可算痉愈矣。侍诊者为蔡岫青，并将张济新之母李爱媚女士所序述病情笔记附后：

我儿张济新，三岁，于二月六日下午忽发寒热，七日上午即到南洋医院诊治，据医师诊断为小肺病，热度三十七度点八，当配了药水。到九日又去诊治，寒热并未退轻，乃配一点青霉素药片给我，并拍 X 光照片。到十一日又去诊治，寒热仍未退，服药片后要吐，医师乃打雷米风针（Remifon）。十二日因病未好转，又去看医师，仍打雷米风。到十三日上午可以看 X 光照片，据云："在照片看来，肺部有病。"在下午因病很重，沉沉昏睡，因再去看，据另一位吴医师说："这小孩可能是脑膜炎，要抽脊水……"因无房间，所以仍回家。吴医师关照，雷米风暂停，当晚一夜噪闹，头痛非常利害。十四日上午七时去挂急诊，开了二等房间，医师来看说要抽脊水，后来仍未抽，当天下午七时，我就出院，连夜去请董庭瑶中医师诊治。据云：为"慢惊"，尚未完全成功。遂开方，并叫我去买雷米风给他吃。当夜将药吃了一片半，十五日并服中药，到下午两时，小孩牙齿咬紧，手足抽搐，病势更重。我马上到宏仁医院诊治。据医生诊断：可能是胸膜炎，须要抽脊水。抽好后，他说：是大脑炎。我又当日到康家桥去请一个医生挑惊，他也说：已经无救。我无可奈何回家了。当晚十时去请打浦桥吴桂亭针科医师来家诊治，他说：此孩眼光已散，病势沉重，已经无望。当即打了两针，并命服"牛黄清心丸"。十六日仍请吴医师来治，又打两针。我因不放心，又请西医宋杰来诊。宋医师说：我也无办法，还是到南洋医院诊治好。十七日我又请吴医师来诊治，他亦不过打了两针，教用蛤蟆同麝香覆按在肚皮上，一共用了四次。到二十一日因为无好转，我又到淮海路陈谟医师处诊治。他说此小孩已经没有希望。退还挂号金，不肯医治。我当天到天潼路去看陈永明医师。他用药命覆盖在脚上肚上。并未见效。到二十三日我又去复诊，他也说无办法，回绝了。陈医师并介绍到胶州路，胶州热病医院去诊治，据医师说：此病无好办法，还是打雷米风及青霉素。我一面打针，一面到古拔路去请一个医生挑惊。共挑了三天，也未有效。第四天，他又说用蛤蟆麝香覆在肚上，就是这样拖延下去。我已经准备了小衣裳，鞋袜，以为他横竖不会好了，一直到四月四日，由成都北路六十五号王老太太介绍到刘民叔中医处求治。刘医师说：此小孩拖延日久，本元太虚，病属"柔痉"，万分危险。不过还有一线希望，我当尽力为之诊治，要看他的本元是不是能够支持得牢，如果能够支持的话，病尚可愈。当即开方命服两帖，到六日又去复诊，仍服两帖，病势渐渐好转。到八日二诊，仍服两帖，病更减轻，能作啼哭，惟双目全然无光。我因自看病以来从无减轻，只有一天天加重，现在既然有了起色，就决意继续请刘医师诊治。双目也有重光可能。我心中也有了希望，从此专服中药。每隔一天去开方一次，不断医治。直到现在两目已能视物，精神已好，非常活泼，每天能吃三碗粥及牛乳饼干等食物，以后当能完全恢复健康了。

成都北路四十七街四号病家张济新母李爱媚记

一九五三年四月二十三日

莫长发脑溢血一案

莫长发，男性，年五十八岁，江苏扬州人，为上海市老闸区宁波路四百三十街一号钱江小学工友。于一九四九年十二月四日突然惊呼而厥，昏倒不省人事。延医急救，诊断为脑溢血。施治无效，认为绝望。至翌日夜十时始由翁世娴、袁慰福两女教师邀师往治。师立即偕唐书麟往焉。

【初诊】一九四九年十二月五日

气为血之帅，气逆于上，血亦随之以俱逆。逆于颠顶所谓厥颠疾也。烦躁气促，搐搦抽搐，挛急如角弓。防其升而不降，难于来苏。

方用：荆芥穗一两　白菊花一两　殭蚕二钱　蝉退二钱　蚯蚓三钱　全蝎二钱　蛴螬三钱　蜂房一钱五分　楝实三钱　柳枝一两

【二诊】六日上午八时

搐搦势缓，人未苏。

方用：荆芥穗一两　菊花一两　殭蚕二钱　蚯蚓二钱　蜂房二钱　蛇蜕二钱　水蛭二钱　虻虫三钱　楝实三钱　柳枝一两

【三诊】同日下午六时

搐搦渐平，略能识人，反发惊呼如狂。

方用：云母石一两　磁石一两　柳枝一两　殭蚕三钱　蜂房二钱　蛇蜕二钱　水蛭二钱　虻虫二钱　龙胆草二钱　礞石滚痰丸一两

【四诊】七日

惊呼平，神识清，搐搦抽搐全止，不复挛急，但又四肢垂曳不能动。

方用：云母石一两　磁石一两　龟板一两　鼠妇二钱　蜂房二钱　水蛭二钱　虻虫二钱　全蝎二钱　龙胆草二钱　礞石滚痰丸一两

【五诊】八日

四肢能动，大便未行。

方用：云母石一两　龟板一两　鳖甲一两　鼠妇二钱　蜂房二钱　水蛭二钱　虻虫二钱　大黄二钱　甘草一钱　礞石滚痰丸一两

【六诊】九日

大便数行，头痛止，四肢麻痹除，能起床行动。

方用：云母石一两　龟板一两　泽兰二钱　寒水石一两　水蛭二钱　虻虫二钱　龙胆草一钱　当归一钱　生白芍药二钱　礞石滚痰丸一两

【七诊】十日

昨日起床，今日劳作，此大误也。至希平心静卧，否则厥病必复。

方用：云母石一两　龟板一两　珍珠母一两　水蛭二钱　虻虫二钱　龙胆草一钱　胆南星一钱　灵仙一钱　秦艽二钱　当归龙荟丸五钱

【八诊】十一日

方用：云母石一两　龟板一两　珍珠母一两　水蛭二钱　虻虫二钱　珊瑚二钱　玳瑁二钱　赭石五钱　龙胆草一钱　当归龙荟丸五钱

【九诊】十三日

方用：云母石一两　龟板一两　石决明一两　水蛭二钱　虻虫二钱　珊瑚二钱　蜣螂二钱　连翘二钱　龙胆草一钱　当归龙荟丸二钱

【十诊】十四日

方用：云母石二两　生地黄四钱　水蛭二钱　虻虫二钱　鼠妇一钱　龙胆草一钱　凤尾草二钱　西藏红花一钱

【十一诊】十六日

黯色由鼻准开始四散。

方用：云母石二两　生地黄四钱　阿胶二钱　水蛭二钱　虻虫二钱　鼠妇一钱　龙胆草一钱　忍冬藤三钱　西藏红花一钱

【十二诊】十八日

方用：云母石二两　生地黄四钱　凌霄花三钱　水蛭一钱　虻虫一钱　蚯蚓二钱　龙胆单一钱　西藏红花一钱　阿胶二钱

【十三诊】二十一日

黯色退尽，容光焕发，气平血和，已经痊愈。

方用：知柏地黄丸，善后调理。

戴桂芳母赵氏脑充血一案

戴桂芳女士，南京人，工作于上海市卢湾区泰康路大众针厂，其母赵氏，年五十三岁，住静安区安南路小菜场三十八街七号后楼。初病头痛身痛，既而恶言如狂，终于昏迷不省人事。以其无力医药，故迟至十日后始延子夫子往诊。或曰"中风"。夫子曰："否，此为'厥逆'。中风属气分，厥逆属血分。当名'血厥'。西医所云'脑充血'，则近是也。若译脑充血为中风，则甚误矣。"

【初诊】一九五一年十二月二十九日

血逆于上，神明壅蔽，不能与人言，喉中雷鸣，九窍不利，四体不动，脉细数，目赤舌紫。

方用：菊花四钱　荆芥四钱　蜂房二钱　蚯蚓二钱　水蛭二钱　蟅虫二钱　蛇蜕二钱　鼠妇二钱　礞石滚痰丸五钱

【二诊】三十一日

能言，不知所云，仅能知其呼叫头痛而已。

方用：菊花四钱　荆芥四钱　蜂房三钱　蚯蚓二钱　水蛭二钱　蟅虫二钱　蛇蜕二钱　鼠妇二钱　礞石滚痰丸一两

【三诊】一九五二年一月三日

骂詈不避亲疏，关节酸肿挛疼。

方用：云母石五钱　寒水石五钱　郁金二钱　蜂房二钱　蚯蚓二钱　水蛭二钱　蟅虫二钱　蛇蜕二钱　鼠妇二钱　礞石滚痰丸一两

【四诊】七日

大便行，头痛止，神识渐清，关节渐利。

方用：云母石五钱　寒水石五钱　桃仁二钱　蜂房二钱　蚯蚓二钱　蟅虫二钱　蛇蜕二钱　鼠妇二钱　礞石滚痰丸一两

【五诊】十一日

能食能眠，语言塞涩，半身不遂。

方用：云母石五钱　寒水石五钱　桃仁二钱　红花二钱　蜂房二钱　蚯

蚓二钱　水蛭二钱　蛀虫二钱　蛇蜕三钱　礞石滚痰丸一两

【六诊】三月十四日

前方服五剂，已经十愈七八；无力医药，停治两月。

方用：云母石五钱　寒水石五钱　石南藤五钱　桃枝二钱　蜂房二钱水蛭二钱　蛀虫二钱　蛇蜕二钱　全蝎二钱　礞石滚痰丸一两

【七诊】十九日

右肢更遂，语言更清。

方用：当归四钱　川芎劳二钱　川藁本二钱　石南藤五钱　蜂房二钱水蛭二钱　蛀虫二钱　蛇蜕二钱　全蝎二钱　礞石滚痰丸一两

李贤才血压高至二百二十度一案

李贤才君，年五十五岁，为江西省丰城县人。与乃兄量才经营丽华瓷业股份有限公司于上海市老闸区南京东路四百四十一号。家住武进路三八三号。据其笺述经过云："我于一九五三年二月间，烦恼刺激，常患失眠，直到三月上旬，忽然左边头痛，至三月十一日，始就诊于武进路联合诊所，诊断为血压过高，血压纪录为二百，令服'络通片'（Ruton）。嗣后血压有增无减，乃投黄家路八十三号南市南洋医院诊治，斯时血压纪录竟高达二百二十。该院医师除令继续服用'络通片'之外，并用针药'安度同'（Entodoh），隔日皮下注射一针。经过十天，头痛依旧。由钧祥、钜祥两侄于三月二十五日，陪同到你医师处诊治。"

【初诊】一九五二年二月廿五日

脉至如湍，头痛失眠，气血有升无降，上实下虚，防其暴厥。暴厥者，不知与人言。

方用：云母石一两　代赭石一两　菊花一两　天麻一钱　桑叶二钱　蚱蝉二钱　蚯蚓二钱　胆南星一钱　龙胆草一钱

【二诊】二十七日

颇能眠，头痛眩胀均已减轻；口仍苦，鼻仍麇。

方用：云母石一两　代赭石一两　菊花一两　桑叶二钱　蚱蝉二钱　蚯蚓二钱　蜂房二钱

【三诊】二十九日

方用：云母石一两　代赭石一两　陈铁落一两　菊花五钱　桑叶二钱　蚱蝉三钱　蜂房二钱　制军二钱　胆南星一钱　龙胆草一钱

【四诊】三十一日

气血已降，头脑清宁，睡眠安，酣声作。

方用：云母石一两　代赭石一两　陈铁落一两　菊花五钱　桑叶二钱　蚱蝉二钱　蟋蟀一钱　白敛二钱　制军二钱　胆南星一钱　龙胆草一钱

【五诊】四月二日

方用：云母石一两　代赭石一两　陈铁落一两　菊花五钱　桑叶二钱　蚱蝉三钱　蜂房二钱　制军一钱　胆南星一钱　龙胆草一钱

濮秋丞夫妇血压高至二百三十度二案

濮秋丞，年八十三岁，为安徽芜湖人，现住上海市当熟区嘉善路三十七弄一号。于一九五二年六月十七日下午三时，忽然中风，立即求治于夫子。夫子曰：病诚危急，果能慎之于始，其效必近。若始而不慎，坐失机宜，虽不即死，亦必久延难瘳。果如夫子言，共诊七次，服药二十五剂而痊愈。且康健如昔，步履如未病时。总计五次出诊，两次门诊。

【初诊】一九五二年六月十七日

卒中风，口噤不能言，奄奄忽忽，神情闷乱，身体缓纵，四肢垂曳，皮肉痛痒不自知。

方用：荆芥四钱　菊花四钱　防风三钱　秦艽三钱　葳灵仙三钱　钩藤三钱　川芎一钱　细辛七分　麻黄六分　桂枝一钱　云母石一两

【二诊】十八日

得微汗，庆来苏，身体渐能收持。

方用：荆芥四钱　菊花四钱　防风二钱　秦艽三钱　威灵仙三钱　钩藤三钱　川芎一钱　细辛七分　麻黄六分　桂枝一钱　云母石一两

【三诊】十九日

眠食安，肢体遂，神情舒适，知感恢复。

方用：荆芥四钱　菊花二钱　秦艽三钱　威灵仙三钱　钩藤三钱　天麻二钱　伸筋草三钱　刺蒺藜二钱　生白芍药二钱　云母石一两

【四诊】二十三日

方用：荆芥三钱　菊花三钱　秦艽二钱　天麻二钱　生白芍药三钱　独活二钱　薏苡仁五钱　贝母二钱　磁石五钱　云母石一两

【五诊】二十六日

方用：荆芥三钱　菊花三钱　天麻二钱　生白芍药二钱　贝母二钱　蚱蝉二钱　殭虫二钱　磁石五钱　云母石一两

【六诊】三十日

方用：荆芥三钱　菊花三钱　生白芍药二钱　蚱蝉二钱　天门冬三钱
黄精四钱　珍珠母五钱　磁石五钱　云母石一两

【七诊】七月五日

方用：荆芥二钱　菊花二钱　天门冬五钱　黄精五钱　桑椹三钱　橘白
三钱　珊瑚二钱　玛瑙二钱　珍珠母五钱　云母石一两

先是其元配姚氏，身体丰盛，面赤声朗，血压常高。有时竟达二百三十，极
其畏热，虽岁暮严寒，亦必开窗迎风，薄衣就凉。至一九四九年十一月，其内侄
谷春约夫子往诊，夫子曰："脉流薄急，盖'血厥'也。防其头重眩仆，夫厥字
从逆，谓血随气逆于上而上实，所以畏热如此。《素问·脉要精微论》所谓：'阳
并于上则火独光'是也。"

【初诊】一九四九年十一月十五日

头昏脑长，眩晕欲仆，喜凉而畏热，烦满心悸，口苦脉急，腿酸膝痛，不良于行。

方用：云母石一两　生石膏一两　寒水石一两　元参二钱　刺蒺藜二钱
蚱蝉二钱　蜂房二钱　鼠妇二钱　水蛭二钱　䗪虫二钱　虫蛀荷叶边二钱
生军六分二厘

【二诊】十七日

服前方，病如失。

方用：云母石一两　生石膏一两　寒水石一两　元参三钱　菊花四钱
蚱蝉二钱　殭蚕二钱　蜂房二钱　水蛭二钱　䗪虫二钱　虫蛀荷叶边二钱
生军四分二厘

【三诊】十九日

方用：云母石一两　石决明一两　珍珠母一两　桑叶二钱　菊花四钱
蚱蝉二钱　殭蚕二钱　虫蛀荷叶边二钱　生军二分二厘

【四诊】二十三日

诸恙皆平。

方用：云母石一两　石决明一两　珍珠母一两　桑叶二钱　菊花四钱
蚱蝉二钱　殭蚕二钱　蜂房二钱　虫蛀荷叶边二钱

此后于一九五〇年八月及一九五一年十二月皆再发，均依前方增减出入，克
奏全功，迄今不复再发矣。

章士钊侄女蕴如血压高至
二百七十四度一案

湖南长沙人，章士钊先生之侄女蕴如小姐，现年四十六岁，未婚。住上海市长宁区番禺路二二四号。在鼎鑫纱厂医务室工作。以下是她自述患病的经过：

一九五三年十月三日晚上，刚吃过夜饭，我的右手和右脚突然麻木。当时就由鼎鑫纱厂劳保科把我送入红十字会医院诊治，血压高度为二七四，低度为一六八，医院曾送病危通知单给我家属，但一星期后就病愈出院了。不料同月二十三日晚上，也是晚饭过后，旧疾复发。仍由劳保科送我住院。此次病况加重，右手和右脚麻木到知觉全无。医院又送了病危通知单。到隔天早上，右手脚的知觉总算恢复。但是不能行动，头脑也忽清忽昏，达五日之久才恢复正常。总计这一次住院，共三十五天，到十一月二十五日出院。回厂里疗养室疗养，经常打针吃药，未见功效，就于一九五四年五月廿七日起改服中药。请老闸区南京东路保安坊中医师刘民叔大夫诊治，到七月七日，我又去北京京易地疗养，经亲戚介绍施今墨大夫替我医治。连服中药五十多帖，不见什么功效。因此我重回上海。寓法华路六九一号疗养所内，再请刘民叔大夫诊治。

【初诊】一九五四年五月二十七日

血厥暴死，两庆更生，若不根治，势必再发。今者半身不遂，头项强痛。臂脚痹疼，口僻喎紧，牙车急，舌不易转，语音蹇吃，脉急如流湍，色赤如涂殊，大便秘，溲溺热，心烦不得眠，制平厥活络汤与服。

方用：西瓜翠五钱　生地黄五钱　露蜂房二钱　淡全蝎二钱　蚯蚓二钱　水蛭三钱　蛀虫二钱　鼠妇二钱　龙胆草一钱　礞石滚痰丸一两

【二诊】二十九日

服前方，甚安适。

方用：西瓜翠五钱　生地黄五钱　露蜂房二钱　淡全蝎二钱　蚯蚓二钱　水蛭二钱　蛀虫二钱　鼠妇二钱　生栀子一钱碎　礞石滚痰丸一两

【三诊】三十一日

服前两方，共四剂，大便始行。睡眠渐安。

方用：西瓜翠五钱　生地黄五钱　露蜂房二钱　淡全蝎二钱　蚯蚓二钱　水蛭二钱　蛀虫二钱　鼠妇二钱　木通一钱　礞石滚痰丸一两

【四诊】六月二日

睡眠更安，大便渐润，溲溺渐长。

方用：西瓜翠五钱　生地黄五钱　露蜂房二钱　淡全蝎二钱　蛇蜕二钱　水蛭二钱　蛀虫二钱　鼠妇二钱　白鲜三钱　礞石滚痰丸一两

【五诊】五日

口僻噤紧，牙车急，俱渐缓适。头项强痛，臂脚痹疼，亦渐减轻。

方用：西瓜翠五钱　生地黄五钱　露蜂房二钱　淡全蝎二钱　蛇蜕二钱　水蛭二钱　蛀虫二钱　鼠妇二钱　老秋蝉二钱　礞石滚痰丸一两

【六诊】九日

服前方四剂后，诸症更觉减轻，右身渐遂。

方用：西瓜翠五钱　生地黄五钱　露蜂房二钱　淡全蝎二钱　蛇蜕二钱　水蛭二钱　蛀虫二钱　当归三钱　川牛膝三钱　礞石滚痰丸一两

【七诊】十八日

右身不遂，日渐减轻，但左臂又疼，两踝均受。

方用：西瓜翠五钱　生地黄五钱　露蜂房二钱　淡全蝎二钱　蛇蜕二钱　水蛭二钱　当归三钱　川牛膝三钱　木瓜三钱　礞石滚痰丸一两

【八诊】二十九日

左臂痛止，踝酸亦除，头偏左微疼。血压降至一百七十八度。

方用：西瓜翠五钱　生地黄五钱　淡全蝎二钱　蚯蚓二钱　水蛭二钱　鼠妇二钱　桑叶三钱　菊花四钱　夜交藤四钱　当归三钱　礞石滚痰丸一两

【九诊】十二月二十四日

一别五月，右身仍然不遂，近且臂痛难举，脚挛难行，项强难以左右顾。口角流涎，舌机不转，语言塞涩，难于辨识。病势日渐深重矣。制三才解语汤与服。

方用：天门冬五钱　熟地黄五钱　潞党参五钱　当归三钱　露蜂房二钱　淡全蝎二钱　老秋蝉二钱　水蛭二钱　蛀虫二钱　西瓜翠五钱　礞石滚痰丸一两

【十诊】二十七日

连日便行臭粪甚多。诸证赖以减轻。

方用：天门冬五钱　熟地黄五钱　潞党参五钱　当归四钱　淡全蝎二钱
老秋蝉二钱　水蛭二钱　虻虫二钱　西瓜翠五钱　礞石滚痰丸一两

【十一诊】一九五五年一月一日

据云：确实是好了一些。

方用：天门冬五钱　熟地黄五钱　潞党参五钱　当归五钱　水蛭二钱
虻虫二钱　老秋蝉二钱　淡全蝎二钱　宝珠茶花二钱　西瓜翠五钱　礞石滚
痰丸一两

【十二诊】六日

自一九五二年停经，昨乃复行，色不艳，量不多。

方用：天门冬五钱　熟地黄五钱　潞党参五钱　当归五钱　水蛭二钱
虻虫二钱　淡全蝎二钱　老秋蝉二钱　蚯蚓二钱　茶花二钱　西瓜翠五钱
礞石滚痰丸一两

【十三诊】十一日

据云：一天比一天好。

方用：天门冬五钱　熟地黄五钱　潞党参五钱　当归四钱　老秋蝉二钱
淡全蝎二钱　水蛭二钱　虻虫二钱　宝珠茶花二钱　西瓜翠五钱　礞石滚痰
丸一两

【十四诊】十六日

自十四日起，腹微痛，大便溏薄，舌苔薄。

方用：天门冬五钱　熟地黄五钱　潞党参五钱　当归三钱　露蜂房三钱
老秋蝉二钱　淡全蝎三钱　虻虫一钱　水蛭一钱　西瓜翠五钱

【十五诊】二十一日

项柔渐能左右顾。口涎止，语言渐清。

方用：天门冬五钱　熟地黄五钱　潞党参五钱　当归三钱　露蜂房二钱
老秋蝉二钱　淡全蝎二钱　鼠妇二钱　蚯蚓二钱　西瓜翠五钱

【十六诊】二十六日

举臂尚微痛，举步尚微躄。

方用：天门冬五钱　熟地黄五钱　生地黄五钱　潞党参五钱　当归三
钱　阿胶三钱　露蜂房二钱　老秋蝉二钱　淡全蝎二钱　鼠妇二钱　西瓜翠
五钱

【十七诊】二月五日

眠食均安。语言更清，举动更便。

方用：天门冬五钱　熟地黄五钱　生地黄五钱　潞党参五钱　阿胶二钱　露蜂房二钱　老秋蝉二钱　鼠妇二钱　陈铁落五钱　西瓜翠五钱

【十八诊】十四日

语言行动几如常人。

方用：天门冬五钱　熟地黄五钱　生地黄五钱　潞党参五钱　阿胶二钱　老秋蝉二钱　鼠妇二钱　磁石五钱　陈铁落五钱　西瓜翠五钱

【十九诊】二十三日

方用：天门冬五钱　熟地黄五钱　潞党参五钱　当归五钱　阿胶三钱　老秋蝉二钱　鼠妇二钱　磁石五钱　陈铁落五钱　西瓜翠五钱

【二十诊】三月二日

方用：天门冬五钱　熟地黄五钱　潞党参五钱　当归五钱　老秋蝉二钱　磁石五钱　陈铁落五钱　黄芪四钱　枸杞子三钱　西瓜翠五钱

【二十一诊】十一日

昨夜心烦失眠。

方用：天门冬五钱　熟地黄五钱　潞党参五钱　老秋蝉二钱　云母石五钱　陈铁落五钱　茯神三钱　枣仁三钱　枸杞子三钱　西瓜翠五钱

【二十二诊】二十日

方用：天门冬五钱　熟地黄五钱　潞党参五钱　云母石五钱　陈铁落五钱　老秋蝉二钱　茯神三钱　枣仁三钱　柏子仁三钱　西瓜翠五钱

【二十三诊】二十九日

语言行动已如常人。

方用：天门冬五钱　熟地黄五钱　潞党参五钱　云母石五钱　陈铁落五钱　枸杞子五钱　桑叶二钱　菊花三钱　葡萄干三钱　西瓜翠五钱

【二十四诊】四月十日

章女士要求停药。夫子曰：不可。

方用：天门冬五钱　熟地黄五钱　潞党参五钱　云母石五钱　枸杞子三钱　柏子仁三钱　阿胶三钱　桑叶二钱　菊花三钱　西瓜翠五钱

夫子嘱将此方连服十五剂。章曰：服毕此方，无论如何不愿再服汤药也。

陈庆华子人豪皮下出血发紫斑一案

　　南京人陈庆华之子人豪，年七岁，现住上海市黄浦区河南中路二百七十五号二楼。据述病状经过云：人豪于一九五一年五月三十日起病，右脚踝膝忽然疼痛，次日发热至三十九度半，左足底亦发剧痛。次日左腼腘间发布红点，痛及左胁。有谓为关节炎者，服药无效。有云发热数日不退，恐是伤寒，即服氯霉素，至六月十三日身热退尽，略进薄粥。不意十七日身热又发，红斑又布，面额肿痛。次日肿及颈项。有谓为腰子病者，有谓为腹膜炎者，有谓为伤寒复病者，延至十九日下午三时腹痛大作，是夜九时许，痛极，不能忍，急送至山西医院，诊断疑为急性腹膜炎。因无病房，由卫生局调派至齐鲁医院，诊断为腰子病，即注射青霉素，腹痛稍止。又因该院非小儿专科，乃改入思南路上海儿童医院，住二百零六号Ａ病房。诊断为由太饿，缺乏营养。腰子病是实，腹膜炎则无之。次日接得通知云："迳启者：病童陈人豪经医师诊治后，认为病势沉重，特为通知，请即来探视是要。此上家长或负责人。上海儿童医院启。（六月廿日一时）"由其母黄为平往伴。一面饮以牛奶粥汤，一面注射青霉素。至二十八日痊愈出院。不意七月八日，身热又发，红斑又布，腹痛肢疼。朝轻暮重，连日不退。因往问儿童医院。答云：是蛔虫敏感性反应，不要紧。至十六日偕人豪同赴该院，诊断为皮下出血，治如前法。自是之后，紫斑愈发愈多，腹痛亦日甚一日。不得已乃广求名医诊治，俱诊断为皮下出血所致之紫斑病无疑。决定输血。由其母抽出二十毫升输入儿体。经常注射青霉素、维生素Ｋ、维生素Ｃ，病乍轻乍重，缠绵不瘥。至八月三日晚，腹痛又剧不可忍。儿科医师命赴新闸路余11医学化验所验血。次日往取回单。（化验结果摘附案后。）途遇谢信礼夫人，介绍中医，改服中药。于八月五日由师接诊续治。

　　【初诊】一九五一年八月五日

　　环脐痛如刀割，身热肢厥，面目浮肿，两脚挛急而疼酸。紫斑层出不穷。脉象滑大。舌赤无胎，如剥皮。

　　方用：生蒲黄三钱布包　　生白芍药三钱　　生地榆二钱　　水萍三钱　　泽兰

三钱　菴蔺子三钱　银花三钱　菊花三钱　青蒿三钱　生地黄三钱

【二诊】六日

腹痛缓，身热减，肢厥回，夜半合目欲眠。

方用：生蒲黄三钱布包　生白芍药三钱　生地榆二钱　水萍二钱　银花三钱　白敛二钱　菴蔺子三钱　蝉蜕二钱　鳖甲五钱　生地黄三钱

【三诊】七日

腹痛止，脚不疼；身热未清，面肿未消，紫斑未息。

方用：生蒲黄三钱布包　生白芍药三钱　生地榆二钱　水萍二钱　青蒿三钱　蝉蜕二钱　蚯蚓二钱　茅根三钱　白敛二钱　生地黄三钱

【四诊】八日

腹中和，热退，肿消，紫斑渐减。

方用：生蒲黄三钱布包　生白芍药三钱　生地榆二钱　水萍二钱　青蒿二钱　蝉蜕二钱　蛇蜕一钱　银花二钱　白敛二钱　蚯蚓二钱　生地黄三钱

【五诊】九日

方用：生蒲黄三钱布包　生白芍药三钱　生地榆二钱　茺蔚子二钱　蚯蚓二钱　水萍二钱　青蒿二钱　蛇蜕二钱　白敛二钱　生地黄四钱

【六诊】十日

方用：生蒲黄三钱布包　生白芍药三钱　生地榆二钱　茺蔚子二钱　蚯蚓一钱　白敛三钱　蛇蜕二钱　银花三钱　白蒺藜二钱　蒲公英三钱　生地黄三钱

【七诊】十一日

诸病皆瘥，眠食如常。

方用：生蒲黄三钱布包　生白芍药三钱　生地榆二钱　蛇蜕一钱　白敛一钱　石长生一钱　薏苡五钱　蒲公英三钱　生地黄三钱

【八诊】十三日

方用：生蒲黄三钱布包　生白芍药三钱　生地榆二钱　蛇蜕一钱　白敛一钱　牛蒡二钱　石长生一钱　石龙刍二钱　薏苡五钱　生地黄三钱

【九诊】十五日

方用：生蒲黄三钱布包　生白芍药三钱　生地榆二钱　银花三钱　菊花二钱　连翘二钱　红梅花一钱　绿梅花一钱　石长生一钱　石龙刍二钱　生地黄三线

【十诊】二十日

紫斑又出数点，在两腿内侧。

方用：生蒲黄三钱布包　生白芍药三钱　生地榆二钱　蛇蜕一钱　蚯蚓二钱　茺蔚子二钱　水萍二钱　生地黄三钱

【十一诊】廿二日

紫斑全退。

方用：生蒲黄三钱布包　生白芍药三钱　生地榆二钱　蛇蜕一钱　蚯蚓二钱　石长生一钱　红梅花一钱　白敛一钱　蒲公英三钱　生地黄三钱

【十二诊】廿六日

病已痊愈。

方用：生白芍药三钱　生蒲黄三钱布包　蒲公英三钱　银花二钱　菊花二钱　甘草一钱　薄荷一钱　白薇二钱　生地榆二钱　生地黄三钱

【十三诊】九月六日

经过十日，紫斑不再发，环脐不再痛，两脚不再挛急。

方用：生白芍药四钱　甘草一钱　茅根四钱　连翘三钱　银花三钱　菊花三钱　南沙参三钱　大红枣四钱

【十四诊】十六日

又过十日，紫斑、腹痛、脚挛急俱不复发。师曰：食以养之，可勿药也。但须忌食虾蟹鳝鳗耳。

【十五诊】廿六日

又过十日，前来求诊，问断根否？答云：脉候平和，脏腑安定，一月以来，未尝再发，可告绝根矣。若有疑，过十日再来诊。

曹序祥梅毒性玻璃体出血失明一案

曹序祥君，浙江奉化人，现年四十四岁，住上海市提篮桥区大名路一一八二号。据云：久患目疾，曾于一九五二年七月七日在上海医学院施行手术，取去左目，以为从此可以永保右目常明。不意于九月间而右目又病，因此又到宏仁医院检查，据医生诊断云："检查眼底有梅毒，玻璃体极溷，恐为玻璃体出血。"经注射青霉素，并未见效。自此之后，目光渐失。曹君恐蹈左目覆辙，极度恐慌，至十一月初旬，视觉黑暗无光，惟眼角尚流一线斜光，略能视人，已难识别其为男为女。其妻何英得邻友周培华女士之介绍，于一九五二年十一月二十一日由其女蜜和扶之前来求治。

【初诊】一九五二年十一月二十一日

目胞目眦，白眼黑眼，以及瞳人，都无异征。盖青盲也。张目注视，黑气满前，惟近鬓之外眦，尚留一线斜光，视物已不了了。内障既成，失明在即。切脉浮虚细涩，法当补肾，俾肾受五藏之精，循脊还脑，过目系，发精光，瞽而复明，庶有望乎。

方用：干地黄五钱　枸杞子三钱　桑椹四钱　当归四钱　金蝉花三钱　凌霄花二钱　川芎一钱　细辛一钱　甘草一钱　云母石五钱　羊肝一两　羊肾一个

【二诊】二十四日

方用：干地黄五钱　枸杞子三钱　桑椹四钱　当归四钱　金蝉花三钱　凌霄花二钱　川芎一钱　细辛一钱　甘草一钱　决明子五钱　云母石五钱　羊肝一两　羊肾一个

【三诊】二十七日

方用：干地黄五钱　枸杞子三钱　当归四钱　女贞三钱　川芎一钱　细辛一钱　甘草一钱　决明子五钱　夜明砂五钱　云母石五钱　羊肝一两　羊肾一个

【四诊】二十九日

方用：干地黄五钱　枸杞子三钱　当归四钱　菟丝三钱　川芎一钱　细

辛一钱　甘草一钱　决明子五钱　夜明砂五钱　云母石五钱　羊肝一两　羊肾一个

【五诊】十二月三日

手足渐暖，腰膝渐健。

方用：干地黄五钱　枸杞子三钱　桑椹四钱　当归四钱　菟丝四钱　黑脂麻四钱　决明子五钱　夜明砂五钱　云母石五钱　羊肝一两　羊肾一个

【六诊】七日

方用：干地黄五钱　枸杞子三钱　桑椹四钱　当归四钱　菟丝四钱　没石子三钱　决明子五钱　夜明砂五钱　金蝉花三钱　云母石五钱　羊肝一两　羊肾一个

【七诊】十四日

方用：干地黄五钱　枸杞子三钱　桑椹四钱　当归四钱　没石子三钱　决明子五钱　夜明砂五钱　人参叶四钱　金蝉花三钱　云母石五钱　羊肝一两　羊肾一个

【八诊】二十一日

肾气久固，不复梦遗，阴精渐渐上奉，人过其前，略能识别其为男为女。

方用：干地黄五钱　枸杞子三钱　桑椹四钱　当归四钱　没石子三钱　谷精珠五钱　决明子五钱　人参叶四钱　潞党参四钱　云母石五钱　羊肝一两　羊肾一个

【九诊】二十九日

方用：干地黄五钱　枸杞子三钱　桑椹四钱　当归四钱　没石子三钱　谷精珠五钱　决明子五钱　千年白二钱　蛴螬一钱　秦皮三钱　人参叶五钱　云母石五钱　羊肝一两　羊肾一个

【十诊】一九五三年一月九日

方用：干地黄五钱　枸杞子三钱　桑椹四钱　当归四钱　决明子五钱　夜明砂三钱　柴胡三钱　黄菊花三钱　蒺藜三钱　人参叶五钱　云母石五钱　羊肝一两　羊肾一个

【十一诊】十七日

方用：干地黄五钱　枸杞子三钱　桑椹四钱　当归四钱　决明子五钱　夜明砂三钱　柴胡三钱　黄菊花三钱　蒙花三钱　蕤核四钱　人参叶五钱　云母石五钱　羊肝一两　羊肾一个

【十二诊】二十五日

眼角斜光，渐渐放宽。

方用：干地黄五钱　枸杞子五钱　白葡萄三钱　决明子五钱　夜明砂五钱　柴胡三钱　腊梅花二钱　蒙花三钱　珊瑚三钱　蕤核四钱　人参叶五钱　云母石五钱　羊肝二两　羊肾一个

【十三诊】二月四日

黑气渐淡，上视较下视困难。

方用：干地黄五钱　枸杞子五钱　白葡萄三钱　决明子五钱　夜明砂三钱　腊梅花三钱　蒙花三钱　蕤核四钱　珊瑚三钱　千年白三钱　人参叶五钱　云母石五钱　羊肝二两　羊肾二个

【十四诊】十日

由八日起，瞳人中发出一道白光，穿过黑气，形如孔道，由此孔道看出，人物清晰。曹君云：异哉！奇境也。

方用：干地黄五钱　枸杞子五钱　白葡萄三钱　决明子五钱　夜明砂五钱　腊梅花三钱　蒙花三钱　珊瑚三钱　玛瑙三钱　珍珠母五钱　人参叶五钱　云母石五钱　羊肝二两　羊肾二个

【十五诊】十六日

方用：干地黄五钱　枸杞子五钱　白葡萄三钱　决明子五钱　腊梅花二钱　蒙花三钱　珊瑚三钱　玛瑙三钱　珍珠母四钱　谷精珠五钱　千年白三钱　人参叶五钱　云母石一两　羊肝二两　羊肾二个　青鱼胆二个

【十六诊】二十二日

方用：干地黄五钱　枸杞子五钱　白葡萄三钱　决明子五钱　腊梅花三钱　珊瑚三钱　玛瑙三钱　珍珠母四钱　谷精珠四钱　人参叶五钱　云母石一两　羊肝二两　羊肾二个　青鱼胆二个

【十七诊】二十八日

颇能看字，能看解放日报之"解"字，且能识"解"字之写法。小字不能注视。

方用：干地黄五钱　枸杞子五钱　白葡萄三钱　千年白三钱　决明子五钱　黄菊花四钱　珊瑚五钱　玛瑙三钱　珍珠母五钱　人参叶五钱　云母石一两　羊肝二两　羊肾二个　青鱼胆二个

【十八诊】三月九日

方用：干地黄五钱　枸杞子五钱　白葡萄四钱　决明子五钱　黄菊花四

钱　珊瑚四钱　玛瑙四钱　珍珠母五钱　千年白三钱　人参叶五钱　云母石一两　羊肝二两　羊肾二个　青鱼胆二个

【十九诊】十六日

近数日间，瞳人所发白光渐宽，渐久，能近视亦能远视，当注视时，有大小不等之片片黑物，如纸屑状，不断直向下落。

方用：干地黄一两　枸杞子五钱　白葡萄四钱　决明子五钱　珊瑚四钱　玛瑙四钱　蒺藜四钱　麋角胶二钱　人参叶五钱　云母石一两　羊肝二两　羊肾二个　青鱼胆二个

【二十诊】二十七日

方用：干地黄一两　枸杞子五钱　白葡萄四钱　决明子五钱　珊瑚三钱　玛瑙三钱　千年白三钱　麋角胶二钱　人参叶五钱　云母石一两　羊肝二两　羊肾二个　青鱼胆二个

【二十一诊】四月二日

眼光焕发，渐如常人，能写小字，能看画报。下午助较弱，多视头眩，不胜其苦，仍微有如纸屑状之片片黑物向下飞落。

方用：干地黄一两　枸杞子五钱　白葡萄四钱　决明子五钱　黄精五钱　山药五钱　当归头五钱　麋角胶二钱　人参叶五钱　云母石一两　羊肝二两　羊肾二个　青鱼胆二个

【二十二诊】九日

瞽目全明，在注视时似有黑圈一环，环内极清晰，环外较昏糊。

方用：干地黄一两　枸杞子五钱　白葡萄四钱　黄精一两　当归头五钱　白敛五钱　雷丸二钱　金蝉花二钱　麋角胶二钱　人参叶五钱　云母石一两　羊肝二两　羊肾二个　青鱼胆二个

【二十三诊】二十一日

黑圈无。

方用：干地黄一两　枸杞子五钱　白葡萄四钱　黄精一两　当归头五钱　金蝉花二钱　麋角胶二钱　覆盆子四钱　菟丝子四钱　云母石一两　羊肝二两　羊肾二个

【二十四诊】五月四日

方用：干地黄一两　枸杞子五钱　白葡萄四钱　黄精一两　山药五钱　五味子二钱　麋角胶二钱　覆盆子四钱　菟丝子四钱　云母石一两

顾红英高血压目炎失明一案

上海市高昌庙江南造船厂工人黄金根君之妻，顾红英女士，现年四十三岁，江苏省松江县枫泾人，住龙毕路小木桥东三街六号。目盲已久，据云：赴斜桥第九医院，诊断为高血压目炎；屡经中西眼科诊治，延至一九五四年一月九日，始求治于夫子，凡处十方不到一月而痊愈。

【初诊】一九五四年一月六日

目盲不明，不红不肿，胞弦微痒，脉浮数，头痛泪出。

方用：金蝉花四钱　川蓼子三钱　防风三钱　殭蚕三钱　辛夷三钱　白芷三钱　川藁本三钱　细辛一钱　甘草一钱　生姜三片

【二诊】八日

头痛除，目渐安。

方用：金蝉花四钱　川蓼子三钱　防风三钱　菊花三钱　白芷三钱　川藁本三钱　辛夷二钱　细辛一钱　甘草一钱　生姜三片

【三诊】十日

胞弦不痒。

方用：金蝉花四钱　川蓼子三钱　防风三钱　秦皮三钱　白芷三钱　川藁本三钱　辛夷二钱　细辛一钱　甘草一钱　生姜三片

【四诊】十二日

方用：金蝉花四钱　川蓼子三钱　防风三钱　蕤核三钱　白芷三钱　川藁本三钱　辛夷二钱　细辛一钱　甘草一钱　生姜三片

【五诊】十四日

方用：金蝉花四钱　川蓼子三钱　川藁本三钱　川芎劳二钱　决明子四钱　防风三钱　千年白三钱　龙须草三钱　甘草一钱

【六诊】十七日

目能略视，但羞明。

方用：金蝉花四钱　川蓼子三钱　川藁本三钱　川芎劳二钱　决明子四

钱　防风三钱　千年白三钱　柴胡三钱　甘草一钱

【七诊】二十日

泪全止，视物更清。

方用：金蝉花四钱　川蓼子三钱　当归三钱　川芎劳二钱　防风三钱　通草二钱　白芷二钱　柴胡三钱　决明子四钱　甘草一钱

【八诊】二十四日

不羞明。

方用：金蝉花四钱　川蓼子三钱　当归三钱　枸杞子四钱　谷精草三钱　木贼草二钱　防风三钱　白芷二钱　柴胡三钱　甘草一钱

【九诊】二十八日

能视远近诸物。

方用：金蝉花四钱　川蓼子三钱　当归三钱　枸杞子四钱　龙须草三钱　菊花三钱　防风三钱　千年白三钱　甘草一钱

【十诊】三十一日

自云痊愈。

方用：金蝉花四钱　川蓼子三钱　当归三钱　枸杞子四钱　龙须草三钱　菊花一钱　防风三钱　桑椹三钱　谷精珠四钱　云母石四钱　甘草一钱

附：广东省中医实验医院萧熙函

民叔长者尊鉴：前承面谕，并赐《鲁楼医案》及另著《华阳医说》二种。雒诵回环，顿开茅塞。自晚发表眼科论文之后，各方来信，或商榷学理，或要求函开方药。而此间各院病者（眼科）亦多要求医院邀往会诊，均以不擅眼科为辞。前有刘华采君，年已六十，再四请予施治。经遵照长者指示，诊疗十次，眼已渐辨指数。若能复明，实长者之恩也。今后尚祈时赐教益，俾能于中医学术，进窥堂奥，而患者亦获转沐长者之橘泉也。长者之著述，能更赐数种否？一俟读完，俾能写一总结。（晚）非阿私师好，良以今之中医，不懂西医，又不知中医，而晓晓喋喋批判前人。俨若所知兼括中西之长，实在庸劣竟不可及。若彼西医之诋中医，则蜉蝣撼大树，不仅可笑，亦可怜矣。敬颂著安，并祈为祖国医学，珍重福躬是寿。

（晚）萧熙顿首　五月一日

张瑞峰玻璃体混浊失明一案

　　河北省安次县白家务村人张瑞峰君，男，现年四十二岁，住上海市常熟区华山路二百二十九街三十八号，电话七五四九三号。向供职于振华橡胶厂，病目年余，经湘人金汉生君介绍，前来求治于夫子。兹照录其亲书病历于后：

　　病者于一九五二年二月左眼发红，即往本市光华眼科医院治疗，约两月左右，右眼又发红，当时光华眼科医院诊断为红眼。又转往四川北路闸北水电厂后面一个日本医院，治疗十余天无效，两眼视力开始减退。又转往上海眼科名西医张福星处医治，约十余天仍未见效。又到本市中山医院眼科医治五次，亦未见好。又到本市刘占英眼科诊疗所医治，检查结果是"玻璃体混浊"，医治约两个多月，仍不见好。视力继续减退到连报纸的大字都看不清楚。又到本市同济医院用苏联组织疗法医治两个月，及上海医学院用组织疗法继续医治四个月，均未见效。两眼视力减退到不能辨别人的面貌，书报均不能看。情况相当严重。自是而后，虽在咫尺之内亦不能辨别人物，行路时高一步低一步。

　　【初诊】一九五三年四月二日

　　张目外视，黑雾满前。检其行质，都未变异；诊其脉，细驶而劲。阴精既虚，火又潜炽。

　　方用：干地黄一两　元参一两　女贞子一两　苦参五钱　秦皮三钱　白敛三钱　云母石一两　枸杞子四钱　菊花四钱　黄檗二钱

　　【二诊】四日

　　方用：干地黄一两　元参一两　女贞子一两　苦参五钱　秦皮三钱　白敛三钱　云母石一两　枸杞子四钱　菊花四钱　决明子四钱

　　【三诊】七日

　　方用：干地黄一两　元参一两　女贞子一两　苦参五钱　千年白五钱　白敛三钱　云母石一两　枸杞子四钱　菊花四钱　珊瑚三钱

　　【四诊】十一日

　　方用：干地黄一两　元参一两　女贞子一两　苦参五钱　谷精珠五钱

千年白五钱　白敛五钱　云母石一两　枸杞子四钱　珊瑚三钱

【五诊】十四日

连服四方，大便畅，睡眠安。

方用：干地黄一两　元参一两　女贞子一两　苦参五钱　决明子五钱
千年白四钱　云母石一两　枸杞子四钱　珊瑚三钱　蒙花三钱

【六诊】十八日

方用：干地黄一两　元参一两　女贞子一两　苦参五钱　千年白四钱
云母石一两　枸杷子四钱　珊瑚三钱　秦皮三钱　青蒿三钱

【七诊】二十三日

饮食渐增，肌肉渐充。

方用：干地黄一两　元参一两　女贞子一两　苦参五钱　决明子五钱
谷精珠五钱　云母石一两　枸杞子四钱　桑椹四钱　黄精五钱

【八诊】二十七日

方用：干地黄一两　元参一两　女贞子一两　苦参五钱　决明子五钱
蕤核四钱　云母石一两　枸杞子四钱　黄蘗二钱　菊花四钱

【九诊】五月一日

据云：常欲张目视物，苦无所睹，且感不安适。

方用：干地黄一两　元参一两　女贞子一两　苦参五钱　决明子五钱
人参叶三钱　云母石一两　枸杞子四钱　青蒿三钱　菊花四钱

【十诊】六日

方用：干地黄一两　元参一两　女贞子一两　苦参五钱　谷精珠五钱
沙蒺藜三钱　云母石一两　枸杞子四钱　青蒿子三钱　珊瑚三钱

【十一诊】十一日

方用：干地黄一两　元参一两　女贞子一两　苦参五钱　谷精珠五钱
当归四钱　金蝉花四钱　云母石一两　枸杞子四钱　千年白三钱

【十二诊】十六日

据云：两目无所苦，极安适。

方用：干地黄一两　元参一两　女贞子一两　苦参五钱　夜明砂五钱
决明子五钱　金蝉花四钱　云母石一两　枸杞子四钱　千年白三钱

【十三诊】二十日

方用：干地黄一两　元参一两　女贞子一两　苦参五钱　夜明砂五钱

决明子五钱　　当归四钱　　云母石一两　　枸杞子四钱　　珍珠母五钱

【十四诊】二十六日

方用：熟地黄五钱　　生地黄五钱　　元参一两　　女贞子一两　　苦参五钱
夜明砂五钱　　决明子五钱　　云母石一两　　枸杞子四钱　　当归五钱　　黄精五钱

【十五诊】三十一日

方用：熟地黄五钱　　生地黄五钱　　元参一两　　女贞子一两　　苦参五钱
夜明砂五钱　　决明子五钱　　云母石一两　　枸杞子四钱　　当归四钱　　黄精五钱

【十六诊】六月四日

据云：昨日两目忽然有光，颇能视人，但尚不能辨别面貌。

方用：熟地黄五钱　　生地黄五钱　　元参一两　　女贞子一两　　苦参五钱
夜明砂五钱　　决明子五钱　　云母石一两　　枸杞子四钱　　当归五钱　　黄精一两

【十七诊】八日

方用：熟地黄五钱　　生地黄五钱　　元参一两　　女贞子一两　　苦参五钱
夜明砂五钱　　决明子五钱　　石斛五钱　　云母石一两　　枸杞子四钱　　黄精一两

【十八诊】十三日

方用：熟地黄五钱　　生地黄五钱　　元参一两　　女贞子一两　　苦参五钱
千年白三钱　　决明子五钱　　石斛五钱　　云母石一两　　枸杞子四钱　　地骨皮
三钱

【十九诊】十八日

方用：熟地黄五钱　　生地黄五钱　　元参一两　　女贞子一两　　苦参五钱
千年白三钱　　决明子五钱　　云母石一两　　女贞子四钱　　地骨皮三钱　　茺蔚子
三钱

【二十诊】二十二日

据云：已能辨识男女面貌。

方用：熟地黄五钱　　生地黄五钱　　元参一两　　女贞子一两　　苦参五钱　　千
年白三钱　　决明子五钱　　云母石一两　　枸杞子四钱　　蕤核四钱　　金蝉花三钱

【二十一诊】二十六日

方用：熟地黄五钱　　生地黄五钱　　元参五钱　　女贞子一两　　千年白三钱
决明子五钱　　云母石一两　　枸杞子四钱　　当归五钱　　黄精五钱

【二十二诊】三十日

方用：熟地黄五钱　　生地黄五钱　　元参五钱　　苦参五钱　　女贞子一两　　千

年白三钱　夜明砂五钱　决明子五钱　枸杞子四钱　当归五钱　茺蔚子三钱

【二十三诊】七月四日

据云：颇能看书读报。

方用：熟地黄五钱　生地黄五钱　元参五钱　苦参五钱　女贞子一两
千年白三钱　决明子五钱　枸杞子四钱　秦皮三钱　珊瑚三钱

【二十四诊】八日

方用：熟地黄五钱　生地黄五钱　苦参五钱　元参五钱　女贞子一两
千年白三钱　决明子五钱　夜明砂五钱　夜交藤五钱　当归五钱　蕤核五钱

【二十五诊】十三日

方用：熟地黄五钱　生地黄五钱　苦参五钱　元参五钱　女贞子一两
千年白三钱　夜明砂五钱　夜交藤五钱　当归五钱　金蝉花二钱

【二十六诊】十九日

据云：经视检查结果，视力已恢复至能看检查表第六排小字。

方用：熟地黄五钱　生地黄五钱　元参五钱　苦参五钱　女贞子一两
夜明砂五钱　决明子五钱　千年白三钱　蕤核五钱　云母石一两　当归五钱

【二十七诊】二十三日

方用：熟地黄五钱　生地黄五钱　元参五钱　苦参五钱　女贞子一两　夜
明砂五钱　决明子五钱　千年白三钱　云母石一两　当归五钱　菟丝子五钱

陶杏元母张三妹肺癌一案

上海市嵩山区延安中路七二五号，沪光电影院职员陶杏元君，江苏川沙人，事母至孝，其母张三妹。病肺癌。屡经诊疗，皆隐匿不以闻。盖陶母习闻癌为不治之绝症也。

上海文艺工会电影院分会职工保健站诊断书：张三妹，年五十六岁，女性，全身症状良好。由一九五二年十月至一九五四年七月之间，每月约二三次至站中医治。除经常有些咳嗽，体温正常。有时有些关节酸疼。听诊右肺，有时有轻度支气管音外，全身症状，甚为良好。每次服药后咳嗽一般性瘥好。于一九五四年七月廿六日，痰中略有极少量之血丝，体温 37.5℃，听诊右肺上部呼吸音减低，嘱透视。但因其本人身体甚好，亦无有何不舒适之处，并服药后咳嗽及血丝均转好，又因其本人自认为年龄已老，而未愿透视。八月份来过三次，除体温在37.3 ~ 37.5℃，听诊右上肺部呼吸音显著减低。但其他一切均良好，如无病状。但因听诊有异状，故嘱其子必与其透视。结果于一九五四年九月透视，及摄片结果，为右肺上部呈一般性实质阴影，下端边缘清晰，余肺呈弥漫性钙化斑点，纤维增殖性阴影，心影正常。诊断为右肺新生物可能。但患者之全身症状，甚为良好，饮食精神等亦好，咳嗽亦好，痰中亦无血丝。嘱即转第一医学院外科学院胸外科施行支气管镜检查，以供进一步研究。检查结果为癌症，而即入院施行手术治疗。

照录陶杏元笔记：病情的初期，患者经常的咳嗽多痰，体质日见消瘦。经保健站诊疗服药数次，未见好转。后遵医嘱摄了 X 光片。经保健站视察研究，告知病情，可能为肺上患瘤或癌，建议本人往第一医学院求治。一九五四年九月十七日在上海第一医学院外科学院门诊时，曾进行透视，照医生嘱咐，在当天下午摄了 X 光片，并预约在二十二日看门诊（片已摄成）。医生向病者了解了一些情况，次日病者进行了支气管镜观察。在二十四日看门诊时，医生声称：根据以上观察材料，肯定病者患的是肺癌，且很严重，非用开刀手术割除，无其他办法。而且此症开刀也并不能保证一定能割除。本人在此绝无仅有的办法下，决定在该院动手术。十月七日下午进行手术，一时半入手术室，至五时，未见医生开刀没将癌块取出。病者出手术室后，医生即与本人谈话：开刀的手续已完全做好，右背上肋骨取除一条，唯肺上癌不能割除，缘此癌已发展到淋巴腺上血管边，系属无法医治症（绝症）。医生又对我说：待患者精神稍好转后，只能在家去养养。经向医生了解病人发展的情况。医生说：此症发展下去，病人很痛苦，会出现气喘头脚臃肿等现象。而且要继续六个月的生命恐也不能。后于十月十八日，我负着绝望的心情，伴着母亲出院。过了一些日子，经友人朱材因介绍，其笺条云："听说你老太太患着癌症。兹据友人传，南京路虹庙间壁保安坊，即四百八十六街十九号。有一很著名的中医师刘民叔，对这一类的病，很有把握，不妨一试。门诊一万元，要清晨先去挂号，迟了挂不到，因每日限制四十号。"于十月廿八日求医于刘民叔先生。此刻病者的情况是：舌干口腻，右脚浮肿，气喘吐痰不爽。经刘医师诊治五次，服药十帖后，以上病情很显著好转了。脚肿消失，气平口爽。事实在我的眼前，不由我提高了对中医对刘医师的信任，继续治疗。

在第一阶段共服药二十八帖后，病者精神有了很大程度恢复。至此刘医师告我云：病者可停止三星期的诊治服药。在冬至前五天再继续治疗。第二阶段共又服药三十五帖。前后两个阶段服了六十三帖药。刘医师细心诊脉后，明白告知我：患者的肺癌已痊愈，并停止了医药。同意本人待气候暖和，给病者透视 X 光以藉科学的证明。目前虽由于经济关系未曾摄片，然病人出院后已九月，没有像第一医学院医生所说的那样可怕，而是精神及其他都正常。为了发扬祖国宝贵的医药遗产，就草率说了此癌疾被中医治愈的情况，供读者参阅。

一九五五年七月九日陶杏元摘录

【初诊】一九五四年十月二十八日

咳逆上气，口干舌焦，吐痰时痛引右胸，尤以刀疤为甚。自开刀后，脑右侧麻木酸楚，头难直竖，右脚浮肿。诊其脉阴阳俱紧，望其舌白胎而中剥。处进退青龙汤。

方用：桂枝三钱　麻黄一钱　细辛一钱　干姜二钱　五味子四钱　茯苓四钱　甘草二钱　白芍药三钱　服二剂第一剂　内加黄附块三钱　第二剂加生石膏四钱

【二诊】三十日

服前方颇安适。口舌稍润，咳逆上气稍缓。

方用：桂枝三钱　麻黄一钱　细辛一钱　干姜二钱　五味子五钱　茯苓四钱　甘草二钱　西瓜翠三钱　服二剂第一剂　内加黄附块三钱　第二剂加

生石膏四钱

【三诊】十一月一日

咳嗽更缓，刀疤不复剧疼。

方用：桂枝三钱　麻黄一钱　细辛一钱　干姜二钱　五味子五钱　赤豆五钱　甘草二钱　西瓜翠三钱　服二剂第一剂　加黄附块三钱　第二剂加生石膏四钱

【四诊】三日

脚肿始消。

方用：桂枝三钱　麻黄一钱　细辛一钱　干姜二钱　五味子五钱　赤豆五钱　甘草二钱　丝瓜络三钱　橘络二钱　服二剂第一剂　加黄附块三钱第二荆加生石膏四钱

【五诊】五日

脚肿消，口中和。

方用：桂枝三钱　当归三钱　陈皮三钱　茯苓三钱　半夏三钱　干姜二钱　五味子五钱　甘草二钱　旋复花三钱　服二剂第一剂　加黄附块三钱第二剂加生石膏四钱

【六诊】七日

头项始和，脉不紧，舌仍剥。

方用：潞党参四钱　熟地黄四钱　当归四钱　龟板四钱　牡蛎四钱　玛瑙四钱　西瓜翠五钱　橄榄核五钱　金丝草三钱　千年红二钱　千年白二钱白及五钱服三剂

【七诊】十日

方用：潞党参四钱　熟地黄四钱　当归四钱　玛瑙四钱　玳瑁二钱　西瓜翠五钱　橄榄核五钱　白及五钱　枣仁三钱　千年红二钱　千年白二钱石龙芮五钱服三剂

【八诊】十三日

眠食均安。

方用：潞党参四钱　熟地黄五钱　黄精五钱　玛瑙四钱　珊瑚二钱　玳瑁二钱　西瓜翠五钱　橄榄核五钱　老秋蝉二钱　石龙芮五钱　白及四钱红梅花三钱服三剂

【九诊】十六日

方用：潞党参五钱　熟地黄五钱　黄精五钱　玛瑙四钱　珊瑚三钱　西瓜翠五钱　橄榄核五钱　石龙芮五钱　白及四钱　红梅花三钱　红梅枝三钱服三剂

【十诊】十九日

头能直竖、左右顾。

方用：潞党参五钱　熟地黄五钱　黄精五钱　白及五钱　玛瑙四钱　珊瑚三钱　西瓜翠五钱　橄榄核五钱　石龙芮五钱　千年白二钱　千年红二钱服三剂

【十一诊】二十二日

后脑右侧有时尚觉酸楚。

方用：潞党参五钱　熟地黄五钱　黄精五钱　白及五钱　玛瑙四钱　珊瑚三钱　老秋蝉二钱　珍珠母五钱　西瓜翠五钱　石龙芮五钱　千年白二钱千年红二钱服三剂

夫子曰：据公元一九五二年四月，上海市国药商业同业公会编印之"丸散膏丹配制法"第十六页载：大菟丝子丸方，内有石龙芮一两，注云："即水芹菜"。依此可知自来药家，皆以石龙芮为水芹之传统药名。按芹为蕲之省体字，神农古本草经下品菜部第二种云："水蕲味甘平，主女子赤沃，止血，养精，保血脉，益气，令人肥健嗜食。"余尝用以治癌治肿有效。虽与本经中品草部第二十一种同名。但名同而物异，彼为鲁果能，味苦平属关节药，此为水芹，味甘平属血脉药也。是不可以不辨。夫同物异名，同名异物，在本经固有前例可援。如上晶草部姑潜一名冬葵子，与中品菜部第一种冬葵子同名。又如本经中品草部第十五种知母为沉燔之本名。而上品草部沙参，则又一名知母也。今药店仅于配置丸散时购置水芹，而饮片部门多不购置。当兹水芹上市，正宜饬令本市各区药店普遍备售。其法甚便，将水芹去青叶根须，但留茎白晒干即得。（节录一九五四年十二月呈上海市卫生局中药管理处书）

【十二诊】十二月十七日

有时尚咳，咳则背筋被其牵引，作拘急挛痛状，睡眠不安，痰腻不爽，漏下赤白沃。

方用：潞党参五钱　当归五钱　天门冬五钱　玉竹五钱　黄精五钱　枸杞子五钱　玳瑁二钱　珊瑚二钱　玛瑙三钱　熟地黄五钱　西瓜翠五钱　石龙芮五钱　乌鲗骨五钱　龟板五钱　牡蛎五钱　狗脊五钱　草薢二钱　千年

白三钱　千年红三钱　五味子二钱　白及五钱服五剂

【十三诊】二十二日

咳时仅左背不和。

方用：潞党参五钱　熟地黄五钱　当归身五钱　天门冬五钱　玉竹五钱　黄精五钱　枸杞子五钱　玳瑁二钱　珊瑚二钱　玛瑙二钱　茯神三钱　酸枣仁三钱　西瓜翠五钱　石龙芮五钱　黑脂麻五钱　象皮三钱　白及五钱　鹿筋三钱　千年白三钱　千年红二钱　五味子三钱

【十四诊】二十七日

漏下止。

方用：潞党参五钱　熟地黄五钱　当归五钱　天门冬五钱　玉竹五钱　黄精五钱　枸杞子五钱　熟地黄五钱　象皮三钱　象牙三钱　杜仲三钱　黑脂麻五钱　西瓜翠五钱　石龙芮五钱　鹿筋五钱　白及三钱　五味子三钱　葡萄干四钱　黑枣桂圆荔枝各五枚

【十五诊】一九五五年一月一日

后脑右侧麻木酸楚已向愈也。

方用：潞党参五钱　熟地黄五钱　黑脂麻五钱　当归身五钱　天门冬五钱　玉竹五钱　黄精五钱　石龙芮五钱　象皮三钱　象牙三钱　杜仲三钱　白及五钱　鹿筋三钱　虎骨三钱　阿胶三钱　五味子三钱　葡萄干四钱　黑枣桂圆荔枝各五枚

【十六诊】六日

睡眠安，痰嗽平，刀疤不复痛矣。

方用：潞党参五钱　熟地黄五钱　黑脂麻五钱　当归身五钱　天门冬五钱　玉竹五钱　黄精五钱　石龙芮五钱　白及五钱　象皮三钱　鹿筋三钱　鹿角胶二钱　麋角胶二钱　五味子三钱　何首乌五钱　菟丝子三钱　覆盆子三钱　葡萄干四钱　黑枣桂圆荔枝各五钱

【十七诊】十一日

方用：潞党参五钱　熟地黄五钱　黑脂麻五钱　当归身五钱　天门冬五钱　玉竹五钱　黄精五钱　石龙芮五钱　象皮三钱　鹿筋三钱　鹿角胶二钱　麋角胶二钱　何首乌五钱　白及五钱　宝珠茶花三钱　枸杞子五钱　续断三钱　葡萄干四钱　黑枣桂圆荔枝各五枚

【十八诊】十六日

肺癌已经痊愈，刀疤亦极安适。

方用：潞党参五钱　黄芪五钱　熟地黄五钱　枸杞子三钱　当归身三钱　何首乌五钱　杜仲三钱　阿胶三钱　桑螵蛸三钱　老象皮三钱　石龙芮五钱　千年白三钱　老秋蝉二钱　西瓜翠五钱　白及四钱　宝珠茶花三钱　荷花三钱　葡萄干四钱　黑枣桂圆荔枝各五枚

陈志云姊夫徐隆德食道中部癌一案

中华黄十字会中医师陈志云，活人既多，积劳成病，虚赢少气，怔忡失眠，乃就商于夫子，夫子嘱其多服鹿角胶麋角胶，未及两月而病瘥，百日后，体壮胜于往昔。其长姊凤文女士之夫徐隆德君，现年六十岁，江苏靖江人，业料器。久病噎膈。于一九五三年九月三十日赴上海市立第一人民医院诊断，其市一医证第○○四一三四号医务证明书，云："住院经检查，与Ｘ光证明，为食道中部癌肿。外科会诊，同意进行手术治疗。因胸腔外科无床，要求出院等待病床，此证。"徐君闻进行手术，须先取去肋骨两条，因而大惧。后由陈志云夫妇来所代求夫子尽心图治，凡两月余而愈。

【初诊】一九五三年十月二日

食不能入，强人则涎沫汹涌，必随臭浊浓痰呕出而后稍安，胸次痞坚，按之痛，赢瘦短气声涩，舌上白胎厚腻。制络石汤与服。

方用：络石藤五钱　生半夏三钱　生南星三钱　花蕊石五钱　石钟乳五钱　刺蒺藜三钱　芜荑二钱　白敛二钱　安南肉桂一钱　甘草一钱

【二诊】四日

据云：服前方第一剂，十分不安，服第二剂后，吐浊痰，甚安适。

方用：络石藤五钱　生半夏三钱　生南星三钱　花蕊石五钱　石钟乳五钱　刺蒺藜二钱　芜荑二钱　雌黄二钱　安南肉桂一钱　甘草一钱

【三诊】六日

据云：连日涌吐恶涎浊痰，胸次渐开。

方用：络石藤五钱　生半夏三钱　生南星三钱　花蕊石五钱　刺蒺藜三钱　藜芦二钱　芜荑二钱　雌黄二钱　安南肉桂一钱　甘草一钱

【四诊】八日

据云：自觉食道左侧渐安，略能啜粥饮粥，饮随左侧而下，但不能多啜，仅两三口而已。

方用：络石藤五钱　生半夏三钱　生南星三钱　花蕊石五钱　刺蒺藜三

钱　藜芦二钱　芫荑二钱　马蔺子二钱　肉桂一钱　甘草一钱

【五诊】十日

据云：自觉食道左侧渐利，粥饮入胃，不复吐出，但痰涎仍多。

方用：络石藤五钱　生半夏三钱　生南星三钱　刺蒺藜三钱　藜芦二钱
马蔺子三钱　芫荑二钱　虎头蕉二钱　肉桂一钱　甘草一钱

【六诊】十二日

据云：粥饮从左侧而下则可，若从右侧，不但不能入胃，即入亦必吐出。

方用：络石藤五钱　生半夏三钱　生南星三钱　刺蒺藜三钱　藜芦二钱
芫荑二钱　马蔺子二钱　鬼白四钱　牵牛子三钱　肉桂一钱　甘草一钱

【七诊】十四日

据云：食道右侧，水饮可下。

方用：络石藤五钱　生半夏三钱　生南星三钱　刺蒺藜五钱　藜芦二钱
芫荑二钱　雌黄二钱　鬼箭羽二钱　鬼白四钱　肉桂一钱　甘草一钱

【八诊】十六日

据云：自觉食道左侧畅利，右亦渐安，薄粥可从中道而下。

方用：络石藤五钱　生半夏三钱　生南星三钱　刺蒺藜五钱　藜芦二钱
雌黄二钱　虎头蕉二钱　芫荑一钱　鬼箭羽二钱　肉桂一钱　甘草一钱

【九诊】十八日

据云：薄粥可从中道畅下。

方用：络石藤五钱　生半夏二钱　生南星三钱　刺蒺藜五钱　藜芦二钱
雌黄二钱　芫荑三钱　肉桂一钱　甘草一钱

【十诊】二十日

据云：啜粥则多涎多痰，改食饼干蛋糊，殊甚安适。

方用：络石藤五钱　生半夏三钱　生南星三钱　刺蒺藜五钱　藜芦二钱
芫荑三钱　生白术三钱　茯苓五钱　肉桂一钱　甘草一钱

【十一诊】二十三日

饼干蛋糊，自由食入，畅行无阻。

方用：络石藤五钱　生半夏三钱　生南星三钱　刺蒺藜五钱　藜芦二钱
芫荑二钱　虎头蕉二钱　鬼箭羽二钱　雌黄二钱　石钟乳五钱

【十二诊】二十四日

痰涎少，但口仍干，舌仍燥，不能饮白开水，饮则吐酸。

方用：络石藤五钱　生半夏一钱　生南星三钱　刺蒺藜五钱　藜芦二钱
燕窝二钱　九香虫二钱　鬼箭羽三钱　鬼臼五钱　石钟乳五钱

【十三诊】二十七日

口干舌燥，饮吃水果。

方用：络石藤五钱　生半夏三钱　生南星三钱　刺蒺藜五钱　藜芦二钱
虎头蕉二钱　燕窝二钱　鬼箭羽三钱　鬼臼五钱　九香虫二钱

【十四诊】十一月一日

痰涎又多，不能吃水果，吃则吐酸。

方用：络石藤五钱　生半夏三钱　生南星三钱　刺蒺藜五钱　藜芦二钱
鬼箭羽二钱　鬼臼五钱　蚱蝉三钱　射干二钱　吴茱萸二钱　草拨二钱

【十五诊】五日

痰涎大减，声音渐出。

方用：络石藤五钱　生半夏三钱　生南星三钱　刺蒺藜五钱　藜芦二钱
鬼箭羽二钱　蚱蝉二钱　马蔺子三钱　虎头蕉二钱　石钟乳五钱　吴茱萸
一钱

【十六诊】九日

饮食入口，从左下，极畅利，从中下，亦安适，从右下，则尚微梗，且痰涎
即因之以上逆。

方用：络石藤五钱　生半夏三钱　生南星三钱　刺蒺藜五钱　藜芦二钱
牵牛子三钱　旋复花三钱　海蜇一两　石钟乳五钱　吴茱萸一钱

【十七诊】十三日

近二三日，腹泻三四次，且又呕臭。痰吐酸水，口仍干，舌仍燥。

方用：络石藤五钱　生半夏三钱　生南星三钱　刺蒺藜五钱　藜芦二钱
茯苓四钱　生白术四钱　生姜四钱　公丁香二钱　吴茱萸二钱　安南肉桂一
钱　甘草一钱

【十八诊】十七日

泻既止，吐亦平，口舌仍干燥。

方用：络石藤五钱　生半夏三钱　生南星三钱　刺蒺藜五钱　藜芦二钱
茯苓赤白各五钱　公丁香二钱　生姜四钱　吴茱萸二钱　肉桂一钱　甘草
一钱

【十九诊】二十一日

饮食日增，精神日振，可以吃鸡皮，不能吃鸡肉。

方用：络石藤五钱　生半夏三钱　生南星三钱　陈皮三钱　茯苓赤白各五钱　公丁香二钱　生姜四钱　吴茱萸二钱　肉桂一钱　甘草一钱

【二十诊】二十五日　口干舌燥，迄今乃除。

方用：络石藤五钱　生半夏三钱　生南星三钱　茯苓赤白各四钱　砂仁三钱　蔻仁三钱　苍术三钱　吴茱萸二钱　生姜四钱　肉桂一钱　甘草一钱

【二十一诊】二十九日

饮食睡眠行动，几如常人。

方用：络石藤五钱　生半夏三钱　生南星三钱　茯苓赤白各四钱　砂仁三钱　蔻仁三钱　苍术三钱　鸡内金三钱　吴茱萸二钱　肉桂一钱　甘草一钱

【二十二诊】十二月四日

徐君自云："我已痊愈。"夫子曰："未。"

方用：络石藤五钱　生半夏三钱　生南星三钱　茯苓赤白各四钱　砂仁三钱　蔻仁三钱　苍术三钱　生白术三钱　肉桂一钱　甘草一钱

【二十三诊】十二日

徐君要求停药。夫子曰："不可，病根尚未断也，节饮食，勿气恼，莫使复发，发则难治，慎之慎之。"

方用：络石藤五钱　生半夏三钱　生南星三钱　潞党参三钱　生白术三钱　茯苓四钱　黄芪三钱　鸡内金三钱　安南肉桂一钱　甘草一钱

以后由陈志云医师接续调治。

何富英白血球数增高腹中结癌一案

民叔大医师鉴：迳启者内子何富英，素病腹中痞块三个，久治不愈。据西医师数人先后诊治，屡照深度 X 光，皆断为白血球数量增高，以致腹中结癌，时时上攻，病势旋减旋增，最后宣称已成绝症，无法可治。近据上海医联化验结果，白血球数量已高至三十一万余。化验医师谭世熹为之骇然，金福亦以为惟有听死而已。幸于一九五二年六月五日经友人介绍延请台端挽救，最初服药大见功效，痞块亦渐消减，至七月病又渐渐增剧，至八月痞块胀大塞满左腹，攻冲不已，随时晕厥，甚至半天不醒，彻夜昏迷。（金福）思前想后，心有不甘。经质询何以初治十分有效，后又束手无策。幸得台端据实答复，谓从前原处方剂中，有效药物为两头尖。后因上海市国药同业公议取销不用，后虽屡用他药代替，终归无效。（金福）闻悉即赴乡下觅得两头尖一包，私自置于药内同煎，居然一服即醒，痞块亦不攻冲，晕厥亦不再发生。以后每服一方，皆私自加入三钱。直到如今居然病愈一半以上。能饮食，能睡眠，能步行出外，一切渐如常人。今因向怡和啤酒公司福利科报领医药费用，拟请台端出一证明，该项证明文件并非保险单，亦非包医单，别无他意，若（内子）何氏再有变病加病情形，或发生生命危险时，均与台端无涉，尚希惠于照办为感。

陆金福印（住上海市常熟区迪化南路一百七十三号）

一九五二年十月十一日

治疗证明书

兹有陆金福夫人何富英女士，久患症坚血瘕，病属绝症。经于本年六月五日起，在本医师诊所就诊。至今在此治疗时期中，病渐向愈，尚须继续诊疗服药，否则翻病有危及生命之可能。上述治疗经过，据病者家属之请求，特此出函证明。

中医师　刘民叔

开业执照中字第四六五号

诊所　上海市南京东路保安坊十九号

一九五二年十月十三日

周安庆母曹氏糖尿病至昏厥不省人事一案

宁波人周安庆君，现住上海市嵩山区东台路一六六号。其母曹氏当六十五岁时，患肿胀重病，经夫子治愈。今年六十八岁，又患糖尿重病。其女顺娥向服务于江宁区西康路二五八号市立第一劳工医院，经常注射胰岛素。至五月初间，晕厥在床，乃求夫子往治。检其糖尿记录，书作橘红色，每格皆填写四个十字，举家惶恐，夫子亦为之骇然。

【初诊】一九五四年五月九日

久病口苦便秘，燥渴引饮，溲溺无度，心荡欲吐。半月来，头痛脑胀，项背强，腰肢疼，左臂拘挛不能举。近五日间，先寒后热如疟状，一日三四度发，时时眩晕昏厥，今且历两日夜不省人事矣。切其脉微细若绝，视其舌浊垢满布，痰腻喉鸣，自汗肢凉。制参耆薯蓣汤与服。

方用：潞党参二两　生黄芪二两　山药二两　云母石二两　磁石二两白石英一两　五味子一两　葡萄干一两　冬虫夏草三钱　红枣桂圆各五枚一日夜服二剂

【二诊】十日

昏昏沉沉，不省人事，仍在危险状态中。

方用：潞党参二两　生黄芪二两　山药二两　云母石二两　磁石二两白石英一两　五味子一两　葡萄干一两　冬虫夏草四钱　红枣桂圆各六枚一日夜服二剂

【三诊】十一日

寒热罢，渐省人事，但欲寐。

方用：潞党参二两　生黄芪二两　山药二两　云母石二两　磁石二两白石英一两　五味子一两　葡萄干一两　枸杞子一两　红枣桂圆各六枚一日夜服二剂

【四诊】十二日

燥渴渐润，浊痰频吐，神志更清。

方用：潞党参二两　生黄芪二两　山药二两　云母石二两　磁石二两
白石英一两　五味子一两　葡萄干一两　枸杞子一两　熟地黄一两　红枣桂
圆各六枚

【五诊】十三日

能坐起啜粥。

方用：潞党参二两　生黄芪二两　山药二两　磁石一两　白石英一两
五味子六钱　葡萄干一两　枸杞子一两　熟地黄一两　红枣桂圆各六枚

【六诊】十五日

下宿粪，口仍臭恶。

方用：潞党参二两　生黄芪二两　山药二两　白石英一两　五味子五钱
葡萄干一两　熟地黄一两　广陈皮四钱　腊梅花四钱　红枣桂圆各六枚

【七诊】十七日

头痛止，体痛除，肩尚酸，手尚麻。

方用：潞党参一两　生黄芪一两　山药二两　五味子五钱　葡萄干五钱
枸杞子五钱　熟地黄五钱　广陈皮四钱　腊梅花四钱　红枣桂圆各四枚

【八诊】十九日

浊苔渐化，口臭渐除。

方用：潞党参一两　生黄芪一两　山药一两　五味子三钱　石斛三钱
广陈皮三钱　冬虫夏草二钱　茯神三钱　酸枣仁三钱　红枣桂圆各四枚

【九诊】二十一日

糖尿日渐减少，只有一个十字了。

方用：潞党参一两　生黄芪一两　山药一两　五味子三钱　广陈皮三钱
冬虫夏草二钱　茯神四钱　腊梅花二钱　红枣桂圆各四枚

【十诊】二十四日

汗已止，溺如常，眠食均安。

方用：潞党参一两　生黄芪一两　山药一两　五味子三钱　冬虫夏草二
钱　茯神四钱　酸枣仁三钱　莲须三钱　莲肉四钱　黑枣桂圆各四枚

【十一诊】三十日

前方连服五剂，汗不复出，口不复渴。大便秘结。

方用：潞党参一两　生黄芪一两　山药一两　五味子二钱　冬虫夏草二
钱　黑脂麻五钱　黄精五钱　玉竹五钱　葡萄干五钱　黑枣桂圆各四枚

【十二诊】六月六日

已能步行出外也。

方用：潞党参五钱　生黄芪五钱　山药一两　枸杞子五钱　冬虫夏草二钱　黑脂麻五钱　黄精五钱　天门冬四钱　麦门冬四钱　葡萄干五钱　黑枣桂圆各五枚

白竹侪糖尿病一案

白竹侪君，河北宛平人，寓上海市常熟区安福路五十三街十四号，现年四十八岁，并通中西医学。近病糖尿，求治于夫子，经两月余而愈。今据白君自述病历原文，照录于后：

余病自本年二月间，最初发现小便日多，渐觉口干思饮，食量日洪，每三五分钟，即须饮水；二三小时，即须进食；一二小时，须即小便。小便最多量，一日夜达八九千毫升。在初期四十余日中，经二西医一中医诊治，均未能确认病源对症用药，以致不特未见效果，反而精神日形萎顿，体重日渐减轻（由一百七十斤减至一百三十五斤，计减轻三十五斤），乃入医院治疗。经诊断为严重性的糖尿病，是一种新陈代谢失常的病症。人身血液中葡萄糖浓度的调节，以胰岛腺所分泌的胰岛素为最主要，因它有降低血糖的功能，一方面可以氧化组织中的葡萄糖以产生热力，供给身体需要；另一方面它可以维持血糖的正常量，使多余的血糖，转变为肝淀粉，储存于肝脏内，同时一部分，转变为肌肉淀粉，贮存在肌肉组织内。胰岛腺发生了毛病，因而失去了分泌胰岛素的功能，或分泌不足时，结果就因为胰岛素的缺乏，葡萄糖的转变关系失常，血液中积叠增多，超过一定的水准后，就经肾脏在小便中排泄而出。住院后，先施以饮食管制，后即注射胰岛素针剂，每日注射量由二十单位，逐渐增加至八十单位。糖尿始日渐减少，住院四十九天，糖尿已肃清，血糖由入院时五百单位，退减至一百二十六毫克，已到达脱离针药阶段。依西医学说，此为终身病，无法根治。只有终身饮食管制，带病延年。出院后，闻此症在中医学说，即三消症，有根治之法。惟必须有博通今古精研脉理之大方家，辨症处方，非普通汤液所能奏效者。得友人蔡楚卿君介绍，就诊于华阳刘民叔先生，当蒙先生洞见症结，施以最切合之治疗，并嘱耐心服用。先后十六方，共七十五剂。虽尚未敢开放饮食，而精神体力，日见充沛。检查血糖亦降至一○二，几已恢复正常（正常标准一○○），深见先生之良工心苦，爰将病情经过及治疗效果，略撮事实，以志感佩。兹将先生先后处方，次序述之于后。

【初诊】二剂

　　方用：枸杞子五钱　黑脂麻五钱　茯神三钱　五味子三钱　酸枣仁五钱　山药二钱　山茱萸三钱　潞党参一两　黄芪一两　冬虫夏草二钱　石斛四钱

【二诊】三剂

　　方用：枸杞子五钱　茯神三钱　石斛三钱　五味子三钱　黑脂麻五钱　山药五钱　菟丝子三钱　潞党参一两　黄芪一两　冬虫夏草二钱　黄精四钱

【三诊】四剂

　　方用：枸杞子五钱　石斛五钱　五味子三钱　黑脂麻五钱　山药五钱　橘白五钱　粉葛根二钱　龙须草三钱　潞党参一两　黄芪一两　冬虫夏草二钱　黄精四钱

【四诊】四剂

　　方用：枸杞子五钱　山萸二钱　酸枣仁三钱　山药五钱　黑脂麻五钱　五味子三钱　茯神三钱　莲须三钱　潞党参一两　黄芪一两　冬虫夏草二钱　十大功劳三钱

【五诊】五剂

　　方用：枸杞子五钱　五味子三钱　黑脂麻五钱　莲须三钱　山药五钱　山茱萸二钱　覆盆三钱　潞党参一两　黄芪一两　冬虫夏草二钱　十大功劳三钱

【六诊】七剂

　　方用：枸杞子五钱　五味子四钱　黑脂麻五钱　升麻一钱　粉葛根二钱　山药五钱　桑椹四钱　茯神四钱　天麻一钱　潞党参一两　黄芪一两　冬虫夏草二钱　石斛三钱

【七诊】五剂

　　方用：枸杞子五钱　五味子四钱　桑椹四钱　山药五钱　独活二钱　冬虫夏草二钱　桔梗二钱　潞党参一两　黄芪一两　葡萄干五钱　十大功劳三钱

【八诊】五剂

　　方用：枸杞子五钱　五味子四钱　茯神三钱　山药五钱　黄精四钱　玉竹四钱　冬虫夏草二钱　枣仁三钱　潞党参一两　黄芪一两　葡萄干五钱

【九诊】五剂

　　方用：枸杞子五钱　五味子四钱　玉竹四钱　山药五钱　覆盆子四钱　冬

虫夏草二钱　菟丝子四钱　潞党参一两　黄耆一两　葡萄干五钱　黄精四钱

【十诊】五剂

方用：枸杞子五钱　五味子二钱　黄精四钱　山药五钱　玉竹四钱　冬虫夏草二钱　杜仲三钱　潞党参一两　黄芪一两　葡萄干五钱　十大功劳三钱

【十一诊】五剂

方用：枸杞子五钱　菟丝子五钱　山药五钱　黄精五钱　杜仲五钱　冬虫夏草三钱　功劳子五钱　潞党参一两　黄芪一两　葡萄干五钱

【十二诊】五剂

方用：枸杞子五钱　黄精五钱　玉竹五钱　山药五钱　杜仲五钱　冬虫夏草三钱　葡萄干五钱　桑寄生四钱　潞党参一两　黄芪一两

【十三诊】五剂

方用：枸杞子五钱　黄精五钱　玉竹五钱　山药五钱　象牙二钱　葡萄干五钱　槐角二钱　冬虫夏草三钱　潞党参一两　黄芪一两

【十四诊】五剂

方用：枸杞子五钱　黄精五钱　玉竹五钱　山药五钱　象牙二钱　葡萄干五钱　槐角二钱　冬虫夏草三钱　楮实子三钱　潞党参一两　黄芪一两

【十五诊】五剂

方用：枸杞子五钱　黄精五钱　玉竹五钱　山药五钱　葡萄干五钱　夜交藤五钱　楮实子五钱　黑稽豆四钱　橘白五钱　潞党参一两　黄芪一两

【十六诊】五剂

方用：枸杞子五钱　黄精五钱　天门冬四钱　玉竹五钱　山药五钱　葡萄干五钱　黑稽豆四钱　菟丝子三钱　橘白五钱　潞党参一两　黄芪一两

谢岑楼日本住血吸虫症并发肝硬变一案

谢岑楼，男性，年三十九岁，江苏省盐城县人。现住浦东凌家木桥一百四十二号。兹先录其出示之仁济医院诊断报告于后：

姓名：谢岑楼　企业名称：海员工会第五装卸区　住院号数：三六二九

临时诊断：日本住血吸虫症，有并发肝硬变。在住院期内，曾以吐酒石酸锑钾治疗，有反应，故建议先行治疗肝硬变。及休息三月以后，再行治疗日本住血吸虫。

以上报告之病情，只以目前诊断而说，不能负责未来之病变。

一九五三年六月十三日　医师钱贻兰

【初诊】一九五三年六月二十日

水积于腹，胀满如抱瓮，症结坚痛，上引左胁。膝胫疼酸拘急，难于屈伸。脉沉而紧，舌淡无胎。

方用：黄附块五钱　安南肉桂一钱　甘遂二钱　大戟三钱　原巴豆五钱蜀椒一钱　芫荑三钱　枳实二钱　鳖甲五钱　茯苓五钱　独活三钱

【二诊】二十二日

服前方两剂，症结痛缓，膝胫略安。

方用：黄附块五钱　安南肉桂一钱　甘遂二钱　大戟三钱　蜀椒一钱芫荑三钱　枳实三钱　鳖甲五钱　原巴豆五钱　独活三钱

【三诊】二十四日

胀随泻减，颇思饮食。

方用：黄附块五钱　安南肉桂一钱　甘遂二钱　大戟三钱　蜀椒一钱芫荑三钱　枳实三钱　鳖甲五钱　鸡内金三钱　原巴豆五钱

【四诊】二十六日

方用：黄附块五钱　安南肉桂一钱　甘遂二钱　大戟三钱　芫荑三钱槟榔四钱　鳖甲五钱　鸡内金三钱　原巴豆五钱　榧子三钱　郁李仁四钱

【五诊】二十八日

方用：黄附块五钱　安南肉桂一钱　甘遂二钱　大戟三钱　芫荑三钱

槟榔五钱　　鳖甲五钱　　原巴豆五钱　　榧子三钱　　郁李仁四钱

【六诊】三十日

连日畅泻，大腹已平，膝胫已伸。

方用：黄附块五钱　　安南肉桂一钱　　甘遂二钱　　大戟三钱　　芫荑三钱
鳖甲五钱　　原巴豆五钱　　郁李仁四钱　　鬼白四钱　　狼毒二钱

【七诊】七月三日

左腹症结，渐渐消减，胸胁已和。

方用：黄附块五钱　　安南肉桂一钱　　甘遂二钱　　大戟三钱　　芫荑三钱
鳖甲五钱　　原巴豆四钱　　郁李仁四钱　　雷丸二钱　　狼毒二钱

【八诊】九日

症虽消小，厥根未拔。

方用：黄附块五钱　　安南肉桂一钱　　甘遂二钱　　大戟二钱　　芫花一钱
鳖甲五钱　　原巴豆三钱　　郁李仁四钱　　蜣螂二钱　　红枣四枚

【九诊】十五日

症结更消，羸瘦少气。

方用：黄附块五钱　　安南桂肉一钱　　潞党参四钱　　黄芪四钱　　茯苓四钱
蜣螂二钱　　鳖甲五钱　　枳实二钱　　厚朴三钱　　红枣六枚

【十诊】廿一日

症结全消，虚羸渐复。

方用：黄附块五钱　　安南桂肉一钱　　潞党参四钱　　黄芪四钱　　鬼白五钱
山药四钱　　蜣螂二钱　　鳖甲五钱　　枸杞子三钱　　葡萄干四钱　　红枣六枚

【十一诊】廿七日

方用：潞党参五钱　　黄芪五钱　　生白术三钱　　甘草一钱　　安南肉桂一钱
山药四钱　　蜣螂二钱　　雷丸二钱　　蜀椒三钱　　葡萄干四钱　　红枣六枚

【十二诊】八月七日

方用：潞党参五钱　　黄芪五钱　　生白术三钱　　甘草一钱　　安南肉桂一钱
冬虫夏草一钱　　蜣螂二钱　　雷丸二钱　　鬼白五钱　　葡萄干四钱　　红枣六枚

【十三诊】十七日

据本人云：我已痊愈可以勿药。夫子曰须再服十二剂。

方用：潞党参五钱　　黄芪五钱　　生白术三钱　　甘草一钱　　蜣螂二钱　　芫
荑三钱　　雷丸二钱　　蜀椒二钱　　鬼白五钱　　葡萄干四钱　　红枣六枚

钟士芳血吸虫病单腹蛊胀一案

武进人钟士芳君，年四十七岁，世居江苏常州市青果巷三十八号，操棉花业。据云："当十七岁时，腹内痞结，屡就中西医治皆不瘥，延至两年前，腹渐胀大，今年夏，隆起如抱瓮，赴无锡梅园乡卞家湾疗养，未能个别饮食，与众共饭，盐咸油腥，无所避忌，至是大腹膨胀，胀满之苦，无可名状矣。"于一九五二年十月七日，前来求治，并出示五函，兹照录于后。

函一　病人钟士芳年四十七岁，曾于本年六月十三日住院，入院检查，发现病人甚消瘦，巩膜黄，腹部隆起，腹壁静脉怒张，脾肿大至脐下，肝未触及。血液检查：白血球每立方耗 2800；红血球 3200000；血液沉降率每小时四十五耗，蚁醛及碘液试验 ++；黄疸指数二十；马尿酸试验为 3.84 克，小便正常；大便孵化及沉淀皆无虫卵发现，直肠黏膜检查则发现钙化血吸虫卵 +++。于六月十六日开始口服海群生（Hetrazen），至七月十六日治程结束，共服海群生 8.85 克。此时检查黄疸指数降至 6.0，但腹部有增无减，入院时为三十六时，出院时则为三十九时。自七月五日至七月十三日曾注射小剂量吐酒石（酒石酸锑钾），总量为 0.25。病人于七月十七日出院，脾及腹水依旧。建议：作脾脏切除，及其他外科治疗。

华东区苏南血吸虫病防治所医务部启（一九五二年九月十日）

函二　病人钟士芳前在本所治疗时，适经黄教授等来所参观，曾经谈及脾脏切除疗法、今病者要求施行手术，故介绍前来，请考虑收纳为荷。

上海宏仁医院外科部
华东区苏南地方病医院医务部启
一九五二年九月十二日

函三　钟士芳同志：依据你的来信，我们推测你的病，可能是因为血吸虫所引起的肝硬变，以致腹腔内静脉充血，形成食道下端静脉曲张及脾脏胀大。若是是这种病，手术治疗，只限于脾脏切除，可分部减低腹腔内静脉压，及改进贫血及白血球过低现象，但是不能改进肝内变化。同时可用组织疗法，及注意营养。

我们劝你，可能的话去上海或南京大医院内检查，可以确定诊断，及决定治疗方针。

中国协和医院院外科（一九五二年八月二十九日）

函四　钟士芳同志：来信所说各节，经本院医师研究，在目前尚无根治办法，因为切除脾脏仍不能解决腹内生水问题，所以目前除试用组织疗法及增进营养外，别无良策。

（协和医院信退回）

（上海医学院外科学院启）（一九五二年九月十日）

函五　钟士芳同志：来信未曾即覆，极为抱歉。因写外科主任黄教授，故由外科辗转才收到。今将所询问题答覆如下：（一）前在苏南诊治血吸虫病时曾向防治所建议，某些患者白血球太少又有贫血脾脏极大而不能忍受锑剂者，可先行外科手术以期改善情况，创造条件，但开刀并非能使血吸虫病痊愈，根治仍须用锑剂。（二）到上海住院治疗，每天住院费用同膳食费一万五千元，其他手术费输血费等亦有卫生局规定，至于所化费用之总数，则视病情轻重及住院日期长短而定，恕难肯定估计数目。

宏仁医院黄铭新（一九五二年九日二十五日）

【初诊】一九五二年十月七日

蛊胀已成，形同抱瓮，两脉沉弦有力，病属里水，法当攻下。但羸瘦已极，不能支持，今先与小方主治，不去倍之；不去十之，取去为度。此神农本草说也。敢请留沪半月，以观究竟，钟曰：可。

方用：原巴豆一钱　甘遂一钱　大戟二钱　商陆四钱　狼毒二钱　续随子二钱　枳实二钱　鳖甲一两　鸡内金四钱　槟榔四钱　郁李仁三钱　肥大红枣二枚

【二诊】八日

得小泻，转安适。

方用：原巴豆二钱　甘遂二钱　大戟二钱　商陆四钱　狼毒二钱　续随子四钱　枳实四钱　鳖甲一两　槟榔五钱　郁李仁四钱　肥大红枣二枚

【三诊】九日

得畅泻数次，顿觉宽松。

方用：原巴豆三钱　甘遂二钱　大戟三钱　狼毒二钱　枳实四钱　鳖甲一两　槟榔五钱　鬼白三钱　葶苈子三钱　郁李仁四钱　肥大红枣三枚

【四诊】十日

得泻则安，不得泻则满。

方用：原巴豆五钱　甘遂二钱　狼毒二钱　枳实四钱　鳖甲一两　鬼臼五钱　莨菪子三钱　续随子二钱　牵牛子四钱　郁李仁四钱　肥大红枣二枚

【五诊】十一日

方用：原巴豆五钱　甘遂二钱　大戟三钱　枳实五钱　鳖甲一两　鸡内金四钱　鬼臼五钱　槟榔五钱　厚朴二钱　郁李仁五钱　肥大红枣四枚

【六诊】十二日

膨胀有显著之消减。

方用：原巴豆五钱　甘遂二钱　大戟二钱　枳实五钱　槟榔五钱　牵牛子五钱　瘪竹五钱　茯苓五钱　郁李仁五钱　肥大红枣四枚

【七诊】十三日

方用：原巴豆五钱　甘遂二钱　大戟二钱　商陆四钱　槟榔五钱　蔻仁二钱　蔻花二钱　瘪竹五钱　郁李仁五钱　肥大红枣四枚

【八诊】十四日

方用：原巴豆五钱　甘遂二钱　大戟二钱　商陆四钱　槟榔五钱　枳实四钱　瘪竹四钱　郁李仁五钱　狼毒二钱　肥大红枣五枚

【九诊】十五日

据云：服药至今，消了一寸有余。

方用：原巴豆五钱　甘遂二钱　大戟二钱　商陆五钱　槟榔五钱　枳实四钱　杏仁三钱　苡仁五钱　郁李仁五钱　肥大红枣五枚

【十诊】十六日

方用：原巴豆一两　甘遂二钱　大戟二钱　鳖甲五钱　鸡内金四钱　枣儿槟榔五钱　葶苈子二钱　郁李仁五钱　肥大红枣七枚

【十一诊】十七日

方用：原巴豆一两　甘遂二钱　大戟二钱　鳖甲五钱　鸡内金五钱　枣儿槟榔五钱　葶苈子二钱　郁李仁五钱　肥大红枣七枚

【十二诊】十八日

据云：自觉消减了三分之一。

方用：原巴豆一两　甘遂二钱　大戟二钱　商陆五钱　枣儿槟榔五钱　葶苈子二钱　皂荚子二钱　郁李仁五钱　肥大红枣七枚

【十三诊】十九日

　　方用：原巴豆一两　　甘遂二钱　　大戟二钱　　商陆三钱　　枳实五钱　　厚朴
三钱　　蔻花二钱　　砂花二钱　　郁李仁五钱　　肥大红枣七枚

　　【十四诊】二十一日

　　方用：原巴豆一两　　甘遂二钱　　大戟三钱　　枣儿槟榔四钱　　瘪竹一两
红梅花五钱　　黄菊花二钱　　郁李仁五钱　　肥大红枣十二枚

　　【十五诊】二十三日

　　据云：已瘥三分之二，今午返乡休养。

　　方用：原巴豆五钱　　甘遂二钱　　大戟二钱　　狼毒二钱　　鳖甲五钱　　红梅
花五钱　　黄菊花二钱　　佛手花二钱　　郁李仁五钱　　肥大红枣十二枚

　　受业李鼎谨按：自钟君返乡而后，或通函论病，或来沪求诊，至十二月
二十四日蛊胀全平，惟左腹痞结尚存三分之一，因固执根治此病必须切除脾脏
之成见，屡欲施行手术。夫子劝之曰："不必也。大腹既已平复，痞亦消去三
分之二，苟能续持药治，十全大功，为期不远。若切除而幸愈，则身中缺少一脏，
其影响生理亦必大焉。若切除而不愈，其流弊尚堪设想耶！"

丁心郎子维亨虫积单腹蛊胀一案

丁心郎之子维亨，年十岁，江苏崇明岛南四激镇人。久病鼓胀，三年来百治不瘥。近因其大伯寓上海市老闸区福建中路壶中天茶楼名其康者，大腹水胀，屡服重剂巴豆而瘥。乃嘱维亨来沪就诊。寓虹口区闵行路一百七十八街二十九号袁宅。

【初诊】一九五一年十一月十三日

腹皮绷急。面目萎黄，颧下白团如癜风，时腹剧痛难忍，心嘈嗜食。

方用：生白术五钱　茯苓五钱　蜣螂三钱　芜荑三钱　鹤虱三钱　安桂一钱　吴茱萸一钱　花椒一钱　干姜一钱　乌梅五枚　甘草一钱　雄黄精三钱　雌黄精三钱

【二诊】十四日

方用：生白术五钱　茯苓五钱　蜣螂三钱　芜荑三钱　鹤虱三钱　吴茱萸一钱　花椒一钱　安桂一钱　干姜一钱　大乌梅五枚　甘草一钱　雷丸一钱　雄黄精三钱　雌黄精三钱

【三诊】十五日

方用：生白术五钱　茯苓五钱　蜣螂三钱　芜荑三钱　鹤虱三钱　吴茱萸一钱　花椒一钱　安桂一钱　干姜一钱　白芍药三钱　甘草一钱　大乌梅五枚　雄黄精三钱　雌黄精三钱

【四诊】十六日

腹痛全止，胀亦渐消。

方用：生白术五钱　茯苓五钱　蜣螂三钱　芜荑三钱　鹤虱三钱　安桂一钱　干姜一钱　甘草一钱　雄黄精三钱　雌黄精三钱　乌梅五枚　大红枣五枚

【五诊】十七日

方用：生白术五钱　茯苓五钱　蜣螂三钱　芜荑三钱　安桂一钱　吴茱萸一钱　雄黄精三钱　雌黄精三钱　厚朴二钱　乌梅五枚　红枣五枚

【六诊】十九日

方用：生白术五钱　茯苓五钱　蜣螂三钱　雄黄精二钱　雌黄精二钱　安桂一钱　吴茱萸一钱　厚朴二钱　炒麦芽三钱　甘草一钱　生姜三钱　红枣五枚　乌梅三枚

【七诊】二十二日

病已痊愈。

方用：生白术五钱　茯苓五钱　蜣螂三钱　安桂一钱　黄芪四钱　陈皮三钱　砂仁三钱　鸡内金三钱　甘草一钱　乌梅三钱　生姜三钱　红枣五枚

【八诊】二十九日

明晨返乡。

方用：生白术五钱　茯苓五钱　蜣螂三钱　安桂一钱　黄芪五钱　榧子肉三钱　甘草一钱　乌梅五枚　生姜三钱　红枣十枚

赠福儿散一料，依法常服，调理善后。（方载于师著《辛未重订时疫解惑论》铅印本）

诸簪燕夫李长鑫脾大单腹蛊胀一案

同学诸簪燕女士，江苏青浦人，向设诊所于上海市江湾区万安路五百三十八号，颇得时誉。其夫李长鑫君病腹胀，住枫林桥中山医院第六病房第三十四床。今据院方所出之"病程简录"照录于后。

李长鑫君，男，三十四岁，于五一、六、十九入院。其主诉为六年呕血三四次及腹胀脾大四年。

三四年吃酒，二三日吃酒一次，一次黄酒一斤多，六年前停药。

入院检查：无黄疸，心肺正常。腹围八十二公分，表面静脉明显，脾大至肋下六公分，肝未扪及，腹水征明显，肛门有外痔。

【初诊】一九五一年七月十六日

吐血六年，蛊胀四年，腹上青筋显露。胸满咳逆上气，倚息不得卧。

方用：鳖甲五钱　鸡内金五钱　茯苓五钱　猪苓三钱　泽泻二钱　牵牛子六钱　郁李仁三钱　杏仁三钱　泽兰四钱

【二诊】十七日

腹胀不如昨日之甚，咳喘未平。

方用：鳖甲五钱　鸡内金五钱　茯苓五钱　牵牛子六钱　郁李仁三钱　杏仁三钱　白商陆二钱　葶苈子二钱　大红枣二枚

【三诊】十八日

方用：鳖甲五钱　鸡内金五钱　牵牛子五钱　郁李仁三钱　杏仁三钱　白商陆三钱　葶苈子二钱　大腹皮二钱　大红枣二枚

【四诊】十九日

蛊胀减小，腹犹坚，咳喘渐平。

方用：鳖甲五钱　鸡内金五钱　牵牛子五钱　郁李仁三钱　杏仁三钱　商陆三钱　葶苈子二钱　莬菌子二钱　泽兰二钱　大红枣二枚

【五诊】二十日

蛊胀更减小，腹未和，咳缓喘平，能卧。

方用：鳖甲五钱　鸡内金五钱　牵牛子五钱　郁李仁三钱　杏仁三钱
白商陆二钱　葶苈子二钱　菴蔄子二钱　甘遂二钱　大戟二钱　大红枣二枚

【六诊】二十一日

方用：鳖甲五钱　鸡内金五钱　牵牛子五钱　郁李仁三钱　白商陆三钱
葶苈子二钱　甘遂二钱　大戟二钱　厚朴二钱　大红枣三枚

【七诊】二十二日

蛊胀已平，自觉左腹有物，视之高，按之不痛。

方用：鳖甲五钱　鸡内金五钱　牵牛子四钱　郁李仁二钱　白商陆三钱
卷厚朴二钱　甘遂二钱　大戟二钱　蜣螂二钱　大红枣三枚

【八诊】二十三日

方用：鳖甲五钱　鸡内金五钱　牵牛子五钱　郁李仁三钱　白商陆三钱
厚朴二钱　枳实二钱　甘遂二钱　大戟二钱　蜀漆二钱　蜣螂二钱　槟榔三
钱　大红枣五枚

【九诊】二十四日

方用：鳖甲五钱　鸡内金五钱　牵牛子四钱　郁李仁三钱　白商陆三钱
甘遂二钱　大戟二钱　蜣螂二钱　槟榔三钱　蜀漆二钱　大红枣五枚

【十诊】二十六日

坚痞已消，小腹亦和，但重按之微觉不适而已。

方用：鳖甲五钱　鸡内金五钱　牵牛子三钱　郁李仁三钱　白商陆三钱
甘遂一钱　大戟一钱　蜣螂一钱　茯苓三钱　陈皮三钱　大红枣七枚

鼎按：李君之病，十诊而消，乃由诸簪燕女士处方，善后调理。夫子嘱之曰。
“凡蛊愈后，最虑瘥后盐复，宜自即日起，在二百日内严禁一切咸味，切勿犯禁，
可永瘥也。”或问曰：“忌盐西法也，近年来始有出售忌盐酱油者。中医忌盐，
于古有征乎？”夫子曰：“有之，但不知所谓忌盐酱油者，有咸味否？无则可吃，
有则当忌。忌一切咸味，非专忌盐，盐特为咸之一种耳！”中医食忌，由来已久，
金匮要略卷下，禽兽鱼虫禁忌并治第二十四有云：‘所食之味，有与病相宜，有
与身为害，若得宜则益体，害则成疾，以此致危，例皆难疗。’试检葛氏肘后方
第三卷及第四卷，聊举数例以明之。其一，‘治卒肿满身面皆洪大。’第十方方
后云：‘勿食盐。’其二，‘肿从脚起，稍上进者，入腹则杀人。’第三方方后云：
‘勿与盐。’其三，‘治卒大腹水病。’第八方方后云：‘差后节饮及咸物等。’
今且再举孙氏千金方第二十一卷数例以续明之。其一，‘治大肠水乍虚乍实上下

来去方'方后云：'鱼勿用盐。'其二，'治久水腹肚如大鼓者方'方后云：'莫恣意咸物。'其三，'治水气通身洪肿百药治之不瘥待死者方'方后云：'始终一切断盐。'夫肘后千金所撰，其禁忌食盐之戒，当为两汉以来，师师相传之旧说，从可知其为古法矣。及于清初康熙朝，钦定古今图书集成，其医部全录第三百九卷肿胀门二，有云：'凡水肿惟忌盐，虽毫末许。不得入口。若无以为味，即水病去后，宜以醋少许调和饮食。不能禁盐。勿服药；果欲去病，切须忌盐。'又云：'水气肿胀，必禁食盐，犯则不救，三月后可渐渐少用矣。即秋石亦不可用，必须三月后用之。'后乾隆朝，御纂医宗全鉴第四十一卷，末云：'若能忌盐酱，淡食百日，多有生者。'其余民间撰著，尤难备录。足征中医忌盐之法，自古迄今，未尝中辍，孰谓中国古医不知忌盐之戒哉！兹录肿胀愈后忌满开盐方于后。"

附开盐鲫鱼散方（存心堂集验方）治肿胀瘥后百日，服此散毕，方可开盐。

白茯苓　生白术

上药等分，研为细末。用鲜大鲫鱼一尾，剖去肠杂，入盐麝香少许，将苓术细末，装入鱼腹内，焙干为末，即"开盐鲫鱼散"也。每服一二钱，礓蚕汤送下。

林道兴子重光肾炎肿胀一案

林道兴之子名重光，年八岁，浙江永嘉人，现住上海市卢湾区钜鹿路杨家街大兰坊第二十四号。病身肿腹胀。据其母袭蝉玉云：于一九五一年七月十二日赴广慈医院门诊号数 B004771，诊断为慢性肾炎，后遵医嘱住院疗养。病床号数 SL457。自七月十九日入院，至八月十九日出院。闻人善说刘师善治鼓胀，即于九月四日来所面请夫子往救。

【初诊】一九五一年九月四日

大鼓水胀，面目四肢浮肿，疥瘰痂痒，咳逆上气，下利肠澼，皮疮肉苛。

方用：白商陆三钱　茯苓皮五钱　郁李仁三钱　篇蓄四钱　葫芦三钱　厚朴二钱　菊花三钱　藜芦二钱　大红枣四枚

【二诊】六日

方用：白商陆三钱　茯苓皮五钱　郁李仁三钱　篇蓄四钱　葫芦四钱　厚朴二钱　菊花三钱　藜芦二钱　大红枣五枚

【三诊】九日

方用：白商陆三钱　茯苓皮五钱　郁李仁三钱　白敛二钱　葫芦四钱　厚朴二钱　菊花三钱　藜芦二钱　大红枣六枚

【四诊】十三日

肿退胀消，惟疥瘰痂痒，日久不除。

方用：白商陆三钱　茯苓皮五钱　郁李仁三钱　白敛二钱　白头翁二钱　青蒿二钱　厚朴二钱　菊花三钱　藜芦二钱　大红枣七枚

【五诊】十八日

诸病皆愈。

方用：白商陆三钱　茯苓皮五钱　郁李仁三钱　黄芪四钱　薏苡五钱　厚朴二钱　藜芦二钱　大红枣十枚

【六诊】二十五日

方用：茯苓五钱　黄芪五钱　郁李仁三钱　薏苡仁五钱　厚朴二钱　藜

芦一钱　刀豆子四钱　陈皮二钱　大红枣十六枚

【七诊】十月七日

方用：茯苓五钱　黄芪五钱　潞党参三钱　甘草一钱　陈皮三钱　制半夏二钱　砂仁二钱　木香一钱　大红枣十五枚

俞越峰肝硬化肿胀抽水病复一案

上海人俞越峰君，年三十九岁，住上海市邑庙区三牌楼学院路三省里二号。久病腹胀如鼓。前住枫林桥中山医院第六病室第三十五床。于一九五一年七月十六日求治于夫子。夫子问在院中抽放腹水乎？曰："然。当时颇安，不久即胀。西医欲再抽水，予拒绝之。敢问抽后之胀，胀且更甚，何也？"夫子曰："放水疗胀，不仅西医为然，中医亦至今未绝。其法以小铜管刺入腹穴，即出水如射，与西医抽水，异曲同工。此法由来已久，然出自别派，非汤液家法，为药治正宗所不取。按晋代葛稚川肘后方第四卷云：'腹大下之不去，便针脐下二寸，入数分，令水出。'迨至隋末唐初即已禁用。按孙思邈千金方第二十一卷云：'凡水病忌腹上出水，出水者月死，大忌之。'日本永观二年，康赖所撰医心方三十卷，其第十卷亦引千金此条，作'水病，忌腹上出水，出水者一月死，大大忌之。'知东医之亦重视放水之忌也。清初古今图书集成医部全录，第三百九卷肿胀门二，有云：'尤忌针刺，犯之流水而死。'此无他，水虽放出，元气亦随之以俱去。且水去而病自若，宜其消后不久复胀如前，甚至旋消而旋胀，且坚满更甚也。大凡抽放腹水，强者幸愈，弱者必死。乾隆四十三年俞东扶辑[古今医案按]亦尝论及放水之弊。其云'今有专门治肿胀者，用铜管子从脐下刺入，出水如射，顷刻盈缶，腹胀即消。以此水露一夜，明晨视之，浮面者是清水，中央者是淡血，沉底者是脂膏。盖病者清浊不分，气血皆变为水，决而去之，去水即去其气血也。虽一时暂快，或半月，或一月，肿胀仍作，再针之亦死，不针之亦死矣。'据俞氏言，不可谓近代医流无识其非者。"爰处荡涤脏腑开通闭塞之方，直服至十月二十一日而痊愈，又休养两月而复原。夫子谆嘱，曰："在一年内忌食咸味，二年内禁犯房室，慎之永不复发。不尔者，虽瘥复发，不可更治也。惟是禁口尚易，戒色甚难。戒色于病时尚易，戒色于愈后尤难。我见实多，特表而出之。明万历年间孙一奎辑赤水玄珠其第五卷引厥目云'水胀皆本于房劳过度。'夫既本于房劳过度者，当以节欲善其后。望君牢记，切毋河汉斯言。"

附中山医院病史录

姓名：俞越峰　门诊号数：36072　住院号数：51-3061

于一九五一年六月十八日首次住院，诉一年余不规则腹泻，常有瘀点。牙龈出血及鼻血。及十八日来腹明确膨大。有十余年饮酒史。廿年前曾在浦东游泳。

体检：消瘦，皮肤有瘀点。巩膜亚黄色。腹巨膨。表面颈脉较显，腹水征明显。脾大至肋下五指，荐部及脚背有浮肿。

胸荧光：一、右肺尖瘢。　二、横膈高，心横位，两侧肋膈沟少量积水。　三、食道光滑。

其他实验结果：（略）

诊断：为门脉性肝硬化。

一九五一年七月十二月又因发热及腹泻住院。

因拒绝多做检查而于十六日出院。

小便尿胆色元阳性（1：100）。

受业李鼎谨按：俞君久病，数度翻复，夫子历处药剂，大抵相类，未能一一备录，爰仅附初诊十方于后。

【初诊】一九五一年七月十六日

腹大如抱瓮，身面四肢浮肿，下体尤甚，鼻衄齿衄，紫斑出没无常，腹中痞结如石，大便溏薄，气急喘满，人迎动甚，大于寸口者数倍。

方用：鳖甲一两　葶苈子三钱　鬼箭羽三钱　蒺藜子三钱　金丝草五钱　葶苈三钱　桃枝五钱　柳枝五钱　泽兰三钱　葫芦瓢一两　赤小豆一两

【二诊】十七日

方用：鳖甲一两　葶苈子三钱　鬼箭羽三钱　鲜茅根五钱　金丝草五钱　葶苈三钱　桃枝五钱　柳枝五钱　泽兰三钱　葫芦瓢一两　赤小豆一两

【三诊】十八日

方用：鳖甲一两　葶苈子三钱　鬼箭羽三钱　茺蔚子五钱　金丝草五钱　葶苈三钱　桃枝五钱　柳枝五钱　泽兰三钱　葫芦瓢一两　赤小豆一两

【四诊】十九日

方用：鳖甲一两　葶苈子三钱　鬼箭羽三钱　蒲黄三钱　金丝草五钱　葶苈三钱　桃枝五钱　柳枝五钱　白敛三钱　葫芦瓢一两　赤豆一两

【五诊】二十日

方用：鳖甲一两　葶苈子三钱　金丝草五钱　葶苈三钱　桃枝五钱　水靳五钱　鬼箭羽三钱　蒲黄三钱　葫芦瓢一两　赤小豆一两

【六诊】二十一日

衄止斑退，喘平。

方用：鳖甲一两　菴蔄子三钱　鬼箭羽三钱　商陆五钱　金丝草五钱　海蛤五钱　桃枝五钱　柳枝五钱　水靳五钱　葫芦瓢一两　小赤豆一两

【七诊】二十二日

方用：鳖甲一两　菴蔄子三钱　鬼箭羽三钱　商陆五钱　金丝草五钱　海蛤五钱　桃枝五钱　柳枝五钱　水靳五钱　葫芦瓢一两　赤小豆一两

【八诊】二十三日

方用：鳖甲一两　菴蔄子三钱　鬼箭羽三钱　商陆五钱　金丝草五钱　大黄蜂子三钱　桃枝五钱　柳枝五钱　水靳五钱　葫芦瓢一两　赤小豆一两

【九诊】二十五日

方用：鳖甲一两　菴蔄子三钱　鬼箭羽三钱　大黄蜂子三钱　桃枝五钱　蛴螬二钱　鼠妇二钱　葫芦瓢一两　赤小豆一两

【十诊】二十七日

肿胀更消，痞亦渐软。

方用：鳖甲一两　菴蔄子三钱　鬼箭羽三钱　丹参三钱　大黄蜂子三钱　蛴螬二钱　鼠妇二钱　桃枝五钱　葫芦瓢一两　赤小豆一两

郑省吾肝硬化肿胀屡次放水不治一案

郑省吾君，男性，年三十二岁，浙江镇海人，住上海市老西门静修路二十九号。据云：一九五一年五月始由乡间来沪，体重一百二十五市斤，自称健者；九月病黄疸后，身渐肿，腹渐胀，日甚一日，遂以不起。延至一九五二年二月二十七日由其弟省中约同夫子往治。既脉之，曰："疾不可为也。屡次抽水，精气夺，邪气实；攻之不可，补又不能，施治莫及矣。"遂辞归。周元庆约同同门诸子入室请益曰："师治肿胀极症，虽剧犹愈，今于郑君疾，何拒之甚也？"夫子曰："邪气盛为实，精气夺为虚。今一夺于医院抽水，再夺于针科泄水，夫肿胀不可治者五：脐突、囊大、缺盆平，倚息喘满，按之如泥。而今备具，是以知疾之不可为也。"按古今图书集成医部全录第三百十一卷肿胀门四有云："水肿证惟得针水沟，若针余穴，水尽则死，此明堂铜人所戒也。庸人多为人针水分，误人多矣。若其他穴，或有因针得瘥者，特幸焉耳。大抵水肿禁针，不可为法。"门人出，元庆喟然曰：医之易学而又不易学也，如此夫！今节录其弟省中笺述经过于后：

（上略）十二月末，患者身感发热咳嗽，乃入南洋医院诊治，医谓此乃臌胀，须住院治疗，乃于一九五二年一月三日住院。经检查结果，心肺正常，肠胃无不良情状，有充血状、验大小便后，无血吸虫菌发现，肾脏亦不见病。验血后，证明肝脏机能衰弱，乃诊断为"肝硬化腹胀黄疸未痊。"入院时患者腹部膨大，脚部呈肿，小便短少黄浊。入院后腹部逐渐更形膨大，经注射洒利汞利尿剂无效。乃于一月十二日穿刺放水，放水后膀胱下部肿大如球，三四天后始消失。时患者尚能行走，大小便尚能起床，每餐饭一碗。十五日有腹泻情状，日三五次，口无味。十八日腹又胀大，苦甚，又放水。是后患者精神大见萎顿，不能起床矣。在南洋医院时，经常服甲硫氨基酸锭八粒，注射维生素 C 葡萄糖针。二十三日转入仁济医院治疗，诊断如前述。二十四日因胀甚，又放水，人更疲惫，并发现痰中带血。是晚并觉腹左部胀而酸痛，呼吸亦困难，二十五日医师谓可能是小血管塞住，经注射针药，痛势减轻，痰中血亦未见。此后八日精神稍好。二月一日接血，面色精神均渐好转。二月三日腹又胀甚，又放水，放后痰中又见带血。二月五日腹又胀大如前，并感胀闷不能安卧。医谓不能再放水。故于六日晨出院。在仁济医院时，治疗药品亦为甲硫氨基酸锭，并注射维生素葡萄糖针、服消化蛋白质等，八日下午请金针医生向腹中打针，打针时用艾燃烧于针端加入麝香，打三针，水从脐出，腹不胀。九日十日连续针腹出水，至十一日方止，腹不胀。十一日腹未胀，未针。十二日针。十四日又针。十六日又针，水自脐孔出甚多，至十九日始止。因感流水过多，体大疲。此后遂停针。（下略）

徐明春妊娠腹水治愈后安全生产一案

宁波人徐明春女士，现年三十八岁，住上海市北站区均益里北街三十一号，于归毛志惠君，生有一子三女，当一九五三年春间，渐觉腰酸腹满，入夏后，胀与日增，形如抱瓮矣。据云：屡经医院检查，俱诊断为腹水。夫子诊之曰："寸口脉弦而缓，弦则为水，缓则为妊，特病势甚于妊娠，因之不甚显著耳！依据往昔经验，凡病大腹水胀者，不易怀胎，即怀亦难长养，或子死腹中，必死，及其传至末期，早产流产亦死，其死均也，何如先用大戟辈速消腹水之为愈，调治得宜，多有母子两全者，如近来已经治愈，属大戟证者两人，其一：为嘉定南门人邱霞女士，住城内一栗街一号，在腹水期间受孕。其二：为苏北盐城人尤龙英女士，住本市西宝兴路四〇五号，在腹水消后受孕，两人皆安全生产，至今母子皆健，即其先例也。"后果如师言，于一九五四年一月十四日举一雄，赤壮可爱，三十一日送来报喜红蛋二十四枚，至是同门诸子，乃知服堕胎药而胎不堕，素问所谓有故无殒，亦无殒也，更信而有征矣。

【初诊】一九五三年五月十五日

身面浮肿，大腹水胀，形如鼓，坚如石，腰痛难坐，臀酸难行，气逆为喘，气陷为坠，带下涔涔，肠鸣幽幽，脉弦而缓，弦则为水，缓则为妊，舌净无苔，为病在少阳水道，不与阳明肠胃合病也。制大戟保生汤与服。

方用：大戟二钱　甘遂二钱　葶苈三钱　姜皮三钱　天仙藤三钱　薏苡五钱　冬葵子三钱　苎麻根四钱　桑寄生四钱　南瓜蒂四钱　郁李仁四钱　白商陆四钱

【二诊】十六日

服昨方腹中雷鸣，胀随泻减，顿然宽松也。

方用：大戟二钱　甘遂二钱　葶苈三钱　姜皮三钱　南瓜蒂四钱　天仙藤三钱　薏苡五钱　桑寄生四钱　杏仁二钱　厚朴二钱　丝瓜络四钱　白商陆四钱

【三诊】十七日

气和喘平，面肿渐消，腹更宽松，略能眠食。

方用：大戟二钱　甘遂二钱　天仙藤三钱　薏苡五钱　桑寄生四钱　厚朴二钱　丝瓜络四钱　杜仲四钱　枳实二钱　郁李仁四钱　白商陆四钱

【四诊】十八日

畅泻数次，肿胀大消，能平卧。

方用：大戟一钱　甘遂一钱　茯苓皮五钱　薏苡仁五钱　桑寄生四钱　丝瓜络四钱　杜仲四钱　陈皮三钱　砂仁二钱　牡蛎四钱　白商陆四钱

【五诊】十九日

下体渐消。

方用：茯苓皮五钱　薏苡五钱　陈皮三钱　砂仁二钱　桑寄生四钱　丝瓜络四钱　杜仲四钱　牡蛎四钱　泽泻三钱　白商陆四钱

【六诊】二十日

病退正虚。

方用：白商陆四钱　茯苓皮五钱　陈皮三钱　砂仁三钱　桑寄生四钱　丝瓜络四钱　杜仲四钱　牡蛎五钱　黄芪四钱　当归三钱　潞党参三钱

【七诊】二十二日

带渐止。

方用：潞党参四钱　黄芪四钱　茯苓四钱　杜仲五钱　牡蛎五钱　乌贼骨五钱　陈皮三钱　砂仁三钱　桑寄生五钱

【八诊】二十四日

带止微漏红。

方用：潞党参四钱　黄芪四钱　当归四钱　阿胶四钱　艾叶一钱　熟地黄四钱　龟板五钱　牡蛎五钱　葡萄干五十粒　桂圆五枚

【九诊】二十六日

红不漏矣。

方用：潞党参四钱　黄芪四钱　当归四钱　熟地黄四钱　阿胶四钱　龟板五钱　牡蛎五钱　葡萄干五十粒　桂圆五枚　荔枝五枚

【十诊】三十日

腹中隐动，自觉其为妊娠也。

方用：潞党参四钱 当归四钱 熟地黄五钱 阿胶四钱 杜仲四钱 菟丝子四钱 桑螵蛸三钱 独活二钱 桑寄生四钱 葡萄干五十粒 桂圆五枚 荔枝五枚 嘱其连服五剂后，可以常服济生归脾丸调理。

同学邱介天问于夫子曰：师制大戟保生汤，服之而胎不堕，弟子惑之！请夫子明以教我。夫子曰："自宋人陈自明撰妇人良方二十四卷，为女科有全书之始，传至明代，薛立斋从而注之，其第十一卷，载有孕妇药忌歌一首，共二十四句，其第六句云：大戟蛇蜕及蜈蚣，此仅言大戟与蛇蜕蜈蚣同为孕妇药忌，而非直言其堕胎，即与大戟同功之商陆甘遂芫花辈，在神农本草经性能主治，既无堕胎二字之明文，在伊尹汤液辨证用药，亦无孕妇忌服之告诫。若再绎读千金、外台、圣惠、圣济诸书，更可识其皆非堕胎之药也。明其为如此者，凡有是病而用是药，则病当之，非孕当之。病当之，则病去而胎安矣。若无是病而误用是药，则诛伐无过，诛伐无过，则孕当之，孕当之，则胎动而不安矣！夫病去而胎安，与胎动而不安，皆与大戟辈无关，何者？以其功在利水，既非如白胶辈之主伤中者，所以不能安胎；亦非如牛膝辈之主破血者，所以不能堕胎也。不但不能堕胎，抑且不能主治难产。所谓难产者，胎已离经，欲产而难于产也。所为主治难产者，妊娠欲产，而胎不易生出，可以选服酸酱实蝼蛄鼹鼠诸药，催之易产，母子俱得生全也。若大戟辈并此催生功效而无之，更安能必其堕胎乎？试观面赤舌青之母活子死证，与舌赤面青之母死子活证，先哲于催生胎，堕死胎，所处方剂，从无有用大戟辈以为主药者，则其堕胎为无征之说也明矣。又歌内将桂姜附子半夏桃仁牡丹列入孕妇药忌，不知金匮要略于妇人妊娠篇并撰而用矣！其桂枝汤用桂枝，主补中益气，所以治妊娠六十日之阴脉小弱也。干姜人参半夏丸，用于姜主温中，用半夏主下气，所以治胎前恶阻之呕吐也。附子汤，用附子温子藏，所以治少腹如扇之胎胀也。桂枝茯苓丸，用桃仁消血瘕，牡丹除症坚，所以治胎漏不止之症痼害也。以上所用桂姜附子半夏，皆属气分之药，不能堕胎。即破血，如桃仁牡丹，亦不堕胎者，以无堕胎之专能也。又歌内更将平淡无奇之薏苡茅根通草蚱蝉等，一并列为孕妇药忌，岂皆真具堕胎之嫌欤？乃后世本草，因之而激其流，扬其波，竟用堕胎二字著录，如本草从新，为其最著者，观其于车前竹叶冬葵，并认为堕胎之药，市医治病，举步荆棘，不将动辄得咎乎？及于今日，群言淆乱，易滋大惑。谨按神农古本草于以上诸药，俱未以堕胎二字著录，必其具有堕胎专能者，始为之著录焉。如上品草部之牛膝：主逐血气堕胎也。中品草部之瞿麦：主破胎堕子也。下品兽部之鼹鼠：主堕胎令产易也。虫鱼部之石蚕：主破石淋堕胎肉也。地胆：主破症瘕堕胎也。又逸文水银：主杀皮肤中虱堕胎除热也。计此之外，皆非堕胎之药。如温病服温药，寒病服寒药，形气偏胜，胎难长养，若药能对证，即无此弊矣。至于利水之药，品数众多，大抵不具堕胎之专能。苟于妊娠期内，病大腹水胀者，在医家畏用利水之药，藉远堕胎之嫌，在妊娠则待死而已！仁者所忍乎？惟辩证不精，论治不确，滥用于不可利水之病，则胎气下沉，发育维艰，在母体素弱，胎不结实者，殊易流产早产耳！若药能对症，则病去而胎安；胎既安矣！何有误堕之过失耶？然又有应当知者，凡误服利水药，重如大戟甘遂商陆莞花，轻如薏苡茅根车前冬葵，所能致之流产早产，其胎即不服利水药，亦难足月正产，即足月正产，亦必羸弱难寿，反之而母健胎固，若往昔之淫奔私孕者，虽专意堕胎，竟不能堕，此其故从可识也。又若男子欲火冲动，强迫孕妇交媾，最易堕胎，为数最多，不可不知。"

朱麟书肺脓胸一案

　　夫子既治愈绍兴人傅珍啼女士急性肺痨后，其夫朱麟书忽患脓胸危症，其父莲棠奔来诊所，喘吁吁而相告曰：我儿病才十余日，竟至满胸生脓，西医拟开刀抽去两条肋骨，危哉！危哉！性命恐难保也。中医还有方法救治否？夫子曰：诊后再谈。后经夫子悉心治疗，未及两旬，竟告全愈。以下为朱君亲笔所写之患病及治疗经过：

　　我是一个曾经患过脓胸病的病人，现在已由刘民叔医师给我治疗好了。现在我要将我患病经过，直至身体恢复，全部情况都写出来。

　　我在六月二十日那天上午，身体还是很好的，中午吃了三碗饭，在饭后突觉胃部痛得不得了。当时我以为可能是天热关系，就吃了几粒'仁丹'之后，但胃痛反而加剧。我就至保健站去看，但诊疗结果，说是胃伤，须要吃食小心，是会好的。但在当天晚，寒热发得很高。第二天我至一位中医吴涵秋地方去看，但诊疗结果，说我不是胃病（因为胃病是没有热度的），是肺炎或是肋膜炎，要等验血后，再作决定。以后我在保健站去就诊好几次，证明是肋膜炎（但里面还没有水），验血结果，白血球为九千八百，X光透视结果，是左肺肋膜增厚，当时在这样情况之下，保健站医师说：只要打链霉素及青霉素。这样不知打了多少针，我是记不清楚了。我曾经至上海医学院及广慈医院去就诊，结果都说是肋膜炎。后又至一个西医徐士林处就诊，结果也说是肋膜炎。但我患病已半月多了，针打脱不少了，但热度每天是有增无减。在这样情况下，我就进入医院治疗（安当医院），但在医院中比在家中的病势还要严重，热度增四十度以上，整天我是失去知觉样的。但里面几个医师诊疗意见是不统一的，一个说变性肺炎，一个说是肋膜炎，直至我出院，几个医师诊断还是没有统一。在医院中我拍了一张X光片子，说左肺影阴较深，肺门部圆形影较特别深。我出院后，曾至一个西医申乃东处就诊，结果说我是脓胸，绝对不是肋膜炎、肺炎，他说最好进医院治疗（因为脓胸病须要抽掉肋骨开刀才能治疗得好）。在这天我的胸痛得特别厉害，晚上没有好好的睡，第二天我就至刘民叔医师就诊，病势就一天一天减轻，直到现在我身体已慢慢的恢复，胃口亦好了（刘医师处我前后诊治十六次），已能开始回到工作岗位上去工作了。

　　我在这里要感谢刘医师对我精心的治疗，及不怕辛苦的为人民服务精神，我在这里，提出保证，用实际行动来感谢刘医师对我的病治好：（一）我回到工作岗位努力工作，学习刘医师这样为人民服务精神。（二）我要宣传中国医学的优点，特别对我病治好的经过。

病者及写稿人　朱麟书

住上海市卢湾区淮海中路 567 弄 15 号

服务处上海淮海中路 850 号金都绸布商店电话 73307

【初诊】一九五三年七月十一日

病已两旬，寒热未解，胸膈胀痛，咳逆上气，口苦泛恶，痰臭。

方用：金丝草四钱　地骨皮四钱　桑白皮二钱　桃仁三钱　薏苡仁五钱　杏仁二钱　赤豆五钱　葶苈五钱　郁李仁三钱　鲜苇茎一两

【二诊】十二日

胸膈胀痛稍缓。

方用：金丝草四钱　桑白皮二钱　桃仁二钱　薏苡仁五钱　赤豆五钱　大戟二钱　葶苈五钱　郁李仁三钱　鲜苇茎一两

【三诊】十三日

昨夜先寒后热，如疟状，胸膈渐安。

方用：金丝草四钱　桑白皮二钱　桃仁二钱　桔梗二钱　丝瓜络三钱　大戟二钱　旋复花二钱　葶苈五钱　甘遂二钱

【四诊】十四日

胸膈胀痛大减。

方用：金丝草四钱　桑白皮二钱　桃仁二钱　桔梗二钱　丝瓜络三钱　大戟二钱　甘遂二钱　葶苈子五钱　冬瓜子一两　薏苡仁一两

【五诊】十五日

方用：金丝草四钱　桑白皮二钱　桃仁二钱　桔梗二钱　旋复花四钱　大戟二钱　甘遂二钱　葶苈子五钱　茭白子五钱　冬瓜子一两　薏苡仁一两

【六诊】十六日

方用：金丝草四钱　桑白皮二钱　桃仁二钱　桔梗二钱　旋复花四钱　大戟二钱　茭白子五钱　甘遂二钱　葶苈五钱　冬瓜子一两　薏苡仁一两

【七诊】十七日

能睡眠。

方用：金丝草四钱　桑白皮二钱　桃仁二钱　桔梗二钱　枳壳二钱　大

407

戟二钱　甘遂二钱　葶苈五钱　茭白子五钱　薏苡一两　冬瓜子一两

【八诊】十八日

方用：金丝草四钱　桑白皮二钱　桃仁二钱　大戟二钱　甘遂二钱　茭白子五钱　葶苈五钱　杏仁二钱　桔梗二钱　龙须草五钱　郁李仁四钱

【九诊】十九日

胸膈更和，眠食更安。

方用：人参叶三钱　金丝草三钱　腊梅花三钱　甘遂二钱　大戟三钱　葶苈四钱　郁李仁四钱　厚朴二钱　大黄五分

【十诊】二十日

方用：人参叶二钱　金丝草三钱　腊梅花三钱　甘遂三钱　大戟三钱　葶苈四钱　郁李仁四钱　茭白子四钱　白商陆三钱　橘络二钱　大黄五分

【十一诊】二十一日

方用：人参叶三钱　金丝草三钱　腊梅花三钱　甘遂三钱　大戟三钱　葶苈四钱　郁李仁四钱　天竺黄二钱　鬼臼五钱　橘络二钱　大黄五分

【十二诊】二十二日

方用：人参叶三钱　金丝草三钱　腊梅花三钱　甘遂一钱　大戟一钱　葶苈子四钱　郁李仁四钱　天竺黄一钱　鬼臼五钱　厚朴一钱　大黄五分

【十三诊】二十三日

方用：人参叶三钱　金丝草四钱　腊梅花三钱　甘遂一钱　大戟一钱　葶苈子四钱　郁李仁四钱　鬼臼五钱　橘红四钱　荷花二钱　荷杆二钱

【十四诊】二十五日

方用：人参叶三钱　金丝草四钱　腊梅花三钱　甘遂一钱　大戟一钱　葶苈子四钱　郁李仁四钱　鬼臼五钱　橘红三钱　雷丸一钱　芜荑二钱

【十五诊】二十七日

诸恙皆瘥。

方用：人参叶三钱　金丝草四钱　腊梅花三钱　杏仁二钱　厚朴二钱　郁李仁四钱　橘核二钱　芜荑二钱　荷花二钱　红梅花三钱

【十六诊】三十日

据云：已经检查完全好了，不服药可乎？师曰：须再服四剂。

方用：人参叶三钱　金丝草四钱　腊梅花四钱　杏仁二钱　芜荑二钱　葶苈子四钱　郁李仁四钱　桔梗二钱　甘遂二钱　红枣四枚

葛永钱肺结核一案

葛永钱，男性。二十岁，江苏南通人，现住上海市北站区会文路二百八十三号。前于一九四九年九月十六日赴南市多稼路上海市市立第二医院 X 光检查（第三〇一九号）。结果："右肺自肺尖至前部第三肋骨稠重模糊，结核浸润，影片见该部胸膜加厚，余肺野正常。横隔角无粘连处。左肺透明正常。心及主动脉正常。"又于一九五一年一月十三日赴吴江路天乐坊二号德国医学博士方子劝作 X 光透视检查，说是："进行性右上肺结核，宜施气胸治疗。"又于一九五一年四月二十日赴上海市市立第二人民医院乙门诊号数三九三六〇。其病历治疗记录云："在本月行人工气胸，一年半后，自动停止，已三个月半。"又于一九五一年六月十三日赴四川中路五九九号市立澄衷肺结核病防治院检查（第〇二二二四号）。久病不愈，心灰意懒。乃于一九五一年十二月二十八日前来求治。夫子为之处方立案云：

久病虚劳，羸瘦少气，吐血频作，乍寒乍热如疟状。两年来每况愈下。法当补不足，续绝伤。

方用：阿胶三钱　黄精五钱　天门冬五钱　麦门冬五钱　桑白皮三钱　生地黄五钱　熟地黄五钱　玉竹五钱　南沙参五钱　鲜茅根五钱　鲜石斛四钱　枇杷叶二钱

至一九五二年一月十五日夫子赠以柏龄膏丸，服至四月中旬，日益康复，后返乡休养。五月七月，一再来沪索药，见其笑容可掬，据云：壮健甚于未病前。夫子嘱其再赴医院，请专家检查，是否根绝。

附柏龄膏丸方存心堂集验方

治虚劳羸瘦，久咳，气喘，吐血，腰痛、四肢酸痛，大便或结或溏，体温或高或低，洒洒如疟状。补五藏，填骨髓，长肌肉，续绝伤。利丈夫妇人肥健多子。

柏子仁一斤　天门冬一斤　生地黄二斤　潞党参一斤　五味子二斤　肉苁蓉八两　白石英一斤　生杜仲一斤捣碎　菟丝子一斤　枸杞子一斤　石钟乳一斤　葡萄干一斤　山药一斤　阿胶二斤酒　甘草八两

　　上药先取十五味，前一日，用清水浸透，先以武火浓煎，榨汁三次，滤净去滓，再将药汁倾于锅内，继以文火再煎至滴水成珠，并溶纳阿胶收膏，即"柏龄膏"也。再于膏内酌量加入藕粉，和匀为丸，每七分作一丸，可以久藏不坏。即"柏龄膏丸"也，服法：取一丸置杯内，入沸汤少许，蒸化，随津咽下。一法：取一丸置口中，缓缓嚼化，徐徐咽下，亦良，若病急者，可加至二丸三丸四丸。

编辑后记

以上，编选刘老师近年治病方案凡三十余件，内容都是根据诊疗记录和病人所提供的材料写出。我们以认真负责的态度，来进行本书的编辑、付印和校刊工作。尽可能使它合于客观现实的逻辑，不以炫奇夸异的论调来编写。这是本书不同于前人医案的地方。

编辑过程，取材审慎。只取诊治在中华人民共和国成立以后的，并经多方面的诊断治疗而有记录可查考的严重病例；其他距离已久或未经多方面的诊断治疗而记录不全的病例，多不编入。全书文笔体裁，不太一致，因为这是集合刘老师方案和病家的病情报告改写而成；各案的长短多少，都以原有的材料作决定。各案先后次第，大致以疾病归类。所有中文医药名词均依照新近规定。其有未经实验诊断的疾病名称，还是仍用中医的症象命名法。方案中所记载的一些直觉的证候诊断，便是不学中医的人看来，也都能够了解。

本来，中医的治病，是不必先有周密的诊断（实验诊断）。因为中医所掌握的是辩证用药，而不是针对病原体的用药。是全身的治疗，而不是像资本主义医药的患处就是病原的局限治疗。本书所举的病例，虽然力求诊断的详细正确，但这是为了便于客观的观察，而不能以为这是刘老师用药的依据。刘老师的用药，还是以他的老法，本草、经方的法——汤液经法。所举的证例中，多半是新的诊断，旧的治疗。有这两者配合起来，是有助于我们认识中医药的。没有新的诊断证明，便会以为旧方不能治新病；没有旧的治疗成功，便会以为此病已难于奏效。而这里正说明：旧方法是能够治疗新疾病的。

自第一届全国卫生会议，确定今后卫生工作以"预防为主""面向工农兵""团结中西医"为任务。积极的讲求治疗，正是为彻底的预防作好条件。刘老师所治，多数是地方病患，能做到面向劳动人民。本书的出版，对中西医交流合作方面，将必能有着推进作用。今天，中国医学界的争端是不再有了。当前所需要的，是要实事求是地讨论一些实际问题。三年多来，中西医间学习新学说和研究国药，已有很大成就，可是做得不够全面，像这结合于临床的报道编著，还很少见。本书用药，虽不像有人所提议的单味试验，但在这不多也不少的混合处方中，也可供作分析研究资料。刘老师是不赞成单方治病和提取有效成分的办法。关于他的理论，可参阅前年出版的《华阳医说》；本书则着重在例举事实。《医说》与《医案》中间，有着理论与实践的联系。学术评价，《医案》则将高过《医说》，因为这会为更多人所领会、所接受，达到中国医药界的团结合作和交流经验的目的。这在刘老师的出版史中，是具有新的进步意义。

一九五四年"五四"中国青年节

学生李鼎　敬跋

华阳医说

提　要

南汇周元庆撰

　　华阳刘民叔夫子，忧中国医学之式微且将没落也，乃独出手眼，专事著作。有《古医汤液丛书》《鲁楼医学丛书》等数辑问于世，发聋振聩，南北医风为之丕变。近又别撰《华阳医说》，今先印行"中西两大医流宜互相学习"一文。文中列举例说凡七：曰内服之麻黄、曰集经方大成之伤寒论、曰西医之生理解剖、曰西医之细菌原虫、曰科学推论、曰提取药物有效成分、曰现代中医教育。又缀譬喻凡七：曰室内悬灯、曰飞蝗遮灭、曰月绕地球、曰小狗钻大洞、曰糖醋脆皮鱼、曰押解和尚、曰蛇尾自大。又附割事二：曰北京协和医院狄博尔君赞成中医治疗肝癌、曰上海红十字医院潘静甫君延请中医诊治气喘。文义并茂，亦庄亦谐，其精深处直抉古医之洞奥。后附《儒医五藏考》叙目及《古医割治纪事》叙目，足证中国医学之未尝略于割治也。后又附《神农古本草经》诸叙，示我汤液学子必由是而取法乎上，斯为正宗云。

史 记

（婺源查国科补白）

病有六不治：

骄恣不论于理，一不治也；轻身重财，二不治也；衣食不能适，三不治也；阴阳并，藏气不定，四不治也；形羸不能服药，五不治也；信巫不信医，六不治也。

有此一者，则重难治也。

序

　　夫子既校其同学故杨回庵先生所辑《汤液经》，且以行世，而慎言、上达两先生又集夫子平居论文若干篇，另付剞劂，颜其书曰《华阳医说》。——回庵先生者，与夫子俱受业于蜀中经师廖季平先生者也。夫子呼小子而言曰："汝其为序，序医说。"夫夫子不求序于世之大人先生者，而嘱之于小子，小子复何敢辞。乃勉为文，曰：我皇汉医术之浸衰也，亦已久矣！圣人既没，大道乖矣，扰扰者我不知其所从者矣。海通以来，西医之术东渐，而业汉医者，更嗫嗫无以自存。虽然，我皇汉古医，自成大系，岂惟不灭，其道必昌。其发皇光大也，且与新医相杂糅参证激荡发明也，是可以知矣。世之人有知之者矣，有知之而倡言之者矣，而不知其与彼新医相杂糅参证激荡发明者，固何以哉。亦必求其反于古矣。夫西欧自经院教义之说作，而中世纪之学术，遂沦于黑暗，迨文艺新生之运动兴，而后近世之文明，得所孕育。文艺新生者，盖复于希腊之古者也。我国经籍大义，自宋明之理学盛，而驳杂纠葛，莫可分理，迨清儒树汉学之帜，而一反于其本原。汉学者，盖复于先秦之古者也。由是言之，学术之推陈致新，每先由于复古。我皇汉医术之重光，其亦犹是也夫，其亦犹是也夫！夫子之治学也，凡唐宋以还之书，无不读，而独取乎神农、伊尹、仲景之书，力辟五行、经络、脏腑之说，以为神农、伊尹、仲景者，汤液派之大成也；五行、经络、脏腑者，岐黄针灸家之别说也。师承各异，不相混淆。区画流源，泾渭以明，实发千古所未发，而百代阴霾，一扫而空。其治神农、伊尹、仲景疾医之书也，则必字剖句析，类聚比勘，钩玄探奥，辨其异同，阐明古说，品物咸章，而微言大义，层出不穷，所以为往圣继绝学者，夫子殆无愧焉而已矣。其临证也，观象索本，知几通变，而不执于病之名，不惑于病之因，但按其证，以施药治。以为名与因，臆说也，而证者，实也。随证执匕，药无不知。故其处方也，既简而赅，亦奇亦正，信手拈来，往往出神入化，不可方物，天造地设，匪夷所思。而沉痾废疾，辗转不得其治者，亦十愈八九。呜呼，夫子之学，其来有自，亦必反于古矣。而夫子善刀自藏，未尝持以自炫，夫子真有道之士哉。夫子行其道于沪上也，亦已数十年，而嘿嘿焉未尝与世之人争名利于市朝，一袍一杖，蔼然仁人。然其立论也，则必执其定见，不稍游移，不与流俗苟同，每陈辞慷慨，辄不自知其激也。呜呼，夫子亦豪杰之士哉！非有道豪杰之士，何以能特立独行如是！夫子之书，已公诸世者若干部，或订本草，或说暑疫，而医说裁集杂文数篇耳，金壶之漏墨，直沧海之一粟，虽谓可窥夫子治学之由一二，实未足以尽夫子之道也。回庵先生之书之行也，而汤液之学，得有所本；意者夫子必更有以敷衍之以倡明我皇汉古医术者，势不在远。我侪小子，延跂以俟之，拭目以待之。世之人有诵夫子之言者，则亦必延跂以俟之，拭目以待之也。夫子呼小子而言曰："汝其为序，序医说。"小子不敏，复不敢辞，于是谨识夫子治学之要旨，以及发扬我道者之大义，以示天下具眼之士有志夫治古学而复谋进以内和于近世新医者，冠诸端。受业海门沈旦拜序。

华阳医说

蜀华阳刘　复民叔甫著

男文（敏慎言、松上达）同辑

受业（周元庆、沈　旦）同校

中医重药治，西医重割治，
中西两大医流，宜互相学习

　　现见医学，可别为两大洪流，一曰东亚之中医也，一曰欧美之西医也。中医约分汤液、针灸、导引、房中、祝由、割治六大学派。及于今日，惟汤液一派，用药治病，为世之显学。即斯药治，用以代表中医，固有事实可按者。若彼西医，想亦如是，而足以代表西医者，厥为割治一门。夫药治之与割治也，各有起源：药治出于民食；割治出于解剖。凡剖验实象者，皆为割治设，不为药治设也。凡用药治病者，专重证候，不重实象。请举内服之麻黄，以为例说。考《神农本草经》，称麻黄发表出汗，《伊尹汤液经》，即撰用之，作麻黄汤，以为发表出汗之专剂，用治太阳病头痛、发热、身疼、腰痛、骨节疼痛、恶风、无汗而喘者。张仲景广汤液论，本之以治伤寒，脉浮紧，不发汗，因致衄者。王叔和撰次《伤寒论》，又本之以治脉浮者，病在表，可发汗，及脉浮而数者，可发汗。余如治项背强几几之葛根汤，治不汗出而烦躁之大青龙汤，治心下有水气之小青龙汤，治瘀热在里身必发黄之麻黄连轺赤小豆汤，治少阴病始得之反发、热脉沉之麻黄附子细辛汤，皆用麻黄，而各有其法度，各有其桴应之治验。轻重缓急，井井有条，是岂仅用一物麻黄制剂，漫治诸病，形如单方者，所可等量齐观哉？何者，汤液家用药治病之术，"以证测病，凭候论治"，八字尽之矣，固不重夫剖验实象也。

　　请再举集经方大成之《伤寒论》，以为例说。其《阳明篇》云："阳明之为病，胃家实是也。""阳明病，谵语有潮热，反不能食者，胃中必有燥屎五六枚也，若能食者，但硬耳，宜大承气汤下之。""阳明病下之，心中懊憹烦，胃中有燥屎者可攻。""病人不大便五六日，绕脐痛，烦躁，发作有时者，此有燥屎，故使不大便也。""腹满不减，减不足言，当下之，宜大承气汤。"近日新学之士，据以讥我《伤寒论》为不知脏腑官能者，岂燥屎在肠不在胃，尽人皆知，而反谓伊尹之圣，仲景之贤，叔和之达，不知之乎？按阳明提纲，以胃家实为言。观其于胃字下，而又系以家字者，则知胃部心下，肠部腹中，故撰用"胃家"二字，以统辖诸肠，宜取《太阴篇》"脾家实"之"脾家"二字为训。惟胃家实为燥屎内结，脾家实为腐秽当去而已。若直以为胃中有燥屎，脾中有腐秽，不亦惑哉。至若"太阳阳明者，脾约是也。"此为小便数大便硬者，而命之曰其脾为约，所以示别于正阳阳明之胃家实，非真谓脾因腐秽燥结而约也。不然，脾非脏耶，而能如六府之受盛水谷传导糟粕者哉？又若"泻心汤"之"心"字，与"陷胸汤"之"胸"字同义，读《太阳下篇》："若心下满而硬痛者，此为结胸也，大陷胸汤主之，但满而不痛者，此为痞，柴胡不中与之，宜半夏泻心汤。"可知痛者名结胸，不痛者名痞，治结胸之汤曰陷胸，治痞之汤曰泻心。于辨认证候也，则界畔井然；于不重脏腑也，则互文见义。盖伤寒全书，假脏腑以定部位，指部位以言脏腑，非谓半夏泻心汤，能直泻肺内之心，亦非谓大陷胸汤，不能陷从心下至少腹之硬满也。新学之士，必取剖验实象之脏腑，以讲伤寒论之证候方药，则未有不死于句下者，所以药治之家，重部位，不重脏腑，由是可以进窥其大意焉，余如"津液当还入胃中"之"胃"字，则以小便数少者名之也，"大汗出胃中干"之"胃"字，则以欲得饮水者名之也，"心中懊侬"之"心"字，则以虚烦不得眠者名之也，"热结膀胱"之"膀胱"二字，则以少腹急结者名之也，"热入血室"之"血室"二字，则以经水适来者名之也，据此足以知神农本草，伊尹汤液，仲景广论，叔和撰次，皆以证候为重，虽亦偶举脏腑之名，实则识别病在之部位而已，固不与割治家之必重剖验实象者同也。虽然，汤液之医，重证候主药治者，固未尝拒绝解剖之学，不过用以求知则可，以之致用则不可，何以言之？解剖只以知其然，而药治乃别是一术也。

请再举西医之生理解割，以为例说。如头脑之于记忆也，由目而入者，记其形色；由耳而入者，记其音声；由鼻舌而入者，则记其臭与味。虽天地之大，尘沙之细，莫不纷记于脑，凡记之专者，忆之不忘，其历历呈现，未尝淆乱者，何哉？盖存记于脑之精光，而非刻志于脑之髓质也。犹之一室内，悬诸灯焉，虽光光交遍，和合似一，而某灯东移，其光即随之以东，某灯西移，其光亦即随之以西，知其不与他光相淆乱也。记忆之道，盖与是同，若必曰刻志于脑髓之质，则有不重复者乎？既重复矣，有不淆乱者乎？新学之士，剖而验之，欲寻其存记之迹象，放而大之，映之若影片然，试问能乎！其不能乎？不知神而明之，存记于光，一旦壅蔽，神即不明，于是乎而癫疾作矣。癫者巅也，脑为人之巅也，癫疾之显者，如忘狂之类，在经方如抵当汤之治忘，在时方如龙虎丸之治狂，皆有特效。至于古训众方，未能殚举，是又在医家之勤求博采也。若舍药治而行割治，则脑膜之内，髓质柔滑，试问能乎其不能乎？今日科学家，号称万能，能以生物析为原子，而不能以原子缀成生物，此无他，盖中无性灵，以为主脑也，纵能造人，毕具逼肖，亦不过死尸横陈耳，负气含生，试问能乎！其不能乎？又如目之于视也，开门见山，山自山也，目何由见，缘日光传达地面，山受其光，而反射形色于吾目，由目中凸镜曲折而聚于网膜之上，映为倒影，此倒影能使网膜上之紫色素，起化学变化，刺激视神经端之圆锥体，视神经传此刺激力于神经中枢，始有见山之感觉焉。即兹生理，苟失其常而为病也。若新学之士，震于西医器械之精，手术之巧，则眼球构造，难施解剖以行割治，割破即瞎，以其瞎也，而装以假眼，可乎？此割治之所以逊于药治也。在药治之家，若再遍求其实象以治之，则治凸镜者何药，治网膜者何药，治紫色素者何药，治圆锥体者何药，治视神经者何药，治神经中枢者又何药？夫目之实象，繁复如此，而用药治目者，亦必繁复如此，漫无统纪乎？盖不然也。治病必求于本，首辨致病之因以立法，法持其平，勿使之偏。次论传变之证以主方，方定其向，勿使之错。审其为热者，治以清药，如黄连味苦寒，主热气，目痛眦伤泣出也；又如秦皮味苦微寒，主除热，目中青翳白膜也。审其为寒者，治以温药，如蕤核味甘温，主明目，目赤痛伤泪出也；又如皂荚味辛温，主风头泪出，利九窍也。审其为风者，治以发散药，如防风味甘温，主风邪，目盲无所见也；又如白芷味辛温，主风头，侵目泪出也；审其为虚者，治以补益药，如人参味甘微寒，主补五藏明目也；又如玄参味苦微寒，主补肾气，令人目明也；又如苦参味苦寒，主补中明目止泪也；审其为实者，治以攻破药，如蒺藜子味苦温，主恶血明目也；又如羚羊角味咸寒，亦主恶血明目也；又如蛴螬味咸微温，主恶血血瘀。目中淫肤，青翳白膜也，针锋相对，至简而至捷，非所谓知其要者，一言而终，不知其要，流散无穷耶。则所谓凸镜也，网膜也，紫色素也，圆锥体也，视神经也，神经中枢也，可以不假手术而皆能复其视觉生理之正常，核其实，无他故，是诸病者，皆不在体而在用，皆在气而不在质耳。知目之于视也既如此，而耳之于听也，舌之于味也，鼻之于嗅也，亦必如此。推而广之，脏腑肢体，莫不皆然。是以用药治病者，于解剖所验之实象，识得也可，识不得也亦可。本此以求之，则知神农尝药，著录本草，但述证候，不言某药入某脏，某药入某腑，及某药走某经某络，即此是为汤液学派之原始义法也。张仲景远宗伊尹，以六经法，分司百病，而不宗岐黄家，用脏腑统病之法者，盖仲景受术于同郡张伯祖。伯祖固汤液大师也，且"六经"之"经"字，当作"经过"之"经"字解，不与岐黄家"以脏腑配六经"，"经"为"经络"之"经"者同法。即如华佗为割治钜子，其于药治也，用六日法，亦不用脏腑统病，其云："一日在皮，二日在肤，三日在肌，四日在胸，五日在腹，六日入胃。"所谓皮肤肌胸腹胃者，亦不过说明证候之表里上下深浅轻重，种种程序而已，非谓病邪真个在皮在肤在肌在胸在腹在胃也。

请再举西医之细菌原虫，以为例说。按细菌为下等植物，原虫为下等动物，体极细微，人目不易见，非藉高度之显微镜，不易窥其形状者。人皆以为发病之因，不杀之，不足以愈病。理固然矣，乃中医之治病也，未尝言及杀之之道，而亦皆愈者，何哉？是当求之于神农本草矣。谨案神农为内圣外王之古儒，本草为格物致知之药经。其著录也，先之以味性，味有五：曰酸、曰苦、曰甘、曰辛、曰咸。据味以求性，性亦有五：曰平、曰温、曰微温、曰寒、曰微寒。约五性以言之，仅寒温平三者而已。以之治病，病无不愈。执果以求因，固未尝杀细菌原虫，而细菌原虫亦随病愈而消灭。此无他，细菌原虫之繁殖，必赖适宜之温度，是以用凉药以治热病，则凡丛生于高温度者，必随温度降低而消灭；若用热药以治凉病，则凡滋长于低温度者，亦必随温度升高而消灭，犹之乎春夏秋冬，生长收藏也。不见夫飞蝗之为灾乎，弥漫天际，稻被其虐，稻尽而他徙。虽百方制之，欲其中止而不可得。及其衰也，不过三数日间，戞然遽灭。知非雨旸寒暖，曷克臻此。然则用药治病，其消灭细菌原虫之道，从可识矣。余同学杨君回庵言："《神农本草》之药味，不过三百余名，就中言蛊毒鬼疰者，几位百名之多。蛊即微生虫，疰即病细菌，不过中西语别，名词各异。又中国医学，历汉晋后，尽失其传，古人述语，多为后人误解，至今遂莫识中语之蛊，即西语之微生虫，西语之病菌，中国古代固名之为鬼疰也。"（受业周元庆谨按，杨师伯，名思复，字回庵，成都人，于中华民国三十四年九月九日晨九时，日本正式签字投降之日起，废去市民证上被昭和十七年五字所污之回庵旧名，更用绍伊新名，其事迹并载于《华阳医记》中）。征之于实，得两义焉，其一曰：蛊疰二物，皆具形体者也。若言三虫则较大，若言伏尸则较小，若言诸毒，则皆为蛊之毒素，若言诸鬼，则皆为疰之鬼质。鬼，阴气也，言其为群阴之气，交感以生，非谓鬼神之鬼也。若言恶气邪气不祥，则又毒素鬼质，散漫浸淫以成者，惟恶气最厉，邪气次之，不祥则较平耳。其二曰：蛊痊二物，皆具寿命者也。如龙骨主老魅，蜈松主老精，此言蛊痊寿命之长者。又如蓝实主蛊蛟，升麻主殃鬼，此言蛊痊寿命之少者。是故蚊殃幼稚，杀之不难；精魅老寿，杀之匪易。抑更有说焉，如"蜜，主解毒，除众病，和百药""桃枭，主杀百鬼精物""徐长卿，主鬼物百精，蛊毒疫疾，邪恶气""雄黄，主杀精物恶鬼，百蛊毒""鬼臼，主杀蛊毒、鬼痊精物，辟恶气不祥，逐邪，解百毒""升麻，主解百毒，杀百精老物殃鬼，辟瘟疫"。夫数字之多者曰百，言百毒百精，为类非一种，状非一形。是以知一病有一病之蛊毒鬼痊，即一病有一病之细菌原虫，然则治之之道，绝非一药所能统治者矣。考《本草》主治之例，凡病之属毒气者则曰解，属恶气者则曰逐，属邪气者则曰除，属不祥者则曰辟，属动植诸物者则曰杀。盖凡动植诸物，皆具有寿命，可生死，必杀之而后毒除。如乌头主杀禽兽，芫花主杀虫鱼，犀角主杀钩吻、鸩羽、蛇毒。则是《本草》凡于蛊毒、鬼痊皆曰杀者，正犹西说，凡属动物性者名原虫，属植物性者名细菌，而皆以杀之为尽，治疗之能事也。又蛊痊亦有性善，不为人患，且有益于人者，不可不知。又同一蛊痊，而性质特殊，有宜用凉药杀之者，有宜用热药杀之者，亦不可不知。又当蛊痊盛时，须用汗吐下利诸法，以驱逐之者，若值气衰血弱，又须温中养阴，以镇压之者，更不可不知。近儒章太炎氏，亦尝发古说细菌之凡。其言曰："伤寒、中风、温病诸名，以恶寒、恶风、恶热命之，此论其证，非论其因，是仲景所守也。今远西论热病者，辄以细菌为本因，按《素问》言：'人清静则腠理闭拒，虽有大风苛毒，勿能害。'依《说文》：'苛，为小草；毒，为害人之草。'小草害人者，非细菌云何？宋玉《风赋》以为'庶人之雌风，动沙堁，吹死灰，骇溷浊，扬腐余''故其风中人，殴温致湿，生病造热，中唇为胗，得目为蔑'。是则风非能病人，由风之所挟者以病人。溷浊腐余，是即细菌，沙堁死灰，即细菌所依，风则为传播之，以达人体，义至明白矣。而仲景亦不言，盖弥之不言病起于风寒热，远之又不言病起于苛毒腐余，独据脉证以施治疗，依其术，即投杯而卧者何也？病因之说不必同，其为客邪则同。仲景之法，自四逆、白通诸方，急救心脏而外，大抵以汗、吐、下、利、小便为主。医者以疗病为任者也，得其疗术，即病因可以弗论。疗病者，以病所为依据者也，得其病所，则治不至于逆，随所在而导之可矣。"按杨章两氏，俱为现代经学大师，而又精通医药者，故其立论也，精辟绝伦，阐发古微。唯西医重细菌，及其成功也，为血清注射，与我撰用生药之中医，利其寒温之性，汗吐下利之能，以奏消灭之功者，固道不同不相为谋矣。（受业周元庆谨按，师说甚博，宜参《辛未重订时疫解惑论铅印本》及《章氏霍乱论评注补遗本》）。

请再举科学推论，以为例说。宇宙之事，固有人不能见，无从实验，而以理推之，乃又确乎不可易者。譬如月也，为地球之卫星，受地心吸力以绕地，并随地以绕日。而吾人所见者，惟东升之月，与西没之月而已。东升之前，绕地与否，固无人能见之。今日东升之月，果仍是昨日西没之月否，亦无人能征之。然而月绕地球之事，科学家未有谓为无征不信者，则其故何也？第犹有说者，月初之朔，亏极而晦，月中之望，盈极而圆，朔望之间，则所见者，惟上弦下弦而已。其盈其亏，为地球遮蔽与否，孰能远游天边，从而实验之者？月体无发光之本能，恒藉日光之反射以为明，孰能亲身登月，眼见其然者？然而盈亏晦圆之事，科学家亦未有谓为无征不信者，则其故又何也？岂不以月之总数惟一，不增不减，不分不合，不从无而为有，不从有而为无，因而推论之，遂得其所以然哉。我中医汤液学派之于证候推论也，亦犹是耳。即如寒热之为病，虽上智与下愚，亦知其病之为寒热也。苟以检温表测之，凡在平常体温以上者，即华氏摄氏列氏，三表互异，而皆能证明其为已发寒热，则一也。试问解除寒热者，有确能治愈之特效药否？统治寒热者，有独一无二之特效药否？敢断言曰："东半球无之，西半球亦无之。"何则？特效二字，不得作如是说也。试读《神农本草》三百六十五药，主寒热者，几达百种之多。设有人焉，病劳极洒洒如疟状之阿胶证，乃不用阿胶，而选用具有寒热二字之明文者，如干地黄、薯蓣、鹿茸、山茱萸、沙参、甘草辈，虽不中，亦不远。若改用麻黄、柴胡、蔓荆实、葱白、桑叶、石膏辈，虽不死，亦必剧。若以阿胶证之洒洒如疟状，而迳用主温疟洗洗发作有时之白薇，或用主温疟寒热洒洒在皮肤中之当归，或用主支节中痛不可持物洒洒酸消之磁石，或用主风寒湿痹洗洗寒气之秦皮，或用主伤寒寒热温疟洒洒之牡蛎，一间未达，尚不为害。若误用主疾疟之猪苓，主痰疟之常山，主瘀疟之白敛，主水疟之荛花，主积疟之巴豆，主鬼疟之芫花，主蛊疟之蜈蚣，则千里之谬，失之远矣。若再误用主中风恶风洗洗出汗之乌头，则如火益热。如此死者，医杀之也。又若误用主寒热洗洗血积癥瘕之䗪虫，则虚者益羸。如此死者，亦医杀之也。据如上述，而后确知寒热虽一，药则多端。乃新学之士，不达此旨，必欲于千头万绪之寒热，思有以一药统治之者，不知能治此寒热之特效药，未必能奏彼寒热之特效，能治彼寒热之特效药，未必能奏此寒热之特效。必也对证乎！药对证，效立奏；不对证，效难奏；五分对，奏半效；十分对，奏全效，此为定而不移者。然则汤液家于寒热之治法，其把握也，当如科学家之首重推论矣。谨案孟子曰："伊尹，圣之任者也。"任圣伊尹，撰用《神农本草》，作《汤液经》六篇，凡寒热表证，皆属太阳。其《太阳篇》第一条云："太阳之为病，脉浮，头项强痛而恶寒。"此表证之总纲，但言恶寒而未及发热也。第二条云："太阳病，或已发热，或未发热，必恶寒，体痛，呕逆，脉阴阳俱紧者，名为中风。"（叔和撰次《伤寒论》时，移在第三条，误名伤寒。）此用"必恶寒"三字以承上，而用"或已发热，或未发热"八字，以启下也。其第三条云："太阳病，发热汗出恶风脉缓者，名为伤寒。"（叔和移前，与第二条互误）。第四条云："太阳病，发热而渴，不恶寒者，为温病。"此两条俱为汗出不解之证（据"风温为病，脉阴阳俱浮，自汗出，"可证。）。凡发热而兼恶寒者，是从寒化，此之谓伤寒也。凡发热而不恶寒者，是从热化，此之谓温病也。当机立断，毫无疑义。麻黄汤发表出汗，为中风之主方，伤寒用桂枝汤（旧本风寒提纲，两名互误，另撰校议专篇，问世求正。）。温病用白虎汤。若伤寒入于少阴之里，则四逆汤证也。温病入于阳明之里，则承气汤证也。及其衰也，在温病为阴虚，而养阴之法尚焉；在伤寒为阳虚，而温阳之法尚焉。虽参伍错综，传经变幻，但能执此三纲，则六经之线索可寻，此为汤液学派证候推论之根据，虽虚劳杂病，亦不能离此三纲以别求治法。推其当然，论其必然，夫然后求其所以然，悟境一开，妙义毕悉。凡解剖之医，于临床学，称为未知未明尚待研究者；又于特效药，称为治法尚无尚未发明者，皆可用证候推论之法以治之。乃后生学子，独味证候推论之法，剽袭口语，怙其私臆，以为甲病必有甲特效药，乙病必有乙特效药，丙病必有丙特效药。固未尝研究汤液宗法，何以必用三阳三阴为分司百病之六经，又何以必用六经主持汗、吐、下、利、温中、养阴之六法，又何以必于六经中，独重太阳、阳明、少阴，为一表二里之要则，又何以必立风寒温三纲，为六经辨证之骨干。放弃圆机活法，固执成药套方，噫！是何异于开倒车者欤？有喻焉，客有独坐暖室者，闭其门，塞其牖，见大狗小狗之不能出入也。因命匠人凿两洞于门下，大洞使大狗出入，小洞使小狗出入。自以为法至良，意至美矣。乃其钻也，见大狗由大洞出，而小狗即随之，亦从大洞出。及其入也，见大狗仍由大洞进，而小狗亦随大狗进大洞。于是乎始恍然悟小洞之为虚设也而悔焉。苟明乎此，则知一药备数特效，数药合一特效，绝非仅恃分子式，或一成分，所可尽其性能者也。

请再举提取药物有效成分，以为例说。夫用药所以治病者也。治而病愈，即是药效，药而无效，不必用也，效而不确，亦不必用也。世传炎帝神农氏，以天子之尊，聚诸候所献药物而尝试之。既经实验之后，其确有功效者，方著录于简册，非若后世本草之苟焉者也。商相伊尹，撰用《神农本草》，绳之以法，制而为方。如《神农·下品》所载杏仁，既以"下气"二字著录，则凡于咳逆上气之证，宜为定而不移之主药矣。乃伊尹在太阳病喘时，即撰用于麻黄汤中，而又不以之为主药者，非以其所具之有效成分，为里药而非表药欤。表药主表证，表证者，为脉浮、头痛、身痛、恶寒、发热，若无汗而喘，则为麻黄之所主。《神农·中品》所载麻黄，固称其主中风、伤寒、头痛、寒热者，观其以发表出汗四字著录，则知麻黄所主之上气，为无汗所致之喘。无汗者当发其汗，此麻黄汤之所以为发表专方，故必用麻黄题汤方之名，盖显示麻黄为麻黄汤之主药，杏仁仅为其辅助者耳，非特此也。若桂枝主上气、咳逆、结气，若五味子主益气、咳逆、上气，若干姜主胸满、咳逆、上气，以及当归、瓜蒂、射干、芫花辈，皆各有其专长，或须杏仁辅助，或不须杏仁辅助，又当视其兼证如何。然则杏仁所具有之有效成分，尚不得为一方之主药也明矣。抑尤有进者，在杏仁本身主下气，其治咳逆上气也，仅其一端耳。兹假定其有效成分，为甲乙丙丁四项，而制药者，仅提取其乙项，实验之后，颇能下气，于是乎而大做其广告曰："杏仁有效成分在乙，已被我提取殆尽矣。其剩余之甲丙丁三项，概不足用，弃之可也。"及检《本草》，始知杏仁所主者，尚有雷鸣喉痹，产乳，金创，寒心，贲豚等证。俾服其提取有效成分之杏仁乙，而功效不彰，以其缺少杏仁甲，杏仁丙，杏仁丁故也。或有用糖醋脆皮鱼以宴客者。客嗜之，悦其鲜美适口，因问于主人曰："尊府烹饪，必有秘法，果操何术以成此至味耶？"主人曰："无他，特入镇江滴醋耳。"客即索饮一杯，乃大失所望，久之憬然曰："我知之矣。"糖醋脆皮鱼之鲜美适口者，其在醋欤？其不在醋欤？独饮醋焉，固未尝有至味也，且鱼皮之脆，有焦黑，有嫩黄，糖醋之入，有先后，有多寡，是以知至味之有道也。然则制药之士，提取其所谓有效成分者，其亦犹客之饮醋乎？固不得谓醋味不美，亦不得谓醋味之即美也。且分析一药为数成分，再合数成分为一药，即不易如原药之原效者，正以其失却天然生性之故耳。室人曾氏福臻言："化学制药，为西医设，天然生药，供中医用，词近旨远，洵知言哉。"

请再举现代中医教育，以为例说。慨自吾蜀唐容川氏，取西学，说中医，从此以后，蔚为风气。其治学也，不主温故知新，而乃舍故从新；不主用中兼外，而乃废中媚外。邪思横议，喧宾夺主，流风渐播，才十数年耳。学校教授，莫不依据西医之生理、解剖、临床诊断诸学，取为教材，编为讲义。于是乎而高呼口号曰："改进矣，革新矣，迎合潮流矣。"自命为新中医矣，一再蜕变，自谓适志欤，而不自知我之为中医也。昔有差役某，押解一和尚至远方，携有钉鞋一双，雨伞一柄，包裹一事。其人善忘，常顾此失彼。乃于首途之日起，频频检点，钉鞋也，雨伞也，包裹也，和尚也，我也，背诵如流，始免遗漏。一日，住店中，和尚沽酒，将差役灌醉，潜取剃刀，尽剃其发，并以僧服与之互易，私出店门而遁焉。迨至天明，照例检点。呼钉鞋曰有，呼雨伞曰有，呼包裹曰有，呼和尚无以应，乃举手扪秃顶，低头见僧服，遂自认为和尚，而自言自语曰："有有有"，但四者俱在，独不见我。乃遍处寻觅，呼店主东而问曰："我在何处，我在何处，汝知我于何时遁去否？"此与提倡改革中医者，而不自知其同化于西医，非复中医之旧，且不知中医之为我也，则何以异于差役哉。于是有舍己耘人，放弃其已学之中医，而改习西医，复假西医之学说，以返攻中医，居然自命为中医之叛徒者矣。且更有喜新厌旧，力倡废止中医，居然自命为中医之革命者矣。虽笃旧之士，期期以为不可，而卒莫能辨其所以，辄欲以厌闻之陈言，已破之谬义，与旗帜鲜明声势赫越之新说，较其短长，其不见笑于大方之家者，几希？须知中医自有其特立独到之学，始能供学者之研究；自有其却病延年之术，始能得病家之信抑。姑以肠炎泄利而论，中医自有其认识，据《伤寒论》："太阳病，桂枝证，医反下之，利遂不止，脉促者，表未解也，喘而汗出者，葛根黄连黄芩汤主之。""太阳病，外证未除，而数下之，遂协热而利，利下不止，心下痞硬，表里不解者，桂枝人参汤主之。"此两条，同为协热肠利，而前条以寒治热，后条则以热治寒。试检《神农本草》，则黄连与干姜，又为同主肠澼下利者，则知药贵对证，在医者认识之正确否耳。初未尝有一定不移之药也，若施手术，切而去之，则殆矣。又如气管支炎，其已注射消炎药而不愈者，在中医则辨证其为寒为热，在表在里，或虚或实，以论其治之之法。据《金匮要略》："咳逆倚息不得卧，小青龙汤主之。""支饮不得息，葶苈大枣泻肺汤主之。""夫短气有微饮，当从小便去之，苓桂术甘汤主之，肾气丸亦主之。""饮后水流在胁下，咳喘引痛，谓之悬饮，病悬饮者，十枣汤主之。"所以然者，炎之为症，不必尽属于热。譬如红而且肿之疮毒，人皆知其为热所致之炎，若冬寒所致之冻瘃，又何尝异于红而且肿之疮毒耶。炎症之必当别其为寒炎为热炎也明矣。民国三十五年春，海格路红十字会医院老职员，浦东人潘静甫君，感冒风寒，患气管炎。病急时，动手术，在胸前，开一刀，气虽即平，而人亦濒于危矣。延往治，旬余乃愈。又若肢体大病，苟断其左手，则仅存其右矣；苟断其右足，则仅存其左矣；苟并断之，则人龁也。仁者所忍见乎？又若脏腑久病，有以肾两而摘其一，则肾独矣。更有以胃大而切其半，则胃小矣。夫以独肾小胃之人，而欲尽其天年也，不亦难哉？然则由解剖学进而求得之割治术，果无所施其技乎？

按《后汉书·方术传》云："若疾发结于内，针药所不能及者，乃令先以酒服麻沸散，既醉，无所觉，因刳破腹背，抽割积聚。若在肠胃，则断截湔洗，除去疾秽。既而缝合，傅以神膏，四五日创愈，一月之间，皆平复。"绎其针药所不能及六字，知古代医学，派别虽多，而以黄帝针灸，神农本草，分掌医业之半。岐伯以王者之师，明经穴，制九针。若针治所不能及，则《灵枢·经水》所云："八尺之士，可解剖而视之"也。伊尹以任圣之才，用本草，制经方，若药治所不能及。则《孟子·万章》所云"人有言，伊尹以割烹要汤"也，割，手术也；烹，汤液也。成汤之于伊尹，亦犹黄帝之于岐伯，皆学焉而后臣之者。割烹要汤，是用医道以要成汤，而喻修齐治平之道耳。据此针药两圣之法，足征其施行割治之术，必后而且慎，非轻举妄动者比也。然则针药犹首也，割治犹尾也，首尾相应则利，不相应则害。佛门大智度论云："昔有一蛇，头与尾自诤，头语尾曰：'我应为大。'尾语头曰：'我应为大。'头曰：'我有耳能听，有目能视，有口能食，行时在前，故应为大，汝无此术。'尾曰：'我令汝去，故汝得行耳。若我以身绕木三匝，汝其奈何。'于是尾即绕木三匝，三日不放，头不得求食，饥饿垂毙，乃语尾曰：'汝可放之，听汝为大。'尾闻其言，即时解放。头复语尾曰：'汝既为大，应须前行。'尾即在前行，未经数步，坠入火坑而死。"读此寓言，知蛇尾自大之祸，有不可胜言者。新学之士，既认为药治之无把握，更睬于割治之可征信，遂以为一切疾病，必遵解剖之道而行，舍动手术，别无良法。此为执迷不悟处，有事实可按，固无庸讳言者。在中国古医，于病之积结在内，针药诸家所不能治者，夫然后借重于割治之医，何则？刳断肠胃，涤洗五藏，乃至不得已之治，苟轻动手术，妄行刀割，直草菅人命而已，岂仁术哉？尝稽载籍，上古有俞跗、少俞、伊尹、扁鹊，中世有仓公、华佗，明清之际，有祝巢夫、姚应凤、奚凤鸣、陈凤典，下此以往，失所传授，既如是矣，不当别辟蹊径乎？生也晚，逢兹中西两大洪流澎湃激荡之时，爰大声疾呼曰："中医向西医学习割治""西医向中医学习药治"，平允之言，不识有当当代医家之意否。

忆前教育部熊观民君，曾笺示云："民纪十四年二月，孙中山先生疾终北京。病笃时，西医施手术，始发觉为肝癌，惟已束手无策。当是时，于右任、张溥泉、汪精卫、丁鼎丞、李石曾等，咸在京，于是集西医，商挽救。西医首领为狄博尔，其余居京津者数辈，咸参加诊治。经数月者也，既会集，俱谢不敏。于是李石曾首发言云：'西医既已尽其术，可否试用中医？'各西医或默或反对，独狄博尔起立表赞同云：'西医基础在科学，然年浅，世界之物，设以万计者，科学尚未能解决其半数。中医基础在经验，然四千年矣，亦不可忽视，宜试之。'"噫！狄氏洵医林之仁人也。仁人之言，其利溥哉！

农历己丑十月既望华阳刘复民叔撰

受业海门陆惠方谨按：师氏文内，所引经方，今并备录于后，俾免读者检阅之烦。

又龙虎丸一方，治癫狂，有神功，特据《素问》奇府释难，并附录之。

桂枝汤（《伤寒论》）

桂枝（三两去皮）　芍药（三两）　甘草（二两炙）　生姜（三两切）大枣（十二枚擘）

上五味，㕮咀三味，以水七升，微火煮取三升，去滓，适寒温服一升。服已，须臾，歠热稀粥一升余，以助药力，温覆令一时许，遍身絷絷微似有汗者益佳。

麻黄汤（《伤寒论》）

麻黄（三两去节）　桂枝（二两去皮）　甘草（一两炙）　杏仁（七十个去皮尖）

上四味，以水九升，先煮麻黄，减二升，去上沫，内诸药，煮取二升半，去滓，温服八合，覆取微似汗，不须啜粥，余如桂枝法将息。

白虎汤（《伤寒论》）

知母（六两）　石膏（一斤碎）　甘草（二两炙）　粳米（六合）

上四味以水一斗，煮米熟汤成，去滓，温服一升，日三服。

葛根汤（《伤寒论》）

葛根（四两）　麻黄（三两去节）　桂枝（二两去皮）　生姜（三两切）甘草（二两炙）　芍药（二两）　大枣（十二枚擘）

上七味，以水一斗，先煮麻黄葛根，减二升，去白沫，内诸药，煮取三升，去滓，温服一升，覆取微似汗，余如桂枝法将息及禁忌，诸汤皆仿此。

葛根黄芩黄连汤（《伤寒论》）

葛根（半斤）　甘草（二两炙）　黄芩（三两）　黄连（三两）

上四味，以水八升，先煮葛根，减二升，内诸药，煮取二升，去滓，分温再服。

大青龙汤（《伤寒论》）

麻黄（六两去节）　桂枝（二两去皮）　甘草（二两炙）　杏仁（四十

枚去皮尖）　大枣（十枚擘）　石膏（如鸡子大碎）　生姜（三两切）

上七味，以水九升，先煮麻黄，减二升，去上沫，内诸药，煮取三升，去滓，温服一升，取微似汗，汗出多者，温粉粉之，一服汗者，停后服，若复服，汗多亡阳，遂虚，恶风烦躁不得眠也。

小青龙汤（《伤寒论》）

麻黄（去节）　芍药、细辛、干姜、甘草炙、桂枝（各三两去皮）　五味子（半升）　半夏（半升洗）

上八味，以水一斗，先煮麻黄，减二升，去上沫，内诸药，煮取三升，去滓，温服一升。

麻黄连轺赤小豆汤（《伤寒论》）

麻黄（二两去节）　连轺（二两连轺根是）　杏仁（四十个去皮尖）赤小豆（一升）　大枣（十二枚掰）　生梓白皮（一升切）　生姜（二两切）甘草（二两炙）

上八味，以水一斗，先煮麻黄，再沸去上沫，内诸药，煮取三升，去滓，分温三服，半日服尽。

麻黄附子细辛汤（《伤寒论》）

麻黄（二两去节）　细辛（二两）　附子（一枚炮去皮破八片）

上三味，以水一斗，先煮麻黄，减二升，去上沫，内诸药，煮取三升，去滓，温服一升，日三服。

桂枝人参汤（《伤寒论》）

桂枝（四两别切去皮）　甘草（四两炙）　白术（三两）　人参（三两）干姜（三两）

上五味，以水九升，先煮四味，取五升，内桂，更煮取三升，去滓，温服一升，日再，夜一服。

大承气汤（《伤寒论》）

大黄（四两酒洗）　厚朴（半斤炙去皮）　枳实（五枚炙）　芒硝（三合）

上四味，以水一斗，先煮二物，取五升，去滓，内大黄，更煮取二升，去滓，内芒硝，更上微火一两沸，分温再服，得下，余勿服。

大陷胸汤（《伤寒论》）

大黄（六两去皮）　芒硝（一升）　甘遂（一钱七）

上三味，以水六升，先煮大黄，取二升，去滓，内芒硝，煮一两沸，内甘遂末，温服一升，得快利，止后服。

半夏泻心汤（《伤寒论》）

半夏（半斤洗）　黄芩（三两）　干姜（三两）　人参（三两）　甘草（三两炙）　黄连（一两）　大枣（十二枚擘）

上七味，以水一斗，煮取六升，去滓，再煎取三升，温服一升，日三服。

十枣汤（《伤寒论》）

芫花（熬）　甘遂　大戟

上三味，等分，各别捣为散，以水一升半，先煮大枣肥者十枚，取八合，去滓，内药末，强人服一钱七，羸人服半钱，温服之，平旦服，若下少，病不除者，明日更服，加半钱，得快下利后，糜粥自养。

抵当汤（《伤寒论》）

水蛭（熬）、虻虫（各三十个去翅足熬）　桃仁（二十个去皮尖）　大黄（三两酒洗）

上四味，以水五升，煮取三升，去滓，温服一升，不下更服。

四逆汤（《伤寒论》）

甘草（二两炙）　干姜（一两半）　附子（一枚生用去皮破八片）

上三味，以水三升，煮取一升二合，去滓，分温二服，强人可大附子一枚，干姜三两。

葶苈大枣泻肺汤（《金匮要略》）

葶苈（熬令黄色捣丸如弹子大）　大枣（十二枚）

上先以水三升煮枣，取二升，去枣，内葶苈，煮取一升，顿服。

苓桂术甘汤（《金匮要略》）

茯苓（四两）　桂枝、白术（各三两）　甘草（二两）

上四味，以水六升，煮取三升，分温三服，小便则利。

肾气丸（《金匮要略》）

干地黄（八两）　薯蓣（四两）　山茱萸（四两）　泽泻（三两）　茯苓（三两）　牡丹皮（三两）　桂枝、附子（炮各一两）

上八味，末之，炼蜜和丸，梧子大，酒下十五丸，加至二十五丸，日再服。

龙虎丸（素问奇府释难）

治锢病，癫狂痫，百治不瘳，方：

牛黄（三两）　巴豆（三两熬）　凡砂（一两水飞）　砒霜（三两白者）

上四味，各研细末，始称准和匀，再研极细，加米粉等分为丸，如粟米大，即"龙虎丸"也。瓷瓶收藏，每次四丸，温汤送服，年久者倍之。若拒药不服者，可杂入粉饼内与食。服已，须臾，得吐得泻，亦有不吐不泻者。久服勿间，以愈为度，愈后忌食猪鸭二年。孕妇勿服，阳明热狂，亦勿与服。

《儒医五藏考》叙目

五藏实物也，部位有定，剖而验之，虽古今中外，不能异其说，诡其辩。其分配五行也，正其位，计其数，便于记焉而已矣。汉儒许叔重撰《五经异义》，两载今古文之说，其《古文尚书》说："脾木也，肺火也，心土也，肝金也，肾水也。"其《今文尚书》欧阳说："肝木也，心火也，脾土也，肺金也，肾水也。"按：一水居下在北，二火居上在南，三木居左在东，四金居右在西，五土居四方之中。审是则《古文尚书》说："为格物致知之儒说"，故与现代解剖左脾右肝上肺下肾中心，部位符合。而《今文尚书》欧阳说："出自道家医籍，以为左肝右肺上心中脾，不顾实物部位"，故与现代解剖反焉。自郑康成倡言："今医病之法，以肝为木，心为火，脾为土，肺为金，肾为水，则有瘳也。若反其术，不死为剧。"自是而后，医家五行，竞尚今文，不复顾及古文矣。后世作家，激流扬波，亢害承制，生克胜复，逞其玄思臆想，造出空中楼阁。持之有故，言之成理，甚如某医书所云："以部位言之，则心居最上，故属火，脾居最下，故属土，而肝木肺金肾水，居于其间，此为一定不移之序。"呜呼，盲人摸象，至于此极！推原其故，何莫非道医玄流之说，中其毒耶？爰取《礼记·月令》《古尚书》说，杨雄《太玄》，许慎《说文》，作《儒医五藏考》八卷，并搜集先秦以来，儒林正说，依次比附，俾正千百年来，俗传医籍之误。虽然，斯考之作，撮其要，备其说，未尝详也，博雅之士，勿嗤简陋。

乙酉中秋华阳刘复民叔撰

卷一　脾为木脏考第一

①孟春之月，其位东方，其日甲乙，盛德在木，祭先脾。（《礼记·月令》，《吕氏春秋·孟春纪》，及《淮南子·时则训》，引文全同。）

②脾，木也。（古《尚书》说。）

③三八为木，藏脾，侟志，性仁，情喜。（扬雄，《太玄·玄数》。）

④脾，木藏也，博士说，以为土藏。（许慎，《说文解字·肉部》。）

卷二　肺为火脏考第二

①孟夏之月，其位南方，其日丙丁，盛德在火，祭先肺。（《礼记·月令》，《吕氏春秋·孟夏纪》，及《淮南子·时则训》，引文全同。）

②肺，火也。（古《尚书》说。）

③二七为火，藏肺，侟魂，性礼，情乐。（扬雄，《太玄·玄数》。）

④肺，火藏也，博士说以为金藏。（许慎，《说文解字·肉部》。）

卷三　心为土脏考第三

①季夏之月，中央土，其日戊己，祭先心。（《礼记·月令》《吕氏春秋·季夏纪》，引同，《淮南子·时则训》，引作"季夏之月，其位中央，其日戊已，盛德在土，祭先心。"）

②心，土也。（古《尚书》说。）

③五五为土，藏心，侟神，性信，情恐惧。（扬雄，《太玄·玄数》。）

④心，土藏也，博士说以为火藏。（许慎，《说文解字·心部》。）

卷四　肝为金脏考第四

①孟秋之月，其位西方，其日庚辛，盛德在金，祭先肝。（《礼记·月令》《吕氏春秋·孟秋纪》及《淮南子·时则训》，引文全同。）

②肝，金也。（古《尚书》说。）

③四九为金，藏肝，侟魄，性谊，情怒。（扬雄，《太玄·玄数》。）

④肝，金藏也，博士说以为木藏。（许慎，《说文解字·肉部》。）

卷五　肾为水脏考第五

①孟冬之月，其位北方，其日壬癸，盛德在水，祭先肾。（《礼记·月令》《吕氏春秋·孟秋纪》及《淮南子·时则训》，引文全同。）

②肾，水也。（古《尚书》说。）

③一六为水，藏肾，侟精，性智，情悲。（扬雄，《太玄·玄数》。）

④肾，水藏也。（许慎，《说文解字·肉部》。）

卷六　六府分配考第六

①脺者脾之腑

②膈者肺之腑

③胃肠者心之腑

④胆者肝之腑

⑤膀胱者肾之腑

《古医割治纪事》叙目

上古医家，约分六派：曰汤液家，神农学派是也；曰针灸家，黄帝学派是也；曰导引家，彭祖学派是也；曰房中家，素女学派是也；曰祝由家，苗父学派是也；曰割治家，俞跗学派是也。惟割治一派，宜次于五家之末。盖病之结积在内，针药诸治，所不能及者，夫然后借重于割治之医，何则？刳断肠胃，涤洗五藏，乃至不得已之治。苟轻动手术，妄行刀割，直草菅人命而已，岂仁术哉？考古割术不传，即传亦非典籍所能昭示者。虽然，其术不传，而其事实，则载诸子史志集，固可考也。岐伯蠲肠，扁鹊易心，仓公理脑，华佗破腹。降及明季清初，绝学复传。洛阳祝巢夫，杭州姚应凤，松江奚凤鸣，郑州陈凤典，群贤崛起，载诸地志，不可谓无其事也。试观黄帝针术，传至唐代，由盛而衰，在王焘撰《外台秘要》时，即已畏其难避其险，而不为之著录矣。宋元以后，化整为零，明清而降，各习一技，及于今日，而欲合零为整也，实为难矣。然则割术之不彰，正犹针术之散失。所深望者，凡精于割治之山居市隐，宜各出绝技，勿再秘戒不传，则医林幸甚，国故幸甚。慨自西医东移，治病以割为事。幸而愈者固多，不幸而死者，亦复不少，兹就管窥蠡测之余，特为指出数病。如肿胀不宜放水也，血败不宜开刀也，脑膜发炎，不宜穿刺脊梁也，跌打碎骨，不宜锯断肢体也，凡此皆为荦荦大者，若仍愦愦然，徒眯其器械精良，设备完美，不惜以百年寿命，供其牺牲，此之谓委付凡医，恣其所措，可为长太息者也。是诸病者，宜由割治，以进于药治，斯为万全之道。今者西医，所习解剖，于一切内病，无不采用外科法式。是由药治，以逆于割治，孰得孰失，孰安孰危，当必有能辨者。又如疔疽瘰病，并以药治为善，切勿轻动手术，遗恨无穷。而黠者见数千年来之中医，深得民病信仰，乃探求喜厌之心，遂强划新旧之界，以新为时尚，无一恶之短，以旧为陈腐，无一善之长，不主用中兼外，本己之长，急起直追，而乃甘落人后，甘同人化。庄子有言："哀莫大于心死。"其殆言未出而心先死者欤！而更有黠者，论斥旧医治病，为博者之孤注也，多言之中也，诡遇之获也，贪天之功，以为己力也。嗟乎！彼黠者，固亦国人也，其亦知旧医针药，治法圆，运用妙乎，乃不顾事实，而颠顸其辞曰："旧医之所以治疗有效者，则数千年以人命为尝试，积之既久，幸中偶合者，日益加多，犹多言之必中也。"嗟乎！彼黠者，何摧毁学术，不遗余力，如此其丧心病狂耶！也至愚，心所谓危，不得不言，敢纪往事，用最来兹。孔子曰："我欲载之空言，不如见之于行事之深切著明也。"爰为搜集，得数若干，命曰《古医割治纪事》。分为十门，门各一卷，卷内题目，不尽为医家名氏，或仍原书录名，或以原阙悬补，或用显名，或从事书，然题当事人为目者居多，非有意乱例也。至于搜集未博，遗漏孔多，尚望雅士，继续采补。

卷一　解剖门

据杨氏《太素》本，十二水篇，作解部为是，皮肉筋骨，脉膲腑脏，各具实象，各有部分，为割治家之首务，撰解部纪事第一，得数七焉。

岐伯　王莽　欧希范　杨介　何一阳　王清任　程式

卷二　割治门

疾发于内，结固坚积，针药诸家，不能专治。饮以毒酒，迷死行术，大而刳腹开胸破脑，小而到肉接骨续筋，投以解药，既悟如初。先哲事迹，后人仰慕，撰《割治纪事》第二，得数三十二焉。

俞跗　少俞　伊尹　周公　扁鹊　医竘　文挚　仓公华佗　张仲景　晋景帝　徐之才　魏彦　高开道　来俊臣高骈　杨元亮　谭简　苌从简　赵匡刺　聂只儿　朱丹溪　孔方　程蒋氏　孙稽　无名道人　祝巢夫　姚应凤　奚凤鸣　陈凤典　陈士铎

卷三　治割门

伤于刀剑，谓之金创，或刎颈头断，或割腹肠出。医家遇此，谓之治割，撰《治割纪事》第三，得数八焉。

苏武　释僧富　刘憻　幻人　安金藏　傅霖　张荣　何瑞玉

卷四　剖验门

久病经年，屡治不差，辗转因循，死不瞑目，或暴病致毙，或含冤以亡，剖而验之,以明真相,撰《剖验纪事》第四,得数五焉。

　　比干　绛州僧　癥瘕病者　自究　胡笃

卷五　装相门

肢体残,五官阙,对人接物,有失威仪,当装配之,俾成完相,撰《装相纪事》第五,得数四焉。

　　李牧　魏咏之　崔嘏　周宝

卷六　刑余门

孝经云:"五刑之属三千,而罪莫大于不孝。"亦有非其罪而被刑者,君子冤之,撰《刑余纪事》第六,得数四焉。

　　子羔　孙膑　齐太仓女　司马迁

卷七　全德门

德者得也。文字以直心为德,而又从得之"彳"者,谓必躬行而后得也。处变之时,取义最难。义者宜也。舍自刑其体,以取其宜之外,德曷能全,撰《全德纪事》第七,得数十四焉。

　　高行　刘桓氏　魏房氏　房卢氏　刘孝忠　吕昇　王翰　杨庆　刘政　吕良子　张清　李孝妇　陶君巍　王新畲

第八　针刺门

开痈放脓,防其攻蚀肌肉,刺络出血,无令恶血入经。至于取穴,尤为神妙,故针有通割之义,以其同属外治故也,撰《针刺纪事》第八,得数十一焉。

　　马师皇　徐文伯　秦鸣鹤　狄仁杰　张济　张存　项世贤　丁毅　殷榘　宋子景　喻嘉言

卷九　志异门

异者,不常也。事出理外,理在情中,是可志也,撰《志异纪事》第九,得数五焉。

　　孙思邈　陈寨　曾若虚　彭有源　清刘氏

卷十　拾零门

零者不整也。事属未必,情理难悉,或出依托寓言,或是凭空结撰,纪不胜纪,黜不胜黜。略拾二三事,以备整外之零,撰《拾零纪事》第十,得数四焉。

　　佛图澄　张融　高生　张洁古

上计十门,各门目次,大抵以时代先后为序,然亦偶有倒置者,如次程式于王清任之后,序自究于胡笃之前,皆是也。又凡纪事,能直照原书钞录者,可无间然。惟书笥有未备，而于别书转引者，不无人误我误之处，暇当求得原书以校正之。又如伊尹两精割烹，王莽复兴解剖，张仲景窃据经论，徐之才好作戏言，狄仁杰精习针术，张洁古梦凿心窍，喻嘉言为明宗室，是皆医家所罕知者，今并纪之，藉征学度，勿以词废相讥嘲，则幸甚矣。

中华民国二十九年庚辰夏正

蜀都刘复民叔撰

《神农三品逸文考异》叙目

按上《神农古本草》三品，本说尊上品曰上经，中品曰中经，下品曰下经。核其品数，实与本说不同。本说以上药一百＝十种为君，主养命以应天，而兹古本则一百四十四种也。本说以中药一百二十种为臣，主养性以应人，而兹古本则一百一十五种也。本说以下药一百二十五种为佐使，主治病以应地，而兹古本则一百六种也。观本说言天地，言君臣，重统一之通论，不重参差之性能。于是乎而知本说一篇，确为岐黄家涉猎《神农本草》时所题作者，而好事者又取之以冠兹古本之端也。六朝以后，研经之士，囿于本说，而皆莫能出其范围。夫《本草》旧经，原无目录，有之自孙思邈《千金翼方》始。迨宋唐慎微撰《证类本草》，其目录实导源于陶弘景之朱墨杂书。明李时珍撰《本草纲目》，又于二卷之末，附存《神农旧经》目录。然并于兹古本不合，其所据者，盖为两晋以来，别传之异本也，从可知矣。今依兹古本上中下三品，而为品次于后。

上品九部一百四十四种：

玉石部一十八种：

丹砂（味甘微寒）	云母（味甘平）
玉泉（味甘平）	石钟乳（味甘温）
矾石（味酸寒）	消石（味苦寒）
朴硝（味苦寒）	滑石（味甘寒）
石胆（味酸寒）	空青（味甘寒）
曾青（味酸小寒）	禹余粮（味甘寒）
太一余粮（味甘平）	白石英（味甘微温）
紫石英（味甘温）	青石、赤石、黄石、白石、黑石脂等（味甘平）
白青（味甘平）	扁青（味甘平）

草部上三十八种（附品四种）：

菖蒲（味温辛）	菊花（味苦平）

人参（味甘微寒）　　　　天门冬（味苦平）

甘草（味甘平）　　　　　干地黄（味甘寒）

术（味苦温）　　　　　　菟丝子（味辛平）

牛膝（味苦平，据逸文正）　茺蔚子（味辛微温）

女萎（味甘平）　　　　　防葵（味辛寒）

茈胡（味苦平）　　　　　麦门冬（味甘平）

独活（味苦平，据逸文正）　车前子（味甘寒）

木香（味辛温，据逸文补）　薯蓣（味甘温）

薏苡仁（味甘微寒）　　　泽泻（味甘寒）

远志（味苦温）　　　　　龙胆（味苦寒）

细辛（味辛温）　　　　　石斛（味甘平）

巴戟天（味辛微温）　　　白英（味甘寒）

白蒿（味甘平）　　　　　赤箭（味辛温）

菴蕳子（味苦微温）　　　菥蓂子（味辛微温）

蓍实（味苦平）　　　　　赤芝（味苦平）

黑芝（味咸平）　　　　　青芝（味酸平）

白芝（味辛平）　　　　　黄芝（味甘平）

紫芝（味甘温）　　　　　卷柏（味辛温）

草部下三十七种（附品四种，旧逸一种）：

蓝实（味苦寒）　　　　　芎䓖（味辛温）

蘼芜（味辛温）　　　　　黄连（味苦寒）

络石（味苦温）　　　　　蒺藜子（味苦温）

黄芪（味甘微温）　　　　肉苁蓉（味甘微温）

防风（味甘温）　　　　　蒲黄（味甘平）

香蒲（味甘平）　　　　　续断（味苦微温）

漏芦（味苦寒）　　　　　营实（味酸温）

天名精（味甘寒）　　　　决明子（味咸平）

丹参（味苦微寒）　　　　茜根（味苦寒）

飞廉（味苦平）　　　　　五味子（味酸温）

旋花（味甘温）根（味辛）　兰草（味辛平）

蛇床子（味苦平）　　　　地肤子（味苦寒）

景天（味苦平）	茵陈蒿（味苦平）
杜若（味辛微温）	沙参（味苦微寒）
白菟藿（味苦平）	徐长卿（味辛温）
石下长卿（味咸平）	石龙蒭（味苦微寒）
薇衔（味苦平）	云实（味辛温）
王不留行（味苦平，据逸文补）	姑活（味甘温）
屈草（味苦微寒，据逸文补）	

木部一十九种（附品三种）：

牡桂（味辛温）	菌桂（味辛温）
松脂（味苦温）	槐实（味苦寒）
枸杞（味苦寒）	柏实（味甘平）
茯苓（味甘平）	榆皮（味甘平）
酸枣（味酸平）	蘗木（味苦寒）
干漆（味辛温）	五加皮（味辛温）
蔓荆实（味苦微寒）	小荆实（据逸文补）
辛夷（味辛温）	桑上寄生（味苦平）
杜仲（味辛平）	女贞实（味苦平）
木兰（味苦寒）	蕤核（味甘温）

兽部六种（附品一种）：

龙骨（味甘平）	麝香（味辛温）
牛黄（味苦平）	熊脂（味甘微寒）
白胶（味甘平）	阿胶（味甘平）

禽部二种（附品八种）：

丹雄鸡（味甘微温）附：头、肪、肠、肶胵里黄皮（微寒据逸文补）、屎白、翮羽、鸡子、鸡白蠹

雁肪（味甘平）

虫鱼部十一种（附品二种）：

石蜜（味甘平）

蜂子（味甘平）	大黄蜂子、土蜂子	蜜蜡（味甘微温）
牡蛎（苦成平）	龟甲（味咸平）	
桑螵蛸（味咸平）	海蛤（味苦平）	

文蛤（味咸，据逸文补）　　蠡鱼（味甘寒）

鲤鱼胆（味苦寒）

果部六种（附品一种）：

藕实茎（味甘平）　　　　　橘柚（味辛温）

大枣（味甘平）　　　　　　葡萄（味甘平）

蓬蘽（味酸平）　　　　　　鸡头实（味甘平）

米谷部三种（附品二种，旧逸一种）：

胡麻（味甘平）　　　　　　青蘘（味甘寒）

麻黄（味辛平）　　　　　　麻子（味甘平）

菜部五种：

冬葵子（味甘寒）　　　　　苋实（味甘寒）

瓜蒂（味苦寒）　　　　　　白瓜子（味甘平）

苦菜（味苦寒）

上第一卷上品九部一百四十四种，除草部下，旧逸一种。

米谷部旧逸一种，实存一百四十二种，又标录附品二十六种。

中品九部一百一十五种：

玉石部一十五种（附品一种，旧逸一种）：

雄黄（味苦平）　　　　　　石硫黄（味酸温）

雌黄（味辛平）　　　　　　水银（味辛寒）

石膏（味辛微寒）　　　　　磁石（味辛寒，据逸文正）

凝水石（味辛寒）　　　　　阳起石（味咸微温）

孔公蘖（味辛温）　　　　　殷蘖（味辛温）

铁落（味辛平）　　　　　　铁

理石（味辛寒）　　　　　　长石（味辛寒）

肤青（味辛平）　　　　　　铁精（平）

草部上三十二种（附品五种）：

干姜（味甘平）生者　　　　菜耳实（味苦温）

葛根（味甘平）　　　　　　栝蒌根（味苦寒）

苦参（味苦寒）　　　　　　当归（味甘温）

麻黄（味苦温）　　　　　　通草（味辛平）

芍药（味苦平）　　　　　　蠡实（味甘平）

瞿麦（味苦寒）	玄参（味苦微寒）
秦艽（味苦平）	百合（味甘平）
知母（味苦寒）	贝母（味辛平）
白芷（味辛温）	淫羊藿（味辛寒）
黄芩（味苦平）	狗脊（味苦平）
石龙芮（味苦平）	茅根（味甘寒）
紫菀（味苦温）	败酱（味苦平）
紫草（味苦寒）	酸酱（味酸平）
白鲜（味苦寒）	藁本（味辛温）
紫参（味苦寒）	萆薢（味苦平）
石苇（味苦平）	白薇（味咸平）

草部下一十六种（旧逸一种）：

水萍（味辛寒）	王瓜（味苦寒）
地榆（味苦微寒）	海藻（味苦寒）
泽兰（味苦微温）	防己（味辛平）
款冬花（味辛温）	牡丹（味辛寒）
马先蒿（味苦平）	积雪草（味苦寒）
女菀（味辛温）	王孙（味苦平）
蜀羊泉（味苦微寒）	爵床（味咸寒）
别羁（味苦微温）	翘根（味甘寒平）

木部一十八种（附品七种，旧多一种）：

桑根白皮（味甘寒）	淮木（味苦平）
竹叶（味苦平）	吴茱萸（味辛温）
栀子（味苦寒）	芜荑（味辛温）
枳实（味苦寒）	厚朴（味苦温）
秦皮（味苦微寒）	秦椒（味辛温）
山茱萸（味酸平）	紫葳（味酸微寒）
猪苓（味甘平）	白棘（味辛寒）
龙眼（味甘平）	卫矛（味苦寒）
合欢（味甘平）	松罗（味苦平）

兽部七种（附品六种）：

白马茎（味咸平）	鹿茸（味甘温）
牛角	羖羊角（味咸温）
狗茎（味咸平）	羚羊角（味咸寒）
犀角（味苦寒）	

禽部三种：

燕矢（味辛平）	伏翼（味咸平）
天鼠矢（味辛寒）	

虫鱼部一十六种：

猬皮（味苦平）	露蜂房（味苦平）
鳖甲（味咸平）	蟹（味咸寒）
蚱蝉（味咸寒）	蛴螬（味咸微温）
乌贼鱼骨（味咸微温）	白僵蚕（味咸平）
鮀鱼甲（味辛微温）	樗鸡（味苦平）
蛞蝓（味咸寒）	石龙子（味咸寒）
木虻（味苦平）	蜚虻（味苦微寒）
蜚蠊（味咸寒）	䗪虫（味咸寒）

果部一种：

梅实（味酸平）

米谷部三种（附品一种）：

赤小豆（味甘平）	大豆黄卷（味甘平）
生大豆（据逸文补）	

菜部五种（附品二种）：

蓼实（味辛温）	葱实（味辛温）
薤（味辛温）	假苏（味辛温）
水苏（味辛微温）	

上第二卷中品九部一百一十五种，玉石部旧逸一种，草部下旧逸一种，木部旧多一种，实存一百一十四种，又标录附品二十二种。

下品九部一百六种：

玉石部十种（附品二种，旧逸二种）：

石灰（味辛温）	礜石（味辛大热）

铅丹（味辛微寒）　　　　粉锡（味辛寒）

戎盐（味咸寒）　　　　　代赭（味苦寒）

卤咸（味苦寒）　　　　　白垩（味苦温）

冬灰（味辛微温）　　　　青琅玕（味辛平）

草部上三十种（附品一种）：

附子（味辛温）　　　　　乌头（味辛温）

天雄（味辛温）　　　　　半夏（味辛平）

虎掌（味辛温）　　　　　鸢尾（味苦平）

大黄（味苦寒）　　　　　葶苈（味辛寒）

桔梗（味辛微温）　　　　莨菪子（味苦寒）

皂荚（味苦寒）　　　　　旋复花（味咸温）

藜芦（味辛寒）　　　　　钩吻（味辛温）

射干（味苦平）　　　　　常山（味苦寒）

蛇合（味苦微寒）　　　　甘遂（味苦寒）

蜀漆（味辛平）　　　　　青箱子（味苦微寒）

白敛（味苦平）　　　　　白芨（味苦平）

藋菌（味咸平）　　　　　泽漆（味苦微寒）

大戟（味苦寒）　　　　　贯众（味苦微寒）

茵芋（味苦温）　　　　　牙子（味苦寒）

莞花（味苦寒）　　　　　羊踯躅（味辛温）

草部下一十九种：

商陆（味辛平）　　　　　羊蹄（味苦寒）

萹蓄（味苦平）　　　　　狼毒（味辛平）

白头翁（味苦温）　　　　鬼臼（味辛温）

羊桃（味苦寒）　　　　　连翘（味苦平）

翘根（味甘寒）　　　　　莔茹（味辛寒）

乌韭（味甘寒）　　　　　鹿藿（味苦平）

蚤休（味苦微寒）　　　　石长生（味咸微寒）

陆英（味苦寒）　　　　　荩草（味苦平）

牛扁（味苦微寒）　　　　夏枯草（味苦寒）

女青（味辛平）

木部一十八种（附品八种）：

巴豆（味辛温）　　　　蜀椒（味辛温）

皂荚（味辛温）　　　　柳华（味苦寒）

栋实（味苦寒）　　　　郁李仁（味酸平）

莽草（味辛温）　　　　雷丸（味苦寒）

桐叶（味苦寒）　　　　梓白皮（味苦寒）

石南（味辛平）　　　　黄环（味苦平）

溲疏（味辛寒）　　　　鼠李

药实根（味辛温）　　　栾华（味苦寒）

蔓椒（味苦温）　　　　芫花（味辛温）

兽部四种（附品二种）：

豚卵（味苦温）　　　　麋脂（味辛温）

鼺鼠　　　　　　　　　六畜毛蹄甲（味咸平）

虫鱼部一十七种：

虾蟆（味辛温）　　　　马刀（味辛微寒）

蛇蜕（味咸平）　　　　白颈蚯蚓（味咸寒）

蜈蚣（味辛温）　　　　斑猫（味辛寒）

贝子（味咸平）　　　　石蚕（味咸寒）

雀瓮（味甘平）　　　　蜣螂（味咸寒）

蝼蛄（味咸寒）　　　　马陆（味辛温）

地胆（味辛寒）　　　　鼠妇（味酸温）

萤火（味辛微温）　　　衣鱼（味咸温）

彼子（味甘温）

果部二种（附品四种）：

桃核仁（味苦平）　　　杏核仁（味甘温）

桃花、桃凫（微温）、桃毛、桃蠹

米谷部一种：

腐婢（味辛平）

菜部二种：

苦瓠（味苦寒）　　　　水靳（味甘平）

人部一种：

发髮（味苦温）

上第三卷下品九部一百六种，玉石部旧逸二种，实存一百四种，又标录附品一十七种，补附逸品。

上品草部一种：

升麻（味甘平）

中品米谷部二种：

粟米（味咸微寒）　　　　黍米（味甘温）

下品虫鱼部二种：

蠮螉（味辛平）　　　　水蛭（味咸平）

按《神农古本草》三品，合三百六十五种，今详其数，仅存三百六十种而已，尚逸五种也。姑取孙本、顾本所载之升麻、粟米、黍米、蠮螉、水蛭等五种，附于本卷后三品逸文之末，以补兹古本阙数。此五种者，在唐本或作朱书，或作墨书，要非兹古本之所原有，故备录可也，不备录亦可也。今且录之于上，以足三百六十五数而已。

正品退为附品：

文蛤　　　　　　　　　　铁精（平）

铁　　　　　　　　　　　牛角䚡

附品进为正品：

蘼芜（味辛温）　　　　青蘘（味甘寒）

麻子（味甘平）　　　　殷蘖（味辛温）

按：凡正品以五味三性著录齐备者为合格，否则，列于附品也。今详全经附品六十五种，得性味备著者四种，蘼芜、青蘘、麻子、殷蘖是也。此当援例进为正品，而正品中文蛤不著味性，铁精仅著性而未著味，铁则味性俱未著录，牛角䚡亦未著录味性，知此四种皆为附品。文蛤附于海蛤，铁精与铁附于铁落，牛角䚡则附于上品牛黄。若然，则此四种例当退为附品矣。此一退一进，虽未必合兹古本之旧，然例证有据，非臆说也。若夫下品木部之鼠李，及兽部之鼺鼠，虽阙味性，而其条末则汉注具备，与味性具备之蔓荆实、鹿茸、赤小豆、葱实、翘根、豚卵、六畜毛蹄甲发髮等，并阙汉注者，同为逸文，难于考补，然其为三百六十五药之正品则一也。

神农为内圣外王之古儒，《本草》为格物致知之药经。尝检阅子史，采集孔门医言，而后识兹药经，为孔子删订者。《礼记》云："医不三世，不服其药。"知儒医治病，以药为主也。《说文》云："药，治病草，从草，乐声。"于此更可知，用药治病者，又以草为主也。《周易》云："勿药有喜。"可知有病者服药，病愈者勿药。若针灸，若祝由，皆非儒医之所重也。《周礼》云："以五味、五谷、五药养其病。"郑注："五药，草木虫石谷也。"夫五药之备，草部独多。《淮南子》称："神农尝百草，草而曰百，宜其冠于诸部之首焉？"《汉书·艺文志》云："经方者，本草石之温寒。"草在石前，古义如此，所以药治之书，专家名之曰《本草》，而不称之为"本石"也。然则核兹古本三品，乃以石部居前，草部居后，岂理也哉？推原乱始，厥为道家玄流。《素问》为道医渊薮，其《藏气法时论》云："毒药攻邪。"王注："药谓金、玉、土、石、草、木菜菜虫鱼鸟兽之属。"考王氏名冰，号启玄子。宜其以金、玉、土、石，作草、木、菜、菓等之向导，步葛仙翁、陶隐居、孙真人诸氏之后尘，原不与儒同法。夫如是，则兹古本三品，亦皆以玉石部冠首者，盖早为道家玄流所移易，固可必其然矣。由是推之，则上品草部，又当列甘草于第一，乃兹古本首列菖蒲何也？按《吕氏春秋·孝行览》云："文王嗜昌蒲殖，孔子闻而服之，缩頞而食之，三年然后胜之。"据此则兹草部，犹存文王孔子品次之旧。而菊花、人参、天门冬并前于甘草者，其又夏商二代一移再移也欤？迨名医别录，朱墨杂书而后，则兹三品品次，又足古也已。

按本草例，神农旧经以朱书，名医别录以墨书。魏晋名医，因神农旧条，而有增补者，以墨字嵌于朱字之间。王壬秋先生所谓陶序已云朱墨杂书，则其传久矣。固知朱书墨书，不自陶氏始也。意仲景以前为朱书，仲景以后为墨书。朱书为经，经无不正，以古圣人不苟著录也，墨书则不可靠者甚多。乃唐初孙真人，去梁不远，于其所集《千金翼方》，二至四卷，录存本草，即已不分朱墨。盖方技者流，不知宗经，不重考据，以至于此。兹举经中之具有堕胎明文者以为例。按牛膝主逐血气，堕胎也，瞿麦主破胎堕子也，石蚕主破石淋，堕胎也，地胆主破癥瘕，堕胎也，鼺鼠主堕胎，令人产易也。又逸文水银，主杀皮肤中虱，堕胎，除热也，是六品者，为堕胎正药，计此之外，皆为误堕。如温病服温药，寒病服寒药，形气偏胜，胎难长养，若药能对证，即无此弊矣。乃墨书于桂、附子、半夏、桃仁并以堕胎著录，后世本之悬为禁忌。不知《金匮要略·妇人妊娠篇》，固已列为常用之药矣。其桂枝汤用桂枝主补中，所以益六十日之妊娠也：附子汤用附子主温中，所以治少腹如扇之胎胀也；干姜人参半夏丸，用半夏主下气，所以治胎前恶阻之呕吐也；桂枝茯苓丸，用桃仁主瘀血，所以治胎漏不止之症痼害也。据此足征伊尹撰用《神农本草》，仲景论广《伊尹汤液》，以及王叔和撰次仲景之《伤寒杂病论》、《金匮要略方论》，皆以子义重修，楼护诵传。张伯祖集注之《神农》朱书为本，但朱书亦不尽为神农手订。三代秦汉，皆有附益，经传同归，并作朱字，然绎其文辞，固判然若黑白之不同。迨墨书出，朱墨多被移夺，且墨书亦有僭称经文者。后世校刊古本，不识此义，徒据朱墨杂书，以定其进退。如唐慎微引陶本升麻，主文作墨书，目录亦作墨书，而校者遂退之。《太平御览》九百九十引作朱书，而校者因进之，进退由己，古本为之乱焉。又芎䓖味辛温，其叶蘼芜亦味辛温，原为两条，合并为一。证以附子味辛温，其母乌头亦味辛温，品名独立，各自为条，则可悟芎䓖、蘼芜同类并一之非也。铁落味辛平，而铁精则仅言平，与铁之不著性味者，原为一条，今分为三。证以龙骨味甘平，与其齿之不著味性者，品名相附，并为一条，则可悟铁、铁落、铁精异用分三之非也。揆诸校者，臆度分并，无非欲强合三百六十五数而已，至于去古浸远，文字脱误，所在皆是。生也晚，不能赞一辞，爰取《千金翼方》《太平御览》及唐慎微《经史证类大观本草》，并孙、顾两氏辑本，以钩考之，核其朱墨，证其同异，以为来学治经者之一助。然开宝序云："朱字墨字，无本得同，旧注新注，其文互阙。"是则本卷所考之三品逸文，固不敢自许为翔实也。凡所征引，于孙星衍本曰孙本，于顾观光本曰顾本，于唐慎微本曰唐本，依此为例。余如李时珍、卢不远、张石顽、徐灵胎，以及日本森立之采辑诸本，皆不可靠，概不征引。若近人所编纂之大小辞典，不但数典忘祖，抑且违反经方，难于撰用，所谓等而下之，不足观也已。

鲁楼残简

刘民叔先生学术思想

卞嵩京

先生名复，字民叔，姓刘氏，四川成都华阳县人。生于公元 1897 年，即逊清光绪廿三年丁酉十月十五日，殁于公元 1960 年 5 月 7 日，享年六十四岁。先生曾祖怀公业医，祖承先公亦业医，自幼秉承家学，八岁就童子塾，即以"人之初，性本善"，与医之始本岐黄，两书同时并读。越五年，读书成都府中学堂，课余之暇，从外祖康朝庆公学医。嗣又入四川存古学堂，课余研医不辍，又先后从郭、吴、胡、冯、何、陈、范、郑诸名师游。1915 年 9 月，应四川全省第一届中医考试，名列甲等第一，不以是自满，而更事深造。请业于蜀中大儒井研廖季平先生，得所传，至是专以古医学鸣世。廖氏为近代经学大师，学问精深渊博，世罕真传，康有为、梁启超辈皆受其训益，余杭章太炎亦盛称廖氏之学确有独到之处，而医学乃其余绪耳。1926 年先生束装东下，先至渝，继之夏口，续之宁，后至沪渎，侨居黄浦江滨，悬壶行医凡四十余年。先生治病救人，尽心尽力，凡临一症，负责终始。其处方既简而贱，亦奇亦正，疑难大病，往往报以不经见之药，如附子、乌头、砒霜、木鳖、硫磺、巴豆、甘遂、大戟、虻虫、水蛭、大黄之属，且剂量逾恒，屡起沉疴。是以声誉卓然，求诊者日必百数十人。

夫子之治学也，凡唐宋以还之书无不读，而独取神农、伊尹、仲景之书。一以古医经为正宗，创立中国古医学会，讲学于鲁楼讲台，四方景从而师事者日益众。二十年代中期，与神州国医学会中医界诸老友朱少坡、祝味菊等，协办景和医科大学并任教焉，为中医教育事业作出很大贡献。立论中国古医为六大学派：凡治神农学者曰汤液派，治黄帝学者曰针灸派，治彭祖学者曰导引派，治素女学者曰房中派，治苗父学者曰祝由派，治俞跗学者曰割治派。我中医处方用药者属汤液派，而神农、伊尹、仲景者为汤液派之大成也。汤液家法，辨证首重立法，立法而后候证，故先立风、寒、温三纲，后定汗、吐、下、利、温、中、养阴六法，再以表里分配而出六经。简约之亦即一表二里，一表在太阳主汗法，二里实则阳明主下法，虚则少阴主温法，此为汤液辨证之要旨，亦为药治学家之正宗。

论《伤寒论》中风、伤寒二者条文宜互易，以中风为表实证，故当不汗出而恶风；伤寒为表虚证，故当汗出而恶寒。即以麻黄汤为治中风之首方，桂枝汤为治伤寒之首方，补正千年以来历代伤寒注家之阙失。

说中国为世界之古国，中医为世界之古医。神农尝药、黄帝制针、伊尹组方，源流远长，代有发明。若古希腊古罗马之哲理医学，则远不如中医有系统有组织也。此等实事求是，格物致知之成绩，在世界医学史上诚有不可磨灭者，且乎巍然独立于东方，为世界医学之瑰宝。

自乾嘉以来，江南医风多崇尚叶、薛、吴、王，用药轻清，以灵巧为主。而刘师处方用药，一遵古医经，善用经方之麻、桂、姜、辛。于附子一味，尤有独到心得，时人奉之为川派。与当时同在上海开业之四川祝味菊先生，并称之为火神。先生川籍人也，其于附子家属及其临床使用，独具只眼。以中医处方用药，当以天生原药为合宜。取本草以疏方剂，取方剂以证本草，运用原药以求原效，不得与提炼有效成分并为一谈。附子之为药焉，在中医列入温中部门，以为回阳救绝者也。其家属有五：附子、乌头、天雄、侧子、漏篮子，同一辛味，而各异其趣。按：附子成熟于秋，而必采之于冬，待其形全气足，乃合于用，且以八角者为良。至春由少而壮，名曰乌头，乌头为母，而更环生附子，附子、乌头以冬、春采时为别，而乌头、天雄，则又以有无附子为识，乌头体团，有子附生，性雌故也。天雄形长，独生无子，性雄故也。是附子、天雄、乌头三品，为同种而异用者也。若位偏而体小者，名为侧子，至于再偏更小者，名曷子，亦名漏篮子，此三者皆环生于乌头。古方有用侧子以治风湿偏瘫之证，而漏篮子则用者甚少，以其赋性不厚故也。附子家属，性皆麻痹，用之者，亦正利用其麻痹之性，其甚者作醉无所知觉，但不至人于死，苟心力有余，必然来苏。然必野生者乃有此性，若田种者则又远逊矣。惟此麻痹，可以除寒湿，可以逐水气，可以救元阳之亡，可以续神机之绝。除此而外，附子独具破癥坚、积聚、血瘕之功效，此为近世本草忽略少察之处。正因附子列神农本经下品，属辛温强有力之品，力能消瘀、散血、破癥坚血瘕。刘师选用以之治恶性肿瘤之属寒证者，每获良效。

先生于恶性肿瘤治疗，别具匠心。以肿瘤亦当辨其表里、虚实、寒热、上下、气血，按汗、吐、下、利、温中、养阴六法，参差互用。特肿瘤专病，又当加强其辨证论治之细则，其分肿瘤为四例：一曰结气，治之以散；二曰血瘕，治之以破；三曰绝伤，治之以续；四曰死肌，治之以逐。临床选用生半夏、海藻、白敛、南星、附子、桃仁、丹参、鼠妇、水蛭、壁虎、地黄、乾漆、白胶、白芨、络石、铁落诸药，灵活掌握，诚有减轻痛苦，延长生命，进而收治愈之功，为近代中医治疗恶性肿瘤另辟蹊径。

先生晚年尤擅治卒中大厥、腹水鼓胀等疑难诸症。论说腹水肿胀，治在少阳，少阳主利法者也，以古时和、利两字相近，遂误利为和，后世诸家因之，而不知少阳之和解当为利解也。著有《肿胀专编》，立九法十三方，论原巴豆治疗日本住血吸虫病晚期腹水，以及原巴豆宜不劈破先煎，待巴豆油自然溶解于水，以之逐水而无呕吐之弊，并附验案于后。《全编》引经据典，心裁独出。

1954 年，先生出席华东暨上海市中医代表会议，又先后应全国血吸虫病九人小组及上海广慈医院、徐汇医院之聘，顾问中医。

先生长子慎言、长女文綮，秉承家学，皆业医。门弟子有张亦相、周元庆、陈正平、黎晓生、杨茂如、朱佐才、周济士、孟友松、李鼎、蔡岫青、邱介天、叶茂烟、查国科、胡慈园、汪赞美、刘德传、杨晴碧、张文江、王凯平、詹阳春、陈济堂、卞嵩京等一百五十余人。

先生著作已公诸于世者，有《古医汤液丛书》《蜀医丛书》《鲁楼医学丛书》（如《神农古本草经三品逸文考》《考次伊尹汤液经》《时疫解惑论》《伤寒论霍乱训解》《素问痿论释难》《鲁楼医案》《华阳医说上下集》）及《肿胀编》等。

嵩京入门既晚，同门中数嵩京最幼。今举先生五十年代医案数则，或由此可略窥先生医术之全豹。

梁步孔，沪上命相家真左笔梁左书之哲嗣也，自幼哮喘，发则痰嗽，喘逆，倚息，哑哑乎不可终日，胸突背驼，虽年届弱冠，犹状如孩童，其父虑其久而夭折不寿，乃求治于先生。先生为平旦诊脉者三，斟酌再四，处上下两信丸与服，方用红砒、白砒为主。顿时震动全市医药各界，蔡同德、达仁堂两药店并凑，始为之配全。朝夕服之，一年病情控制，二年三年逐形发育长大，俨然伟岸一丈夫也，后娶妻生子，一如常人。

上下两信丸：治哮喘痼疾，喉中有呀呷音，虽胸凸背驼亦良验。此方无毒，可以久服，病愈不发为止。

上方：白砒（五钱，煅至无烟为止，不可久煅），西藏青果（六两），甘草（四两），上三味共研极细末，用薄米糊为丸，如芥子大，瓷瓶密藏勿令泄气。每日上午九时服十丸，凉开水送下。未满六岁者服六丸，未满两岁者服两丸。

下方：红砒（五钱，煅至无烟为止，不可久煅），杭州白芍（六两），甘草（四两），上三味共研极细末，用薄米糊为丸，如芥子大，瓷瓶密藏勿令泄气。每日下午三时服十丸，凉开水送下。未满六岁者服六丸，未满两岁者服两丸。

上下方：夜晚九时取上下方各五丸，凉开水送下。幼孩服如前法，以上三次服药后，并高枕仰卧，勿多言语。

先生曰：砒石大辛大热大毒，专能燥痰，治寒痰坚结不解之哮喘夙痰以及疟痢诸症。用之得当，真有劫病却疾之效。内服只可极少量合入丹丸，取其久而收功之能事。先生更常用砒石治中风痰闭证屡验。以哮喘既可用砒石以逐痰，而中风痰闭亦可以砒石以逐痰，痰去则窍开，神明得复，方出《太平惠民方》。

沈男四十五岁，患喘咳已久，寒痰当滞，上焦气道雍窒，咳逆喘促倚息不得卧。诊得阳脉浮紧，阴脉弦涩，法当先攻其表，开发上焦。方用生麻黄（一两），石硫黄（二钱），北细辛（五钱），桂枝尖（一两），光杏仁（五钱），姜半夏（四钱），五味子（一两），生甘草（三钱），服药一剂，喘咳减轻，原方去硫黄、杏仁、姜夏，加生半夏（五钱），白附块（五钱），干姜（五钱），服后咯出浊痰甚多，胸膈廓然得开，病势已减其半，逐专以小青龙加射干、杏仁、茯苓等味，以助其温宣、淡渗，喘咳、痰嗽逐渐平复，续以甘药调治以资益养。

先生曰：此寒痰胶结之证也，元阳既亏，复感外邪，势难骤解。今用麻桂等开发，复以硫黄温摄下元。是则以缓喘吸而免暴脱之虞，故必坚持标本兼治，即整体与局部并顾之法也。

丁大狗，沪西江苏路本帮老饭店职工，病梅毒性心脏病、肝硬化腹水多年。既苦病痛之缠身，复愁生活之困苦。先生闻之，每值转方，辄驱车往焉，自费用餐，免费诊病。每方用原巴豆二三两为主，治疗再三，竟得带病延年。今录处方一则：

一医附一医院，门诊号57-0254，诊断为梅毒性心脏病、肝硬化腹水，鼓胀已成，腹壁青脉怒胀。心悸，动辄喘促，面色黧黑，形肉消乏。诊得脉沉弦涩，视其苔黄垢腻。方用原巴豆（三两），生锦纹（五钱），半边莲（五钱），九孔子（五钱），枣仁（三钱），木通（三钱），翘心（三钱），海藻（三钱），昆布（三钱），海带（五钱），苡米精（一两），老柚皮（一两），服三剂。

先生曰：巴豆大黄同为峻烈泻下药也，而巴豆性温，大黄苦寒。巴豆宜于寒凝积聚，大黄用于实热燥结。虽禀性各异，然亦有其共性，以并具斩关夺门、勘乱却病之功。古方三物备急丸所以巴豆大黄同用，要在此也，两药峻烈泻下，更能破癥瘕、积聚。盖有形实积必赖此两味，始得水瘀并除。汤剂用原巴豆当宜生用，去壳取仁不可捣碎，先煎一小时，令裂开油出自然化和于水，则不致使人烦乱不安，若用巴豆霜则药效不彰。

又甘遂、大戟亦峻烈逐水药也，气体壮实者宜之。盖皆性猛、有毒之品，后世炮制甘遂常以面煨或醋制，以减毒性。然毒性既减，药效亦损。先生因之每用生甘遂，取肥白者研粉，以速药效。每用一二钱和入汤药服此，亦《内经》洁净府、去陈莝之说也，善用者必有奇效。

孙洪，第二军医大学政委，早年投身革命军旅生涯，难免风霜露宿，饿饱劳役，而成阳虚、沉寒、痼冷夙疾，终年形寒不暖，虽值暑天亦必长袖衣裤，反复泄泻，不能稍冷或食油腻，外形不减而神情萎顿。先生为处大剂温中方，用黄附块（半斤），辣干姜（四两），瑶肉桂（一两），潞党参（四两），五味子（四两），生甘草（四两），煎取浓汤，一日三服，每服一碗，前后共服附子达百斤之多，逐渐康复如常。

汪金森，男，壮年，某厂工人，患全身性脂膜炎，住广慈医院内科病房。时先生顾问广慈医院中医，每值周三下午必来车相迎，病者全身皮下结节，成批发生，大小不等。先则潮红热痛，数周后消退，退后皮肤塌陷黯黑，伴持续高热达四十度，消乏无力，食欲减退，肌肉关节酸痛，大渴烦躁，脉呈洪大有力，舌现黯红。先生仿犀角地黄清营化斑法，方用生石膏（三斤），犀角（三钱），生栀子、豆豉、黄连（各一两）为主，另以元参、丹皮、紫草、连翘、竹叶、黄柏、木通、知母、茅根、洋参、绿豆、草河车等味，随证加减，再以鲜生地（半斤），另泡绞汁冲入。治疗半月，高热控制，皮下结节红肿亦减少，发烦渴饮食都得改善。前后共进石膏五十余斤，旁观者无不为之高兴。渠料因琐碎事，夫妻龃龉，病情突变，一夜暴卒。闻之者皆为之叹息。

陈剑晨，先生之老友，沪上口乐演奏家，与石人望等同亨盛名。体质素弱，复因事烦，乃习气功欲使强健，然因指导无方，遂致走火，气聚结于脉络，流窜不已，肢体酸麻无力，食少便烂，肌肤甲错，形肉瘦削，四肢厥冷，燥渴引饮，遂成上热、下寒、上燥、下湿之候。先生处温下润燥利络引气方，方用黄附块（二两），白附块（二两），鲜土苓（四两），蕲蛇（三钱），淡蝎（三钱），僵蚕（三钱），蚯蚓（二钱），甘草（二钱），大豆卷（一两），薏苡（二两），桑枝、槐枝、桃枝、李枝、杏枝、梅枝、柳枝（各一钱），服二剂，如此常年调治，症状好转，今尚健在云云。（原用量一钱折合今算为三克）

1954年初秋，刘民叔应邀在上海市卫生工作者协会、上海中医学会联合举办的学术演讲会主讲"谈谈中医怎样运用中药"，会场位于河南路桥北上海商会大礼堂，盛况空前，听讲者逾千。

谈谈中医怎样运用中药

学生卞嵩京记录整理

一、中医所运用的是天然生药

中药是生药，为中医所运用，这是大家都熟悉的。虽然自唐朝以来，多增加了一些炮制方法，如雷公炮制，但仍不失其为生药。而许多炮制方法则往往是不合理的，并且是损失药物的功效的，其目的每是出于医生的需要——药性平和，和药店的需要——形色美观。如单一味附子就要浸泡，切薄片成淡附片，这样以致减低生药的性能，损失其治疗效果。1949 年后这一点已经得到注意改进——这是旧的炮制方法。

新的方面，则为多数人所建议的，也是现在大家所努力的事。化学分析提取其有效成分，当然这不是便当的事，也不是短时期所能实现的事。即使实现了，能否如中医现在所用的生药一样呢？我想不是一样的，许多中药已经做过化学分析了，而且做的次数也很不少，但是所得的结果是不尽相同的。即使化学成分清楚了，其治疗作用则还是另外一回事，还须做动物实验。如果对每味中药都要这样从头做起来，证实其疗效，完全不吸取不承认中医的已有经验。这样则在我中医治疗工作上不能长期等待，而对研究工作者也可能落个失望，因为所得到的结果，并不如中医所说的那个样子。这种情况是很容易碰到的，虽然也能发现几样特殊的药物，如麻黄碱能止咳平喘，但不能如生药的麻黄又能发表出汗。又如黄连素能消炎止泻，但不能如生药的黄连又能清热泻火解毒。所以麻黄碱也好，黄连素也好，它只是麻黄、黄连很多成分中的一个部分，而不能代表其全部成分。有人就因为麻黄素不发表出汗，因而否认麻黄能发表出汗；因为黄连素不清热解毒，因而否认黄连素能清热解毒。但他也就否认了数千年来的经验事实的存在，所以我们说用新药又是另一回事。提取有效成分并不包括完整的生药，所以在治疗功效上也就有所不同——这是新的提炼方面。

我们所运用的中药，第一不要不合理的炮制，第二也不是提炼新药，而是完整的天然产物——生药。在这样合理的范围内，改变其剂型便利服用自然也是可以的。这样其药物的功效才能和古书上所记载的一样。符合中药的种数是最多的，常用药就有四五百种。我们也并不承认孙思邈的天下物类皆是灵药的说法，陈藏器《本草拾遗》、李时珍《本草纲目》就记载着许多服饰器具等奇异药物，但对于果然有用的即应予以保存，不宜取消，不要嫌它多了。一种药物有一种药物的特性专长，医生就是利用它的特性专长来治病。如果因药性强烈而加以不合理的炮制或减少其剂量，以至不用它甚至取消它，那是不对的。我们必须充分利用现有的中药，扩大用药范围，不要相反地把它缩小了。中药是丰富的，古人为我们积累了许多经验，供我们灵活运用，并且可以大大的加以改进和发扬。

二、中医所掌握的是辨证用药

那么我们中医是怎样来运用中药的呢？中医所掌握的方法是辨证用药，也就是"临病辨证、凭候论治"八个字，这并不等于，也并不限于西医所说的对症疗法，而是兼有特效疗法的，也可以说是非特殊的调整机能疗法，而也兼有特殊的去除病原疗法。首先中医用药不是机械刻板的，不能拿各种器械检验来做依据的，如体温三十七度五是什么汤？三十八度是什么药？三十九度又是什么汤？又如高血压病舒张压九十以上用什么药？一百以上用什么药？过去有人也曾这样做过，但与治疗的效果根本相反。例如中医用白头翁汤治疗痢疾，既能去除它的症状，同时也能去除它的病原。在这两者之间，中医原没有明显的区分，不能说另有特效疗法，只能说兼有特效疗法，但又不能说没有特效疗法。在我中医说来，就只知道灵活运用"辨证用药"这四个字，有是证用是药。中医常说的证候，证候不是指单独的孤立的症状，而是把它们综合联系起来的，现在有人称它作"症候群"。证是证据的证，是疾病的证据，是用药的证据，凭证用药，集药成方。方是方法的方，方是方向的方，用药有一定的方向而不是杂凑的。总合辨证用药，不是头痛医头、脚痛医脚的局限的单纯落在症状后面的治疗，而是全身的整体的，也包含有防御未然的治疗。如中医常说的"扶正祛邪"。中医治病是整体的，是各方面的，可以说是符合巴甫洛夫学说精神，也即为过去资本主义医学机械唯物论者所否认所反对的学术。

我们只能综合来谈谈这个问题，中医过去没有一定的教科书，基本的书籍就是《本草》和《伤寒杂病论》。总的来说，中医辨证是分寒与热两大类型，病分寒热，药分寒热。寒热是人体直觉的感受，整部《伤寒论》就是以"风""寒""温"三纲来测候病症。凡病初起从表传入为"中风"，由表入里症偏于寒者为"伤寒"，偏于热者为"温病"，邪气（疾病）盛者为"实"，正气（体力）衰者为"虚"。对实症之在表者（初期恶寒发热）可用汗法，在半表半里者可用吐法（在上）与利法。在里者可用下法，其主要作用就是发散和排泄、祛除病邪。对虚症之属寒者，可用温中法，属热者可用滋养法，其主要作用是调节机能，增加体力。中医的辨证用药就是这样辨别它的寒热表里虚实，来施用汗、吐、下、利、温热、滋养药品。

这中间当然还可以根据病情需要与药性不同，把它分得更仔细些。

如同属发汗，须分其发"中风"汗之麻黄证，发"伤寒"汗之生姜证，发"温病"汗之香豉证；同属泻下，须分其主热实之大黄证（味苦寒），主寒实之巴豆证（味辛温），主水实之甘遂证；同属利尿，须分其属气分之茯苓证，属血分之芍药证，属积聚之滑石证（这样分也许还不够明确）；同属涌吐，须分其治"心下停水"之瓜蒂证，治"胸中痰结"之常山证，治"膈上风涎"之藜芦证；同属温药，须分脉沉微之附子证，脉不沉之干姜证，脉反浮之吴茱萸证；同属滋养，须分生津液之麦门冬证，宜滋津液之干地黄证，宜养血之阿胶证。这就是说必先要了解每种药物的性味功能，方可合对病症辨证用药。

又如眩晕一症，有合于高血压者，中国古医名之为"气血厥逆"，后世时医则称为"肝阳化风"。其轻而缓的可用菊花来清它，其重而急的可用羚羊角来平它，其更重更急的可用大黄来下它。审察它的轻重缓急，服此三级药（不是三种）而都有效验。盖此三药主治各有它的依据——《神农本草经》："上品菊花味苦平，主久服，利血气；中品羚羊角味咸寒，主恶血；下品大黄味苦寒，主下瘀血。"所谓上、中、下三品者，以缓药居上，重药居中，峻药居下。缓药可以久服，重药或可久服，峻药仅可暂服。又如芝耳菌同属一类，而本经列紫芝于上品，桑耳于中品，藿菌于下品，但此上、中、下三品的分界线，当然也不是十分明显的。

又如肢体浮肿一症，有因于肾脏病或心脏病引起的水肿，或为营养不良引起的水肿，或胸水或腹水等等。在《神农本草》有知母、泽兰、海藻、甘遂、大戟、商陆、泽漆、菴蔺子、赤小豆、瓜蒂、苦瓠、百合、郁李仁、黄芪等种种证治，固未可只以利尿泻水为了事。

又如饮食不化（广义地说），其阻在肠胃之内的为未消化的糟粕，当审察它的上下来施治疗，上宜涌吐，下宜攻下。若阻在肠胃之外的为未化的津液，则当因其所致的疾病而施药治。《神农本草》则有瓜蒂、大黄、巴豆、甘遂、葶苈、狼毒、枳实、滑石、柴胡、孔公孽、水苏、橘柚、荛花、硝石、芫菁等种种证治，固未可只以健胃消食为了事。

又如男子阴萎，若狗茎所主治的"阴萎不起，令强热大"，而改用主治"水气"的泽漆就不对了，若泽漆主治的"丈夫阴气不足"，而改用主治"伤中"的狗茎就不对了。再以女子阴痛来说，若白鲜所主治的"女子阴中肿痛"，而改用"味辛温"的老柏就不对。若老柏所主治的"女子阴中肿痛"，而改用"味苦寒"的白鲜就不对。又如暂服猛药固能治"温疟"者，并有麻黄发表和巴豆攻里的不同，可见同治一病不能拘执一方，限于某药。选药治病必须病情药性相合，每一病症各有其表里、虚实、寒热的证候，则用药各有其汗、吐、下、利、温中、养阴的不同治理。

中医所掌握的方法就是辨证用药，当然这并不妨碍配合实验诊断。但先不要以为旧药不能治疗新病，或新病没有适用的旧药。新病名虽然是过去中医书籍上记载所没有的，而其症状的描述则过去和现在都是一样的。痛还是痛，胀还是胀，还是这样"有是证用是药"，所以有许多诊断未明或认为不治之症，中医治疗照样能获得良好的效果。

三、怎样认识中药

对中医中药的看法是各有不同的，有经验的医生认定中医药是很有价值。彻底讲新医的人则认为凡是旧的就是落后的，也就是缺少价值的，就应该抛弃它，这是不对的。对于固有的文化遗产——祖国医药，我们应当继承和发扬其好的一面。有的人认为"中医科学化"太弯曲了，索性"西医化"是了，岂不直截了当？这种直截了当的方法等于是全面否定了中医药的存在和价值，中医科学化的任务不能单是靠几位研究专家，还需要我们广大的临床医生。因为我们是中药的实际使用者，有着很多的治疗经验，是经验就应该为科学实验所证实而不是被推翻，这一方面是应该着重提出的。

学术是受社会影响的，中医药经历几千年的历史，在汉朝是成功时期，宝贵的经验记载有《神农本草经》和《伤寒杂病论》两部经典巨著。唐宋两朝吸收了部分外来医药，金元时期羼入了许多玄虚迷信，甚至儒释道三教理论，这是由于长时期的封建统治影响所造成的。明清时代对时行病的治疗有了进一步的发展，因此讲对于整个中医药理论，我们不要把它局限于古今南北，应当全面的参考，多看一些踏实的记载。如《神农本草经》说药性，原来就没有某药入某脏某腑走某经某络，这是金元以后的说法。《伤寒论》说病也没有玄虚的理论（书中已混有《平脉辨证》《胎胪药录》文字，吾川杨绍尹先生曾考次过一部《汤液经》），后代的医籍更必须这样多看一些治疗记载，少看一些驳杂空洞的理论注解。朱颜先生说过，"中医学术中一部分合于科学的治疗技术，在实践上为高度整体观念的具体表现，它的对象是病人的全体而不是疾病本身，它的内容是机能疗法（就是随症疗法和特效疗法的综合体），但是这些治疗技术的效果在某些限度上讲，只能通过实践去理解，很难单从企图解释这些实践成效的那些理论去认识"（《中医学术研究》）。中医药是从实践而来，还需要我们继续实践，现在通过有计划的实践将会把它的意义更加明确起来。

肿胀九例十三方

蜀华阳刘　复民叔原著　受业镇海张亦相稼新编辑
受业上海卞嵩京农尹校订

绪　言

镇海张生亦相编辑肿胀方案既竣，请作绪言，爰为之序曰：夫肿胀之为病，往昔极少。近二十年来愈传愈烈，其流行处据防治部调查，东起江苏之海安，西至云南之剑川，南起广东之三水，北至安徽之合山，而尤以洞庭、鄱阳、太湖地区为最多，上海市郊病此者亦复不少，约计患者有一千万人，受威胁者有一亿多人，人皆危焉。医则苦其病之顽，治之难也。检查病原为日本住血吸虫，然亦多有不因之者，预防为主，治疗为辅，允为措置得宜。然病晚期腹水者，垂危求治，临死挣扎，呼救之声，所在皆有。是宜首重预防于初期之初，而亦必重视治疗于晚期之晚也。爰温故学结合新知，本我临证之经验，撰为治疗之法则，提纲挈领约为九法十三方，以授张生。曾于一九五六年春正校，印千册分赠同门。今张生又采集拙治已验诸案，源源本本有系统可以研究，有事例可以实践，医者勿执于病之名，勿惑于病之因，但按其证以施药治，多有生者。盖谓宜于不同证候之一病，据实辨证，以各求其不同证候之异治。不宜固执一药，号称特效用之以统治异证异候之一病。缘我中医之药治学家，固以"临病辨证、凭候论治"八字为基础也。张生请即问世，无如浅学浅说，必未尽美尽善，尚希海内外同道君子厘而正之。

公元一九五九年己亥，花朝华阳刘复民叔时年六十有三，撰于海上鲁楼

肿胀九例十三方

腹水肿胀治在少阳，少阳主利法者也。尝考汤液学与针灸学不同道，所以立六经统百病亦不同法。岐黄六经总周身之俞穴以行针，农尹六经本草木之性，能以处方汤液，与针灸固分道扬镳不相为谋也。夫太阳为表主汗法，阳明为里主下法，少阳为半表半里主利法。利法者利水道小便之法也，乃后世因"和、利"两字字形相似，遂误"利"为"和"，注家因之以为少阳不可发汗、不可吐、不可下，惟宜和解，而不知和解之当为利解也。知"和"为"利"字之讹，则"和、解"二字不宜为训矣。原夫任圣伊尹撰用神农所创作之《本草经》以为《汤液》也，立六经：曰太阳、曰阳明、曰少阳、曰太阴、曰少阴、曰厥阴；立六法：曰汗、曰吐、曰下、曰利、曰温中、曰养阴；立三纲：曰风、曰寒、曰温；立八目：曰表、曰里、曰虚、曰实、曰寒、曰热、曰气、曰血。其用六经以统百病也，即三纲以论百病之性，其用六法以治百病也，即八目以论六法之宜。辨病证之经过，凭现实以用药，此为药治之正宗，亦即崇高之境界。医之为学，在兹也，非玄也。生也晚，谨观摩于《神农本草》《伊尹汤液》，成立《肿胀九例十三方》，虽未能尽愈肿胀诸疾，若能依六经六法以主例，按三纲八目以立方，则操纵在我。余例余方，皆可推论以自求之矣。惟撰述条文应以少阳病三字题首，因未备举六经，故仅撰用腹水病三字以冠于条文之首端，盖亦通俗云尔。

第一例 腹水病，腹形虽大，尚未胀满，或面目微肿，脉浮者，属葱白九茎汤证。

葱白九茎汤方一

葱白（九茎）　生姜皮（三钱）　水萍（三钱）　厚朴（二钱）　蓼实（三钱）　甜杏仁（三钱，去皮尖，两仁者）

上六味，清水煎服，滓再煎。

第二例 腹水满，腹大如鼓，按之濡，一身面目浮肿，脉续浮者，属五皮郁李仁汤；若关节酸重，属五枝郁李仁汤。

五皮郁李仁汤方二

茯苓皮（三钱）　生姜皮（三钱）　冬瓜皮（三钱）　西瓜翠（三钱）
金葫芦（二钱，去子）　郁李仁（四钱，去壳，碎）

上六味，清水煎服，滓再煎。

五枝郁李仁汤方三

桑枝（三钱）　柳枝（三钱）　槐枝（二钱）　桃枝（二钱）　桂枝（二钱）　郁李仁（四钱，去壳，碎）

上六味，清水煎服，滓再煎。

第三例　腹水病，腹大如鼓，周身洪肿，按之没指，涕唾痰涎，喘而胸满，大小便不利，属黑白牵牛汤证。上急者倍白，下急者倍黑。

黑白牵牛汤方四

黑牵牛（二钱）　白牵牛（二钱）　七星乌鲤鱼（一尾）　泽漆（三钱）
赤小豆（五钱）　甜杏仁（三钱，去皮尖，两仁者）　郁李仁（四钱，去壳，碎）

上七味，清水煎服，滓再煎，茹素家不用七星乌鲤鱼亦可。

第四例　腹水病，腹大如鼓，按之坚，视其腹静脉曲张，面黧唇黑，舌有紫色者属菴䕡汤证；若便行胀减，减不足言，属菴䕡加续随汤证。

菴䕡汤方五

菴䕡子（三钱）　海藻（二钱）　泽兰（三钱）　马鞭草（二钱）　蟹爪（二钱）　醋制大黄（二钱）

上六味清水煎服，滓再煎。

菴䕡加续随汤方六

续随子（三钱）

上一味，加入前方，内清水煎服。

第五例　腹水病，腹大如鼓，按之坚，其脉沉绝，属大戟汤证；若脉不沉而浮，慎不可与之，常须识此，勿令误也。

大戟汤方七

大戟（三钱）　甘遂（三钱）　商陆（三钱）　枳实（三钱）　番泻叶（三钱）

上五味，清水煎，分温二服，滓再煎。

第六例　腹水病，腹大如鼓，癥瘕坚积，脉涩沉而弦，属原巴豆汤证；若舌上苔黄燥而渴者，属原巴豆加大黄汤证。

原巴豆汤方八

原巴豆（五钱，去壳，用仁，勿碎）　大戟（三钱）　甘遂（三钱）
商陆（三钱）　狼毒（三钱）　番泻叶（五钱）

上六味，将原巴豆仁用清水先煎一小时，加入余药再煎，分温二服，滓再煎。

原巴豆加大黄汤方九

生大黄（二钱）

上一味，加入前方内，用清水将原巴豆、生大黄二味先煎一小时，加入余药
再煎，分温二服，滓再煎。

第七例　腹水病，大腹肿胀，身面四肢浮肿，咳逆喘促，倚息不得卧，危急
者，属一物葶苈汤证；虚羸者加大枣十枚。

一物葶苈汤方十

葶苈（一两）

上一味，多用清水缓煎，去滓再煎，分温二服。病急者，一日服二剂三剂乃安。

第八例　腹水病，肿胀日久，按之陷而不起，推之如泥，脉虚大者，属一物
黄芪汤证；若口中和，小便清长，加肉桂一钱。

一物黄芪汤十一

生黄芪（二两）

上一味，清水浓煎，频频饮之，滓再煎。

第九例　腹水病，肿胀日久，肌肉腐败，但欲眠睡，脉沉微者，属附子干姜
汤证；脉沉细者，附子人参汤证。

附子干姜汤方十二

附子（一枚，炮去皮，破八片）　干姜（三钱）　茯苓（三钱）　生白术（三
钱）　生白芍药（三钱）

上五味，用清水将附子先煎一小时，加入余药再煎，分温二服，滓再煎。

附子人参汤方十三

附子（一枚，炮去皮，破八片）　人参（三钱）　茯苓（三钱）　生白术（三
钱）　生白芍药（三钱）

上五味，用清水将附子先煎一小时，加入余药再煎，分温二服，滓再煎。

今就《元圣神农药经》关于主治腹水肿胀，择其具有明文者二十四种录于后，
以供医家临证选用。两广所立《肿胀九例十三方》之不及，所谓无尽之藏在乎学
者之自行发掘也。

巴豆　味辛温，主伤寒温疟寒热，破癥瘕结聚坚积，留饮痰癖，大腹水胀，荡练五藏六府，开通闭塞，利水谷道，去恶肉，除鬼毒蛊疰邪物，杀虫鱼。（下品，木部）

甘遂　味苦寒，主大腹疝瘕腹痛，面目浮肿，留饮宿食，破坚癥积聚，利水谷道。（下品，草部上，一本腹痛作腹满）

大戟　味苦寒。主蛊毒十二水，腹满急痛，积聚，中风，皮肤疼痛，吐逆。（下品，草部上）

商陆　味辛平。主水胀，疝瘕；痹；熨除痈肿，杀鬼精物。（下品，草部上）

狼毒　味辛平。主欬逆上气，破积聚，饮食寒热、水气；恶创；鼠瘘；疽蚀；鬼精蛊毒。杀飞鸟走兽。（下品，草部下）

钩吻　味辛温。主金创；乳痓；中恶风；欬逆上气；水肿；杀鬼疰、蛊毒。（下品，草部上）

莞花　味苦寒。主伤寒、温疟；下十二水，破积聚、大坚癥瘕，荡涤肠胃中留癖、饮食，寒热邪气，利水道。（下品，草部上）

泽漆　味苦，微寒。主皮肤热，大腹水气，四肢面目浮肿，丈夫阴气不足。（下品，草部上）

郁李仁　味酸平。主大腹水肿，面目四肢浮肿，利小便、水道。（下品，木部）

知母　味苦寒。主消渴、热中，除邪气，肢体浮肿，下水，补不足，益气。（中品，草部上）

海藻　味苦寒。主瘿瘤气，颈下核，破散结气、痈肿，癥瘕坚气；腹中上下鸣，下十二水肿。（中品草部下）

蠡鱼　味甘寒。主湿痹，面目浮肿，下大水。（上品，虫鱼部）

菴䕡子　味苦，微寒。主五藏瘀血，腹中水气，肿胀留热，风寒湿痹，身体诸痛，久服轻身延年不老。（上品，草部上，一切经音义二十二引释名"腹前日胪"）

泽兰　味苦微温。主乳妇内衄，中风余疾，大腹水肿，身面四肢浮肿，骨节中水，金创，痈肿疮脓。（中品，草部下，经籍籑诂卷九十：入声一"衄俗作衂""衄谓鼻中血出，《素问金匮真言论》春不鼽衄注"）

瓜蒂　味苦寒。主大水，身面四肢浮肿，下水，杀蛊毒，欬逆上气，及诸食果病在胃腹中，皆吐下之。（上品，菜部）

蓼实　味辛温。主明目温中，耐风寒，下水气，面目浮肿，痈疡。（中品，

菜部）

　　赤小豆　味甘平。主下水，排痈肿脓血。（中品，米谷部）

　　百合　味甘平。主邪气，腹胀心痛，利大小便，补中益气。（中品，草部上）

　　苦瓠　味苦寒。主大水面目四肢浮肿，下水，令人吐。（下品，菜部）

　　蛞蝓　味成寒。主小儿惊痫瘛疭，腹胀寒热，大人癫疾，狂易，火熬之良。（下品，虫鱼部）

　　秦艽　味苦平。主寒热邪气，寒湿风痹，肢节痛，下水利小便。（中品，草部上）

　　水萍　味辛寒。主暴热身痒，下水肿，胜酒，长须发，注消渴。（中品，草部下）

　　羊桃　味苦寒。主熛热，身暴赤色，风水积聚，恶疡，除小儿热。（下品，草部下）

　　柳华　味苦寒。主风水黄疸，面热黑。（下品，本部）

　　上胪举药经二十四条，计此之外，尚有主消水之泽泻，主除水之旋复花、茺蔚子，主逐水之苦参、黄芩、鸢尾，主腹满之白薇、卫矛、桔梗、白马眼、大黄、蜂子，主风头眩肿痛之菊花、杜若、莽草、麋脂，主面肿之葱白、蟹，主脚肿之陆英、夏枯草。其余可以引申之，以治肿胀者为数尚不少，如主除寒热结之枳实，主破坚逐邪之葶苈，主肉痹拘急之茛菪子，主痈疽久败疮之黄芪，主痈肿恶疮之荛花、石脂、鹿角、白及、白棘、白敛、蝦蟆、蝼蛄、络石、薇衔、瞿麦、土蜂子、天鼠、矢生、大豆、桑上寄生等等，可谓开发治肿胀者之宝藏，是在中医师之善用否也。而况尚有《神农》以后之《本草》，民间使用之验药乎！所惜者关于冷门诸药，药店少有备售，服药之家购置维艰，斯于中医治病时诚为掣肘者也。观诸主治肿胀之药，多属下水气者。知肿之无不由于水，胀之无不起于气也。水不化气，气不行水，斯肿胀于是乎成焉。且诸药主治有癥坚疝瘕者，留癖饮食者，积聚结气者，恶肉恶疮者，蛊疰虫鱼者，痈肿脓血者，惊痫癫疾者，则今日中医所遇各式各样不同致病之原，诸腹水肿胀者，皆可得此举一反三之治法焉。

　　尝读《神农》于巴豆、荛花、莽草、蜈蚣诸条，并以"杀虫鱼"三字著录。夫虫而与鱼骈列并举，则知此虫之当包括水虫而非仅言陆虫也。是诸药所杀之水虫，除汉唐间所称之射工、水弩、沙虱、溪毒以外，而今"日本住血吸虫"亦必包括其间。唯此诸药皆味辛温者，且巴豆条内已著录"大腹水胀"四字，明文赫然可据。然则住血吸虫所致之肿胀亦可得而治之，且治之而必效者矣。此《神农本草》之所以为药经也，兹即神农所列肿胀诸药中，所举之泽漆、郁李、巴豆而言之，按三物，在《神农药经》皆属下品，在草部。泽漆主大腹水气，在木部，郁李主大腹水肿，巴豆主大腹水胀。初读之，若无大异，细绎之乃知三物所主，其浅深轻重屹然不同。何者泽漆仅言大腹水气而已，未言肿，未言胀也。若郁李，则进一步言，大腹水肿矣，但尚未及巴豆所言之大腹水胀也。夫同一言，大腹而有水气、水肿、水胀之各别，是以知《神农》经文无一字之苟设，且进而益知下品峻药中，又有缓药重药峻药之别焉。新进之士金以《神农本草经》文简，略为憾。殊不知其修辞精审，绝非心躁神浮者所能登其堂入其室者也。

刘民叔先生肿胀九例十三方方解

受业上海卞嵩京撰注

第一例　葱白九茎汤方一

属太阳表症，气分，近于《金匮》风水。

第二例　五皮郁李仁汤方二

　　　　五枝郁李仁汤方三

属太阳表症，气分，近于《金匮》皮水。

第三例　黑白牵牛汤方四

属少阳半表半里，气分，主消水。

第四例　䕡茼汤方五

属厥阴半表半里之里，血分，内有瘀血，主化瘀逐水。

䕡茼加续随汤方六

续随子即千金子，刘师又方加天仙子三钱。按天仙子，原名莨菪子，又名白平子。

第五例　大戟汤方七

属少阳阳明合病，里症，气分，脉沉绝者，指绝沉而无浮象也。按伏脉较之沉脉更沉，按之入骨乃见，方为伏脉。大戟属里药而略带表性，《本经》大戟主中风、皮肤疼痛，是中风而皮肤有水气疼痛者，可用大戟，枳实、厚朴属里药而带表性。

第六例　原巴豆汤方八

内有癥瘕积聚，如肝硬化脾肿大之类，舌上胎者，可用巴豆；舌上无胎者，不可用巴豆。

治水肿用巴豆，必舌上有胎，而甘遂、大戟同之。水肿病，舌上无胎者，郁李仁证。舌边紫者，䕡茼子证，泽兰亦附焉。盖舌上胎者，属有形之实积。舌上无胎，属无形之水气证。

鳖甲治水肿属血积，必脉形属细。

原巴豆加大黄汤方九

两方并，主攻下。

第七例　一物葶苈汤方十

从《金匮》葶苈大枣泻肺汤变化而得，水气上逆，壅塞肺气，倚息不得卧，用葶苈子以泻之。大枣则须视病体之强弱，酌情加之，此实证之结果。

第八例　一物黄芪汤方十一

注意"脉虚大"三字，以肿胀末期，肌肉组织腐败，推之如泥陷而不起，犹如一大痈疽久败疮。《本经》黄芪条文，此虚证之结果。《金匮》有"黄汗久不愈必致痈脓"句，可为此条注脚。

口中和，小便清长，加肉桂一钱。口中和，即口中不和之对辞。不和者，如口苦、多涎、腻痰等。小便清长，口中和，属少阴病下焦虚寒，故加肉桂以温之，俾助黄芪益气行水。

第九例　附子干姜汤方十二
　　　　附子人参汤方十三

附子干姜汤即真武汤，附子人参汤即附子汤，两方并属少阴伤寒。盖肿胀日久，肌肉腐败，但欲眠睡，脉沉微，皆少阴本证。阳气外亡，急当温之，与真武汤温阳利水。而脉沉微，脉沉细，以微为无形之细，细为有形之微，沉细较沉微为浅，微为阳气衰竭，故真武汤姜附并用，细为阳气尚存，附子汤附子人参同用。盖不若姜附之急救回阳也，一如仲景伤寒四逆汤法。

中医中药治癌简介

刘民叔

一九五九年秋于胸科医院演讲

受业上海卞嵩京记录

　　中国古医约分六大学派：凡治神农学者曰汤液派，治黄帝学者曰针灸派，治彭祖学者曰导引派，治素女学者曰房中派，治苗父学者曰祝由派，治俞跗学者曰割治派。中医用药处方者属汤液学派，以原药原用为原则，取天然所生之原药，以恢复人体自然之体功，病愈之后如天衣之无缝。此等"临病辨症，凭证论治"之成绩，在世界学术上诚有不可磨灭者在。

　　中医用药分为六大法门：曰汗、曰吐、曰下、曰利、曰温中、曰养阴。审其病在表者汗之，其在里者上则吐之，下则下之；其在半表半里者利之；阳虚者温之；阴虚者养之。准此六法参差互用，各尽其生药。原有之天然性能，例如，麻黄、生姜、香豉，其性能为发表出汗；瓜蒂、常山、藜芦，其性能为令人呕吐；大黄、巴豆、甘遂，其性能为攻下大便；茯苓、芍药、滑石，其性能为通利小便；附子、干姜、吴茱萸，其性能为温中；麦门冬、干地黄、阿胶，其性能为养阴。此六大法门者，为运用其定而不稳之性能，俾遂其辨证施治之特效。无论中西医家用之，中西人士服之，汗之者无不汗，汗其特效也；吐之者无不吐，吐其特效也；下之者无不下，下其特效也；利之者无不利，利其特效也；温之者无不受其温，温其特效也；养阴者无不受其养，养其特效也。医者须先辨其证之可否汗、可否吐、可否下、可否利、可否温中、可否养阴。临机处方，审其属于可以汗者而即汗之，更须辨认其为发中风汗之麻黄证，发伤寒汗之生姜证，发温病汗之香豉证也。审其属于可以吐者而即吐之，更须辨认其为治心下停水之瓜蒂证，治胸中痰结之常山证，治膈上风涎之藜芦证也。审其属于可以下者而即下之，更须辨认其为主热实之大黄证，主寒实之巴豆证，主水实之甘遂证也。审其属于可以利者而即利之，更须辨认其为属气分之茯苓证，属血分之芍药证，属积聚之滑石证也。

审其属于可以温中者而即温之，更须辨认其为脉沉微之附子证，脉不沉之干姜证，脉反浮之吴茱萸证也。审其属于可以养阴者而即养之，更须辨认其为宜生津之麦门冬证，宜滋液之干地黄证，宜补血之阿胶证也。以上为中医运用中药之六大法门，为治百病而设，不专指一病而言，特专病又当加强辨证论治之细则而已。

兹举治癌以为例，说治癌又当分为四例：一曰结气，治之以散，海藻、白蔹、南星、夏枯之属是也；二曰血瘕，治之以破，附子、桃仁、丹参、鼠妇之属是也；三曰绝伤，治之以续，地黄、干漆、槐角、白胶之属是也；四曰死肌，治之以逐，白及，络石，地胆，铁落之属是也。灵活运用，实为中医药治之优点。

论新医与旧医

民国三十七年十一月二十日晚,刘民叔于神州医学会演讲,题为《论新医与旧医》,会场轰动,到会聆听者众,学生张稼新节录如下:

物必自腐而后虫生,我国固有医学之所以被人蔑视者此也,当局执政之所以渐议废止者,亦此也。

慨自金元以来,刘河间、张洁古辈竞创新说,古医传授不绝如缕,虽曰自成一家言,但其流弊所及,尽以为古方不能治今病矣。

然今世之所谓中医,大抵按两脉处一方,即自以为已尽中医之能事也。检其处方,无非银翘、桑菊轻描淡写之药。叩其学理,无非叶、薛、吴、王肤廓笼统之言,中医末流自腐如此,而欲虫之不生也,得乎?

近年来攻击中医最力者,以浙江镇海余云岫氏为首屈一指,以其初窥中医之堂奥,然核其治学也,驳杂不纯,所以能古而不能知古之真。宜其攻击之处,以伪为的,浮而不实,徒闻咆哮之声而已,乌足以服人也。

夫求知所以致用,幼学所以壮行,必知行合一,斯为美也。知而不行等于不知,行而不知,何异盲行。彼自命为医学革命者,斥中医为博者之孤注也,多言之中也,诡遇之获也,贪天之功以为己力也。巧言如簧,智者亦惑,试问彼革中医之命者,既自命为深通中医矣,何以不能用中医法以治病也?且不能识中医法治病之所以然也。试再问,彼自命为科学医者,既自命为研习科学矣,抑亦知中医法有能合于科学者乎?且有超于科学之上而为现代科学尚不能证实者乎?吠影!吠声!诚无谓也。

人皆以为凡处方用药者,即得名为中医也。其实不然,何者?用药治病为汤液家,仅中国医学之一派耳。考诸古医,约分六家:曰汤液家,神农之学是也;曰针灸家,黄帝之学是也;曰导引家,彭祖之学是也;曰房中家,素女之学是也;曰祝由家,苗父之学是也;曰割治家,俞跗之学是也。演而绎之,浩如沧海,人而如蝇,吸之一饱而已;人而如牛,吸之亦一饱而已;海中之水自若也,欲博学之,难精矣哉。

按六家中，导引主养生，高士习之冀成仙道，则有似乎迷信也。房中主优生，达人习之冀得喆嗣，则有似乎诲淫也。此两家者，虽亦各具治病之术，然皆非疾医之事，是以习者鲜焉。由鲜而秘，是以知者鲜焉。祝由精诚，习之倍难，犹之佛门密宗，求其万举万灵者，百不得一。所以六家后裔，惟针灸与汤液为能，显用于世耳。

至于割治，宜次于五家之末。盖病之结积在内，针药诸治所不能及者。夫然后借重于割治家，何则刳断肠胃，涤洗五藏，乃至不得已之治。苟轻动手术，妄行刀割，直草菅人命而已，岂仁术哉！

考古割术不传，即传亦非典籍所能昭示者。虽然其术不传，而其事实则载诸子史志集，固可考也。岐伯勵肠，扁鹊易心，仓公理脑，华佗剖腹，降及明季清初，绝学复传洛阳祝巢夫，杭州姚应凤，松江奚凤鸣，郑州陈凤典。群贤崛起，载诸地志，不可谓无其事也。所可惜者，黄帝针术在唐初《外台》，即已畏其难，避其险而不著录。于以知割术之不彰，亦犹是耳。

慨自西医东移，治病以割治为事，幸而愈者固多，不幸而死者亦复不少。而黠者强划新旧之界，以新为时尚，无一恶之短；以旧为陈腐，无一善之长。不主用中兼外，本己之长，急起直追而乃甘落人后，甘同人化。庄子有言：哀莫大于心死，其殆言未出，而心先死者欤！

世界文化以远东与泰西为两大渊薮。远东重哲学，哲学唯心，唯心者，妙于运用也；泰西重科学，科学唯物，唯物者，长于求知也。故必先唯物而后乃可升华以至唯心，惟唯心者驾驭于唯物之上。于医亦然！今夫远东医学以药治见重于世，而其源出于饮食；泰西医学以割治见重于世，而其源出于解剖。在远东药治，则药食同源，为先有效用而后阐明其病机者，故属于哲学，哲学仁矣；在泰西割治，刀剪并用，为先求病灶而后施行其手术者，故属于科学，科学忍矣。虽西药动辄号称特效，而特效未必特效，且病繁药少，施用不备。远东亦言开刀，而开刀必后施术，必慎。此中西医学之各趋极端，而不能强为汇通者也。

至于中医汤液家之用药治病也，莫不各有其特效。如桂枝利关节，芍药利小便，麻黄发表出汗，大黄荡涤肠胃。所谓阵而后战，兵家之常也。再就方书所传，知其方，求其问法，持其平，因病之先后以立法，随证之进退以制方，缓急轻重，临机应变，所谓运用之妙，存乎一心也。久而易精，轻而易举，信手拈来都成妙药。此中医药治既能消疾病于手术之先，复能济割治于不良之后，事实俱在，未易没灭也。

或问中医不重割治乎？曰非不重也，慎之也。《后汉书·方术传》"若疾发结于内，针药所不能及者，乃令先以酒服麻沸散，既醉无所觉，因刳破腹背，抽割积聚。若在肠胃，则断截湔洗，除去疾秽。既而缝合，傅以神膏，四五日创愈，一月之间皆平复。"绎其"针药所不能及"六字，知其施行割治之术，必后而且慎，非轻举妄动者比也。然则针药为首也，割治犹尾也。首尾相应，则利不相应，则害。《大智度论》云："昔者有一蛇头，与尾自诤，头语尾曰：'我应为大。'尾语头曰：'我应为大。'头曰：'我有耳能听，有目能视，有口能食，行时在前，故应为大，汝无此术。'尾曰：'我令汝去，故汝得行耳，若我以身绕木三匝，不放汝行，汝其奈何！'于是，尾即绕木三匝，三日不放，头不得求食，饥饿垂毙，乃语尾曰：'汝可放之，听汝为大。'尾闻其言，即时解放，头复语尾曰：'汝既为大，应须前行。'尾即在前，行未经数步，坠人大坑而死。"读此寓言，知蛇尾自大之祸，有不可胜言者，是以不废中医之针药，造福人民，无量恒河沙数。

此刘师四十年代所作的讲演，惟近三十年，随着科学技术的突飞猛进，西医医学生理、病理、解剖知识日臻完善，检测手段设备齐全，手术器械精良先进，再不如数十年前之粗浅幼稚。但亦有感于人之疾病，亦不尽以一把刀为第一，乃国外医学界遍求各国草药，冀求有助于手术之不足。此大好事也，感不足方能有进步，科学态度历来如此。原我国医学发展，先自外科割治起，逐而转入内科药治为主。在东汉末年，由华佗为代表的外科割治与由张仲景为代表的内科药治为一转折点。今世界医药日感割治之不足，亦步我国医学发展之后尘，我故曰："将来之世界医学，亦必以内科药治为主也。"

记诤友张克成君之名言

刘民叔

医不可分中西也，但尚学术之长否；医不可分新旧也，但尚学术之确否。平心而论，各有长确，否则天演淘汰，势所必然。相形见拙，自有旁人之评议，所谓当局者迷，旁观者清也。然亦有当局者清，而旁观反迷者。如内子瑞茹之病，幸遇诤友张克成君之名言，而得起一生于九死。兹特记之，以告世之妄谈医有中西新旧之分者。

内子瑞茹，妊娠四月，于端节前二日病感头痛身热，服辛凉散剂而愈。端节日，余率内子赴友人半淞园之约。是日雨旸无常，潮湿逼人，兼以油腻恣啖，步游过劳。归家后即身热烦渴，胸结气粗，头痛便秘，张目不眠，固知即前病热之食后劳复也。拟栀豉枳实汤合竹叶石膏汤主治，服后病无增减，但四肢益觉无力，略难动弹。或有以打针罨冰与内子说者，内子信焉。而人之赞成者亦众，遂决于翌晨，延张君克成诊，届时张君诊毕曰："温度在四十一度左右，恐肺已炎极而腐，凶多吉少，非吾西医所能胜任者，且更不必求治于道地洋医。举凡打针罨冰必起反应，俱非所宜。盖一国有一国之习惯，一乡有一乡之疗法，此无他民族之性然也。依此情理，仍以中国医药为宜。"民叔恭聆之余，深佩张君至诚，略无人我之见，不贪私利，不妄图功求之，当世洵罕其俦也。于是毅然决然，以拟就未服之犀角地黄汤合人参白虎汤，小陷胸汤加桃仁大黄方与服，是晚即便行汗出，热退得眠。后逾两旬乃健，且妊娠于今，甚形发育，虽服重剂亦未损害，是所谓"有故无殒，亦无殒也"。内子病热几达三旬，病剧时旁人多所主张，七言八语无所适从，竟以拟就之犀角白虎而不敢用，诚歧途易迷，顾虑难周也。设非张克成君之名言，何能决疑于顷刻，更非张君之淡泊，何能避免打针罨冰之反应。我故曰："当局者清，旁观者迷。"唯张君孰能语于斯，余敬张君为诤友，则此身或不失其令名欤。

自觉觉人语

刘民叔

惜 精

精字从米，谓精生于谷也。日食三餐生精几何？况有眼、耳、鼻、舌、身、意种种耗用，则身中存精又有几何？纵欲者泄精以图片时之欢，吾不知其是诚何心也。夫阳虚者，泄精则伤阳，阳伤则寒；阴虚者，泄精则伤阴，阴伤则热。热则化燥，寒则化湿，百病之成，悉由乎此。考精之为精也，外而护卫，内而充营，病邪莫之能侵。欣欣向荣，生生不息，少之时发育骨肉，壮之时填益脑髓。《素问·上古天真论》云："肾者，主水。受五藏六府之精而藏之，故五藏盛乃能泄。"所以纵欲泄精无不内伤五藏，《灵枢·本神》篇云："五藏主藏精者也，不可伤，伤则失守而阴虚，阴虚则元气，无气则死矣。"伤身之事不一，而好色者必危，男女纵欲两败俱伤。《褚氏遗书·精血篇》云："合男子多则沥枯虚人"，诲淫男女卜昼卜夜，其亦稍知惜精也乎。

节 欲

精者，生之本也。精藏则刚，精泄则弱，观于阴茎可知矣。然藏于精者，茎不常举，所谓深藏若虚也；不藏精者，茎易勃发，所谓有得则用也。逞欲固非绝欲，亦不尽善，必也，节乎？《中庸》云："发而皆中节谓之和。"夫女子经期一月一行，所以男女交媾亦当定为一月一度，此为生理自然之暗示，不可违越，否则而欲尽终其天年者鲜矣。

遗 精

精何以遗？遗于梦也。梦何以成？成于思也。考"思"古作"恖"，从心从囟，囟即脑也。谓发于心而志于脑也。谚云"日有所思，夜有所梦"是也，夫思则动其念而摇其精，梦则遗其精而成其念。所以遗精未有不因于梦者，久则积习成惯，虽无梦影亦自滑遗，故非心如死灰，斩绝淫念，虽有灵药亦奚，以为妇女梦遗亦同此例。

交　时

女子月经以时而下，至已净时必再过一周日又有一二滴，至此一二滴后乃为真净。当此时也，子宫之口向下而张，子宫之温较前而暖，春情发动，此其时矣。求子者不必卜昼卜夜，即于此时交媾，一索而得男，正意中事耳。过此妙时，渐难如愿也。但求子者必须含精一月，蓄锐以待。

氤　氲

袁了凡曰："天地生物，必有氤氲之时，万物化生，必有乐育之时。如猫犬至微，将受妊也，其雌必狂呼而奔跳，以氤氲乐育之气触之，而不能自止耳，此天然之节候，生化之真机也。"张钟奇曰："《丹经》云：'一月止有一日一时，抵有一时，凡妇人一月经行一度，必有一日氤氲之候，于一时辰间，气蒸而热，昏而闷，有欲交接不可忍之状，此的候也。当其情欲浓动之时，子宫内有如莲花蕊者，不拘经净几日自然挺出，阴中如莲蕊初开。'内人洗下体，以手探之自知也，但含羞不肯言耳，男子预密告之，令其自言，一举即中矣。"

按了凡以象征钟奇，以形求言而有据，信而有微，洵为妙谛也。苟能在月经甫净，立时交媾，何至于气蒸而热，昏而闷，有欲交接不可忍之状乎？更何有雌猫、雌犬狂呼奔跳不能自止者乎？我故曰：了凡钟奇之说，皆落乎下秉矣。

护　胎

男女交媾，所以求子也，设已妊娠即须停止交媾，男有所求，女当拒绝。盖男与女交，必泄精而后快，而女亦必有所输泄而后适。当其颠鸾倒凤，未有不震动子宫者，胎居其中安乎？不安、半产之变，多由于此，试观牛马受胎之后，牝者近身，牝则蹄之，谓之护胎。所以牛马绝无半产者，人惟纵欲而不知忌呜呼？

此之谓人而不如物乎？

转　胎

转女为男法：

雄黄一两，盛以绛囊，佩孕妇腰际。

弓弩弦一条，绛囊盛之，系孕妇左臂。

斧一柄，置孕妇卧床下，以刃向上，勿令人知。

始觉有孕时，用原蚕粪一钱，井华水调服，日三次。

转男为女法：

于始觉有孕时，用雌黄一两，盛以绛囊，佩腰际。

肚上贴麝香膏药。

密存雌鸡毛羽于席下。

以上各法，于传有之，确与不确，余则未敢。必其然也，夫种原有定，本乎自然，男即为男，女即为女，岂为人力所能转变者？狗则狗种，狼则狼种，猫则猫种，虎则虎种，其类虽同，其种即异，犹如种瓜得瓜，种豆得豆也。自达尔文创进化论，其说谓世界生物千差万别，而溯其原始则种源为一，皆由极简单之原始生物一方进化为植物，一方进化为动物，又各分种类，而后成今日之状态。如人类为猿猴进化者，据此则数千年来，未见狗之进化为狼，猫之进化为虎，瓜犹瓜也，豆犹豆也，猿仍为猿，未见猿之进化为人。人仍为人，未见人又进化为何物，质之达氏又将何说？虽科学家于动植生物极尽改善之能事，然不能变易其天然之种子，则是人工与自然大相悬绝，巧夺天工，谁其敢信？固知转男为女、转女为男之法，不过安慰求男求女之心理而已也。

啖　胞

胞谓胞衣，乃包裹胎儿之衣膜也，名紫河车。明代医家盛称其主治虚损劳瘵之功，制有河车大造丸诸方，世之惑而服者多矣。然亦间有疑之者，明东浙人钱当，尝为瓜熟蒂悬、栗熟自脱之喻，斥其毫无补益。或服大造丸而效者，乃余药之功，非河车之力。持论精辟，允为卓识，所惜者未能深求。夫生气存于胎儿，瘀气种于胞衣之理耳。试观猫、狗产后自啖胞衣，且遍舐瘀血无遗，以瘀消瘀，推陈致新，所以产后诸疾赖以免除。揆之于人，何能例外？太古洪荒，无医无药，意者其亦产后啖胞，借以消瘀免疾耶！

天 癸

考《素问·上古天真论》：男女皆有天癸，在女则曰月事以时下，在男则曰精气溢泻。是知天癸者为男精女经之元素，即西说精虫、卵子之谓也。据此则男子精气未通，女子月事未下，皆非成年，未成年者严禁交媾。《褚氏遗书》云："精未通而御女，以通其精，则五体有不满之处，异日有难状之疾。"然则女子经未至而接男，以开其苞，则冲任必有损伤之处，异日岂无难状之疾？沪上淫风燔炽甚烈，女未必至二七，男未必至二八，多已斲伤矣，难状之疾且不能免，而云强种乎？

处女美

凡人莫不自爱其美，而尤以女子为最著。考之古说，二八为少男，二七为少女。少女为妙，故曰妙龄。夫妙龄何由而美？则以其基本于处女膜也。二七以前，膜未成熟，故无所谓美。二七以后，任脉通，太冲脉盛，膜乃熟矣，而美亦因之以焕发。虽黄毛粗女，亦必发其天然动人之姿色。迨至嫁后，膜破则美随生育以俱哀。故虽三七、四七、五七而未嫁者，则处女固有之美宛然存在。是知处女此膜正为护贞而设，破膜至痛，攻其坚也。然则苟非居室大伦，在男，则须君子自重，在女，尤须坚贞自持，初度交媾关系终身。余友常君必诚，与沈莲宏小姐结婚。沈固女诗人也，入洞房时，客众嬲常向沈索诗。沈沉吟，随口咏曰："房中那得诗句来，杜甫胸中借一排。花径不曾缘客扫，逢门今始为君开。"

审 美

相人之法由来久矣，富贵穷通，于相可徵。眼耳口鼻、内应五藏，则是富贵穷通，早为五藏生成之所注。安者审美之心，人皆有之。在女审男，威严为重，威严，丈夫美也；在男审女，庄秀是尚，庄秀，美人姿也。若夫脂粉饰面，非美也；治容悦目，亦非美也；动静作态，亲昵嬉狎，则更非美也。何则？既失其自然之秀，并失其学养之庄耳。审美而嫁而娶，为天赋于人之优人法，所谓良知良能也。谚云：色中一点；又云：情人眼中出西施。美有标准乎？试观黄毛丑女，二七年华，天癸至，月事下，当此发身时期，必各具其天然动人之姿也。宛如百草及时开花，迎风招展，各具曼妙。此无他。茫茫尘世，各投所好，各配所偶，一把钥匙一把锁，洵确喻也。审美之法，约分四端：

远看好，近看亦好，则是真正美人；

远看不好，近看亦不丑，但是越看越觉其好，不觉其丑，则是中等美人；

远看好，近看不好，则是下等美人；

远看不好，近看亦不好，则不是美人。

太上好德，其次好情，其次好色，最下好淫。夫如是，则女子当以德为美矣。唯女子之德，须在门内。故事奉翁姑为孝媳，一德也；温存丈夫为良妻，二德也；教育子女为贤母，三德也。设有美人焉，望之庄正，凛然不可犯，惟于丈夫，则媚容天成，此大贵之相也。反之，而对人和气，对丈夫则淡焉漠焉，此为伏有贱根者，遇人勾引，极易成奸。杜渐防微，君子慎之。

择　配

配何云？择求相当也，相当者，八两对半斤之谓也。年龄相当，品学相当，嗜欲相当，然尚有进者，则男女交媾尤为当务之急焉。夫食色性也，中年男女且难自持，况少男少女乎！同学共读，耳鬓厮磨，而以为择得配偶矣；同屋共住，朝夕相窥，亦以为择得配偶矣。揆厥后患，犹为盲配之小者。若淑女而嫁登徒荡子，君子而娶浪漫淫娃，则其后患有堪设想者耶？非特此也，人欲横流，廉耻丧尽，女求嫪毒之器，男徵品式之工，犹自美其名曰：性的艺术，正为制造色痨之艺术，不至杀身不止。然则择配如之何，曰父母之命，媒妁之言是也。媒妁为之选择，父母为之主配，父母媒妁皆长于我，经验学识皆高于我，故必凭媒妁之言，遵父母之命，斯于匹配相当，虽不中不远矣。昔有撰拆字联者，颇得笛中旨趣，其一"半夜生孩，子亥二时难定""百年匹配，已酉两命相当"，其二"日出东，月出西，天上生成明字""子居左，女居右，世间定配好人"。

德

太上好德，其次好情，其次好色，最小好淫。夫如是，则男女间以德为上矣。

唯妇女之德，首重闺范。奉亲有孝，一德也；相夫有道，二德也；教子有方，三德也。具此三德，所以太上忘情，遑论好色、好淫哉。夫好色者乱恋，乱恋则情不专；好淫者乱爱，乱爱则德不修。凡此恋色好淫者，先教以礼，次处以罚，倘再不悔非改过，则当施以宫刑。宫刑者，割去男子睾、女子胞也。睾、胞于人，原为奇恒之腑，割而去之，不但无伤，亦且有益。试观阉牛骟马，更见肥硕。宦官宫妾，并能延年，且精气不销耗于交媾，斯能专心致力于事业。昔者司马太史作《史记》，三保太监下西洋，皆可证余说之不诬。虽然若不教而诛，又非仁者之所忍为也。

受业上海卞嵩京，按《瞿仙肘后经》骟马、宦牛、羯羊、阉猪、镦鸡、善狗、净猫是也。

礼

《礼记·郊特性》云："婚礼，万世之始也。"又经解云："婚姻之礼废，则夫妇之道苦而淫辟之罪多矣。"古者夫妇基于礼，今则男女缘于爱，礼可持久，爱易变移。白首偕老，非礼不足维系。朝秦暮楚，乃爱凑其邪？缘夫妇有礼则交媾有节，男女恋爱则纵欲无度。浅言之，睾胞过用，易致虚劳；深言之，精液驳杂，必酿梅毒。呜呼，社交公开，男女无别，黛眉红唇，卷发革履，引诱恋爱，无所不用其极。执民政者，其能示之以礼，俾资遵循乎？

不动心

性从心生，性本善也。善无不中，不中即偏，偏即欲矣。佛家明心见性，正绝而去之之谓。唯不动心者能之，饮食男女，人之大欲，饮食以节，斯得其正矣。男女以时，亦得其正矣。我故曰："心不动，谓之中，动而正，谓之和。若见女即恋，见男即爱，恋爱以交媾为成功，交媾不已，大命随之以渐倾。然则防微杜渐，其为不动心乎。动心者，虽不交媾，亦摇其精，精在身中为气，动心则气化为精，精降于下，病变百出。故不动心者，可以法天地，肖日月。尝见日入地中，宛如心火下降；月到天心，正如肾水上升。果能此道矣，则升降不息，生生不已，来日方长，何尪赢之有哉？"

俏　媚

搔首美姿，流目送情，既俏且媚也。俏女以此媚男，俏男亦以此媚女，皆为心中不正之淫，微厥罪在男子睾、女子胞。夫甘食者，面有饥色；酣睡者，面有萎色。所谓有诸内形诸外也，心位高者，心性高；胆囊大者，胆气大。以此例彼，则俏媚男女之睾胞其部位也，形状也，纹理也，分泌也，皆必有异于常者。孟子曰：教者必以正，唯教育可以正心，唯正心可以修身，唯修身可以齐家，不然男女居室之间，以淫狎戏谑为相爱，以老成淡雅为薄情。于是乎而男乱恋则身不修，女乱爱则家不齐矣。凡欲杜俏之微，防媚之渐者，请从正心始。

强　奸

有女怀春，吉士诱之，此和奸也。如何云？奸以无礼也。古者婚礼不备，贞女不行，重礼所以重身，重身所以重节，唯贞为正，唯节为纯。夫妇居室果能互相持守，则男之精虫，女之卵珠无往而不纯正矣。本此传种优生可必，乃有妇情未发而夫求交媾，夫欲未动而妇求于飞。此皆强奸之类，纵能生子，禀性多偏况。节妇贞女不愿受妊，狎客狡童强为传种乎！

畸　形

非男者谓男，不可为父也；非女者谓女，不可为母也。非男非女谓之畸形，非男有五，曰天、漏、犍、怯、变也，非女亦有五，曰螺、纹、鼓、角、脉也。兹将十种畸形，分别录之于后：

天　男子天然无生殖器，即有亦短小而不能交媾者，谓之天宦，亦曰天阉。

（受业上海卞嵩京按续：韵府男子无阳事，终身无嗣育者，谓之天阉。阉音淹。生而阉，曰天阉，无势而精闭者也。）

漏　精液不固，常自遗泄，得此证者，难于生育。

犍　其阴茎本有而割去者，如昔之宦者是。

怯　阴茎痿缩不举，若怯也。有生而不举者，有房室过度斲伤不举者。

变体兼男女，谓之人痾，俗名两形，昔人称为二仪子是也。其类有三：有值男即女，值女即男者；有半月为男、半月为女者；有可妻不可夫者。虽具男女之形，亦无生殖能力。（受业上海卞嵩京按：即今所谓之两性人。）

（以上为五不男）

螺　女子阴户中有螺旋纹，不适于交媾者。

纹　实女之小窍，只可通溺，难以交合者。

鼓　实女之阴户绷急似无窍者，谓之鼓花。（受业卞嵩京按：实女又名石女。）

角　即阴挺也，感其尖削挺拔如角，故名角花。

脉　谓女子一生经脉不调，不能孕育也，或全无经水，俗名旱身，亦称观音身。

（以上为五不女）

按：天长宣瘦梅著《夜雨秋灯录》以天、捷、妒、变、半，为五不男。其以任冲不盛，宗筋不成曰天；值男即女，值女即男曰捷；男根不满，似有似无曰妒；半月能男，半月能女曰变；虽有男根，不能人道曰半。虽与上述小有出入，然同指任冲肾气发育不全，生殖器官形成畸态则一也。夫天地之大德曰生，生生不息，道之自然也。故"易始乾坤，诗首关雎"凡此不男不女，皆失其生生之能，不綦可悯耶！然亦间有能疗治者，不可不知。

阴　痿

阴，阴茎也。阴痿，谓阴茎痿而不举，或称阳痿，误也。痿与萎通，在草曰萎，在人曰痿，皆具枯义，但各有所属而已。夫阴茎胡为枯痿，病也。视彼草木其弃蓁蓁，唯精气之滋，斯得欣欣以向荣。人之阴茎何独不然，藏精者刚强，泄精者柔弱，过泄者枯痿，此为定理，亦势所必然者。揆诸生理自然，盖示人以不可复泄耳，固非病也。所以阴痿不必求治。苟能绝欲藏精以俟其复，复则痿愈，愈则再举，举且伟男矣。不然而求诸治焉，无论内服外敷，舍用春药，奚由速效。当其甫愈，淫念未绝，又必蠢蠢欲动，竭泽而渔，不惜孤注一掷，揠苗助长，其愚不可及也。寄语若辈，曷各省诸。

少壮老

由少而壮以精盛也，由壮而老以精衰也。精不足者，形易坏而先老；藏于精者，可却老而全形。所以壮而不藏同乎老矣，老而知藏同乎壮矣。壮而同老，求子维艰；老而同壮，生子亦易。盖老男少女，强弱判矣；嬴男壮女，盛衰分矣。

然老男知重理智，苟能出奇制胜，则生子必清而易寿；赢男徒逞淫欲，纵能以寡击众，则生子必浊而易夭。古者男子三十而娶，女子二十而嫁，证之经义，固为立业成家而言。然理智胜过淫欲，未必其微旨也。

长　寿

三百六十岁为上寿，二百四十岁为中寿，一百二十岁为初寿，所谓耄耋期颐者犹未及。夫初寿也，果何修而能亨诸上寿乎？考道家修炼，首重筑基，筑基者，藏精勿泄，谓筑命功之基也。命者何，气是也，炼气之法，于子前午后盘膝端坐，两目内视，湛若止水，未来不想，既往不想，心不生灭，气不出入，调息良久，注想丹田，守气勿散，才觉丹田气动，即将鼻息紧闭，下腹微协，以意气通尾闾，尾闾通即将谷道轻提，舌柱上腭，用意升提，徐徐运上泥丸，泥丸气达，是谓还精补脑。少焉化为甘露，从鹊桥而下，即将舌放自然，会厌开通，用意轻轻送归元海，此为一度，如此三百六十为一周。天行之日久，自然气机流转，长生不老。若中年习之，可臻耄耋，期颐以跻初寿之龄。若童而习之，精进不已，则上寿遐龄，固可操左券矣。

梅　毒

毒以梅名，寓春情也。四时惟春主生，生者天地之大德也，人而不婚是悖生德。一夫一妻生生之常，一妻一妾亦生生之力，行者惟大丈夫，小丈夫则断断乎不可。原男女交媾，纯则为精，杂则为毒。故梅毒染易，不责男而责女，以藏垢纳污惟女器为能耳。汉曹大家班昭作《七诫七篇》引古说云："夫有再娶之义，妇无两适之文。"岂仅为专心而言，诚以贞节妇女，犹之冰清玉洁，若两适妇则冰易热镕，玉亦有瑕，而况以潇洒为多情，轻佻为风韵者哉。晚近废贞反节，妇德扫地，以致梅毒流行，妓娼难灭。近则毒遍己身，远则毒延数代，岂非梅为百花之魁，梅毒亦魁诸百毒也耶。

吃　孩

新闻王妇，大病后肢体沉重，骨肉疼酸，少气不足以息，小有劳气高而喘，少腹不仁，腰背强痛，心中悸而烦，咽干唇燥，渐至瘦削风消。或告吃孩可以治劳，妇竟惑之，以百金购初解语之男孩，肌肤垂盈，天真活泼，于七夕宰而煮食，羸瘦渐复，然从此悲忧戚惨，多卧少起，像如神灵所作。乃夫问余，余曰疾不可为也，是为心疾如蛊。昔者，宋襄公用鄫子于睢之社，司马子鱼曰古者六畜不相为用，小事不用大牲，而况敢用人乎？祭祀以为人也，民神之主也，用人其谁飨（原作"餐"）之，将以求霸，不亦难乎？得死为幸。后及楚战于泓，伤股而死。今君妇杀人命疗己疾，其阴贼险狠，更甚于宋襄公矣，是以知疾之不可为也。果以癫死。

免　痘

一索得男，不可再交。何者，男欲冲动，女亦如之。欲即火也，火即毒也。在妊娠期间，不能清心寡欲，则此欲火淫毒，势必侵入纯洁之胎，胎有不毒者乎？及其生也，毒化为痘。古者，天子三官、九嫔、二十七世妇、八十一御妻，诸侯娶九女，卿五，大夫三，士二，岂皆为纵欲者哉？盖一女受胎，退入静室，所以修胎教而避痘毒也。若夫庶人一夫一妇，妇若受胎，亦当幽静自持，夫而贤义，自能以礼制欲，不相干犯。古少痘疹，皆在兹耳。

补　脂

精宜深藏，不宜外泄，否则易成虚劳之疾。凡男女耗精过甚者，可用补脂常服，功能转弱为强，方用：

胡桃仁（八两连皮生研）　黑芝麻（八两生研）　小黑豆（二两炒研）鲜猪油（二两煎取净脂）

将黑豆、芝麻、胡桃诸品纳入油脂内，用箸搅匀，俟冷定后移置阴静处。每日晨起，取一匙置开水内，加鸡蛋二三枚，白砂糖不拘多少同煮，以代点心，日日服食，功效极大。有痔疮者，加柿饼四两细切；素患便溏者，黑芝麻微炒；胸闷气郁者，加金椿饼二两细切。凡青年淫欲过度，身体赢弱，头晕目眩，耳鸣心悸，腰肢懈，皆可制服。并宜老年人，勿以为寻常品而轻视之也。

附子焦牛肉

附子形同芋艿，原非奇异之物，产于吾蜀。蜀人固多以为食品也，风俗习尚，凡觉身重，即用附子和牛肉清焦佐餐，不但适品充肠，确有预防风痹痿厥之功效。服之日久，轻身健行，倍益气力。若不久焦，则必发麻而已。江浙闽粤，地卑近海，易病寒湿之疾。欲预防者，可常焦食法，用牛肉半斤，生附子一枚，生姜一两，同焦六时，勿放盐。不能淡食者，加盐少许亦可，附子亦可细嚼而食之。若已患瘫痪拘挛酸痛者，久服必验，不食牛肉羊鸡亦得。

胃

考胃之篆为▨，说文云"谷府也，从▨从肉，象形。"释名云"胃，围也，围受食物也。"按围之古文为口，即范围之义。后于口内加章，章亦声也，▨象所围受之食物。故口章为圁，口▨为▨，是▨即胃之本字。甚明其从肉者，虽与脏腑之肉字偏旁同义，然已蛇足，若释名"胃亦作腈"，则直为不知字义而已矣。后人有训"胃为五谷之府，故从田，田乃五谷所出。"望文生义，不可为训。门人文生注江，问胃字训国，证诸生理、病理可得而闻欤？曰胃者，六腑之一也，《灵枢经·水篇》云："六府者，受谷而行之，受气而扬之。"受谷而行之者，谓泌其糟粕，推之下行以排泄于体外也；受气而扬之者，谓化其精微扬之上注，以营养于体内也。此泛言六腑，不专属于胃之官能，然则胃之官能异于其他五腑者，为何曰圁，受食物是也。《灵枢·海论》云："胃者，水谷之海。"《胀论》云："胃者，太仓也。"《平人绝谷篇》云："胃大一尺五寸，长二尺六寸，横屈受水谷三斗五升，其中之谷，常留二斗，水一斗五升而满。"《史记·天官书》云"胃为天仓"，注"胃主仓廪五谷之府"。故知国受食物，即仓廪主纳之互辞。所以东垣称胃为受纳之府，是则受纳二字，专为胃腑器官之本能，纳而能行，便是胃腑官能之克尽厥职；纳而能扬，更是胃腑之健全作用。反之而不能纳，或纳而复吐，则噎膈反胃之病也。若纳而不行，或行而不畅，则宿食满疝之病也。于是，足徵胃腑之官能不重化而重纳，以主化糟粕而转味出入者，尚有脾、胆、二肠、三焦、膀胱，诸器能也。凡研究胃病者，能使胃之如何能纳，则治胃之能事毕矣。

湿温

湿温，非古名，初见于《难经》。考《难经》为齐梁以后之伪书，而托名扁鹊以传者。湿温既不见于《灵素》《甲乙》，复不见于《伤寒》《金匮》，迄于叶、薛、吴、王，始大昌明。岂古无是病歟！抑古人不知是病之治法歟！所谓夏季多湿温者，正为夏伤于寒之病，不过寒在夏季，不若冬时之严厉耳。在冬则腠理固密，须温经以发汗；在夏则腠理松弛，宜于发汗方内佐入清利小便之品可也。仲景广《汤液》以为《伤寒》，原为统治杂病之书，固不专为伤寒作也。观于太阳上篇，首揭湿痹、温病之提纲，二者合病，非即后世之所谓湿温歟。寻此以求，则《伤寒论》中自有无尽之藏，惜后世学者，不念思求经旨以演其所知，各承家伎，以为跳出伤寒圈子，狂妄背谬，君子恶之。

口吃

口吃，非病也，乃积习成惯耳。风兮，风兮，只是一风，若风风不已，即所谓吃，知由习惯得来，必仍由习惯革去。但于语言间，随时检点一句之出力，求其畅一字之吐力，求其单积久诚，通返乎自然。然而，口犹吃吃者，未之有也。

鱼骨哽

鱼骨哽，吐之不出，咽之不下，痛楚彷徨，无所措手。乃有钳取者，有吐迫者，有食厌者，庸人自扰，可哂孰甚！夫天赋人以生理，即赋人以自疗之能，但令熟睡勿涉忧，思胃奉以液，肺助以息，迨觉东方以既白，而鱼骨亦莫知其所之也。飞尘入目，与此同例。

九痛散

统治胸腹诸痛，功能破癥瘕结聚，坚积留饮疾癖。

五灵脂、红花、枳实各四钱　广木香、生半夏、雄黄、白胡椒、巴豆（去油）、公丁香各八分

上药生晒，各研称准和匀，再研极细为度，瓷瓶收藏，勿令泄气。每份五厘，

男以左手，女以右手，先将手心搓热，托此药粉，用舌尖舐入口内随津咽下。在一时内勿饮茶水，三日除根，万试万验。

冬瓜液

病后虚肿，昔人名为气复，谓血为有形，难于即复，气为无形，易于骤复也。惟其骤复，不无泛滥乱行之弊，此其所以因虚致肿，与因水发肿者不同。医者但以滋复血液为主，血复则气自斡归轨道，固不得以行气利水为主治，否则虚虚之祸，讵能免乎哉。俗传冬瓜液疗治病后虚肿甚验，盖其默契气复二字之义故也。方用冬瓜一个，于蒂部切去一盖，挖去子瓤，勿伤瓜肉，加入冰糖一斤，仍将切下之盖用篾笺抎上，置于炭炉，约离炭火寸许，俟瓜内之瓜肉化水，冰糖烊尽，即所谓冬瓜液也。缓缓取饮，轻者一次即愈，重者三次必瘥。

脑　漏

脑漏，从鼻渊来。鼻渊者，鼻中常流浊涕，久则但流黄浊之物，如脓如髓，腥臭难闻。不痛者为鼻渊，痛者为脑漏。若积久不愈，鼻中淋沥腥臭血水，头眩虚晕而痛者，名控脑砂。若欲于三者而求一统治之特效药，殊不易得，兹敬陈平易方二首，不过十疗五六而已。

外用方：干葫芦瓢，瓦上煅枯研末；真松花粉各等分合匀，时时嗅入鼻中。

内服方：白鸡冠花二两，水酒各半，煎服。

诊余读书记

刘民叔

　　地气上为云，天气下为雨，循环之理然也。是以饮人于胃，游溢精气，开发于上，所谓云矣。经言上焦如雾，又言精化为气者是也。通调水道，下输膀胱所谓雨矣。经言下焦如渎，又言浊阴出下窍者是也。固知三焦官能，所以有上中下之异也。

　　营卫之道，纳谷为宝，第水谷滋荣其道有别也。经言谷始入于胃，其精微者出于胃之两焦，别出两行。（营卫之道）盖水受中焦热蒸，开发于上，所谓气矣，熏肤、充身、泽毛，所谓卫矣。经言卫为水谷之悍气是也。谷由中焦取汁变化而赤，所谓血矣。流脉淖筋泽骨，所谓营矣。经言营为水谷之精气是也。卫行脉外，故经言清阳发腠理；营行脉中，故经言浊阴走五藏。然则胃中精微之输出者，气则由上焦开发而为卫，血则由中焦循脉而为营，固知中焦之官能，在蒸水化气，消谷化血，而其道别出两行也。

　　经言酒者，热谷之液也，其气悍以清，故后谷而入，先谷而液出焉。夫酒之与谷，其出也先，其行也疾，全在气悍质清四字。然则水之与谷，其出也，亦当先于谷矣，特不若酒之迅疾耳。酒性纯阳，较水尤悍，善饮酒者，施溺必多，气化之厉，距非阳悍之所激乎。固知水谷并居胃中，其精微之输出者，异道异时，卫为悍气而疾出，营为精气而缓出也。

　　脉有经络，经在内，络在外。气有营卫，营在内，卫在外。饮酒者，其气自内达外，似宜先经而后络，先营而后卫。乃经言：饮酒者，必随卫气先行，皮肤先充经脉，而后营气乃满，经脉大盛。固知酒性标悍滑疾，不必由营达卫，自经而络也。然则水谷精微之输出，其随营随卫，固必别出两行而先。圣以桂枝汤治风伤卫，麻黄汤治寒伤营，辨证论治，纤毫不紊。盖于药行之道，窥之深，测之切矣。

气化于水，血化于谷，卫在脉外，营在脉中，言其始生之别也。气血交贯，营卫和谐，外泄为汗，内渗为溺，言其生会之妙也。是以经言血之与气，异名同类焉。

地食人以五味，故五味入口藏于胃，化其精微，滋养形骸。经言味归形，又言形食味者是也。不及则饥，太过则饱，过犹不及，饥饱皆极伤形。故经又言味伤形也，形伤则气亦所不免，所以又有气伤于味之说。故摄生者，当以节饮食为第一要义。

经言五味入胃，各归所喜。苦先入心，辛先入肺，甘先入脾，酸先入肝，咸先入肾。然多食苦则皮槁而毛拔，多食辛则筋急而爪枯，多食甘则骨痛而发落，多食酸则肉胝皱而唇揭，多食咸则脉凝泣而色变。大抵藏有偏胜，气必偏绝，所谓久而增气，物化之常，气增而久，夭之由也。是以戒厚味，尤为摄生之要则。

形不足者，温之以气；精不足者，补之以味，资生之理然也。是以鼻通天，天食人以五气，食入则皮肤充腠理，肥而形得温矣。然气敦则化为精。经言气归精，又言气生形者是也。口通地，地食人以五味，味入则津液滋，营卫流而精得补矣。然精生则化为气，经言形归气，又言精化气者是也，精气互生，形精互资。故摄生者，当知节欲养精，寡言养气也。

《列子·汤问篇》：南国之人，祝发而裸；北国之人，鞨巾而裘，气候不同，喜好亦异。所谓喜好者，济之养之之谓也。冬裘就暖以济阴寒，夏葛求凉以济阳热，济之即所以养之。故经言春夏养阳，秋冬养阴，若就暖太过则阴失潜藏，求凉太过则阳反抑伏。故经又言毋伤岁气，毋伐天和。盖养身者，宜切佩之。

经言彼春之暖，为夏之暑；彼秋之忿，为冬之怒。夫暖为暑之渐，暑为暖之极。二十八脉长一十六丈二尺，一日一夜五十营计算，则老幼肥瘦，脉度当有短长矣。苟拘乎此，诚执死法以量活人也。

傒后轩读书记

刘民叔

经言："阳明，两阳合明也；厥阴，两阴交尽也。"在阳何不曰厥阳，在阴何不曰阴明，经言两阴交尽，故曰幽；两阳合明，故曰明。唯阴斯幽，唯阳乃明，所以六经从明始，从幽终。

六经层次，阳主表，阴主里。在阳曰三阳、二阳、一阳，在阴曰三阴、二阴、一阴。阴从幽终，一阴故名厥阴；阳从明始，三阳当称阳明，后人以三阳为太阳误也。

经言："愿闻阴阳之三也，岐伯曰：'气有多少异同也。'"又言："阳明多气血，太阴多血气，阳明太阴为表里。"又言："阳明为之行气于三阳，太阴为之行气于三阴。"然则脾胃同为多气多血之经，足太阴脾既称三阴，足阳明胃当为三阳也奚疑。

经言三阳为父，三阴为母，二阳为雄，二阴为雌，此以父母雌雄对举，则三阳所指者为阳明也。盖雌雄既为肾与膀胱，则父母自当属于脾胃耳，脏腑配合表里，交媾非偶然也。

六经表里脏腑，分配以三阳为阳明，二阳为太阳。则三阳三阴者，阳明、太阴也，在足皆为土，在手皆为金；二阳二阴者，太阳、少阴也，在足皆为水，在手皆为火；一阳一阴者，少阳、厥阴也，在足皆为木，在手皆为相火。若仍误说，则脏腑参差而无表里之确配矣。斯诚经义，非索隐也。

十二经脉之运行也，昼夜各五十度。昼行于阳，其行顺也；夜行于阴，其行逆也。顺行者，由手太阴走手阳明、足阳明、足太阴、手少阴、手太阳、足太阳、足少阴、手厥阴、手少阳、足少阳、足厥阴，终而复始。若逆行，则从足厥阴逆数到手太阴是也。由此观之，顺行则先阳明，次太阳，终少阳，以至厥阴。逆行则先厥阴，次少阴，终太阴，以至阳明。然则逆行者，厥阴居首为一阴；顺行者，阳明开始为三阳。固知日明曰厥，互为终始者也。

　　经言气之离藏也，卒然如弓弩之发，如水之下岸。是以经脉之运行也，初行为盛，行末则衰。考经义，胃气上注于肺，故阳明、太阴最初行太阳，少阴为次行，少阳厥阴为末行。故经义，以人迎一盛病在少阳，二盛在太阳，三盛在阳明。寸口一盛，病在厥阴，二盛在少阴，三盛在太阴。所谓一盛者，微盛也，故一盛乃一阳一阴为病；二盛者，次盛也，故二盛乃二阳二阴为病；三盛者，极盛也，故三盛乃三阳三阴为病。然则必以三阳为阳明，二阳为太阳者，盖有悟于三盛二盛之诊耳。夫人迎寸口之诊法，《千金》以降，识者绝少，又何怪经义之常昧乎！

　　经言二阳之病发心脾，有不得隐曲，女子不月；三阳为病，发寒热，下为痈肿，及为痿厥腨痛；二阳一阴发病，主惊骇背痛，善噫善欠；三阳三阴发病，为偏枯痿易，四肢不举。细绎其病，二阳三阳当作二盛三盛解，故二阳自是太阳，三阳自是阳明，而古今注家皆望文生义，何也？

　　经言三阳在头，三阴在手。古今注家知在头者，为阳明人迎；在手者，为太阴寸口。除此之外皆注三阳为太阳，二阳为阳明，何也？

辨《素问·五藏别论》之奇恒之府

刘民叔

● 脑髓骨脉不得与胆女子胞并列。

● 胆即睾丸，与女子胞同属生殖传种之特殊器官。

● 久藏暂泻，为奇恒之府的正解。

（原文）黄帝问曰：余闻方士，或以脑髓为藏，或以肠胃为藏，或以为府，敢问更相反，皆自谓是，不知其道，愿闻其说？岐伯对曰：脑、髓、骨、脉、胆、女子胞（脑髓骨脉四字当删）此六者（六字当作二），地气之所生也，皆藏于阴而象于地，故藏而不写（不字当作能），名曰奇恒之府（府即腑字，藏即脏字。后人以凡系名词俱加月傍，若系动词则不加也）。

上经文一节，若综旧注读之，未尝不言之成理，但细绎其义，则可疑处不一。而是民叔不敢曲讳，具辨于后，敬希同道君子明以教我。

脑髓，非腑也。考《灵》《素》两经，惟骨脉具有腑名，《脉要精微论》曰：脉者，血之府；骨者，髓之府。血在脉内，髓在骨内，故脉、骨可得而名腑也。奈何骨为髓腑，髓又与骨同名奇恒之腑耶？《海论》曰：脑为髓之海，髓在骨内，脑在头内，同为腑内之物也。《脉要精微论》曰：头者，精明之府。脑主精明，故头为脑之腑，奈何以头内之脑，更与脉、骨并名为奇恒之腑耶？若脑与头髓与骨，当并名奇恒之腑，则置血与脉于何称？此由正名方面以推究者也。

《本藏篇》曰：五藏者，所以藏精神气血魂魄者也；六府者，所以化水谷而行津液者也。于脏曰藏，于腑曰行，脏腑之名义既殊，官能之藏行迥别。《五藏别论》曰：五藏者，藏精气而不泻，故满而不能实；六府者，传化物而不藏，故实而不能满。此五藏六腑之官能，有非皮、肌、脉、筋、骨所可比拟者。若脑、胆、女子胞三者列于奇恒之府，较为近理，但胆已属诸六腑，何得提出别论？此又予人以大不可解者，若依胆独藏而不泻，与他腑之传化不同为注解，则又何不直列于六藏之内耶。至于脑居头内，有藏无泻，满而不实，总包万虑（出《礼大学疏》），为形之君主，发精之神明。明明为《本神》篇所谓主藏精之脏也，何乃反列于奇恒之腑耶？此由官能方面以推究者也。

称脏为腑，称腑为脏，就广义言，本可通用。《灵兰秘典论》曰：愿闻十二脏之相使贵贱。《六节藏象论》曰：凡十一藏取决于胆。详其义，腑亦可以与脏并称为脏也，但腑者，府也，凡器之能容物居者，皆可名腑。故《脉要精微论》曰：背者，胸中之府；腰者，肾之府；膝者，筋之府。是腑者，即器之谓也。《六节藏象论》曰：脾胃、大肠、小肠、三焦、膀胱者，仓廪之本，营之居也，名曰器。脾为脏，脏可名器；胃为腑，腑亦名器。然则脑亦器也，其为脏为腑，非脏非腑为奇为恒，非奇非恒，本可随意，固不必斤斤焉。列脑于脏、于腑、于奇恒之称，此由器容方面以推究者也。

依上三个推究，则奇恒之腑一条当有若干怀疑，但奇恒之腑在中医学上确有精义，为不可磨灭者。民叔不敏，谨就管窥辨证于下：

考之古义，心有二说，主血脉者名心，主神明者亦名心。主血脉者为附肺之心，若主神明之心，实即头内之脑。《脉要精微论》曰：头为精明之府是也。故学者于《内经》"心"字须详上下文义，分别读之，同名异物，不仅"心"之一字也。不然脑主神明，为人身重大之脏，岐伯圣哲岂轻遗之耶。秦汉以降，此义湮没。而翻刻内经者，多由浅人校对，甚且妄为窜改，所以《五藏别论篇》中因有或以脑髓为藏之问，妄于胆、女子胞之上，加入脑髓二字，后之读者又误脑为附肺、主脉之心，而以脉字记识于脑字之傍。又本脑为髓海之说，以骨字记识于髓字之傍。浅人校刊，竟误将记识之字混入正文，于是凑成脑、髓、骨、脉、胆、女子胞六个奇恒之腑，而原文之此二者之二字，又不得不改为六字，一误再误，辗转流传，尚可复识庐山真面目乎？然则其始也，因增脑髓二字甚继也，乃连及骨脉，所以脑、髓、骨、脉四字俱在删除之列。若《内经》原文，只是胆与女子胞二者而已。夫胆为少阳，少阳属肾，胆为外肾之本名，亦曰睾丸，专司生殖传种者。女子胞亦少阳也，在男曰睾，在女为胞，名形虽殊，官能则一。经义欲于十二脏腑之外，发明胆与女子胞为生殖传种之特殊器官，所以独得名为奇恒之腑。盖心、肝、脾、肺、肾为藏精之五藏，胆、胃、大肠、小肠、三焦、膀胱为传化之六腑，睾丸、女子胞为传种之奇恒之腑，此本篇之所以名为《五藏别论》也，不然脑为神明之脏，髓、骨、脉三者何得等量齐观。髓、骨、脉三者经义从无以为脏腑之说，附肝之胆名胆，睾丸亦名胆。考胆为中精之腑，十一脏取决于胆。及少阳属肾，诸说皆可为胆即睾丸之信徵，无徵不信。余岂好为伟语哉！良以千百年来，注释者流莫不望文生义，附会穿凿，只令读者如堕五里雾中。今就经文次第释之，夫既删除脑髓、骨、脉者，则此六者之六字当是二字之误也。地气所生，当是睾、胞，皆在下部之谓也。藏于阴者，谓睾、胞，皆为专藏阴精之器也。象于地者谓睾、胞，虽主藏而有泻时，如地生发万物之象也。藏而不泻，"不"字当是"能"字之误，谓睾、胞主泻而有藏时，不若肠、胃、膀胱之专主于泻也。若仍"不"字，则藏而不泻直是脏而已矣，又非奇恒之义也。藏而不泻之谓脏，泻而不藏之谓腑，可藏可泻之谓奇恒之腑。所以然者，睾丸为泻精之腑，而又可久藏不泻，一句不交媾则一句不泻，一月不交媾则一月不泻。斯泻也，正所谓奇恒之泻，与其他传化诸腑之不能久留者不同。女子胞为藏孕之脏，而又必及时而泻，八月不成熟则八月仍藏，十月不成熟则十月仍藏。斯藏也，正所谓奇恒之藏，与其他藏精诸脏之不能暂泻者不同，故胆、女子胞二者为奇恒之腑。奇恒者，异于常也。谓间于脏腑之间者也，此为经义，非敢曲解者，用以正校经文。读者将以为恢复本来之面目乎，抑以为借改尊严之经文乎。知我罪我，静候同道之公论，并希先进之明教。

三焦考

刘民叔

三焦之名最古，轩岐以降，仲师之阐发独精，厥后巢氏病源、千金、外台虽无所阐发，然大义所在，不舛经旨。无如《难经》《脉经》倡三焦有名无形之说，遂启后人蒙昧之由，人各为议，肆口雌黄。惟清代唐容川氏苦心考证，循名义究实质，发前人所未发，惜其不明三焦之官能，更误解膀胱之气化。浅识者，多为所囿，知其然，不知其所以然。噫，良可叹矣。夫考证三焦之问题维何，曰沿革也、名义也、形状也、部位也、官能也。民叔不敏，仅就管窥蠡测。述为考证用微，医林之商榷，俾三焦真义得以大白于世耳，或工或拙，何暇计及哉！

一、沿革

今欲考证三焦，须先述其沿革，医籍之最古者，《内经》（《灵枢》《素问》）乃周秦诸子托名轩岐之作，其中微言大义，皆三代以前师师相传之说。凡脏腑、经络、骨骼、俞穴，实由解剖经验得来，至可宝也。故兹考证三焦，惟以《内经》为根据，是亦群言淆乱，折衷于圣之意耳。自《难经》背《内经》经义，倡发异说，而《内经》之旨因以晦焉，其曰：

一、"心主与三焦为表里，俱有名而无形。"（二十五难）

二、"三焦者，水谷之道路。"（三十一难）

三、"三焦主持诸气，有名而无形。"（三十八难）

四、"三焦亦是一腑"（三十九难）

综观上列四条，一、三是说三焦无形，二、四是说三焦有形。其有形欤？抑无形欤？苟无形也，则水谷道路及亦是一腑之说，何从着落耶？自相矛盾，不待智者而后知，至晋时王叔和《脉经》直谓"三焦无状，空有名目"。自《难经》《脉经》之后，《广韵》《集韵》诸书均宗是说，医派流弊，波及儒林，至可骇也。于后，名贤继起，仅在有形无形中起疑猜，而论三焦者遂莫名其妙矣。如徐遁、陈无择俱以"脐下脂膜为三焦"，袁淳甫、张景岳俱以"人身著内，一层形色最赤者为三焦"，虞天民、滑伯仁俱以"空腔子为三焦"，李东垣分为"手三焦，足三焦"，金一龙分为"前三焦，后三焦"，合上各说观之，则三焦已具有若许之部位形状矣，而吴鞠通辈又将"三焦"二字作人体上、中、下三部之代名词。所以三焦之议论愈多，三焦之真相愈晦。惟清代王清任，据逆酋、犯妇、义冢、残尸，痛斥三焦错。

乙酉八月中秋日

误谓人身中并无三焦一腑，直翻数千年成案，其著《医林改错》详记珑管出水道之形状功用，实即三焦之一部也。惟王氏短于考证，所以如此隔阂而不觉，自作聪明之妄也。迨后唐容川出，受王氏改革之影响，参西医解剖之实验，证实三焦大有功于《内经》，所可惜者，不知考求《内经》以明三焦之官能，更袭谬说，竟将上中二焦之作用解属膀胱之气化，张冠李戴，附会穿凿，瑜瑕互见，良足为唐氏惜也。虽然余之考证三焦谫陋，在所不免，还希同道诸公教正之。

二、名义

三焦名义之浸失，由来久矣。论之者，不外三说：

（一）训焦为热，取三焦主布阳气之义。

（二）训焦为焦，取万物遇火而焦，大能化物之义。

（三）训焦为赤，凡身中著内之红腔子，皆名为焦，取火色红赤之义。

综上三说观之，皆从三焦主相火之义得来。（一）、（二）主无形说，指火之用也；（三）主有形说，指火之体也。然而皆非也，何也？不求实质命名之义，专务含沙射影之说，欲不蒙昧，其可得乎！揆厥因由，实缘名义未正之故。《鲁论》曰："必也名正乎……名不正则言不顺。"现名不正之弊，直能致言不顺。是以正名，为考证三焦所必要者也。今试一述之，脏腑、骨脉、组织人身之件也，其字必从丹者，以丹与肉通故耳。《正字通》曰："'肉'字偏旁本作'肉石'，经改作'月中'。二画连左右，与日月之月异，今俗作丹以别之。"所以"肝、肺、膀胱"其字之必从丹旁也，然则"焦"字之必从丹旁，由可识矣。尝读《淮南子·天文训》曰："是以月虚而鱼脑减，月死而赢蛖瞧。"

注：

"膲，肉不满也。"是古人用"膲"作月旁之明证也，且注"膲"为肉不满之字，则古人知"膲"为轻松之膜（详见形状）。集韵曰："膲通作焦。"则"膲"字损去肉旁。殆不知何时起也。唐容川《伤寒补正》凡例曰："焦，古作雦，又作膲。余曾见日本《内经》凡三膲均书作三瞧，盖膲误作瞧，亦犹膲省作焦。"唐氏用膲字与焦字互勘，确是绝妙比证。而其绎龝字之义尤精，其《伤寒补正·少阳篇》曰："内经焦古作龝，从采，有层析可辨也，从韦以其皮象韦皮也，从焦有绉纹如火灼皮也。西医以连网二字形之，古圣以一个龝字已如绘其形也。后又改作膲字。《集韵》云：膲者，人之三焦，通作焦……省文作焦后，人遂不可识。"据上所述，知焦为龝，膲之再变字，以其笔画过多而损去者也，当与俗写同例。苟不损去肉旁，则人皆知肉为有形之物，名从形立，不难得解。何至《难经》《脉经》倡出有名无形之邪说，而开后人疑猜之端，此正名之所以为考证三焦所必要者也。夫既知焦当作膲，为有形之腑矣，何以又名三焦，而不单名为焦耶？此其故盖有在焉。《灵枢·营卫生会篇》曰："上焦如雾，中焦如沤，下焦如渎。"焦既可分为上、中、下矣，又具如雾、如沤、如渎之三能矣，是以名为三焦。而示人以三字者，冀后人由三字之义，而知三焦确具有三种之官能（另详官能），不容囫囵读去也。然则肾有二枚，不得名为两肾；肺有五叶，不得名为五肺，良以肾、肺之官能一致，不若三焦之官能各别也。《灵枢·背腧篇》又有三焦、五焦、七焦等名，其谓："背中大腧在杼骨之端，肺腧在三焦之间，心腧在五焦之间，膈腧在七焦之间，肝腧在九焦之间，脾腧在十一焦之间，肾腧在十四焦之间。"倪冲之注"焦"为"椎"，于义固通，但于"焦"字之字面岂不枉弃。须知焦之部位最大，有上、中、下之别，其为膲膜则一也。所以膲膜之在三椎间者，可名三焦；在五椎间者，可名五焦；及在十四椎间者，可名十四焦，非身中有两个三焦，及三焦以外又有许多焦名之谓也。故注三焦、五焦、七焦、九焦、十一焦、十四焦者，当注为三椎、五椎、七椎、九椎、十一椎、十四椎间之膲膜也。盖取五藏之腧者，不能取于椎骨之上，而必取椎骨间之膲膜也。学者勿泥于许名焦名，而致以文害义焉，斯可矣。

三、形状

三焦者，六腑之一也。"腑"字从"府"，具有府库之意，谓能转输而有用也。《灵枢·经水篇》曰："六府者，受谷而行之，受气而扬之。"又《灵枢·本藏篇》曰："六府者，所以化水谷而行津液者也。"故六府为纳水谷，化精汁，行津液，出糟粕之器官。《素问·六节脏象论》曰："脾、胃、大肠、小肠、三焦、膀胱者，仓廪之本，营之居也，名曰器，能化糟粕，转味而出入者也。"三焦与脾胃并称，自是有名有形之器官，所谓名从形立，无形安得有名耶？《灵枢·本藏篇》曰："密理厚皮者，三焦、膀胱厚；粗理薄皮者，三焦、膀胱薄。疏腠理者，三焦、膀胱缓；皮急而无毫毛者，三焦、膀胱急。毫毛美而粗者，三焦、膀胱直；稀毫毛者，三焦、膀胱结。"腠理应三焦，毫毛应膀胱，所以察腠理之粗密稀疏，即可知三焦之厚薄直结也。《灵枢·论勇篇》曰："勇士者，目深以固，长冲直扬，三焦理横……怯士者，目大而不减，阴阳相失，其焦理纵。"以又以勇怯之分，辨认焦理之纵横，固知三焦为有形之腑矣。《灵枢·本输篇》曰："三焦者，中渎之府也，水道出焉。"则又知三焦为司水道之器官矣，然则三焦果是人身之何耶？王清任《医林改错》曰："出水道形如鱼网俗名网油。"王氏知网油为人身之出水道，而不知网油即是三焦之一部。《淮南子》注为肉不满之字，则油体轻松不实，当是肉不满之"膲"。是古人之未治医者亦知膲之为油膜，而医者昧之，反不知焦之为何物也，不亦陋欤！王氏又将"鸡冠油"名为气府，殊不知身中所有膏油、脂膜总名三焦，凡膈膜、板油、网油、鸡冠油皆是一体，所以三焦为脏腑中最大之器官也。由上观之，则《难经》《脉经》倡有名无形之说，其谬岂不彰彰然哉。

四、部位

三焦之部位最大，外界肌肉，内包脏腑，际上、极下，全体共分三部。唐容川《医经精义》曰："由肾系下生，连网油膜是为下焦；中生板油，是为中焦；上生膈膜，是为上焦。"如此分别三焦部位，洵大声疾呼，足以发声振聩也。能知三焦为连网、板油、膈膜，则《内经》分别三焦部位之真确可得而知矣。《灵枢·营卫生会篇》曰："上焦出胃口并咽以上，贯膈而布胸中……中焦亦并胃中出上焦之后……下焦别回肠，注于膀胱而渗出焉。"《难经·三十一难》曰："上焦在心下，下膈在胃口上……中焦在胃中脘，不上不下……下焦当膀胱上口。"此《难经》述三焦之部位也，文简义明，与《内经》之旨毫无违反，特不应倡无形之异说耳。唐容川《医经精义》曰："两肾之间，有油膜一条贯于脊骨，是为焦原。从此系发生板油，连胸前之膈以上循胸中，入心包络，连肺系上咽，其外出为手、背、胸前之腠理，是为上焦；从板油连及鸡冠油，著于小肠，其外出为腰腹之腠理，是为中焦；从板油连及网油后，连大肠，前连膀胱，中为胞室，其外出为臀、胫、少腹之腠理，是为下焦。"唐氏所称"焦原"即《难经》两肾中间动气，为三焦之本之意。但《难经》所称"动气"是为三焦无形之张本。须知身中凡有形质之物，俱有动气贯注，苟无动气，直死物耳。唐氏实指两肾间之油膜为焦原，则确指其质矣。动气即由此膜流布三焦，故两肾间动气为三焦相火之本，非若《难经》以无形动气为无形三焦之本也。至唐氏所述，三焦部位诚为精确，惟以周身腠理折为三段，亦以上、中、下三焦之名名之，未免有舛经义耳。盖腠理虽为三焦所合，而其功能则专属上焦，与中、下两焦无涉。唐氏不明三焦之官能腠理之功，用而致此，误也。且腠理为三焦所合，固不得概名为焦也。若腠理果能概名三焦，则心合血脉、肺合皮毛，亦可云血脉即心，皮毛即肺乎？《灵枢·本藏篇》曰："三焦膀胱者，腠理毫毛其应。"此是两腑所应，同时并举。三焦应腠理，膀胱应毫毛，不容混也。仲景《金匮要略》曰："腠者，是三焦通会真元之处；理者，是皮肤脏腑之文理。""腠"与"凑"通，是接凑之意。凡肉间接凑之薄膜，具有文理者，即所谓腠理也。腠理发原于三焦，遍布于皮肤、肌肉、脏腑间，所以仲师以"理"是皮肤、脏腑之文理也。腠理色白，体具无数细隙，宛如极细之臁膜。所以仲师以为三焦通会真元之处也，其所以通会真元者，则属上焦之开发官能也。（详见官能）

五、官能

臁膜在胃小肠之外者，名为中焦。水谷下胃时，即由中焦先将水分吸出。《素问·灵兰秘典论》曰："三焦者，决渎之官，水道出焉。"决，通决也；渎，沟渎也。既具有通决沟渎之官能，所以司人身之水道；官，器官也，能，功能也，臁膜是区分为三，则官能亦当区分为三矣。虽同司决渎水道，其实各焦之官能迥异，不然身中水液不将直趋膀胱，而能输津布气于上乎？吾主是说，非无据者。《灵枢·营卫生会篇》曰："上焦如雾，中焦如沤，下焦如渎。"看雾、沤、渎三字，已将三种官能明白指出矣。沤，浮沤也，即《楞严经》如海一沤发之。沤字，中焦如沤者，言胃中水分出渍于中焦，受中焦之阳热蒸化为气，浮游于上焦，有如海水沤发之象。故曰，中焦如沤也。夫胃中水分出渍中焦，及中焦蒸水化气之理，《内经》不乏明证。《灵枢·营卫生会篇》曰："中焦所受气者……蒸津液。"蒸，热蒸也。蒸为中焦官能，则蒸水化气时，非如海水沤发乎？古圣用字并不虚设，惜后人读书之不留心也。夫水气既经中焦蒸化为气，随即浮游于上焦，后由上焦布散于周身之腠理。《灵枢·决气篇》曰："上焦开发，宣五谷味，熏肤，充身，泽毛，若雾露之溉，是谓气。"水之清予中焦者，受中焦之热，蒸化升于上焦，经上焦之开发，即所谓气也。所谓上焦如雾者，"如雾"二字，所气之形容字乎。肺位于上而主呼吸，上焦之气即随呼吸而开发于腠理，以熏肤、充身、泽毛也。《灵枢·痈疽篇》曰："上焦出气，以温分肉、养骨节、通腠理。"言此上焦之气宣发出来，通走于腠理以温分肉、养骨节，即仲师所谓通会真元也。于此可知，腠理专属上焦之理矣，三焦为上焦、中焦、下焦之总名，开发布气本是上焦之官能。而《灵枢·五癃津液别论》曰："三焦出气，以温分肉，充皮肤。"则知此谓三焦出气，当属上焦之官能。是又经文通用总名，不拘于分名之一证也。

上述胃中水分，出渍中焦，蒸化为气矣。至所余谷食，则王清任《医林改错》曰："气府俗名鸡冠油，如倒提鸡冠花之状，气府乃抱小肠之物，小肠在气府是横长。小肠外，气府内，乃存元气之所。食由胃入小肠，全仗元气蒸化。"鸡冠油属中焦之物，胃中谷食消化后，渐移入小肠，受中焦之阳热蒸化为精微之液，随即吸出以入于脉，上注于肺，奉心化赤而为血。由此可知，胃为纳食之仓廪，凡受盛化物，输出营养，皆属小肠之官能。故《素问·灵兰秘典论》曰："小肠者，受盛之官，化物出焉。"盖言小肠是受盛胃中消化食物之器官，故名受盛之官。经中焦之阳热蒸化为精微之物，随即输出以入于脉，故曰化物出焉。出，是外出于脉，若下出于大肠者，则是糟粕也。按小肠中之化物，其输出之脉道俱在中焦油膜中，然则消谷化血，亦是中焦之官能矣。《灵枢·决气篇》曰："中焦受气取汁，变化而赤，是谓血。"此言吸取精微，变化而赤，是由中焦之气化也。《灵枢·营卫生会篇》曰："中焦所受气者，泌糟粕，蒸津液，化其精微，上注于肺脉，乃化而为血。"此与前条同义而较详也，《灵枢·痈疽篇》曰："中焦出气如露，上注谿谷，而渗孙脉，津液和调，变化而赤为血，血和则孙脉先满溢，乃注于络脉，络脉皆盈，乃注于经脉。"此仍同前两条之义更详，血由孙脉，而络脉，而经脉之道也。其中焦出气如露之露字，与上焦如雾之雾字，其义有气、血之分也；而露字与中焦如沤之沤字，亦有别焉。盖露者，已成之液体也；沤者，未成之气体也。液则变化而赤为血，血由中焦人脉而归心脏，气由中焦游溢而归上焦。于此可知，中焦具有蒸水化气、消谷化血之两种官能也。虽然三焦司水道者也，故如沤与如雾、如渎得以并称。良由蒸水化气为中焦之本能，而消谷化血当是中焦之兼能，以中焦为血脉之过道故耳。《灵枢·五味篇》曰："血脉者，中焦之道也。"于此当知经义之所在矣，故腐熟水谷者，皆中焦之阳为之也。气根于水，血化于谷，气则升于上焦而布腠理，血则流于脉管而环全身。惟其有气、血之别，所以有营行脉中，卫行脉外之异。所谓营者，血也；卫者，气也；脉中者，运血之道也；脉外者，腠理之分也。营卫虽分而有合，合后而又分，非凿然各别者也。上焦之气，由腠理以熏肤、充身、泽毛，故腠理发泄则出汗，是化汗为上焦之官能也。《灵枢·决气篇》曰："腠理发泄，汗出溱溱。"腠理专属上焦之理，已详于前章矣。此言汗出溱溱，为腠理发泄之作用. 而腠理发泄之故，则视体温之增减。《灵枢·五癃津液别论》曰："天苍，衣厚则腠理开，故汗出。"观剧于运动者，体温骤加，必溱溱汗出，可知也。夫营卫和谐，气血交注，环周一身，循行不息，血中废料视寒热而施排泄之方法。热则腠理开，气升外溢而汗出；寒则腠理闭，气降内沉而尿多。故天寒则血中废料，经两肾分泌而为尿水，循下焦以渗入膀胱，俨如沟渎之通决也，故曰下焦如渎。《灵枢·五癃津液别论》曰："天寒则腠理闭，气湿不行，水下流行膀胱，则为溺与气。"《灵枢·营卫生会篇》曰："下焦别回肠，注于膀胱，而渗入焉。"肺处于上而合皮毛，故发汗为上焦之官能。肾处于下而为水脏，故泌尿为下焦之官能。若中焦之官能，则泌糟粕蒸津液也。且三焦官能之次序，确非由上、及中、达下之顺序，乃先中、次上、而后及下也。然则三焦各具官能之说，洵经义也，岂谬语哉！

正唐氏三焦膀胱官能之误

　　唐容川先生，吾蜀之天彭人也，博学多识，所著中西汇通诸书，颇有功于医学。惜其于三焦官能，不能上溯轩岐，囿于后世谬说，竟将三焦官能移作膀胱气化，兹特正之。其《医经精义》三焦条曰："人饮之水，由三焦而下膀胱，则决渎通快。"按唐氏此说，直是不知三焦具有三种不同之官能也，何也？乃以饮入之水，由上中流下，直入膀胱者也。曾不思三焦为最大之府，其官能有若是简单之理乎？且三焦有上、中、下之分，其官能仅水下膀胱而已乎？又膀胱条曰："人但知膀胱主溺，而不知水入膀胱化气上行则为津液，其所胜余质乃下出而为溺。"唐氏此说，背谬极矣。前云水由三焦直下膀胱，其误尚小。此云膀胱不但主溺，而且水入膀胱化气上行。岂非气尿同处，清浊不分乎？殆不知中焦蒸化，上焦开发，下焦渗尿，及膀胱贮尿之故，所以持论，误上加误也。唐氏又曰："胞与膀胱只隔一间，又全在微丝血管与膀胱相通。凡人呼入之天阳，合心火下至胞中，则蒸动膀胱之水而化为气，与西法以火煎水取气无异。夫此膀胱之水，既化为气，则透出膀胱入于胞中，上循脐旁，气冲上膈，入肺而还出于口鼻。上出之气，著漆石则为露珠，在口鼻脏腑之中则为津液，且气之出口鼻，其显然者也。又外出于皮毛，以熏肤、润肌而为汗，所谓气化则津液能出者，此也。"

　　唐氏曲为此说，真是心劳日拙，不知三焦官能之真象，以致误解膀胱之气化。须知膀胱为贮蓄尿水之脬囊，贮满时，则由膀胱之下口经尿道以排泄于体外，此为膀胱之官能也。至谓胞与膀胱，全以微丝血管相通，胞中之阳蒸动膀胱之水化而为气等语，全是影响之谈。身中脏腑何一不通，其所以能通者何，莫非微丝血管乎？微丝血管具营养作用者也，若唐氏之说为真，则大肠中粪亦可蒸化为血乎。总之，不知中焦主蒸水、消谷、化血之官能，致有此误说耳，揆厥致误之由，则由误解经义之故也。《素问·灵兰秘典论》曰："膀胱者，州都之官，津液藏焉，气化则能出矣。"张隐巷注曰："膀胱为水府，乃水液都会之处，故为州都之官。水谷入胃，济泌别汁，循下焦而渗入膀胱，故为津液之所藏，气化则水液运行而下出矣。"据此则知，膀胱所藏之津液即是尿水，并知气化能出是指尿出。若疑津液二字不指尿水，何以《灵枢·五癃津液别论》又以汗、溺、泣、唾同名津液耶？所谓气化能出者，盖膀胱之为物也，体为脬囊，可伸可缩，藏尿时则由缩而伸，伸极则胀必俟。气海之气施化则溲溺注泄，气海之气不及则闷隐不通矣。详唐氏水化为气仍可越出膀胱之说，洵不知膀胱之官能及气化之解释也。或问《五癃津液别论》所谓："天寒则腠理闭，气湿不行，水下流于膀胱，则为溺与气。"之"气"字又当何解？不知上"气"字与"湿"字并提，下"气"字与"溺"字并提，同一例也。盖气湿不行者，因天寒腠理闭，则上焦气津不行于外。故下流也，其谓为溺与气者，肾所分泌之水下流于膀胱而为溺俟，气化斯注泄矣。故上"气"字是上焦出气之气，下"气"字是气海施化之气，义各有在也。

《难经》《脉经》倡三焦有名无形之说

二十五难：心主与三焦为表里，俱有名而无形。

三十一难：三焦者，水谷之道路。

三十八难：三焦主持诸气，有名而无形。

三十九难：三焦亦是一腑。

《脉经》三焦无状，空有名目。

后人如：徐遁、陈无择俱以脐下脂膜为三焦；袁淳甫、张景岳俱以人身著内一层形色最赤者为三焦；虞天民、滑伯仁俱以空腔子为三焦；李东垣分手三焦、足三焦；金一龙分前三焦，后三焦。

合上诸说，则三焦已具若许部位形状，而吴鞠通又将三焦作人体上、中、下三部之代名词。

王清任谓：人身中并无三焦一腑，记珑管出水道之形状功用，实即三焦之一部。淮南子曰：膲，肉不满也。《集韵》曰："膲"通作"焦"。唐容川曰："焦"古作焦，又作"膲"，日本《内经》凡"三膲"均书作"三膲"，盖"膲"误作"膲"，亦犹"膲"省作"焦"。是"焦"为"焦"，"膲"之再变字，当与俗写同例。《灵枢·营卫生会篇》曰：上焦如雾，中焦如沤，下焦如渎。

　　焦既可分为上、中、下，又具如雾、如沤、如渎之三能，名为三焦，而知三焦确具三种之官能。三焦者，六腑之一。"腑"字从"府"，具府库之意，谓能转输而有用也。《灵枢·经水篇》曰：六腑者，受谷而行之，受气而扬之。《灵枢·本藏篇》曰：六腑者，所以化水谷而行津液者也。《素问·六节藏象论》曰：脾胃、大肠、小肠、三焦、膀胱者，仓廪之本，营之居也，名曰器，能化糟粕转味而出入者也。三焦与脾胃并称，自是有名有形之器官。《灵枢·本输篇》曰：三焦者，中渎之府也，水道出焉。则又知三焦为司水道之器官。王清任《医林改错》曰：出水道，形如鱼网，俗名网油。王清任知网油为人身之出水道，而不知网油即是三焦之一部。王氏又将鸡冠油名为气府，殊不知身中所有膏油、脂膜总名三焦。凡膈膜、板油、网油、鸡冠油皆是一体，所以三焦为脏腑中最大之器官，三焦之部位最大，外界肌肉，内包脏腑，际上极下，共分三部。唐容川《医经精义》曰：由肾系下生连网油膜是为下焦，中生板油是为中焦，上生膈膜是为上焦。

　　如此分别三焦部位，则《内经》分别三焦部位之真，确可得而知。《灵枢·营卫生会篇》曰：上焦出胃口，并咽以上，贯膈而布胸中……中焦亦并胃中，出上焦之后……下焦别回肠，注于膀胱而渗出焉。《难经·三十一难》曰：上焦在心下，下膈在胃口上……中焦在胃中脘，不上不下……下焦当膀胱上口。

　　此《难经》述三焦之部位与《内经》之旨毫无违反，特不应倡有名无形之异说。唐容川《医经精义》曰：两肾之间有油膜一条，贯于脊骨是为焦原，从此系发生板油，连胸前之膈以上，循胸中人心包络，连肺系上咽，其外出为手、背、胸前之腠理，是为上焦；从板油连及鸡冠油著于小肠，其外出为腰、腹之腠理，是为中焦；从板油连及网油，后连大肠，前连膀胱，中为胞室，其外出为臀、胫、少腹之腠理，是为下焦。

　　唐氏所称焦原，即《难经》两肾中间动气，为三焦之本之意。又唐氏实指两肾间之油膜为焦原，则确指其质矣。动气即由此膜流布三焦，故两肾间动气为三焦相火之本。唐氏所述三焦部位，诚为精确。惟以周身腠理折为三段，亦以上、中、下三焦之名，名之未免有舛经义。盖腠理虽为三焦所合，而其功能则专属上焦，且腠理为三焦所合，固不得概名为焦。

　　《金匮要略》曰：腠者，是三焦通会真元之处；理者，是皮肤脏腑之文理。凡肉间接凑之薄膜，具有文理者，即所谓腠理。腠理发原于三焦，遍布于皮肤、肌肉、脏腑间，属上焦之开发官能。《灵枢·决气篇》曰：上焦开发，宣五谷味，熏肤、充身、泽毛，若雾露之溉，是谓气。《灵枢·痈疽篇》曰：上焦出气，以温分肉、养骨节、通腠理。《灵枢·五癃津液别论》曰：三焦出气，以温分肉、充皮肤。

言此上焦之气，开发宣通，走于腠理，以温分肉，养骨节。而三焦出气之三焦，为上、中、下三焦之总名，当属上焦之官能。《灵枢·营卫生会篇》曰：上焦如雾，中焦如沤，下焦如渎。沤，浮沤也。中焦如沤者，言胃中水分渍出于中焦，受中焦之阳热，蒸化为气，浮游于上焦。《灵枢·营卫生会篇》曰：中焦所受气者……蒸津液。蒸，热也，蒸为中焦官能。

王清任《医林改错》曰：气府，俗名鸡冠油，如倒提鸡冠花之状，气府乃抱小肠之物，小肠在气府是横长，小肠外、气府内，乃存元气之所。食由胃入小肠，全仗元气蒸化。鸡冠油属中焦，胃中谷食消化后，渐移入小肠。《素问·灵兰秘典论》曰：小肠者，受盛之官，化物出焉。言小肠受盛胃中消化食物，经中焦阳热蒸化而为精微之物，随即输出，以入于脉，其输出之脉道，俱在中焦油膜中，然则消谷化血，亦是中焦之官能矣。《灵枢·决气篇》曰：中焦受气取汁，变化而赤，是谓血。《灵枢·营卫生会篇》曰：中焦所受气者，泌糟粕，蒸津液，化其精液，上注于肺脉乃化而为血。《灵枢·痈疽篇》曰：中焦出气如露，上注谿谷，而渗孙脉，津液和调，变化而赤为血，血和则孙脉先满溢，乃注于络脉，络脉皆盈，乃注于经脉。

吸取精微，变化而赤，是由中焦之气化也。血由中焦人脉而归心脏，其未成之气，由中焦游溢而归上焦，是中焦具有蒸水化气、消谷化血两种官能。气根于水，血化于谷，气则升于上焦而布腠理，血则流于脉管而环全身。惟其有气、血之别，所以有营行脉中，卫行脉外之异。上焦之气，由腠理以熏肤、充身、泽毛，故腠理发泄出汗，是化汗亦为上焦之官能。《灵枢·决气篇》曰：腠理发泄，汗出溱溱。《灵枢·五癃津液别论》曰：天暑衣厚，则腠理开，故汗出。论又曰：天寒则腠理闭，气湿不行，水下流行膀胱，则为溺与气。腠理开，气升外溢而汗出；腠理闭，气降内沉而尿多。血中废料经两肾分泌，循下焦以渗入膀胱，俨如沟渎之通决，故曰：下焦如渎也。《灵枢·营卫生会篇》曰：下焦别回肠，注于膀胱而渗入焉。

肺处于上而合皮毛，故发汗为上焦之官能。肾处于下而为水脏，故泌尿为下焦之官能。肠胃居中职司阳热蒸化，故泌糟粕、蒸津液、消谷、化血为中焦之官能。且三焦官能，乃先中、次上，而后及下也。

乙酉寒露　受业上海卞嵩京再读后小结

乙酉　受业上海卞嵩京再读手稿

《釐正陈修园医学三字经》卷一

蜀华阳刘　复民叔甫著

医学源流第一

医之始　本岐黄

黄，黄帝也；岐，岐伯也。君臣问答，以明经络、藏府、运气、治疗之原，所以为医之祖，虽《神农本经》在黄帝之前，而神明用药之理，仍始于《内经》也。

（复按）医学源流古分两派，一曰炎帝神农，二曰黄帝轩辕。神农传本草，黄帝传针灸，道不同不相为谋也。宋林亿序《千金方》云："昔神农偏尝百药，以辨五苦、六辛之味，逮伊尹，而汤液之剂备。黄帝欲创九针，以治三阴三阳之疾，得岐伯而针艾之法精。"是则，宋时尚知医学之始本，有农伊汤液，与岐黄针灸之两大派别也。乃修园以为"虽《神农本经》在黄帝之前，而神明用药之理仍始于《内经》"，轻蔑神农莫此为甚。此无他，盖不知农、黄两派，各有家法故耳。至于集农伊派之大成者，为张仲景之《伤寒论》；集岐黄派之大成者，为孙思邈之《千金方》。虽《伤寒论》亦用针灸，《千金方》亦载汤液，然各有所重，学者当识其大也。

《灵枢》作　《素问》详

《灵枢》九卷，《素问》九卷，通谓之《内经》。《汉书·艺文志》载《黄帝内经》十八篇是也，医门此书，即业儒之五经也。

（复按）晋皇甫谧《甲乙经》自序云"黄帝咨访岐伯、伯高、少俞之徒，内考五藏六腑，外综经络血气色候，参之天地，验之人物，本性命，穷神极变，而针道生焉。其论至妙，雷公受业传之于后"。据此，则《灵枢》、《素问》为针灸家之经论，而非汤液家之典谟。修园不知家法，漫谓"医门此书，即业儒之五

经"。毋乃太溷乎！夫针灸之法，首重经穴，考经穴之发明，初由静坐，以消息
于先，总由探刺以循索于后，理尚玄虚，为形而上之之学。盖岐黄一派，出于道
家故也。史称神农尝味草木，宣药疗疾，尝，尝试也；宣，宣布也。先尝试而后
宣布，为重实验而不尚玄理者。凡物必易求效，必准确乃为收录，故无一溢言，
无一冗字，仅得三百六十五药，分为上、中、下三品。《大学》云："致知在格
物，格物而后知至。"儒门功夫，神农早发其端矣，此神农之所以为大圣人也。
又按《汉书·艺文志》载《黄帝内经》十八卷，《外经》三十七卷；《扁鹊内经》
九卷，《外经》十二卷；《白氏内经》三十八卷，《外经》三十六卷，《旁经》
二十五卷。按扁鹊为黄帝时之扁鹊，与战国时之扁鹊同名异人。王壬秋《神农本
草·序》云："汉诏言方术、本草，楼护诵医经、本草、方术数十万言，班固叙
言《黄帝内外经》《本草》，石之寒温，原疾病之深浅，今所传有《黄帝内经》
乃原疾病之书，则《本草》其《外经》欤？"《帝王世纪》云："黄帝使岐伯，
善味草木，典医疗疾，令经方本草之书出焉。"于以是知《神农本草》传至黄帝，
黄帝复使岐伯重为尝味，而订正之。本草固不出黄帝也。然则出黄帝者曰《内经》，
不出黄帝者曰《外经》矣。

《难经》出　更洋洋

洋洋，盛大也。《难经》八十一章，多阐发《内经》之旨，以补《内经》所
未言，即间有与《内经》不合者，其时去古未远，别有考据也。秦越人号扁鹊，
战国人也，著《难经》。

（复按）秦汉医籍，凡用五藏六府以为百病系统者，皆属岐黄家法。今所存者，
为两晋间人博采类纂之《黄帝内经》及《黄帝甲乙经》，仅此两种辑本而已。《曲
礼》："医不三世，不服其药。"《孔疏》引旧说云："三世者，一曰黄帝针灸，
二曰神农本草，三曰素女脉诀。"《素女脉诀》汉以下无传本，然《素问》书中
所述脉法，当是上古素女之遗诀，而《难经》亦为传述《素女脉诀》之遗法者，
故其属于岐黄家法，可以无疑，于此可证。上古止有针药两派之分，不必如《曲
礼》三世之疏矣，考《难经》八十一章可分六篇，一至二十二为论脉，二十三至
二十九为论经络，三十至四十七为论脏腑，四十八至六十一为论病，六十二至
六十八为论穴道，六十九至八十一为论针法，观其论脉，竟占全书四分之一以上。
太史公曰："至今天下言脉者，由扁鹊也。"此《难经》托名扁鹊之所由欤？然
则《难经》专为诊脉而作也，明矣。虽三十六难、三十九难"谓肾有两藏也，其

左为肾，右为命门"，亦为专诊寸口之两尺而言，以左尺属肾，右尺亦属肾。故用命门二字以别之耳。又二十五难、三十八难"心主与三焦为表里，俱有名而无形"，亦为不便分配寸口部位而言也。吾蜀井研廖季平先生曰："难与问同，初名问，后乃改为难，公谷二传皆当名问，如服问、三年问，凡问皆比例有疑义乃问，故发问不易。何氏解诂于诸问，皆详其理由是也。《素问》所以得名者，由此今于《素问》外又加八十一问，不应直录经文，以为问答。""《难经》所举多不得肯要，《内经》既有明文，则所疑问当在《内经》之外，答辞亦不能直录经文。此本盖不知著作之体者所为""书出齐梁，盖在晋人《脉经》之后，与高惕生《脉诀》同出一手，又此书之作，立意在专诊寸口，故除诊法以外，随手杂凑至八十一问，非其命意所在""《难经》与《脉诀》世俗虽有流传，老医达人皆鄙弃不屑道。徐灵胎著专书攻之，颇得尊经之意"。寻此，则修园所谓洋洋盛大者何在，阐发经旨者何在，去古未远，别有考据者又何在？尝读《史记·扁鹊传》无著《难经》之说，晋人王叔和《脉经》所引扁鹊诸条，皆不见于《难经》，足知《难经》不出扁鹊，若必以为战国秦越人扁鹊所著，则大误也。

越汉季　有南阳

张机，字仲景，居南阳，官长沙，汉人也，著《伤寒杂病论》《金匮玉函经》。

（复按）仲景在《后汉书·三国志》皆无专传，又不散见于郭玉、华佗等传中，惟《晋书·皇甫谧本传》云："华佗存于独识，仲景垂妙于定方。"考谧，字士安。初师仲景，故其序《甲乙经》云："上古神农，始尝草木而知百药""伊尹以亚圣之才，撰用《神农本草》以为汤液""仲景论广伊尹汤液为数十卷，用之多验"。惜士安虽知乃师治学之所本，而不能精研乃师之所传，观其改宗岐黄，致力针灸，农伊学派，不绝如缕。读《千金方》"江南诸师秘仲景要方不传"可知也，仲景名羡，叔和名熙。唐甘伯宗撰名医录，误羡为机，后世因之，若叔和则并名，亦几失其传矣。夫仲景论广伊尹汤液为数仅十卷耳，余如梁七录《隋书经籍志》《新旧唐志》《宋史·艺文志》所载仲景遗书若干卷，或为门人著述，或为后人依托。盖自汉而后，长于针灸者，惟华佗最著。明于汤液者，惟张羡独传，二人实为当时两大师，故从而依托之者众也。

六经辨　圣道彰

《内经》详于针灸，至伊尹有汤液治病之法，扁鹊、仓公因之，仲师出而杂病伤寒，专以方药为治，其方俱原本于神农、黄帝相传之经方，而集其大成。

（复按）《伤寒论》之六经非《内经》之所谓六经也，林亿序《伤寒论》云："夫《伤寒论》，盖祖述大圣人之意，诸家莫其伦拟""仲景本伊尹之法，伊尹本神农之经，得不谓祖述大圣人之意乎"。是故《伤寒论》之六经为祖述伊尹者也，六经者：三阴、三阳也，三阴、三阳其说最古，农伊因之以用药，岐黄因之以行针，不可强其同也。修园不知扁鹊、仓公师承岐黄，于伊尹汤液固无与也，其谓"内经详于针灸"韪矣，又谓"仲师出而杂病伤寒，专以方药为治"—若《内经》针灸，从此废除，岂其然耶。仓公、华佗虽亦用药，葛洪、雷敩虽亦传方，然药未本于神农之经，方未本于伊尹之法，用与仲景相较，判然若黑白之不同，盖即修园所谓黄帝相传之经方欤？然又不能与神农家法并为一谈矣。

《伤寒》著　《金匮》藏

王肯堂谓《伤寒论》义理如神龙出没，首尾相顾，鳞甲森然；《金匮玉函》示宝贵秘藏之意也，其方非南阳所自造，乃上古圣人相传之方，所谓经方是也。其药悉本于《神农本经》，非此方不能治此病，非此药不能成此方，所投必效，如桴鼓之相应。

（复按）仲景为汉长沙太守，张羡之字羡，羡慕也，景，景仰也。名羡，字景，于义允协。考《后汉书·刘表传》"建安三年，长沙太守张羡率零陵、桂阳二郡畔表"。《三国志·刘表传》"表攻之连年不下，羡病死长沙，复立其子怿表，遂攻并怿"。《刘巴传》"建安十三年，表卒，子琮降曹操，操辟刘巴为掾使，招纳长沙、零陵、桂阳三郡"。《先主传》"曹操兵败北归，先主征江南四郡，长沙太守韩玄降"。《廖立传》"先主领荆州牧，擢立为长沙太守"。后吕蒙奄袭南三郡，立脱身走，自此之后，长沙属吴，与汉无关矣。据此，若仲景而非张羡，则长沙太守无仲景其人，张羡而非仲景，则广征史传无张羡其字，又考《后汉书》李注、《三国志》裴注，皆引英雄记云："张羡，南阳人也，作零陵、桂阳长，甚得江湘间心。"夫藉则南阳，年则建安，官则长沙太守，其为仲景无疑。然则仲景官长沙时，干戈扰攘，何暇著此文辞简古之论，《太平御览》引《何颐别传》云："同郡张仲景，总角造颐，颐谓曰：君用思精而韵不高，后将为良医，卒如其言。"则是仲景学医，年尚幼也。林亿《伤寒论》序引《名医录》云："始受术于同郡张伯祖，时人言，识用精微过其师。"是则仲景精医，年未冠也。伯祖为汤液家之经师，所授为汤液经之家法，仲景论广汤液，以为广汤液论，是知伊尹为经，仲景为传矣。元吴澄《活人书》辨序云："汉末，张仲景著《伤寒论》，予尝叹：东汉之文气无复能如西都，独医家此书，渊奥典雅，焕然三代之文。乃观仲景于序，卑弱殊甚然，后知序乃仲景所自作，而《伤寒论》即古汤液经。盖上世遗书，仲景特编纂云尔，非其自撰之言也。"吴氏卓识，允为善读古书者，惜其学力不足，未能分别证实耳。世之注家多矣，而皆未由此径以直阐汤液经义，何哉？晋代王叔和搜采经外别传，重加撰次，分为《伤寒杂病论》《金匮玉函经》，虽于仲景自序，亦羼入己说。而传录者未之分别，何者为《汤液经》，何者为《伤寒论》，何者为撰次文。今修园以上古圣人经方相传为训，王肯堂以神龙出没首尾相顾为喻，是替叔和之撰次耶。抑替仲景之广论耶，盖皆不知《伤寒》《金匮》之轴心，实为《伊尹汤液经》而已矣。

垂方法　立津梁

仲师，医中之圣人也。儒者不能舍至圣之书。而求道医者，岂能外仲师之书以治疗？

（复按）皇甫谧《甲乙经》序尊伊尹为亚圣，林亿《伤寒论》序改伊尹为元圣，亚欤，元欤？莫衷一是。孟子曰："伊尹，圣之任者也。"夫伊尹祖述神农，神农为汤液家之始祖，则当尊称元圣神农，任圣伊尹为宜，乃徐灵胎于所著《医学渊源论》称"黄帝讲人身藏府之形，七情六淫之感，与针灸杂法为多，而制方尚少，至伊尹有汤液治病之法，然亦得之传闻，无成书可考"，于此则知，徐氏于皇甫谧所云"仲景论广伊尹汤液"八字不求甚解，反谓"得之传闻"，岂皇甫所述尚非翔实耶？按《汤液》而曰论广，是仲景就《伊尹汤液经》而论广之也，然则《汤液》原文全在《伤寒论》中无疑，不然论从何论，广从何广？此则固可必其然矣。考《汉书·艺文志》载经方十一家，而《汤液经法》三十二卷赫然在也，徐氏反谓"无成书可考"，岂《汉志》所载尚为荒唐耶？灵胎妄云，不值识者一笑，宋·王应麟曰"《素问》有汤液，论事物起原《汤液经》，出伊尹"，王氏儒者而非医家，且能知《素问》、伊尹家法，异派不可苟同。乃近人张先识氏著《汉志方技补注》云："按仲景《伤寒论》叙，但云撰用《素问》《八十一难》《阴阳大论》《胎胪药录》，并《平脉辨证》为书，不言《汤液》，又云上古有神农、黄帝、岐伯、伯高、雷公、少俞、少师、仲文，中世有长桑、扁鹊，汉有阳庆、仓公，不言伊尹。今王氏据《甲乙》叙文，定《汤液》为伊尹所著，殊为错误。"不知仲景自序，早为叔和窜乱，即此所引数行，皆为叔和羼入。所谓《胎胪药录》《平脉辨证》两书，皆仲景弟子记述之作，当时或亦托名仲景以传者，叔和用以撰次于广《汤液论》之间，而后人不察也。细绎仲景自序前后文体，非一人手笔，前半是建安体，后半则两晋文，此亦当属诸叔和者矣。考仲景不但未录《伊尹汤液》之经，亦且未及业师伯祖之名，岂皇甫谧《甲乙》序不可征，而甘伯宗《名医录》亦不可信乎？先识妄云，亦犹灵胎之不值识者一笑耳。夫医家之有伊尹，犹儒家之有孔子，道家之有老子也。医家之有农伊，犹儒家之有羲孔，道家之有黄老也。医家之有伊张，犹儒家之有孔孟，道家之有老庄也。叔和传经，功不可没。建医圣祠者，当于前殿祀元圣神农，正殿祀任圣伊尹，左配张仲景，右则当配杨回庵也。杨君，讳思复，为吾蜀之成都人，怀经国济世之才，不能见知于世，乃穷经籍，终老牖，下所述《论语绎语》，克绍孔门之正传；其考订《汤液古经》，洵传伊尹之心法，后日稿成问世，则潜德可彰，幽光可发。我故曰：伊尹遗著为圣经，仲景所广为贤论，叔和传经，回庵校经，学者必由是而学焉，则庶乎其不差矣。

李唐后　有千金

唐代孙思邈，华原人，隐居太白山，著《千金方》《千金翼方》各三十卷。宋仁宗命高保衡、林亿校正后，列《禁经》二卷，今本分为九十三卷，较《金匮》虽有浮泛偏杂之处，而用意之奇，用药之巧，亦自成一家。

（复按）《千金翼》为初稿，《千金方》为定本，或以《翼》为后撰，非也。两书并刊于道藏，后世因称为真人。盖孙真人者，道家之流亚也。道家出于黄帝，故孙氏之书尊重岐黄，轻蔑神农，观其自序可知矣，其云："大圣神农氏，愍黎元之多疾，遂尝百药以救，疗之犹未尽善，黄帝受命创制九针，与方士岐伯、雷公之伦，备论经脉，旁通问难，详究义理，以为经纶。故后世可得而依畅焉。"嗟呼！以孙氏之贤，尚未深致力于神农本草，反以犹未尽善为言，未人其门，何由见其宫室之美？宜其撰用岐黄之论，博采药治之方，道冠儒服，泾渭不分，农伊家法从此式微，此则孙氏所不能辞其咎者矣。然两晋六朝诸师所传之经方，赖以衷存，厥功甚伟，修园称其"用意之奇，用药之巧，亦自成一家"，是岂真知《千金》哉？清代张石顽于耄耋之岁，撰用反激逆从，敷衍《千金》方义，穿凿模棱，似是而非，致经方义理反晦而不彰，此无他，不据农伊经义，以为抉择耳。凡方不本伊尹之法，药不本神农之经者，是为经外别传，皆当列入杂家，杂家固每依托黄帝者，葛仙翁《肘后方》序云："世俗苦于贵远贱近，是古非今，恐见此方，无黄帝仓公和扁踰蚹之目，不能采用。"夫黄帝为针灸家之鼻祖，不以方药为重依托者，大抵为浅俗无义及驳杂不纯之方，《金匮要略》为王熙撰次，熙固岐黄家也，故其书浮泛偏杂，所在皆有。修园遇信《金匮》，力贬《千金》，是亦五十步笑百步耳，可以不必也。

外台继　重医林

唐代王焘著《外台秘要》四十卷，分一千一百四门，论宗巢氏，方多秘传，为医门之类书。

（复按）秦汉以来，医籍之托名岐黄者纂重，廖季平先生曰"书虽晚出，不改师传，故同目岐黄，以端趋向"。西晋皇甫谧，字士安，朝歌人，博采类纂成《甲乙经》十二卷，与世传《灵》《素》《内经》，当为两晋间先后辑本，观其解评名篇，至六、七见之多，自非一人所为，《灵》《素》之不著撰人姓氏者以此欤？史称谧躬自耕稼，弗经而农，遂博综典籍百家之言，宜其两相互较，《甲乙》为精也。若《难经》、《内照经》尤为晚出，且为小经，不足比拟。隋巢元化撰《诸病源候总论》五十卷，崇尚征实，不衍空言，为《灵》《素》《甲乙》以后，《千金》《外台》以前岐黄家之第一巨著，后世说病莫能出其范围。论中每一候后，皆有"汤熨针石，别有正法，补养宣导，今附于后"。盖巢氏为岐黄家导引按摩之流亚也。王焘撰《外台秘要》时，取之以为论，随论以附方，其方每有《千金》遗而未载者，惟《千金》以己意定其去取，于先哲苦心孤诣处，多所泯没。王焘未得医家传授，固不识农伊与岐黄之派别也，惟其非医门专家，所以不似孙真人之私心自用，而能本其大公至正之心，详录卷帙篇目，撰人姓氏。夫如是，而六朝诸师顿以表彰，不然后如《圣惠》《圣济》纂引古书，不录作者名姓，虽经文亦如己出，则掠人之美矣，侵占之嫌，谁其谅之？

后作者　渐浸淫

（复按）林亿序《伤寒论》云："夫《伤寒论》，盖祖述大圣人之意，诸家莫其伦拟""其言精而奥，其法简而详，非浅闻寡见者所能及"。考《伤寒论》原名《广汤液论》，为仲景传师之作，《医说》引张仲景方序论云："张伯祖，南阳人，性志沉简，笃好方术，诊处精审，疗皆十全，为当时所重，同郡张仲景异而师之，因有大誉。"据此足知，张伯祖为汉季汤液经之大师矣。夫《伊尹汤液经》，果专为伤寒一病而作乎？何以论中条文用伤寒冠首之多也，大抵汉魏习尚多重"伤寒"二字。例如，《肘后方》云："贵胜雅言，总呼伤寒，世俗同号时行"，《千金》引《小品方》云："伤寒，雅士之称，云天行温疫，是由舍间号耳"，《外台》引许仁则云："方家呼为伤寒"，然则"伤寒"二字，乃时习相尚，并无深意，与《素问》"热病皆伤寒之类"及《难经》"伤寒有五"同而不同，叔和不知此义，误以论中条文多冠有"伤寒"二字，竟认为专论"伤寒"之书，因而改题为《伤寒论》之今名，叔和又以《伤寒论》无关杂病，乃更撰用仲景弟子记述之《胎胪药录》，并《平脉辨证》两书，辑成《金匮》，以为仲景治杂病之方。林亿称其"上则辨伤寒，中则论杂病，下则载其方，并疗妇人"，此即叔和自谓为"《伤寒杂病论》合十六卷"也。叔和以岐黄家而研汤液学派，所以误析《伤寒杂病》为二，不知《伊尹汤液》原为万病典谟，仲景受术于伯祖，经师固已习知矣。唯叔和未经仲景亲炙，竟以仲景所传者，为专广伤寒一病之论，不綦误乎！虽然叔和撰次仲景不遗余力，别列杂病为伤寒之附庸，盖已为超群之贤矣。叔和而后，伤寒之义几绝，巢氏《病源》、孙氏《千金》、王氏《外台》，此三家者，洋洋巨著，尚不知《伤寒》之旨义，且列伤寒为杂病之附庸，况其下焉者乎。所以，皇甫谧云："近代太医令王叔和，撰次仲景遗论甚精，指事施用。"林亿亦云："自仲景于今，八百余年，惟王叔和能学之，其间如葛洪、陶景、胡洽、徐之才、孙思邈辈，非不才也，但各自名家，而不能修明之。"今修园大言炎炎，竟谓："等而下之不足观也已。"试问其能识上述诸义否耶？何以生平著作于《千金》《外台》未见其发明什一也。

红紫色　郑卫音

（复按）《孟子》万章问曰："人有言，伊尹以割烹要汤有诸？"旧注宰割烹调，非也。割为手术，属外科也；烹为汤烹，属内科也。言伊尹以割烹要汤者，当成汤三使，往聘伊尹，乃举割烹之医，比喻尧舜之道。《国语》所谓"上医医国，其次疗疾"，《汉书》所谓"论病以及国，原诊以知岐"也。传至汉季，内外分科，华佗传伊尹之割，仲景传伊尹之烹，巢氏《病源》引皇甫谧云："考之于实，佗之精微，方类单省""且佗之为治，或刳断肠胃，涤洗五藏，不纯任方也。仲景虽精，不及于佗，至于审方物之候，论草石之宜，亦妙绝众医"。魏晋六朝，多以华佗、仲景并称者，良以两师各操绝技故也，惟华佗未习汤液经法，所以方类单省，厥后范、汪诸师优入圣域，殆又为有师承之汤液家欤？《千金》《外台》搜集独多，先哲称其博大精深，正以范、汪诸师为其轴心耳。后世方书重复絫重，并农伊于岐黄，汤液乱于杂家，于是乎而元圣神农，任圣伊尹，不复为医林所重矣，然犹有传授尚为可贵者。降及金元，如张洁古、刘河间辈，胥宗宋儒程朱诸子，穷理尽知之学，废弃师传，架空乱说，医术浅，空理多。较之《圣惠》《圣济》《局方》《心方》《普济方》各门各法不相同者，奚啻倍蓰。皇甫谧曰"称述多而切事少"，其若辈之谓欤！概自金元以迄，明清医林作家皆犯此，论多方少，百病一法之弊，观于李东垣、叶天士，尤为彰明较著。

受业上海卞嵩京谨按，是篇为刘师民国二十八年所撰，惜未完稿而成残简，大旨要在澄清医学渊源，汤液始祖为神农、伊尹，针灸始祖为黄帝、岐伯。后世医家不知农黄家法各别，遂致误认祖宗，及商相伊尹首撰《汤液》，代代相传，殆汉末张仲景集《汤液经》大成，而仲景乃师张伯祖，实《汤液经》之传经大师，仲景传经功不可没。晋王叔和重撰《广汤液论》而为《伤寒论》，凡此诸论，引经据典，发前人之未发，伟哉！吾师功在千秋！时公元 2005 年，农历乙酉仲秋记，老冉，冉六十又七矣。

乙酉重阳

释蛊毒鬼疰

西医讥中医不知病菌与微生虫，不知西医之知病菌微生虫，在近百余年间，而中医之知病菌微生虫，乃远在三千年上。考中国医药书之最古者，莫前于《神农本草》，而《神农本草》之药味不过三百余名，就中言蛊毒鬼疰者几位百名之多，蛊即微生虫，疰即病细菌，不过中西语别，名词各异。又中国医学历汉晋后，尽失其传，古人述语，多为后人误解。至今遂莫识中语之蛊即西语之微生虫，西语之病菌，中国古代固名之为鬼疰也。中国自上古燧人氏，始名物虫鸟兽，轩辕氏正名百物以来，凡百名物莫不有字，蛊疰二字即为微生虫与病细菌专造之字。《说文》诂皿为饮食之用器，而蛊字即从虫从皿，西人言传染病人饮食后，其用器上积无数微生虫，他人用之即受传染。又今人言蛮荒中，置传染病毒于饮食器上，以食异乡人，名曰放蛊，异乡人食之即受传染。夫礼失，求诸野诂。亡征之谚，放蛊一语，其蛊字本义之存于俚语者乎？蛊为微生虫专造之字。蛊毒、鬼疰二语在《神农本草》中，联文叠见者数十处。蛊毒既为微生虫之毒，则鬼疰亦必为微生虫同类，而含传染性之致病物。谨案六书合体之字，皆有其义，疰之从主，盖亦必取其义者。《说文》主下云：镫中火主也，象形从丶，丶亦声，据此则主又从丶，取会意兼声。而《说文》诂、为有所绝，止、而识之，此则言、为一点，在其绝止处以一点识记之也。、为一点，主字从丶，即象镫中火，一点形而主下，云镫中火主者，盖又直以主作、字解矣。又《说文》金下云从土，今声左右注，象金在土中形，左右注，即金字左右之、，不曰左右、，而曰左右注者，是又直以注字作、字解矣。主注二字，均可作点解者，主从丶，注从主，其义直从丶受，而水之注下，其滴悉成点形。故注字即从水从主，又案从主之字，多有作点解者。如住之从主言，人立于一定之点也；驻之从主言，马立于一定之点也：柱之从主，言木立于一定之点也。推此以言，则疰之从主，盖亦必取点义，而病状之象一点者，厥为病细菌，菌必生于阴气，故又谓之为鬼疰。鬼，阴气也。凡《神农本草》中有曰：杀百精老物殃鬼者，如升麻下之主语；有曰：杀百精益毒老魅者，如石下长卿下之主语；有曰：杀鬼疰精物老魅者，如龙骨下之主语，皆属此类。其称之曰老者，言其久寿难死也；其或称为物、为魅、为百精者，言其为群阴之气交感以生，有形体有生命能孳乳如植物类之物，且其类非一种，形非一种，故名之非一词也。又案《神农本草》中凡病属邪气者，则曰除，如人参、商陆下之云除邪气是也。属症坚者，则曰破，如麻黄、附子下之云破症坚积聚是也。属动植诸物者，则曰杀，如犀角下之云杀钩吻、鸩羽、蛇毒；莽草下之云杀虫鱼；马刀下之云杀禽兽、贼鼠。盖凡动植诸物，皆具有寿命可生死，必杀之而后毒除。而《神农本草》于治蛊毒、鬼疰，亦称之曰杀，如卫矛下之云：杀鬼毒、蛊疰；蓝实下之云：杀蛊蚑、疰鬼。由是以言，则蛊疰之同于动植诸物，皆具有寿命可生死，则其必为微生虫与病细菌也，更无疑义矣。又考古方用药，凡病之有微生虫、细菌者，必举具杀虫性之药以治之，如《神农本草》吴茱萸下云杀三虫。《伤寒论》即以之治呕，其《厥阴篇》云：干呕，吐涎沫，头痛者，吴茱萸汤主之；《阳明篇云》食谷，欲呕者，属阳明也，吴茱萸汤主之。盖呕吐涎沫为肝脏受邪，食谷欲呕为阴气淫胃，阴邪侵淫肝胃，虫菌由之以生，遂发为欲呕、吐沫诸疾，以吴萸杀其虫菌，生姜化其阴邪，阴邪去则虫菌无由以生，虫菌去则涎沫无从而吐，此为病之属于寒者也。若属于热者，则以竹叶石膏汤治之，《神农本草》竹叶下云杀小虫，理石，下云去三虫，长石下云杀蛊毒，长石、理石，石膏类者也。《伤寒论·劳复篇》云：伤寒解后，虚羸少气，气逆欲吐者，竹叶石膏汤主之。盖其伤寒虽解，因伤寒而生之虫菌未除，故病必致于复，以竹叶石膏汤祛其余邪，杀其蛊疰。蛊疰去则病无由自复也。又《本草》乌头下云杀禽兽，附子、乌头类者也。乌头能杀禽兽，附子必能死蛊疰。《伤寒论·少阴篇》云：少阴病，饮食入口则吐，心中温温欲吐，复不能吐，始得之，手足寒，脉弦迟，此胸中实不可下也，当吐之。膈上有寒饮，干呕者，不可吐也，急温之，宜四逆汤。又《霍乱篇》云：吐利，汗出，发热恶寒，四肢拘急，手足厥冷者，四逆汤主之。盖阴邪积于膈上必呕，积于大小肠必利，吐利诸疾皆有虫菌，四逆之附子既能化阴邪，兼可杀其蛊疰，故能愈吐利诸疾。今人只知乌梅丸之用蜀椒、乌梅杀虫，而不知附子之功，固不在椒梅下也。又案《神农本草》代赭下云主鬼疰，瓜蒂、芫花、大戟下云主蛊毒，而《伤寒论·太阳篇》云：伤寒发汗，若吐若下解后，心下痞硬，噫气不除者，旋复代赭汤主之。又云：病如桂枝症，头不痛，项不强，寸脉微浮，胸中痞硬，气上冲咽喉，不得息，此胸中有寒也，当吐之，宜瓜蒂散。又云：太阳中风，下利，呕逆，表解乃可攻之，其人漐漐汗出，发作有时，头痛，心下痞硬满，引胁下痛，干呕，短气，汗出不恶寒者，此表解里未和也，十枣汤主之。

据此以言，则三方皆治痞满，三方之药皆有杀盅痓者。盖痞满为胸有实邪，实邪必生虫菌，仲景特别其轻重，厘其上下，以立和、解、吐下诸法耳。又案仲景方中，其由邪气而致有燥屎者，主以大、小承气汤，而承气汤之厚朴，《神农本草》即云去三虫。由邪气而致有瘀血者，主以抵当与桃仁承气，而桃仁在《神农本草》中亦云杀小虫，此为病之属于里者也。再考仲景书，表药中亦兼有用治盅痓者，如升麻、连翘，《神农本草》皆云治蛊毒，而仲景方之麻黄升麻汤，即用以治唾脓血、下利；麻黄连翘赤小豆汤即用以治瘀热在里，身面发黄。他如大青龙之用石膏，桂枝去芍药加附子诸方，皆外解表邪，内治盅痓。何言乎中医不知有病菌与微生虫也？

民叔与杨回庵君，同学于井研廖师季平，研经识字，素所折服，固先进先明者也。此篇释蛊毒鬼痓，使向之莫明其义，不求甚解者，今则知所重矣。夫古者，固无所谓细菌也，原虫也，而弥漫于宇宙间者，无往而非细菌、原虫，细菌、原虫之为害也，在天地则假六淫之胜复，在人身则秉正气之乖违，细菌、原虫既如此其烈，岂古之圣哲辨证论治，而于细菌、原虫略之不之及耶？不知早于风之一字，包括无遗。风字从虫从几，揆其字义，盖谓宇宙之间无往而非虫也，几虫风，虫随风播，播者，动也，动即为风。经谓风以动之是也。虫非一类，应风而变，变者，异也，异即不同。经谓风者，善行而数变是也，寒暑布令，风为之师。六淫病人，风为之媒。经谓风者，百病之长是也，按风内虫字之义，乃统指有寿命、有生死者而言，故属动物性之原虫，及属植物性之细菌，皆隶属之。杨君释蛊毒即微生虫，鬼痓即病细菌。历举考证，允为卓识。按医之治病也，不外两途，一为攻实，一为补虚，攻实者，仗药力以杀盅毒、鬼痓，即扑灭细菌原虫之谓，亦即直接杀细菌原虫者也；补虚者，仗药力以补精神气血，即增加抵抗原力之谓，亦即间接杀细菌、原虫者也。细读《神农本草》、仲景经方，自知其故，孰谓中医陈旧，不知所谓杀细菌、原虫之方药哉！

中华民国二十一年十二月十二日　学弟刘民叔谨跋

2005 年十月，受业上海卞嵩京，再读此文及刘师补论，爰续引申之。现代医学称，凡病皆由细菌、原虫、病毒感染所致，有显微镜可检视以示人，此为信而有征，无可怀疑者，且得全世界之公认。而在我中医，其治则将以何为依据耶？盖细菌、原虫、病毒之传播，必假于风，故风字从虫，《说文》云从虫凡声，又云风动虫生，而此虫当泛指一切，包括现代医学所称之细菌、原虫、病毒，此指呼吸传染。然古医固无此等名词，读《神农本经》，每见有益痓二字，即为此细菌、原虫、病毒专造之字，《说文》诂皿为饮食用器，而蛊字从虫从皿，此当指饮食传染，疰字从主，主从、，、为一点，而此一点形象细菌、原虫、病毒，以其小于一点也。又《说文》、象灯中火主，则言其性之烈，且可蔓延无限也。《内经·灵枢五色篇》云：风者，百病之始；《素问·风论》云：风者，善行而数变。中医以病皆从风生，及其传于里也，则随人之脏腑、寒热、虚实为转移，而其丛生繁殖必有其生存之环境，寒热温凉四季，皆有各类细菌、原虫、病毒适应之条件，盖亦有其所谓之属性，苟得其时，则弥漫于空间，而人感之即为病。中医将病分属寒热虚实，而此寒热虚实辨证，实则针对细菌、原虫、病毒之属性，及其生存环境而言。若其赖寒热以生存者，则以寒治热，以热治寒，改变其生存之环境，则病菌消亡，病症自然而解，不若一味追求新一代广谱抗菌素，而不知改变其丛生繁殖之环境，从而达到根本解除病原之目的。今举菌痢以为例说，若一味抗菌治疗，见效亦微，且愈后每有慢性肠炎，为后遗肠壁未清故也。譬若一碗饭菜霉烂变质，而用揩布拭其表面，此徒治其表，总不能治根。中医则以通因通用之法，攻下消导，即所以止痢，亦即倾其渣滓，洗清腐秽，俾病菌无生存之环境，则痢疾自愈，且愈后了无后遗。古云："治病必求其本"，原意在此也。又若肺结核病，抗痨类药只能治因结核杆菌所致之结核病，至于内伤虚劳所致之结核病，则非其治也。而中医则以养阴益气、扶正固本诸法治之，鼓动正气，则结核杆菌自行消失。又如因风邪化火所致之结核病，谚云："伤风不愈，久而成痨"，亦非其治也，中医则以清润养阴，宣肺化痰诸法治之，改变环境则结核杆菌自行消失。此间接抗菌之法，远胜直接抗菌而不能奏效者多矣。亦即现代医学之提高免疫功能，增强机体能力等说，早在数千年前，为我中医所运用，而西医之知，亦仅近数十年间事也。又若肿瘤病，在中医列入癥瘕积聚范畴，或为气血瘀热炼结，或为寒湿痰瘀凝聚，而中药活血化瘀、温运凉泻、破癥除瘕、消癖化痰为治疗首要方法，据药理分析，其间药物或能抑制癌细胞生长，或能杀伤癌细胞，或提高白血球巨噬细胞，以达到抗癌之能力。至于虚虚实实寒寒热热，错综复杂，则虚则补之，实则攻之，寒热并进，攻补兼施，则为我中医之特长，亦即中医辨证论治之灵活处。故曰：中医、西医其理揆一，特名称各异，治法虽别，目的都在于解决疾病而使康复，俾登寿域。深望我国出能人焉，学贯中西，用中兼外，摒弃门户之见，则造福于人民，大有功于后世，是所祈也。刘师在当一百另九岁，嵩京亦六十七岁，垂垂欲老矣。

尺热辨

《医界春秋》二十一期　刘民叔

　　尝读《平人气象论》"人一呼脉三动，一吸脉三动，而躁尺热，曰病温"之尺字，文晦难释，夫以三指诊脉，在二指曰寸，三指曰关，无名指曰尺。尺者，仅无名指所按之一部也。既曰病温矣，何热者只在尺部，而寸、关不之热耶。若寸关亦热，何不统曰脉热，岂偏重于尺而轻寸关两部耶？且脉已包寸关尺在内，何得提出尺字与脉并峙为言，此真不可通者也。考《玉机真藏篇》五实，其一曰"脉盛皮热"，则所谓人一呼脉三动，一吸脉三动。而躁者，当是脉盛之脉，所谓尺热，当是皮热之谓明矣。《论疾诊尺篇》"尺肤热甚，脉盛躁者，病温也"，与此正同，核《玉机》之脉盛与皮热并举，则诊脉之外，不当别举尺诊，然则尺热、尺肤热之"尺"字，当改为"皮"字，两尺与肤字又相连属。按"尺""皮"古文相似，岂以相似而传写失真耶？此外，言尺者尚多，如《邪客篇》"持其尺，小大滑涩寒温察其肉之坚脆、燥湿，因视目之五色，以知五藏而决死生"。又如《方盛衰论》"按脉动静，循尺滑涩寒温之意，视其小大，合之病能"。诸文诊尺，何以候寒温？盖亦皮字之误，不然以无名指所按者，不过数分之狭，何以能审寒温滑涩？明是以手抚循皮肤耳，改尺为皮，文义惬洽，斩除荆棘，明畅易了，知此则不仅尺热、尺肤热之尺字当改为皮，举凡《灵》《素》两经中之"尺寒""尺涩""尺肤粗""尺肤滑""尺肉弱""尺坚大"，以及"尺肤炬然，先热后寒""尺肤先寒，久大之而热"诸尺字，亦当尽改为皮字也，夫复何疑？

与吴羲民君谈谈尺字

《医界春秋》三十期　刘民叔

　　余撰《尺热辨》一文登本刊二十一期，以尺为皮字之误，惜当时因诊务匆忙，未尽厥言，拟于脉法古义中续为发挥。兹读本刊二十九期，载有吴羲民君之再辨，谓余改尺为皮，有乖经旨。又谓尺热为尺肤特别炙热，又谓皮肤滑涩，与病无关。又谓凡《灵》《素》经中诸有尺字等句，均系指尺泽穴之动脉。种种辨论，固当奉为诤言，无如吴君对于上古诊法，犹多阂隔，民叔不敏，再详谈之。昔传约园有言，古人著书互相羝触，即是互相阐发，一片苦心以求理明。吴君诤友，想亦乐闻斯谈乎。

　　吴辨：若改尺为皮，难免有乖经旨。民叔按：《内经》诊皮与色脉并重，《灵枢·论疾诊尺》正为诊皮之专篇，详其法则散见之文尤多，其诊尺之尺字为皮之误，因尺字与皮字古文相似，本为皮之剥文，后来寸关尺之说大盛，皆从尺脉解之，无人知为皮肤，转使伪法得以影射经文，而诊皮之法因以断绝。《素问·玉机真藏论》五实其一曰"脉盛皮热"，五虚其二曰"脉虚皮寒"，二皮字与脉同见，他篇多改为尺脉与皮并见，诊经脉不能言寒热，《玉机》二皮字为古经之原文，其余乃多误作尺字矣。《平人气象论》曰"人一呼脉三动，一吸脉三动而躁，尺热，曰病温。尺不热，脉滑，曰病风"。此两尺字亦与脉并见，即《玉机》之皮字可知。《论疾诊尺篇》曰"尺肤热，其脉盛躁者，病温也；尺肤寒，其脉小者，泄少气也"，此两尺肤之尺字亦与脉并见，亦即《玉机》之皮字可知。若斯者，固可比而见例者也，《论疾诊尺篇》"黄帝问于岐伯曰：余欲无视色持脉，独调其尺，以言其病，从外知内，为之奈何？岐伯答曰：审其尺之缓急大小滑涩，肉之坚脆，而病形定矣。"夫黄帝欲于视色持脉之外，独调其皮，以为从外知内之诊法，苟尺而不误，则尺亦动脉耳？非在持脉之范围内乎，若以独调其尺之尺为尺泽穴，尺泽亦手太阴之穴，与寸口同属一脉，经义从无一脉并取两穴之例。况言从外知内，皮乃为最外者，是知独调其尺之尺字，为皮字之讹无疑。再观岐伯以尺肉同定病形为答，则尺字为皮之剥文，义更彰矣。《邪气脏腑病形篇》"黄帝问于岐伯曰：余愿闻不见而知，不按而得，不问而极，为之奈何？岐伯答曰：夫色脉与尺之相应也，如桴鼓影响之相应也，不得相失也，此亦本末根叶之出候也，故根死则叶枯矣。色脉形肉，不得相失也。"此段经文，黄帝欲不见、不按、不问而由外知内，其意与诊尺篇同，岐伯以色脉与尺之相应为答，尺与色脉对举，则尺不指脉而为皮字可知。岐伯又以本末根叶为喻，则脉在内者为根本，色皮在外者为叶末，所谓有诸内形诸外，故曰根死则叶枯。岐伯更以色脉形肉不得相失为结，则形肉二字为尺之注脚，而尺之当改为皮字也，复何疑焉？此外可引证者尚多，未能备述，要知诊皮确为古诊法之一种，隋杨上善纂有专篇，近代廖季平先生详为补正，惜世少流传耳。吴君辨谓改尺为皮，难免有乖经旨，又乌乎可？

吴辨尺热为尺肤，比别部分有特别炙热。民叔按：尺肤不成名词，《灵素经》中曰尺、曰尺肤、曰尺之皮肤，不一而是。考注释《内经》之最古者为隋之杨上善，杨氏之注尺也，曰尺分称曰尺，其注尺肤也，曰尺分之肤，称曰尺肤。其注尺之皮肤也，曰一寸以后至尺泽，称曰尺之皮肤。杨氏仍就原文误字立训，意在遵经而避改经之嫌耳。后来注家俱不出杨氏范围，不知《内经》诊皮法指全身皮肤而言。所有发热身寒、四肢厥冷、手足自温，皆在诊皮法中，不止《论疾诊尺篇》之肘、膺、臂、腹而已。杨氏不肯改字，虽不指尺肤为尺脉，然拘于尺泽至尺之皮肤，是诊皮囿于肘中一尺之地位，其他则所不计。改尺为皮，上头下足、腹背两手皮肤所在，无不包举，以较杨氏囿于一尺之地位者，其得失为何如哉？吴君不明此义，竟以《平人气象论》"人一呼脉三动，一吸脉三动而躁，尺热，曰病温"之尺热两字，解为尺肤比别部分有特别炙热，穿凿附会，莫此为甚。推吴君之意，在详尺热之义，而已不知此条要点在一呼三动、一吸三动而躁之"躁"字着眼。观《论疾诊尺篇》之"尺肤热，其脉盛躁者，病温"；《评热病篇》之"有病者，汗出辄复热而躁疾，不可为汗衰"；《热论》之"汗出而脉尚躁盛者，死"；《热病篇》之"热病者，脉尚躁盛而不得汗者，此阳脉之极也，死脉盛躁，得汗静者生"，种种躁字，非诊温病之当着眼者乎？既诊得脉躁而又皮热，则可直断为温病。苟脉不躁，而皮又不热，则非病温。而后为文之"皮不热，脉滑曰病风"及"脉涩曰痹"诸病也，若疑尺热是尺肤特别炙热，以为温病与伤风伤寒之特殊处，岂风寒之皮热，果头背甚于尺肤耶？纸上空谈，臆揣而已。

吴辨：试问皮肤滑涩与病何关，所关何病，而大小二字又将归纳于何处耶？民叔按：吴君此辨心粗胆巨。其读经也，殆所谓走马看花者欤？考《内经》以大小、滑涩为诊皮法，文凡数见，《灵枢·论疾诊尺篇》《邪气藏府病形篇》《邪客篇》《小针解篇》《素问·方盛衰论》皆有明文。果若吴君之辨，则《灵》《素》两经何必重出若许耶？今且为吴君详谈之，尺为皮之剥文，尺肤为皮肤之讹，尺之皮肤为校者妄补"之皮"两字之谬。盖皮既误剥为尺则尺肤之义，殊难明了，校者乃于尺下补一"皮"字，以为记识。刊写误为正文，则作"尺皮肤"三字，不成文理。校者复加"之"字于尺下，以为"尺之皮肤"，与尺肤同其误。盖六朝以后，专诊寸关尺，故读尺为部位，《难经》所引亦同，则此误在《难经》之前，故承用其误文耳。不然《内经》言皮肤者多矣，皆混举全体，此独单指尺肤，古无是法也。至诸家误说，或以为尺部之尺，与尺肘之尺皆不可通。今以尺之二字为衍文，直截了当，又包括无遗，证以《内经》"独调其皮，即知其病"及"善调皮者，不待于脉；善调脉者，不待于色"，诸义恰相吻合。然则诊皮之关于病也，为何如哉？惜吴君未之细绎耳。《灵枢·论疾诊尺篇》曰"尺肤滑而泽脂者，风也；尺肤涩者，风痹也；尺肤粗如枯鱼之鳞者，水泆饮也"；《邪气藏府病形篇》曰"脉滑者，尺之皮肤亦滑；脉涩者，尺之皮肤亦涩"；《平人气象论》曰"尺脉缓涩，谓之解，亦尺涩脉滑，谓之多汗"；《通评虚实论》曰"其形尽满者，脉急大坚，尺涩而不应"；《官能篇》曰"审其皮肤之寒温滑涩，知其所苦"。以上征引之皮肤滑涩，于病之有关无关，固不待再为繁辨矣。至于大小二字，亦为诊皮要法，《邪气藏府病形篇》曰"脉小者，尺之皮肤亦减而少气；脉大者，尺之皮肤亦贲而起"，所谓减而少气者，小也，亦即瘦之义也；所谓贲而起者，大也，亦即肥之义也。《论疾诊尺篇》更以皮之大小与肉之坚脆对举成文，则坚又为大之义，脆又为小之义。盖肉为络分，络与皮连，故经义以皮络同诊。《素问皮部论》曰"脉有经纪，上下同法，视其部中，有浮络者，皆其部也。凡十二经络脉者，皮之部也。皮者，脉之部也"，《灵枢·经脉篇》曰"诸脉者，常不可见也。其虚实也，以气口知之，脉之见者，皆络脉也"。按脉有指经者，有指络者，经络可以同称为脉。夫诸络脉皆不能经大节之间，必行绝道而出入后合于皮中，其会皆见于外，故经脉深不可见，惟在外之络脉与皮相连，故曰络为皮之部，皮为脉之部，所以经义每以皮络连诊也。然则脉小者，尺之皮肤亦减而少气；脉大者，尺之皮肤亦贲而起。诸脉字又当训为络脉，是以络之大小即为皮之减贲，亦即为肉之坚脆矣。本此以读《灵》《素》及仲景诸经，其所得者正多多也。吴君深致义于大小二字，不能归纳于诊皮法内，盖不知古来原有诊皮一大法门，谓余不信，请自详征经义可也。

　　吴辨：凡《灵素经》中诸有尺字等句，均系指尺泽穴之动脉。民叔：按尺字在《内经》中有真、膺二类。其真者，如尺泽为穴名之真尺也，如人长七尺五寸、八尺之士以及《骨度》《五十营》《肠胃》等篇所言之尺字，为度身体物类之真尺也。其余如"尺寸反者死"，以及"三阴在上则尺不应"诸尺字，为人之误尺者也。又如"尺内两旁""尺外以候肾""尺里以候腹"，为"足"之误尺者也。又如持尺，循尺、尺肤、尺之皮肤，斯则皮之误尺者也。历代诸家俱是就误字立训，莫知改正者，惟吾蜀廖季平先生知之。吴君固亦潜心《内经》者也，无如囿于旧注尺为尺泽动脉之文，复推广之，以为凡《灵素经》中诸附带有尺字等句，一概以尺泽为解，渭泾不分，顸颟孰甚，犹自诩为得，囫囵读经，良可惜也。然更有谈者，若吴君自认非误，则"尺寸反者死"一句作何解法？夫尺泽与寸口同为手太阴肺经之动脉，其诊候也，何能相反？改尺为人，则人迎为足阳明胃经之动脉，人迎候腑，寸口候脏，人迎主外，寸口主内，人迎属阳，寸口属阴，揆之诊候，自有相反之理。苟仍解作尺泽，则殊不可通。余非好辨求胜者，良以学术之争，自有不能已于驳议耳。吴君贤哲，必当原心略迹，而再为互相之讨论也欤！

　　《素问·玉机真藏论》五实其一日脉盛，皮热；五虚其二曰脉虚，皮寒。此二皮字，为古经原文。

　　《平人气象论》：人一呼脉三动，一吸脉三动而躁，尺热，曰病温；尺不热，脉滑，曰病风。

　　《论疾诊尺篇》：尺肤热，其脉盛躁者，病温也；尺肤寒，其脉小者，泄少气也。

　　《论疾诊尺篇》黄帝问于岐伯曰：余欲无视色持脉，独调其尺，以言其病，从外知内，为之奈何？岐伯答曰：审其尺之缓急、大小、滑涩，肉之坚脆，而病形定矣。

　　《邪气脏腑病形篇》黄帝问岐伯曰：余愿闻不见而知，不按而得，不问而极，为之奈何？岐伯答曰：夫色脉与尺之相应也，如桴鼓影响之相应也，不得相失也，此亦本末根叶之出候也，故根死则叶枯矣。色脉形肉，不得相失也。

　　《论疾诊尺篇》尺肤滑而泽脂者，风也；尺肤涩者，风痹也；尺肤粗如枯鱼之鳞者，水泆饮也。

　　《邪客篇》持其尺小大滑涩寒温，察其肉之坚脆燥湿，因视目之五色，以知五藏，而决死生。

　　《方盛衰论》按脉动静，循尺滑涩寒温之意，视其小大，合之病能。

　　以上尺字，多误"皮"为"尺"。

举凡《灵》《素》两经中之"尺寒""尺涩""尺肤粗""尺肤滑""尺肉溺""尺坚大""尺肤炬然，先热后寒""尺肤先寒，久大之而热""持尺""循尺""尺肤""尺之皮肤"，皆皮之误尺者，当尽改为皮字。

又如"尺寸反者死""三阴在上则尺不应"诸尺字，为人字之误尺。

又如"尺内两旁，尺外以候肾，尺里以候腹"之尺字，为足字之误尺。

再如尺泽为穴名之真尺，又人长七尺五寸、八尺之士以及《骨度》《五十营》《肠胃》等篇所言之尺字，为度身体物类之尺，此皆真尺。

乙酉中秋受业上海卞崇京再读后小结

刘师远行已四十五年　嵩京怀念

乙酉嵩京六十七岁手稿

《脉法古义》

《医界春秋》二十六期至三十六期　刘民叔

　　《脉要精微论》曰：微妙在脉，不可不察甚矣。脉微妙也，察之岂易事哉！忆余初致力于国医时，以为学医不学脉，非彻底学医也，既学脉矣，虽经年屡月潜心钻研，总是心中易了，指下难明，于是毅然决然，废脉而不学矣。继感辨证欠准，莫所适从，虚实真假殊难确认，乃思及仲师伤寒序平脉辨证为《伤寒杂病论》合十六卷之语，始悟废脉不评，证自难辨，使脉果无凭，先圣何必设此难关，以困后学哉！于是遍将滑伯仁、李濒湖、张景岳、李士材、张石顽、周梦觉、沈再平诸名家之脉法专书，朝研夕究，固未尝不网举目张，论详理晰，及至实用，仍自淆惑。噫！察脉果若斯之难乎？抑所谓纸上谈兵，言过其实者乎，至是又将诸家脉法束之高阁，迨由仲景、叔和上溯《灵枢》《素问》之源，下循《千金》《外台》之流，终日嚼蜡，由淡生味。盖圣人之道，本自中庸，后人逞智，眩异矜奇，所以愈演愈晦。吾蜀井研廖季平先生力复古诊，只眼独具，惜独吹无和，继起乏人耳。际此国医运舛，暴力压迫之时，亟当温故，用辟新知，凡欺人之论，荒芜之说，一概扫除，其庶乎大道日昌矣！爰就管窥，胪陈于次，用质通方，毋嗤巴音。

弦钩毛石辨

　　《素问·宣明五气篇》曰：五脉应象，肝脉弦，心脉钩，脾脉带，肺脉毛，肾脉石，是谓五藏之脉。所谓弦者，直也；钩者，曲也；代与带同，束也；毛者，轻也；石者，重也。先圣举曲直轻重之相反者，以示五藏脉法之不同，非必以弦钩毛石之物，象为诊脉法也。盖脉本一条，固极端直，何以必其肝脉直而心脉曲耶？下指切脉，轻重唯医，何以必其肺脉轻而肾脉重耶？兹即以经义证之，借以明其确非诊脉之法。《素问·阴阳别论》曰：鼓一阳曰钩，鼓一阴曰毛，鼓阳胜急曰弦，鼓阳至而绝曰石，阴阳相过曰溜。夫一阳者，少阳也，何不曰弦，而曰钩？一阴者，少阴也，何不曰石，而曰毛？阳胜急者，太阳也，何不曰钩，而曰弦？阳至而绝者，太阴也，何不曰毛，而曰石？细绎其义，固多抵触，且肝与肺反，当以弦钩例肝脾，心与肾反，当以毛石例心肾，而乃用弦与钩反者，以例肝心，毛与石反者，以例肺肾。固可知，虽木火同气，金水相生者，其脉法亦如直曲轻重之大不侔耳。借象示异，原非诊法，后人贸贸执为诊脉名词，奚可哉！

四时脉法辨

《素问·平人气象论》曰：春胃微弦曰平，夏胃微钩曰平，秋胃微毛曰平，冬胃微石曰平，此谓四时平人诊法之不同，有如弦钩毛石之各异也。《素问·脉要精微论》曰：以春应中规，夏应中矩，秋应中衡，冬应中权，所谓应者，即《宣明五气篇》五脉应象之义，亦即系辞象者。圣人立象，以尽意之义也。借象形容原为暂时之假定，若必欲坐实，则规为圆，矩为方，衡为量，权为称，而于察脉时，春脉果圆乎，夏脉果方乎，秋脉可量乎，冬脉可称乎？于此可知，借象形容，固不殆繁言而已，昭然若揭矣。乃《素问·玉机真藏论》曰：春脉如弦，反此者病；夏脉如钩，反此者病；秋脉如浮，反此者病；冬脉如营，反此者病。一如弦钩毛石，为四时平人一定不移之脉者，若以端直以长为弦之诊，来盛去衰为钩之诊，轻虚以浮为毛之诊，沉以搏为石之诊，则请试诊平人之脉，是否春时皆弦，夏时皆洪，秋时皆浮，冬时皆沉，岂四时平人之脉有如许呆板者乎？况切脉大法，弦多主痛，洪多主热，浮多主表，沉多主里，无论何人均不宜有此等病脉发现，况言反此者方为病脉耶。其令人疑而不信，存而不用者，自昔已然，特专书论脉者，照例弁陈，用备一格耳。《素问·宣明五气篇》曰：五邪所见，春得秋脉，夏得冬脉，长夏得春脉，秋得夏脉，冬得长夏脉，命死不治。所谓死者，脉候不相应也。例如春脉如弦，为脉候相应；见秋脉之毛，为不相应，不相应者，死也。若以毛为浮诊，则春病脉浮者，无时无之而必皆其为死候耶。且《素问·脉要精微论》仅用内外二字，以赅四时诊法，其谓持脉之道，虚静为保。春日浮，如鱼之游在波；夏日在肤泛泛乎，万物有余；秋日下肤，蛰虫将去；冬日在骨，蛰虫周密，君子居室。故曰知内者，按而纪之；知外者，终而始之。三复经义，非以内外二字以赅四时而何？内外者，毛石之义，则毛石果秋冬之定脉乎？且舍弦钩而弗及，则弦钩得为春夏之诊法乎！盖四时诊例，原以浅深为次，《灵枢·终始篇》曰：春气在皮肤，夏气在分肉，秋气在经脉，冬气在筋骨，此正与《脉要精微论》

内外之说符，然则四时脉法，当从证评脉，同知非呆板式之诊法，所能妄断者也。

关尺连诊辨

考《内经》诊手，惟诊寸口，并无关尺连诊之说，有之自《难经》始。二难曰：分寸为尺，分尺为寸，故阴得尺中一寸，阳得寸内九分，尺寸终始一寸九分，故曰尺寸。呜呼！此盲说耳。千百年来，群盲相从，自欺欺人，牢不可破，谁复直溯古义以斥其妄，而正其谬哉！乃注释诸家，莫不奉为典谟，巧为曲解，以为分寸为尺者，分一尺之一寸为尺寸也，分尺为寸者，分一尺之九分为寸也。阴得尺中之一寸，曰尺者，以一寸为一尺也；阳得寸内之九分，曰寸者，以一分为一寸也。其实尺寸始终得一寸九分而已，即如此说，当云三部脉法共一寸九分，何必虚冒尺名乎！按鱼际至高骨为一寸，此《内经》所谓寸口也，并未言后又有关尺共分尺之一寸九分。况既名尺，岂止一指之长乎？若分一尺之寸为尺，则尺止一寸也；若分一尺之九为寸，则尺已分去之寸，又何足以名尺乎？若以一分为寸，则十分为寸，即一尺是寸口一寸，即尺也，何于寸后又列关尺乎？夫尺合十寸而成，故《内经》不曰寸脉，而曰寸口以后至肘身度有一尺之长，故曰尺。肘曲有陷，故名尺泽，何得分尺之一寸九分，除寸关外，又不及九分而为尺位乎？须知寸是寸口，在高骨后；尺是尺泽，在肘曲中。《本输篇》曰：经渠，寸口中也，动而不居，为经入于尺泽。尺泽，肘中之动脉也，为合于手太阴经也。据此则寸口为一尺之始，尺泽为十寸之终，寸口为寸，至尺泽，始名为尺，善固彰彰也。乃《难经》聚诸尺寸于一寸九分之间，以溷寸口脉法，诚百思不得其解者矣。夫《灵》《素》两经及仲景、叔和言寸口脉之浮沉迟数，统称之为寸口，并无关尺之名。《灵》《素》所有尺字，多是皮字、人字、足字之误。至于尺寸连举者则微，《四时论》曰：驰千里之外，不明尺寸之论。此以尺寸比千里、分远近，非论脉也。《小针篇》曰：上工知相，五色于目，又知调尺寸小大、缓急、滑涩以言所病。此以"尺"为"皮"字之伪，"寸"为"之"字之伪也。廖氏释尺，足资考核，至于"关"字为寸口动脉名，则更绝无其说。若《伤寒》平脉辨脉，伪《脉经》四卷，《千金》二十八卷，《平脉翼》二十六卷，《色脉》及《脉诀》五伪书，皆为后人祖述《难经》之作，固与仲景、叔和及《病源》《千金》、《外台》之本义实有大不侔者。廖季平先生斥《难经》专为寸关尺而作，余皆间文，特以凑数，卓者言矣，洵非激论也。

分配脏腑辨

《难经》独诊寸口，分定寸关尺三部，意在概括上中下之诊法，法诚伪矣。虽第四难以呼吸别五藏，第五难以轻重别五藏，第九难以迟数别脏腑，与经义不符。然究无左右异诊分配脏腑之明文。后人不察，变本加厉，曰某部诊心，某部诊肺，某部诊胃，某部诊肠，一若脏腑分居于三指之间可按知者，自欺欺人，莫此为甚。按人身经穴，左右各一，动静盈虚，略无差异。然则诊左可也，诊右亦可也，何与于脏腑之分配乎。《医宗金鉴·四诊心法》曰：脉之形浑然如一，既不两条，亦不两截。则左右异诊者，脉为两条耶？尺寸分关者，脉为两截耶？然则三指诊之可也，一指诊之亦可也，何与于脏腑之分配乎！世之言寸口，六部分配脏腑者，皆以《脉要精微论》"尺内两旁，则季胁也。"一节为根据，不知此节早为著《难经》辈所改窜，观其既无"关"字之明文，更无下候下之冠首，义可识也。俞理初曰：《难经》专改古籍，六朝以后人所作则尺内两旁一节，尚得为信史耶！《医宗金鉴》虽以外腑内脏改订于前，但囿于关尺三部之伪说。廖氏释尺，直以三部九候考正于后，切合上中下遍诊之古法。良由三指诊寸，分配脏腑。其说似是，其理难通耳。果尺内两旁一节为天经地义，则李东垣、滑伯仁、李濒湖、张景岳、李中梓、冯尚忠二十余辈，不应于左右六部再倡异配。盲人瞎马，其说虽多，皆是臆想，及至实用，未有不堕五里雾中者。或以寸口六部分配脏腑，为经验所得者，尤为欺人之谈。试问六部分配，果能确察脏腑之病乎？甲配两肠于两寸，乙配两肠于两尺，甲以右尺为命门，乙以左尺为命门，取舍抉择，从甲乎？抑从乙乎？满纸荒唐，梦中说梦，吁可噫矣！王兆云《湖海捃奇》曰：脉理吾惑焉，自太史公作《史记》，已言扁鹊饮上池水三十日，能隔垣见人五藏，特以诊脉为名，则其意固可见矣。今以三指按人之三部，遂定其为某藏之受病，分析七表八里九道，毫毛无爽，此不但世少其人，虽古亦难也。世不过彼此相欺耳。王氏此说，堪为高谈脉理者，当头之一棒。

三部九候辨

三部九候，遍诊十二经之诊法也，为历圣相传之大经大法。所谓三部者，上部足阳明人迎，在颈；中部手太阴寸口，在手下部；足少阴太谿，在足，是为三部也。所谓九候者，上上手少阳和髎，上中足少阳听会，上下足太阳巅峣，中上手少阴极泉,中中足太阴冲门,中下手阳明合谷,下上足厥阴太冲,下中手厥阴劳宫,下下手太阳天窗,是为九候也。《灵枢·动输篇》曰:经脉十二,手太阴、足少阴、阳明,独动不休,较九藏为大也。故脉有三部,部有四经,三部为纲,九候为目。仲景、叔和祖述宪章,隋唐诸哲犹相承继,乃《难经》晚出,并三部九候于两手三指之间,世人乐其简便,率皆宗之,遂致三部九候之法置而弗道,今且及于亡矣,《十八难》曰:三部者,寸关尺也;九候者,浮中沉也。上部法天,主胸以上至头之有疾也;中部法人,主隔以下至脐之有疾也;下部法地,主脐以下至足之有疾也。自此说行,诊法溷而不确,医者神其说,病者眩其术,古法尚有噍?类哉!《难经》力倡伪说,专改古籍,以为非我族类,一概抹煞。孰知改窜未尽之真谛得以传于今日者,犹有蛛丝马迹之可寻。拨乱反正之可为乎?《周礼·疾医》:"两之以九窍之变,参之以九藏之动。"郑注:"两参之者,以观其死生之验:窍之变,谓开闭飞常,阳窍七,阴窍二;藏之动,谓脉至与不至也。五藏五又,有胃、膀胱、大小肠,脉之大要在阳明、寸口,能专是者,为泰和乎!"《周礼》非医经,郑氏非医工,其亦深知三部九候诊法者。盖当世医之诊法若斯,而人皆习视之为常耳。汉唐诸哲渊源有自,未有舍三部九候而单诊两手者。故《伤寒》序曰:"观今之医,不念思求经旨以演其所知,各承家伎,始终顺就,省疾问病,务在口给,相对斯须,便处汤药,按寸不及尺,握手不及足,人迎趺阳,三部不参,动数五十,短期未知,决诊九候,曾无仿佛,明堂阙庭,尽不见察,所谓管窥而已。"其谓按寸不及尺,尺乃人字之讹,为按寸口而不及人迎者斥也;其谓握手不及足,为按寸口而不及少阴者斥也。此正指出三部诊法,举凡《伤寒》集中无寸口、趺阳、少阴,而单称脉字者,皆为九候诊法。盖九藏分经之病,独诊专经之脉,如曰太阳脉、少阳脉是也,其专分三部者,则专别上中下,故凡言寸口专属中部,以与趺阳少阴相配成文,统指两手。伪法之六部言之,非如寸关尺伪说,以两手寸部为寸口也,然集中间有与关尺字对举者,凡十数条,皆为后人所窜补。仲景之后,若《脉经》《甲乙》《千金》《外台》所有关尺两字,大抵不出窜补范围,试取《千金方》论诊候第四,读之尤为伪迹昭然,原书本钞录《内经》中三部九候全文,不知何时,妄人于三部下删去原文,改为寸关尺,又加以肺脾肾之名而于九候,则仍原文,岂有三部从《难经》;九候从《内经》之理哉?孙氏为一代大师,断不至此。其为窜改作伪无疑,呜呼!圣人之道,本自中庸,三部九候各诊本经,原为十二经遍求之法,奈何作《难经》《脉诀》之流?硬缩人迎、少阴于三指,九藏独诊于关尺,千百年来,如饮迷药。

纪天锡集注极辨其碎义难据，良有由也。

人寸比类辨

脉法寝失，由来久矣，考之古义，有与三部九候法对峙者，厥为人寸比类之诊法。《素问·金匮真言论》曰：善为脉者，必以比类，奇恒知之，为工医而不知道此，诊之不足贵。所谓比类者，不是阴与阴比，亦非阳与阳比，盖既同一类，则不得而比之也。《素问·脉要精微论》曰：脉合阴阳；《素问·阴阳别论》曰：脉有阴阳；《素问·阴阳应象大论》曰：善诊者，按脉先别阴阳。所谓阴阳者，果何指乎？若左右两手之寸口，同是太阴经脉，则何者为阳，何者为阴乎？若三指切脉之尺寸同属一条动脉，则何者为阴，何者为阳乎？固不得而指之也。《素问·脉要精微论》曰：微妙在脉，不可不察，察之有纪，自阴阳始于此，更知阴阳为察脉之纪，尤不得而置之也。《灵枢·四时篇》曰：寸口候阴，人迎候阳。《灵枢·终始篇》曰：阴者，主藏；阳者，主府。《灵枢·脉度篇》曰：阴脉荣其藏，阳脉荣其府。则脉之阴者，统指两手之寸口。寸口，太阴之动脉也。脉之阳者，统指喉旁之人迎。人迎，阳明之动脉也。以人、寸对诊，方合比类之义理，固彰彰无足奥者。《灵枢·禁服篇》以人迎倍大于寸口，为病在三阳；寸口倍大于人迎，为病在三阴。《灵枢·终始篇》《素问·腹中论》所纪并同，其余散见各处者尤多。若专诊两手寸口，不诊喉旁人迎，既无阴阳可分，更何比类可言。而大小、虚实、盛衰、躁静，尤无对象可征，此人寸比类，所以为诊脉者约要之法。故《灵枢·禁服篇》述寸口主中，人迎主外，于约方之后也。我故曰：三部九候为搏求；人、寸比类为约要，所谓由搏返约者是也。虽然不得因人寸比类之约要，而遽发三部九候之搏求，所以然者，藏府分经之病，须诊专经之脉，十二专经之病不得辗转求于一经之穴，此三部九候虽极繁搏，而不可以人寸比类之约要而遽废之者也。乃两晋以还，医脉中变，六朝而降，伪法勃兴，《难经》以教外别传，首倡独诊左右寸口之说，高阳《脉诀》承流扬波，而习其术者于古之经传，改补移窜，无所不用其极。竟有妄人撰左手关前一分为人迎，右手关前一分为寸口两句，名为脉法赞，依托王氏，附入《脉经》。隋杨氏《太素》曰：近相传者，直以两手左右为人迎、寸口，是知此法于隋尚称近代，相传其出于齐梁以后无疑。王氏真《脉经》撰次仲景而成，何能有此两妄语？后人攻《脉诀》者，皆避《难经》伪托越人之作俑，而皆集矣。于《脉经》岂不诬哉？尝考仲景《伤寒》、叔和《脉经》、皇甫《甲乙》诸真本，纯守《内经》家法，虽杨氏《太素》、孙氏《千金》、王氏《外台》，在《难经》《脉诀》之后，亦极鄙其说，而不略事引证。盖碎义难据，毫无正经可凭，杨、孙诸大师早已洞悉其伪，置之弗道，迨天宝后，大师既殁，《难经》伪法，日益猖獗，独诊两手寸口，尽废诸穴诊法，俗医利其简便，授受不息，久之，并人迎部位而不知，漫云比类乎哉！

乙酉立冬夜

伪法磅礴，自唐至元，初无异议，虽有庞安常之中流砥论，但昙花一现，旋即寂然。至明中叶，学风喜复古与翻案，李氏《医宗必读》始据《内经》明文，以外因、内因、风食分之。但其所争者，两手寸口之名目耳，厥后李、马、张虽有异说，然人迎之在颈、不在颈不计也。至景岳，乃直以人迎在喉颈而不在手，截断众流。虽诊法仍囿高阳，卓识宏议，庞氏以后一人而已。俞氏理初博古通今，亦后劲也。近代惟吾蜀廖季平先生，力复古诊法，惜曲高和寡，世少知音耳。古法沉沦，欲其中兴，不亦难哉！

人迎跌阳辨

《内经》载人迎诊法，至为详明，后人尚多知者。惟跌阳名称，《内经》既无所载，而铜人更无部位之明文。于是注《伤寒》者，胥误以跌阳之跌字从足，遂于足中求之，以足阳明之冲阳在足，遂以冲阳为跌阳。按仲景自序，有"握手不及足，人迎跌阳三部不参"之语，检《金匮》《伤寒》两书言跌阳，不言人迎。既序内两名并提，何以书中于人迎诊法，略无一条涉及耶？果以跌阳为足部诊穴，而书中又无人迎明文？岂仅诊下部之足、中部之手，而不及上部之头颈？则仲景三部不参之语，不将自行抵触耶？若以跌阳在足，而少阴之诊穴亦在足，岂仲景三部诊法，除中部诊手外，其余两部同诊下部之足，不与《素问·三部九候论》之上中下三部之说，大相背谬耶？夫仲景寸口、跌阳、少阴三部诊法，全祖《灵枢·动输篇》，动输以手太阴诊在两手之寸口，足阳明诊在喉旁之人迎，则人迎与跌阳为异名同穴可知。且《内经》详人迎诊法，而仲景无之，仲景详跌阳诊法，而《内经》无之，两相对勘，其为互名更可知。奈何注家不察，竟将冲阳误当跌阳耶？冲阳一名会原，在足跗上五寸高骨间动脉去陷骨五寸，医者按其处，测其动，诚足以诊足阳明本经之病，与按肘中尺泽动脉，以诊手太阴本经之病同为一例。然肺为脏之长，诊寸口则脏可知；胃为腑之长，诊人迎则腑可知。所以《内经》、

531

仲景，莫不以人、寸比类，诊候脏腑。盖人迎、寸口之穴较大，盛衰、躁静之比较易，《动输篇》所谓独动不休者，是也。若彼尺泽、冲阳，其穴既小，其比殊难，良足以诊本经，而不足以代表十二脏腑者也。故知仲景寸口、跌阳、少阴三部诊法，与《素问·三部九候论》之上部、中部、下部，及《灵枢·动输篇》之太阴、阳明、少阴，师传有自，信而有征。缘动输之足阳明人迎，为三部中之上部，动输之手太阴寸口，为三部中之中部，动输之足少阴，为三部中之下部。然则仲景之寸口少阴，即《动输篇》之手太阴、足少阴，亦即《三部九候论》之中部、下部也，明矣。其跌阳一部，非《动输篇》之足阳明人迎及《三部九候论》之上部而何？若必以跌阳为冲阳，而训跌为跗，硬派于足下，则上部之人迎可废，而下部则两取诊穴不避重复，是诚大乖经义者。且跌阳诊冲阳，经无明文，张景岳调停其说，以为胃脉上诊人迎，下诊冲阳，其于三部为纲，九候为目之旨，未免太晦。虽然景岳而后，欲睹此调停之说，亦不可得噫。古义失传，岂至今日始哉？

少阴诊法辨

某经为病，专诊某经之脉，如太阳病诊太阳脉，少阳病诊少阳脉，是谓三部九候之法也。经脉有远近，运行有定序，以人、寸互比，由盛躁倍数而推，知某脏某腑为病者，是谓人寸比类之法也。能识诸此，乃足论诊。先圣复于诸诊之外，别立少阴诊法一门，以与人迎、寸口鼎峙而三，所谓三部法也。夫足少阴，非肾脏之经脉欤！既以手太阴赅诊六脏，则肾亦脏也，何得别辟诊法？此其中殆有要义存焉？《灵枢·动输篇》黄帝曰：足少阴何因而动？岐伯曰：冲脉者，十二经之海也，与少阴之大络起于肾下，出于气街，循阴股内廉，邪人腘中，循胫骨内廉，并少阴之经，下入内踝之后，人足下，其别者，邪人踝，出属跗上，人大指之间，注诸络以温足胫，此脉之常动者也。试绎其义，则少阴之动乃冲脉之力耳，是诊足少阴者，乃诊冲脉之要，固不仅于诊肾也。《灵枢·逆顺肥瘦篇》曰：冲脉者，五藏六府之海也，五藏六府皆禀焉。《灵枢·海论篇》曰：冲脉者，为十二经之海。《素问·痿病论》曰：冲脉者，经脉之海也。综上观之，知冲脉为脏腑经脉之主，洵人身之最重要者。故诊脉之法，虽以六脏六府为主，然合脏腑而诊者，必更有主中之主，则冲脉是也。夫十二经分属脏腑，而冲为之海，则冲尤为人身主宰，生命之原焉。故别为总经，专主生殖。《素问·上古天真论》曰：女子二七，而天癸至，任脉通，太冲脉盛，月事以时下，故有子。凡诊子脉，必诊少阴之太谿穴，太谿穴在足，故全元起本《素问·平人气象论》曰：妇人足少阴动甚者，娠子也。后人改足为手，移诊于神门，再后又移诊于寸口之尺脉，一误再误，遂致不可究诘。岂知少阴主生死之诊法，浅言之，则诊生殖精，诊之则知性命，但非上智者不能知，后世医家多昧此义，创为丹田命门之说要，亦影射此太冲之脉耳。医家详十二经脉，道家详任督两脉，督脉行背，任脉行腹，周回于身，居中驭外，营卫运行由任督、二跷及十二经，而冲又循行背腹，居任督之中，更以御任督焉。然则冲脉之为冲要，盖何知哉？所以少阴诊法全为诊冲而设，诊冲之法须神而神之，固不可以言传，凡受命之寿夭，骨气之仙凡，胥可于此得之。至于仲景所称少阴病，则不过肾部经络十二经之一。《金匮》所云少阴脉，大抵为肾脏本脉，文字可传者如此而止。其诊冲精要，在于疾病之外，若以医论，亦非急务，知其可知，其精深微妙，固非寻行数墨所可求而得之者也。

二十七脉辨

自来脉书递增，脉名迄明代李时珍著《濒湖脉学》已集至二十七脉之多，二十七脉者：浮、沉、迟、数、伏、代、洪、细、虚、实、弱、微、芤、濡、弦、动、长、短、滑、涩、缓、紧、革、牢、散、促、结是也，后此者尚有加无，已试一绎之头眩心迷，诚恐毕生不能参透此荒芜脉法者，固不仅民叔一人已也。特彼此相欺，不肯说出真语耳。考《内经》诊脉法，原有皮、络、脉、筋、骨五种，经名诊脉者，以脉字赅括皮、络、筋、骨，正如《伤寒论》以伤寒而赅温暑湿风之例也。中古以降，脉法失传，浅学者字义莫识，圆滑者自神其说，有将诊诸皮络之名目，移为诊脉之用者；有将举物为例之譬喻，硬派为诊脉之名者，甚至运气、候气之诸如字，用针候气之来去至止，亦同编立名词，溷诸脉法，脉名愈多，指下愈乱，纸谈犹可，实用全非。兹就二十七脉之名分析言之，则世之伪说，或可熄灭乎。夫诊动脉者，即诊经脉之谓也，动者为经，不动者为络，则二十七脉中之动字，岂诊动脉之法乎！乃《脉经》伪卷，以动脉见于关上，无头尾大如豆，厥厥然动摇为训。仲景所云动脉亦出浅，人伪撰不知经脉常动不休，何得以动为候？按寸口之脉有一定部位，由胸中以至大指端，非有断截，何得以动脉见于关上？无头尾为解，络固不动，动即为病，若眼皮跳、筋肉跳之类。以素不动者，忽然而动，斯为病候之诊。仲景所谓络脉贲起，斯诚动脉之义。《灵枢·经脉篇》是动则病，某某云云所谓是动则病者，谓络脉，非谓经脉也。曰是动，明是不动而动者也，非络脉而何？若以是动，为经脉常动则病，是人无时不病矣，可乎？然则动为诊络之名词，理固彰彰，无足疑者。《素问·平人气象论》曰：妇人足少阴动甚者，娠子也。此为诊经脉法，经脉固常动者，不以动为病，必动而甚者，乃为诊候，义极明也。丹波元简曰：《脉诀》论动脉含糊谬妄，时珍已辨之。所谓含糊谬妄，不独动脉为然，其实脉书皆同此弊。明如丹波，且不知动为诊络名词，而囿于何梦瑶、黄韫兮诸说，古义浸失，无可如何耳。举动为辨，其余可知，凡诊十二经动脉，只用浮、沉、迟、数四名足矣，若伏、代两名，非为常状，则诊经脉之变象也。若洪、细两名即大小、躁静之义，则人寸比类之诊法也。若虚实两名乃诊法之总归，则总评之大名也。若弱、微、芤、濡四名为脉气之不足者，归之于虚可也；若弦一名，与毛、钩、石则属物名，古人借以假定四时脉法之不同，非以弦为诊经之名词。大抵后人所解，皆似强脉为脉气之有余者，归之于实可也。若长、短两名，固可用以诊十二经之动穴，然必以一指诊之，乃可知动穴之长短。若三指齐下，则有何长短可言？须知长短为诊络法，以络脉跳动有长有短，贲起陷下可凭目视，故长短与动俱为诊络脉之名词也。若滑、涩、缓、紧、革、牢、散七名同为诊皮名词，若促、结两名皆为诊筋名词，盖筋缩而壅，起为促盘，聚而不解为结，试检经文诸多证据。总之二十七脉名，皆为作《难经》《脉诀》者所创立，独诊两手之辈，摘取于《内经》，而失经旨，往往妄立名目，将诊络、诊皮、诊筋诸名一概拉入诊手之范围内，穿凿附会，殊难索解。所有古诊去之尽净，以为专诊寸口，无须旁求，宜其以古诊法全责之两手寸口而承其流者，且更扬其波于名词。有不通时，不但曲譬强解，晓舌费词，且以某种脉名不能成立，乃多引别种名词凑和而形容之，影响迷糊，使人不可究诘。岂知凡立一名，必有独立性质，明白显易，自成一家，不与别脉朦混，乃为定名。如浮、沉、迟、数是也。所以二十七种脉名，可存者只有数种，其余当归还于皮、络诸诊者，归还之；当合并于独立名词者，合并之；其惝恍难凭者，淘汰之；其名实不符者，改正之。如此辨析，或可嘉惠来学，然积重难返. 又岂易事哉？此外尚有七怪脉曰：弹石、解索、雀啄、屋漏、虾游、鱼翔、釜沸是也。此七怪脉者，除釜沸出《脉经》伪卷"三部决生死篇"外，其六怪脉皆出《内经》原文，第皆加有如字者。考《内经》凡加如字，皆非诊脉名词，《平人气象论》言如者十余见，皆为推按与针灸候气之法，非为诊经脉而言。又其诸如字，皆从四时弦、钩、毛、石为譬例，非诊脉实象。以设譬者为脉名，无惑乎！以怪称之，以经义之别法加于脉，脉又安能不怪耶？至若来、去、至、止、急、除，乃用针候气之法，并非诊脉名词。又若当至不至、不当至而至，先天后天，乃运气候气之说，亦非诊脉名词。后世著家胥入脉书．逞其如簧之舌，弄其生花之笔，理多似是，实用维艰。宜乎颠倒来学，目眩心迷，如堕五里雾中，东西莫辨，我国医之不与脉法，实一绝大之障碍也。

　　拙著九辨，力攻专诊两手三指分部、妄立脉名、脏腑分配之谬。初学以持脉为入门阶梯，入手悠谬，终身迷罔，曷胜浩叹。民叔亦屡为学脉所困者，发愤钻研，乃知闷葫芦半属子虚，复得吾蜀廖季平先生力倡古诊之说，引向正途，避开邪魔，阐扬引申，著为辨论，藉以辟谬正误。夫圣人之道，本自中庸，浅显易知，尽人可学，无如著《难经》《脉诀》者，流以为诊足不便，诊颈不便，九候更不便，乃提倡专诊两手，创造异说。朱为紫夺，雅为郑乱，年代一久，古义全失。悬壶者颇似秦越人以诊脉为名，父子师从，胥以诊候相欺，有若圆诳。谁复力辟伪诊，上溯古义哉！谨具辨论九则，用质通方，如上。

读《脉学肤言》后与俞
鉴泉君之商榷（一）

《医界春秋》四十期至四十七期　刘民叔

近读医药新闻第一百二十号至一百二十二号三期分载俞鉴泉君《脉学肤言》一文，知其研经有得，造诣甚深，洵非肤浅者比然。一间未达，以致全篇皆魔，殊可惜也！今就蠡测所得，与俞君一商榷之，俞君高明更当有以教我。

（原文摘录一）经之言脉曰："浮而弦者，是肾不足也；沉而实者，肾气内着也；脉浮大虚者，是脾之外绝于胃外，归阳明也。何其深切详明欤至！如分脏腑、按时令、辨生克、状形神，既详且备。自仲师述之，后贤阐之，如张石顽、周澄之均更透发无遗，何必鳃鳃焉，絮絮刺刺，意何居哉？"

（民叔按）谨读此段，知俞君是文之作，乃以有人鳃鳃焉，絮絮刺刺者。余曾著《脉法古义》连期发表于本刊第二十六期至三十六期之间，大意以攻六朝后，独诊寸口之伪脉法为主。俞君服膺伪法，故步自封，而反斥攻伪法者为意何居之，岂不可怪？至引经言一段然，但曰：脉而不分左右手，且不分寸关尺，则所谓深切详明者，原为古义，非后世之伪法。仲景之述乃承古法之正派，所以《伤寒论》中以人迎、寸口对诊（人迎为趺阳之正名，趺阳为人迎之别名，详拙著《唯脉考及人迎趺阳辨》）为人、寸比类法；加少阴之太溪并诊，为上中下三部法；以太阳、少阳等脉遍诊，为九候法。明文俱在，可以复检。仲景而后，叔和述之，古法正传，渊源有自，隋唐诸哲，犹相承继，若张石顽、周澄之辈，论非不辨，说非不详，然均走入魔途，何能称其透发无遗？至如《内经》分脏腑、按时令，胥有正解（详拙著《四时脉法辨及分配脏腑辨》）断非左右寸关尺所能伪阐者。俞君不信请将拙著证之经文，幸毋以鳃鳃焉，絮絮刺刺相讥嘲也！

（原文摘录二）观人体解部图，脉管如树之干，而枝，而小枝，而细枝，又如侧柏叶背部之脉管，均横布侧出。若太阳经，自睛明穴由额贯头，循背项直下至足。手太阴肺经出中府，由腋下肘中直下至大指之少商，与血管之垂垂四散，均不相符。似经脉之于血脉，必分道扬镳也。其手太阴一经独有动脉，与别部之有动脉宛如血管者，乃经脉与血管会合之处。惟经脉为结气之道，脏腑之气出入之路，血脉为行血之管，全体之血流通之所，血脉之形，可剖而见之，气脉之主气者，不能剖而视之也。

（民叔按）此段真是发前所未发，道后所未道，特于词虽辨，于理难通耳。所谓"经"者盖对"纬"而言，与"络"有大小之分，是"经"者如树之干也，"络"者如枝，"孙络"者如小枝也。《灵枢·营气篇》曰："营气之道，内谷为宝。入于胃，乃传之肺，流溢于中，布散于外。精专者，行传于经隧，常营无已，终而复始。"此非如侧柏叶背部之脉管，横布侧出之象欤？俞君乃以不与血管之垂垂四散相符何也？《素问·五藏生成篇》曰："心之合脉也。"《灵枢·九针论》曰："心主脉，故凡脉皆属于心，心主血。"《素问·脉要精微论》曰："脉者，血之府也。"故脉非一脏一腑所截，分必属于某脏某腑，更络于某脏某腑者，乃得名为某脏某腑之脉耳。脉之直者为经，横者为络。经主乎营，其运行也逆；络主乎卫，其运行也顺。《灵枢·营卫生会篇》曰："清者为营，浊者为卫，营在脉中，卫在脉外。"所谓脉外者，络与孙络也。《灵枢·卫气篇》曰："其浮气之不循经者，为卫气；其精气之行于经者，为营气。"盖卫为蒸气，无所不在，初不入经隧，久乃入络，由经化血。所谓"营周不休，五十而复大会也"。言大会则有小会，百刻百周，常有百会，五十有一大会，则百周当有二大会，九十八小会。俞君以手太阴一经独有动脉，为经脉与血管会合之处，则营卫交会，岂仅寸口一处耶！而经义之二大会、九十八小会，又当何解？夫营卫之道，行有顺逆。络卫经营，所以有会，故《灵枢·营卫生会篇》曰："血之与气，异名同类。"今俞君硬指经脉之于血脉，必分道扬镳。经脉为结气之道，血脉为行血之管，歧而为二，岂血之与气名异，而类亦不同耶？立说虽新，全无根据。既以经脉主气，血脉主血，则所谓经脉主气者，而可以卫行之分肉、腠理、孙络、络脉当之耶！然分肉、腠理、孙络、络脉，固为有形，可剖而视之者。既曰脉矣，则有形可视；既曰经脉矣，则有道可循。经为脉之大者，故穴隧可稽；络为脉之小者，故肉腠可达。乃俞君力倡经脉为气脉，不能剖视噫，是何言欤？中医常招虚渺之议，则倡此说者，得毋更授人以柄耶？俞君又谓"其手太阴一经独有动脉，与别部之有动脉宛如血管者，乃经脉与血管会合之处"，夫十二经皆有动脉，不止手太阴一经，经脉常动，络脉不动，何得曰："动脉宛如血管"，岂动脉不是血管耶？手太阴肺脉由胸走手，全部经过皆为动脉，其动处有口，可按者计六处，曰中府、云门、天府、侠白、尺泽、太渊是也。盖浅露者可按，深伏者不可按也。须知十二经皆有动脉可按，皆可论本经之病，此为古义，有足稽考者。若俞君所主动脉为经脉血管会合之说，果确则无往而非会合之处矣。若十二经之动脉，皆为经脉、血管会合之处，有何分道扬镳之可言？若只以会合于寸口为训，则中府、云门、天府、侠白、尺泽皆为手太阴之动脉。其为经脉血管会合，亦当与太渊、寸口同等，不得有所歧视，且会合在寸分离又在何处？设会合后，而不再分，更何分道扬镳之可言？会有何关，合有何系，经既无形，何以确其会合名，从形立作以不能剖视，随口说来，全无根据，无征难信，不信难从。须知经脉即血管，一而二，二而一者也，民叔不敏，非好为巧辩者，诚恐迷途一多，学者易增迷眩耳。

读《脉学肤言》后与俞
鉴泉君之商榷（二）

（原文摘录三）曷以知经脉之主气也！观针法缪刺，左病刺右，右病刺左，或刺上以治下，或刺下以治上，或正刺之，中刺之，如常山之蛇，击首而尾应，病审穴确，针无不愈。知经脉为气之贯注，故取效如是神速。若血管虽借气而行断不能如经气之灵动。且图中血管之道路，横行四散，不如经之直布，与血管异趋。更观太阳经病，头痛、项强、腰痛等情，与三阳俱病，不能起坐，岂非经为主气之明证？

（民叔按）俞君以抽象的来证经脉主气，其实不知经脉为何物，疑神疑鬼，求证于刺法，取证于经痛，盖不知刺法与经痛之真理，而致此误会耳！谨为俞君陈之，夫十二经脉左右各一，故《灵枢·脉度篇》曰："手之六阳，从手至头，手之六阴，从手走胸中，足之六阳，从足上至顶，足之六阴，从足至胸中。"所谓六阳六阴者，以左右合言之也。铜人图象只绘一面，而略去一面，此当以意识之者也。《素问·阴阳应象大论》曰："善针者，从阴引阳，从阳引阴，以左治右，以右治左，以我知彼，以表知里，以观过与不及之理，见微得过，用之不殆。"考经义，以相对立说，则左病刺右，右病刺左，刺上治下，刺下治上之法，所足持者，原在营卫运行，气血煦濡耳。缘其得收，如常山之蛇，击首尾应之动。皆有脉道可循，按图可索之形迹。所以《灵枢·卫气行篇》曰："刺实者，刺其来也；刺虚者，刺其去也"，曰来曰去是候其气也，曰实曰虚是审其确也。若一度失之，则候二轮；二度失之，则候三轮，必候其得，而后针之，无不应也。俞君分经脉、血管为二，以经脉主气，是昧十二经贯注之轮度也。以血管主血，是昧营卫运行之顺逆也。取针法缪刺，以自圆经脉主气之说，而实反证实经脉之主血。《灵枢·痈疽篇》曰："津液和调，变化而赤为血，血和则孙络先满。溢，乃注于络脉。络脉皆盈，乃注于经脉。"此非经脉主血之皇皇明文欤！《灵枢·营卫生会篇》曰："化其精微，上注于肺脉，乃化而为血，以奉生身，莫贵于此，故得独行于经隧，命曰营气。"曰注于肺脉，则血脉也；曰行于经隧，则经脉也。互文见义，固无分别，所以经脉即血管，血管即经脉，原是一物，脉之所至，皆有穴隧，病审穴确，针之必愈。良由某经为病，专针某经之穴，从阳引阴，从阴引阳，或左或右，或上或下，或表半里，直截了当。初不若，服药之必借胃气以为之输布也，以此致神，何用疑为？乃俞君以针穴治病，取效神效，为经脉主气之故而疑血管断不如经气之灵动。千虑一失，深为俞君惜之。至谓"图中血管之道路，横行四散，不如经之直布，与血管异趋"，强为分别，创为异说，岂既误分经脉主气而意中，又潜以脑之神经当之耶！然神经固为有形，可剖而视之者，似非俞氏所称主气之经脉。既以经脉无形，不能剖视立说，则所谓"经之直布，与血管异趋"，从何征实？又安知无形主气，不可剖视之经脉而非曲布、横布也耶！须知营在脉中，则经主血也；卫在脉外，则络主气也。营卫之行，上下相贯，则血之与气同名异类也！奈何并此故而不温，又安能望其知新哉！至俞氏引"太阳经病，头痛、项强、腰痛等情，与三阳俱病，不能起坐，为经脉主气之明证"，噫嘻，果为经脉主气之明证乎！《灵枢·动输篇》之于此理，早已详加解释，固不待民叔之哓哓矣！黄帝曰："营卫之行也，上下相贯，如环之无端，今有其卒然遇邪气，及逢大寒，手足懈惰，其脉阴阳之道，相输之会，行相失也，气何由得还？"能识诸此，凡六经之病，思过半矣，固不仅太阳病与三阳俱病而已也。

（原文摘录四）肺经一脉，能知各脏之症者，以血管适与经脉相合，即经所谓脉气流注也，脉即血管，经自经通。考十二经各脉之起止，皆相承接交互，惟肺独居五藏之上，如华盖之覆，五藏之气，皆蒸腾游溢于肺。故古贤称为气口者，言以方寸之处，能见诸脏气之口也，谓气口独为五藏主者，以气口可尽五藏病情之真主宰也。

（民叔按）"脉气流注"四字，另有正解，非"血管适与经脉相合"之谓也。读《内经》书最忌十八扯，俞君发血管、经脉异同之说，除影射此四字外，别无他语，足以引征其非经义可断言也！俞君谓"脉即血管，经自经通"，强为分别，岐一为二，盖不知气血异名同类及营卫生会之理，遂致发出异端之说。《素问·血气形志篇》曰："阳明多血气，太阳多血少气，少阳多气少血，太阴多血气，厥阴多血少气，少阴少血多气，两经言血气之数者屡矣！（《五音五味篇》《九针论》）"于此可知经脉之不但主血，而且主气，并于气血，异名同类之中，分出气血之或多或少，然则经脉为并主血气之管矣！所以《灵枢·本藏篇》曰："经脉者，所以行血气而营阴阳。"又曰："血和则经脉流行，营覆阴阳。"然则脉气流经者，正谓经脉为气血并流之管也。奈何断章取义，引作"血气适与经脉相合"之据哉？十二经脉之起止，皆相承接交互。六脏脉属阴，太阴为之长，诊太阴之寸口以候脏，故寸口独为五藏主。《灵枢·四时篇》所谓寸口候阴是也；六府脉属阳，阳明为之长，诊阳明之人迎以候腑，故人迎独为六府主。《灵枢·四时篇》所谓人迎候阳是也。不是手太阴肺经一脉而可赅诊十二脏腑经脉，必于人寸比类诊之，以盛衰躁静之倍数测十二经脉之病情所在。缘经脉有远近，运行有初末，不是肺居五藏之上，如华盖之覆，而受五藏之气，蒸腾游溢之故也。果尔，则头居全身之上，如皇极之尊，而受全身之气朝举升腾者，不当专诊头部之动脉，以独为全身主耶！老生常谈，而不推其究竟，是诚肤言哉。至若九脏分经之病，必诊专经之脉，如手太阳诊天窗，足太阳诊昆仑，手少阳诊和髎，足少阳诊听会。凡此种种动脉，皆名气口。盖动者，为经脉；不动者，为络脉。经脉伏行肉内，其有口可从肉外按而知动者，通名气口。非手太阴寸口之专名，故《素问·五藏别论》曰："气口亦太阴也。"读一"亦"字，义可识矣！气口，亦曰脉口，谓脉之盛衰可于此口按而知之也。凡十二经脉皆有动处可按，皆通名气口、脉口，初不仅为寸口之别名。凡三部九候之动脉，皆得以气口名之。《素问·五藏别论》曰："五藏六府之气味，皆出于胃，变见于气口。"出于胃者，谓营气之道，纳谷为宝也；变见者，谓营卫运行其变可见也。自《难经》《脉诀》之书盛行，知此义者遂少，又何怪俞君之囿于伪说乎！

读《脉学肤言》后与俞鉴泉君之商榷（三）

（原文摘录五）先天肾秉厚者，其两尺必有力，有神。肾脏属水，于卦属坎，中含一阳，真精元阳，封蛰之所，即为命门。周澄之《脉义》，以两尺中形之虚实，候肾水势之盛衰，候命门确有至理。又古贤候肾阳于右尺，候肾阴于左尺，盖左重血，而肾中精血之气，当较右尺为充；右重气，而阳气鼓舞之情自较左尺为盛。至男尺恒虚者，乃潜藏之意，必阴足而阳始秘，水足济火则脉虚而潜藏，水亏火旺，非浮洪即弦动，此男尺恒虚也。女尺恒盛，非躁盛之谓，女子以血为用，两尺流利冲和，血液充盈之象，无滞涩之形，此恒盛之真相。或有脉体清小者，但以尺位不陷。平素汛调，癸停数月，尺寸之部，稍有搏滑，即为孕征，若弦而涩，洪而动，偏寒偏热，非不孕即易堕，或信愆矣。

（民叔按）俞君所述，历历如真，宛若海市蜃楼幻相，可望而不可即，可言而不可行也。兹先举其矛盾处，而后再正其所本之非。祖述既非，服膺自谬，此民叔深惧古义淹没，学者陷于魔邪，故甘冒不韪，而必有以驳议焉！夫俞君既"以先天肾禀厚者，其两尺必有力，有神"，又述周氏两尺之形实以候肾水势盛，以候命门则无病。而健者之尺脉，心为有力、有神，形实势盛无疑，何以水足济火者而尺脉反虚？其为矛盾者一也：既以肾属坎卦，中含一阳，名为命门，是命门位居两肾之中，合坎卦之一阳潜于二阴之象，则命门似为一阳，两肾似为二阴，何以称命门为封蛰真精元阳之所？其为矛盾者二也：既以真精元阳封蛰之所，名为命门，则元阴元阳皆属命门所司，而不复再司于肾，似以命门为主，两肾为附，何以候肾阳于右尺，候肾阴于左尺，反遗去命门之诊位，仍以左肾右肾分司阴阳？其为矛盾者三也；既以左重血，而肾中精血之气当较右尺为充；右重气，而肾阳鼓舞之情自较左尺为盛，则男女之尺脉，似应皆分为左右诊法，何以统称男尺恒虚，女尺恒盛，而无左右分诊之别？其为矛盾者四也；既以汛癸诊候属之尺位，则搏滑孕征亦当候于尺脉，何以又谓癸停数月，尺寸之部稍见搏滑，即为孕征，是搏滑不仅见于尺，而必兼见于寸，孕脉亦可征之于寸，而不必限诊于尺。然则专以两尺候肾，殊难自圆其说，三指同诊，势必雷池越步，其为矛盾者五也。种种矛盾，固不能专责俞君一人。六朝以降，伪说流传，难经作俑，托名越人，尊为圣经，谁敢非难？呜呼！覆巢之下，尚有完卵乎？沉沦者多，不仅俞君一人已也！尝考《内经》固无诊尺之法，且无尺脉之名。今本所有之"尺"字，半是误写，除尺泽穴名之真尺，及度身体物类之真尺，合五十五字外，其余多为"皮"字、"足"字、"人"字之误（注：本刊第三十期拙著，与吴羲民君谈谈尺字）。例如，《素问·平人气象论》曰："尺热曰病温，尺不热，脉滑，曰病风。"此"皮"之误尺者也。《灵枢·本输篇》曰："尺动脉在五里、五腧之禁。"《小针解篇》曰："夺阴者死，言取尺之五里五往。"此"足"之误尺者也。《素问·至真要大论》帝曰："论言人迎与寸口相应，若引绳大小齐等，命曰平。阴之所在寸口何如……尺候何如。"此"人"之误尺者也。然何以致误？初则缘"皮""足""人"三字，与尺之字体相似，因似而剥，因剥而误者也。此误在《难经》前，为刊写之误，继则奉行寸关尺之徒，妄改《内经》之似字，羼补汉唐之古籍，所以附会关尺，羽翼《内经》者也。此误在《难经》后为改羼之误。一误再误，《灵素》之真字几为绝迹，幸其毁灭未尽，尚可供钻研者之考证庐山面目，终能昭示于来，兹所以谓《内经》不但无诊尺之法，且无尺脉之名，非过激也！若《难经》创造"关、尺"之"尺"字，当是从"尺泽"之"尺"字得来。以寸口居掌后一寸，肘后去寸口一尺，故其穴名曰尺泽。乃因尺泽遂依附尺字，缩尺于一寸之地，以一指之位为尺，通乎不通？（注：本刊第二十八期拙著关尺连诊辨）夫鱼际至高骨为一寸，此《内经》所谓寸口也，并未言后又有关尺。丹波氏谓："《内经》未有就寸口分尺位之说"；纪天锡亦辨藏府配位之妄，仲景、叔和亦只以寸口脉之浮沉迟数统称之为寸口，不于一脉之中再分部位，诊时但用一指，不别左右，不分部位，亦并无三指齐下。以无名指为尺之尺名有之自《难经》始。十四难曰："人之有尺，如树之有根，枝叶虽枯槁，根本将自生。脉有根本，人有元气。"按所谓寸关尺三部，通名寸口，即手太阴动脉之一也。《灵枢·本输篇》曰："动而不居为经。"以经脉主动，络脉不主动，手太阴肺之经脉，全脉皆动者也。经脉在肌肉间，深不可见，其动也以气口知之，寸口亦气口也，故寸口不过肺经经过之一部耳，尺位不过寸口中三指所按之一部耳。以无名指所按之尺，果得为人之根本乎？尺位之前纵云枝叶，尺位之后根本尚远，何得妄以寸关枯槁，尺位有以自生为说？岂以三指之近，寸关枯槁而尺尚有独荣之理乎？《灵枢·动输篇》曰：

"气之过于寸口也，上十焉息，下八焉伏"，上谓由手走胸入肺而息营气之逆行也；下谓从胸走手至指而伏卫气之顺行也，则手太阴动脉之根本，又有胸走顺逆之不同。若以顺行者为根，则《灵枢·经脉篇》曰："肺手太阴之脉起于中焦"，是中焦为寸口之根，固非无名指所按之尺位也；若以逆行为根，则《灵枢·本输篇》曰："肺出于少商"，是少商为寸口之根，亦非无名指所按之尺位也。既以尺为寸口之根，似指卫气顺行为言。然卫行脉外，为络所主，络固不动者，则顺行寸口之位且不能按其动，更何从而必其尺为寸口之根耶？脉之动者为经，经主乎营，营行脉中，《灵枢·经脉篇》所谓脉为营是也，手太阴经脉由胸走手，逆行寸口时，若依难经尺为根本之例，则二指所按之寸不将反为寸口之根本耶？寸部不得为寸口之根，以有少商在也；尺部亦不得为寸口之根，以有中焦在也。然则《十四难》根本枝叶之说，直浅伪造，不值识者之一究诘耳。《灵枢·邪气藏府病形篇》曰："阴之与阳，异名同类，上下相会，经络之相贯，如环无端"，则手之少商，胸之中焦，只得为手太阴经络之起止，尚不得为脉之根本也。夫如是，则脉有根本，人有元气，上古果无是义乎！《灵枢·海论篇》曰："冲脉者，为十二经之海"，则所谓脉之根本者，当是冲脉无疑。《灵枢·顺逆肥瘦篇》曰："夫冲脉者，五藏六府之海也，五藏六府皆禀焉"，则所谓脉有根本，人有元气者，亦当是冲脉之渗阳灌阴无疑。考冲脉起于胞中，循行背、腹，以督言之则行背，以任言之则循腹。隋代杨上善曰：冲兼行背腹，居中御外，故为十二经之海。盖手足十二经脉，运行于外者也。任督周回于身，运行于内者也。冲为十二经之海，且统辖任督者也。冲司气血二海较诸脉为大，故《素问·上古天真论》名曰"太冲"。冲居任督之中，深不可见，故《灵枢·百病生死篇》名曰"伏冲"，十二经如外藩，任督如内畿，冲脉居中，统驭则斯冲者，非脉之根本乎？《灵枢·顺逆肥瘦篇》曰：冲脉者，渗诸阳，灌诸精（《灵枢识》《甲乙》作阴，《三部篇补证精读》作阴），诸阳者，手足三阳也；诸阴者，手足三阴也。《素问·痿论》曰：冲脉者，主渗灌谿谷。谿者，肉之大会也；谷者，肉之小会也。故知冲脉者，脉之根本，人之元气也。冲之气口诊在太谿。太谿者，足脉也。为上部喉脉人迎，中部手脉寸口，下部足脉太谿，三部法中之下部法也。太谿为足少阴之动脉，一名吕细，在内踝后五分，跟骨上动陷中。夫人寸诊法藏府已全（详本刊第三十三期拙著人寸比类辨）。少阴属脏，不应重出，以伏冲深不可见，寓之于少阴，借少阴以立名冲，非少阴也。凡诊少阴皆为诊冲法，然何以寓之于少阴而必借少阴以立名也？所以然者冲脉深伏其动也，外无气口可按，内无任督可借，任督虽较冲为浅，究不若十二经之为外，故不能寓诊于任督。《素问·骨空论》曰："冲脉者，起于气街，并少阴之经，侠脐上行，至胸中而散。"《灵枢·顺逆肥瘦篇》曰："冲脉者，下注少阴之大络，出于气街，循阴股内廉，入腘中"，又曰"其下者，并于少阴之经，渗三阴"。于此可知，冲脉之上行、下行，必皆并于少阴。《素问·阴阳离合论》曰："大冲之地，名曰少阴"，是则少阴与冲为近矣。故诊冲者，必借足少阴之太谿。而太谿之动，能与人迎、寸口鼎峙，而三者亦因冲脉之所注。所以冲脉虽伏，得寓之于少阴太谿也。不然足少阴之太谿，不将与手少阴之神门同等，何能较九候为大乎？《难经》违反此义，以寸口尺位为根本，而足脉太谿之诊废也。以足少阴肾为根本，而冲为经脉之海废也。乃《难经》阴袭经义，以肾代冲，观于《八难》之说而明矣，其曰："诸十二经脉者，皆系生气之原。所谓生气之原者，谓十二经之根本也，谓肾间动气也。此五藏六府之本，十二经脉之根，呼吸之门，三焦之原。一名守邪之神。故气者，人之根本也，根绝则茎叶枯矣。"此《难》以肾间动气影射冲脉，竟敢废冲重肾，喧宾夺主，其《内经》之魔乎！《十四难》以寸口之尺位为根本，遂为尺以候肾，肾主生死之开山祖师。从此以后，魔力日张而古义式微矣。《三十六难》曰："肾两者，非皆肾也，其左者为肾，右者为命门。命门者，谓诸精之所舍，原气之所系也。男子以藏精，女子以系胞。"《三十九难》同，惟后多"其气与肾通"一句。考《内经》以命门为目，不以命门名肾，《难经》以右肾为命门，似指外肾为言。盖男子之睾，女子之胞，皆主生殖、传种，其用同也。后人宗此，以为命门乃立命之根本。其实《灵素》经义并不重肾，以肾无关于生死也。试观宦官割睾亦可长寿，阉牛骟马反更肥壮，岂非明证乎！且女子七岁，丈夫八岁，为幼稚时代，非无睾与胞也，以居虚位，两无所用也。女子必二七，而天癸至，任脉通，太冲脉盛，月事以时下，故有子；丈夫必二八，肾气盛，天癸至，精气溢泻，阴阳和，故能有子。则知二七、二八以前，冲脉未盛，任脉未通，睾胞虽备，尚无所用，而生机仍欣欣以向荣何也？女子七七任脉虚，太冲脉衰少，天癸竭，地道不通，故形坏而无子。丈夫八八，则齿发去，则知七七八八以后，任脉已虚，冲脉已衰，睾胞仍在，惟用维艰，而生机仍不为大厦之倾何也？由是足知肾与生死无关，必太冲枯竭，脏腑无所禀，经络无所灌，乃足知死是冲之必关于生死也明矣！丹家创丹田命门之名，与《八难》以肾间动气为十二经之根本，其影射冲脉正相同也。欲诊冲脉以知寿夭、决生死，舍诊足少阴之太谿，其孰能知之？至于月事、妊娠，又何能离太谿法乎（注本刊第三十六期拙著少阴诊法辨）？自《难经》缩少阴之诊法子两尺后，莫不以两尺候肾命。两尺为脉根谬说，流传悠忽，迄今远如隋之杨上善，近如吾蜀井研廖季平先生，皆为大声疾呼，无如声聩难振，呜呼！其积重难返欤！民叔不敏，敢述古义，用以追随杨、廖诸哲之后，兹因俞君所述之诊尺法，有若画鬼囿于肾命，惑于脉根，铸成大错，无由自觉，此为历代医人尊信《难经》之遗误，于俞君乎何尤？

乙酉小雪

读《脉学肤言》后与俞
鉴泉君之商榷（四）

（原文摘录六）"脾、胃、肝藏体居中，故现于关。饮食入胃，得益最先，右关之脉，其形敦厚，其气委蛇，而脾之运尤赖肝之疏。观西人胆汁入胃化食之说，知木之克土，实交相为用，甚为亲切。左右两关之脉，均较别部独大者，一则土藏得谷气之先，一则肝之吸土最近。土得木之疏泄，则运化益速；木得土之栽培，则生长有资。"

（民叔按）握手不及足，按寸不及人。古之市医，莫不皆然，爰畏三部九候人寸比类之繁重也。避繁就简，避重就轻，此《难经》创立左右手寸关尺之伪法，投机乘时，所以风靡百世者也。昔徐灵胎力攻其谬，乃以囿于诊两手之法，曲为排解。俞曲园深识其非，乃以不信寸关尺之故，竟主废医。呜呼！游移者失之不及，自信者失之太过，毋乃欠平乎！近代，日本丹波元简著《脉学辑要》，屏除寸关尺三部法，诚卓见矣。而其哲嗣元胤所撰《难经疏证》，不主寸关尺三部，而又用寸尺二部，难能废除关部，而仍尊用尺部，回护寸尺，一间未达。实由《难经》邪说，横流至久，中人至深，堕其魔阱者万难超拔也！夫脉本一条，并无三截，动则俱动，何有间隔？不有间隔，何有关界？不有关界，何分尺寸？乃俞君以左右两关之脉均较别部独大，姑绎其意，是尺寸均较关部为小，不知手太阴脉之过寸口，寸显而尺隐。尺部之所以隐者，因肉之厚而深也，寸部之所以显者，因肉之薄而浅也。试观寸部之前，手颈之上，其动极显，且不必指按，而可目视。奈何俞君反以关部独大为说耶？俞君又谓右关之脉，其形敦厚，其气委蛇，稽其意，若右关与左关尚有敦厚与否之差等也者，殆不知古人经脉根结，左右同等，及气口诊候，不分关尺之理。心灵一室，群魔毕集，逞其臆想，不顾事实，附会《难经》曲阐"关"字。然《难经》何以必创此关字也？考"尺寸"二字，皆取法于身，寸口居掌后一寸，肘后去寸口一尺，故其穴名曰"尺泽"。今因尺泽遂依附"尺"字，缩尺于一寸之地，已为不通（详本刊第二十八期拙著关尺连诊辨）。更于其中，别造"关"字，以便三指齐下，藉以依附《内经》太阴手脉、阳明喉脉、少阴足脉之三部诊法，而"关"字究非尺寸量物之字也。夹一"关"字，不伦不类，岂取分关之义乎！何不直日寸分尺之较为伦类耳，抑取关格之义乎？既《三难》以覆溢为关格，则关又为上鱼、溢长之代名耳，然则欲索"关"字之真义，诚百思不得其解。遍考《内经》凡诊手脉通称寸口，并无"关"字之名。"尺"字还可以影射尺泽，"关"字又从何影射？此《难经》之所以为难欤！不是钻研者之难道，直是《难经》之说不能自通耳！吾蜀廖季平先生曰："《难经》作伪，当时误用关尺名目，多所龃龉，彼时如但用上、中、下三字为名辞，虽与经法不合，名目则较寸、关、尺稳便多矣。"总之，两手寸口左与右同，绝不容各分三部；寸口动脉一气灌注，绝不容创立关名：左右关位统属肺经，绝不容分配脾胃肝胆。以脾胃肝胆各有本经动脉可诊也。按脾之动脉有二，曰箕门、冲门是也；胃之动脉有七，曰地仓、大迎、下关、人迎、气冲、三里、冲阳是也；肝之动脉有三，曰行间、太冲、五里是也；胆之动脉有三，曰听会、悬钟、客主人是也。自《难经脉诀》缩三部九候于两手寸口之间，后世因之莫能越其范围。所以俞君亦不得不以脾胃肝胆分配左右关部，魔法高张，古义遂绝。试问诊两手关部者，果能判二十七种与寸尺不同之象征？而确知为脾、为胃、为肝、为胆之病源哉，亦不过依稀想象而已。且方书述诊脉指式，视掌后高骨下指，先关后尺、寸，人短则指密排，人长则指疏排，然后三指安排，其能免疏密不匀，游移不定之弊耶？夫古人按脉只用一指，不分三部，凡脏腑分经之病，必诊是经之脉。《难经》首反古义，创寸关尺、浮中沉，以影射三部九候之法，莽、操之行不绝，汉祚不止也。若人迎候腑，寸口候脏，亦必以比类知之，岂可硬配脏腑于左右手寸关尺乎！俞君详论关部诊法，误中之误，细节碎义，固不必再加驳辨。但不知，俞君见及拙著时，能有所觉悟否？

读《脉学肤言》后与俞鉴泉君之商榷（五）

（原文摘录七）"两寸主肺金之本气，肺主收涩，脉象小而短，惟其收摄，故能统摄一身之气血，秘密坚固。尚忆古贤之言曰：立国者，以兵为卫。盖吾国以兵，为杀伐保守之用。于五行之象属金，而人之一身必借此坚刚之肺金主皮毛而外卫一身。至哉其言，惟其脉短而小，在掌骨尽处鱼际下第一道束掌纹间。且自关直上者鲜，必稍斜向内，或稍斜向外，非所谓斜飞也！必以食指向内、向外探索得之。予学医时，见诊者以食指略按在关前，或竟按在关之上半部，是按尺不及寸，岂非咄咄！久咳无病之体，寸脉不欲浮大，非肺阴不足，即肺中有火，或肺气虚；浮必以短小毛涩为吉。若左寸之心，《脉诀》本云："浮洪而散，则无病"，时亦不甚明显者，亦以两手寸部皆肺所属，心脏属血，故以左候之稍软，右寸略洪，即为平脉，且离中本虚。若太浮艳，即心火上潜，乃病脉矣。"

（民叔按）心劳日拙，欲盖弥彰，盖事实昭然，有非伪说所能永蔽者。读俞君之脉言而可资为左证也。夫曰："两寸主肺金之本气，肺主收涩，脉象小而短"，则所谓两寸之平脉。若常为小短也者，又曰"惟其收摄，故能统摄一身之气血"，则所谓收摄与收涩若视为一义也者。考之经籍从无，以收涩为无病，小短为平脉，欲圆己说，甘冒杜撰，其也愚之甚也！收涩为枯燥之征象，收摄为固密之意义，欲圆己说，混蒙为训，其亦乖之甚也。且俞君所谓"寸脉短而小者"为实验之所得耶，俞君所指寸位"在掌骨尽处鱼际下第一道束掌纹间"者，为宗师所之授耶，试诘以二指所按之寸部，何如而短也？当应曰寸部之两端不及也。俞君其作斯答乎？果尔则肺经由大指内侧，循鱼际上鱼，人寸口之起端者，势必当停而不动，至二指所按寸部之中，始能一现，迨过寸部后端，又必当停而不动，然欤？否欤？然不如是不足以释短脉之义，不如是不足以状短脉之形，言之成理，其如？无如？事实何？再诘以寸部何以在掌骨尽处鱼际下第一道束掌纹间？考掌骨之前，大指之后，其肉隆起者为鱼，而鱼之端适在掌骨尽处第一道束掌纹间，是俞君以二指加于鱼端，直以鱼为寸矣，而鱼之动也极。寸口之盛大，可以目视，不必手按，以其皮肉浅薄故也。其动线之长，可用目视者，且逾第二道束掌纹间，以其脉口端直故也。非必斜内、斜外，并不必如俞君"以食指作向内、向外之探索"。其有脉口变易位置即俗所谓反关脉之说。位置虽变，诊法则同寸口，只是寸口不分关、尺三部。但用一指随按一处，不拘尺寸，不限左右，只求浮沉、迟数、表里、寒热。须知三指诊法，昔人已有人长疏排、人短密排之说，其分部无定，难于征信也明矣！乃俞君更以鱼为寸，则三指关尺之后，其动而可按者尚长，必加入小指，乃能尽其脉口，似此推论岂非咄咄！洵为徒托空言，不顾事实者也。综其大端，厥有三误：以二指按鱼妄名为寸，其误一也；以鱼动盛大反称为小，其误二也；以脉流浑一臆截为短，其误三也。乃俞君心劳形役，欲于两手三指之间推求微妙之脉法，不惜趋莽附操，托庇于《难经》伪书之下，激流扬波，罪且浮于《难经》作俑之上。窃稽之古法，凡诊十二脏腑之病候，必取十二经脉之动穴，所谓三部九候之法也。不在两手寸许之间穿凿附会，较短论短，且独取寸口，古经传且悬为厉禁。《素问·征四时论》曰："卒持寸口，何病能中，妄言作名，为粗所穷。"又曰："坐持寸口，诊不中五脉，百病所起，始以自怨，遗师其咎。"《伤寒论》序曰："省疾问病，务在口给。相对斯须，便处汤药，持寸不及人，握手不及足，人迎跌阳、三部不参，决无九候，曾无仿佛。"盖以古法论，当遍诊十二经动脉，以决脏腑死生、吉凶，至捷当也。而脉诊之法，惟手最便，井市医流，畏诸诊之繁难，或但诊寸口，即便处方施治，其时但用一指，止诊一手。非如《难经》以后之脉书，必分左右手，必详寸关尺，将十二脏腑经脉分排于两手寸口之间也。古经传方，以专诊两寸为厉禁，乃《难经》《脉诀》之流，偏又禁绝诸诊而专重寸口，无人不读，疑者亦多，而终以为越人之所作，莫敢发难。不知《难经》出于齐梁以后，盛行唐宋，与高阳生《脉诀》同，或即一手所作。宋元以后，攻《脉诀》者，即以攻《难经》，特未指实耳。凡独取寸口，以诊脏腑，为《难经》之伪法；凡划分部位，广立脉名，为《难经》之罪状。俞君醉心伪脉法，何能跳出《难经》圈子一步？无惑乎既以两寸主肺，又以左寸属心；既以两寸脉象短小，又以左寸稍较略洪；既以两寸短小毛涩为吉，又以脉诀浮洪而散为无病；既以第一道束纹之鱼动为寸位，又以食指向内、向外探索乃得。不知所探索者，为鱼动之处耶！抑鱼之上下左右，尚有足供探索者耶！立言如此，游移信守如此不定。恐俞君自绎，亦当哑然失笑，而悟受《难经》《脉诀》诸书之所骗也。夫《灵》《素》两经，不专以寸口候脏腑，必以人迎比类推之，脏三阴以太阴为之长，诊于寸口不兼诊腑也；腑三阳以阳明为之长，诊于人迎不兼诊脏也。必也以脉之一倍再倍三倍躁静，分手足之三阴三阳，缘经脉有远近，运行有盛衰，岂可独以寸口分出关尺，并诊脏腑哉？然经义尤贵脏腑，分经之病必诊专经之法。《素问·三部九候论》曰："九候之相应也，上下若一，不得相失。一候后则病，二候后则病甚，三候后则病危。所谓后者应不俱也，察其病藏，以知死生之期。"圣经垂训，何等明白易学，尽人可知、可行，何尝独取寸口，弄得玄之又玄？而旧来相承，与人诊脉，纵有小知，得之别解，人多以此致信，俞君亦其致信之徒，亦可见《难经》魔力之大也！寸口，太阴肺之动脉也。由此比类，以诊三阴，则寸口为三部法之部首也，正与人迎比类，以诊三阳。同肘中尺泽，亦太阴肺之动脉，则诊尺泽，所以诊肺之本经也；正与跗上冲阳，以诊胃之本经同至。若诊心之法，除人寸比类外，神门、极泉，皆足以诊心之本经，此为《内经》诊脉之大法。若必以右手寸口之寸部为重气、为小短、为候肺，左手寸口之寸部为重血、为略洪、为候心，是何异割裂寸口，截断脉流耶！所以欲诊十二脏腑经脉，非复兴九部、九候及人寸比类诸诊法不足以候其真相焉。俞君其亦赞同拙著之主张否。

读《脉学肤言》后与俞鉴泉君之商榷（六）

（原文摘录八）脉波具体而微，其中洪、大、滑、涩，如循长竿，如参椿，如火薪燃，细心推测，方得形神之似，非如粗大之物摸索可得也！

（民叔按）"洪、大、滑、涩"只是洪、大、滑、涩，何与于如循长竿，如参椿，如火薪燃之诸物状乎？以循长竿、参椿、火薪燃为脉波之具体而微，徒见其惑也。圣人之道本自中庸，义理彰明，尽人可学。俞君乃谓"细心推测，方得形神之似"，由心自造，故神其玄。连用若干"如"字，真足令读者迷罔不富，坠于五里雾中。使俞君扪心自问，恐亦莫名其妙，独唱高调，自欺欺人，良由袭用两经之"如"字而不知"如"字之真义也！盖运气候气之数十"如"字，持针候气之数十"如"字，与大奇平人望色之三十余"如"字，义各有在，不可拘泥。若《伤寒论》之平脉辨脉两伪法所有之"如"字，尤为乖谬怪诞不经。总之，"如"字之下为实物，实物不得为诊脉之名词，如《素问·宣明五气篇》之弦、钩、毛、石是用直、曲、轻、重之相反者，以例四时脉候之不同，亦即四方脉候之各异，非必春脉皆弦，夏脉皆钩，秋脉皆毛，冬脉皆石，人众之脉候，必不如是之整齐，时病之交替，必不如是之一律也。乃注释者真不以弦为直，以钩为洪，以毛为浮，以石为沉，藉以影射脉法，淆惑听闻。又脾脉代之"代"字当作带解，乃与《素问·脉要精微论》之规矩绳权衡之"绳"字同义。带绳同为实物之名，同具约束之义，规、矩、权、衡即方圆量称之谓。若以弦、钩、毛、石为诊脉之名，则脉有直、曲、轻、重；若又以规、矩绳权衡为诊脉之名，则脉法不将有方圆束量称之诊哉。总之，不知经义用实物之相反者，以为五时、五方、五态不同之例，有以致误耳！尝考经义，凡用实物皆必加"如"字于其上，是知凡加"如"字者，皆非真脉名可断言也，不然弦训端直何不迳曰脉直之为愈？钩训弯曲何不迳曰脉曲之为愈？即毛石亦非浮沉之义，乃孟子金重于羽者，一钩金与舆羽之谓，正当训为轻重之义也。然则弦、钩、代、毛、石，皆为假借实物之名以例五时、五方、五态相反之符号，故皆加"如"字以明之。能识诸此，则经中凡言"如"字，不出运气候气、持针候气、望色候气之三例，万不可列为诊脉之名，并不可认为脉体之状。后世昧之，强拉入两寸动脉诊法，穿凿附会，谬妄良多，夫弦、钩、毛、石且不得为诊脉名词，则俞君所谓如循长竿，如参椿，如火薪燃，诸"如"字下之实物而得为诊脉之名词乎，且俞君并谓"非如粗大之物摸索"可得，直予来学以玄虚似此立说，恐学脉者再蹈民叔初学脉法时之误辙也，奈何，奈何？

读《脉学肤言》后与俞鉴泉君之商榷（七）

（原文摘录九）人迎、气口，聚讼不一，周澄之谓。人迎结喉两边穴名，无人迎脉也。两手高骨，脉名气口，无气口穴也，一语判决，服其了当。

（民叔按）《灵枢·禁服篇》曰："寸口主中，人迎主外。"杨注："寸口居下，在于两手，以为阴也；人迎居上，在喉两旁，以为阳也。"《灵枢·动输篇》曰："阴阳上下，其动若一。"杨注："阴谓寸口，手太阴也，阳谓人迎，足阳明也；上谓人迎，下谓寸口；人迎是阳，所以居上也；寸口是阴，所以居下也。阴阳俱静俱动，若引绳相顿者。病，谓人迎、寸口之脉乍静乍躁；若引绳相顿乍动乍静者，病也。"《素问·阴阳别论》曰："知阳者，知阴；知阴者，知阳。"杨注："妙知人迎之变，即悬识气口，于气口之动亦达人迎。"《灵枢·四时气篇》曰："气口候阴，人迎候阳也。"杨注："气口藏脉，故候阴也；人迎府脉，故候阳也。"总上观之，则知仲景书中，凡于人寸比类，统曰阴阳，阴阳为人寸之公式。至于三部，本经私病，非公式者，乃曰趺阳、寸口、少阴，此种大纲，后之学者多习焉不察。设非吾蜀廖季平先生竭力阐发，吾济奚有今日之新知乎！俞君那能识此，其谓寸口人迎，聚讼不一，自是深感伪法之语。"左为人迎，右为气口"，荒谬怪诞，不可究诘。且引周澄之谬说，以为根据，离经叛道，莫此为甚。《灵枢·本输篇》曰："经渠，寸口中也，动而不居为经"，则两手高骨寸口之内，原名经渠穴，岂周澄之读经遗忘此句乎！其"脉名气口，无气口穴"之说之难于成立，不待证而后知。俞氏反以为一语判决，服其了当，岂非咄咄！虽然伪脉法之至于此极，亦非一朝一夕之故也。廖季平先生曰："脉法缩三部于两寸，于女子缠足大有关系，《续小学》载一旗妇，不肯医持手诊脉，宁病而死，故俗有牵丝诊脉之说。"仲景、叔和妇女皆诊喉足，齐梁俗医乃改古法，妇女自难诊喉足，弓鞋窄侧，其风渐甚，诊足之法不能行，医者从俗，妇女但诊两手，一时利其巧便，因推其法于男子，久之而《难经脉诀》出焉，推其原理当由缠足，阶之厉也！

读《脉学肤言》后与俞
鉴泉君之商榷（八）

（原文摘录十）脉体尺中一显，尺至关界，中脉一隐，关至寸界，中脉又一隐，自尺至寸，如藕节之接连，若冈峦之起伏，别部之动脉无似焉，造物主生此寸口，以诊疾苦，圣人知之，昭兹来许，厥功伟哉！寸、关、尺平脉大小已自不同，不然者，将仲师《伤寒论》所云"尺中脉微，此里虚，尺中脉迟者，不可发汗"，亦妄语欤？要之者，吾国以寸、关、尺诊脉最古最确，自可按部而得。其虚实病变，然必合于望闻问，而练习久久，神专心灵，指下创始了了。

（民叔按）俞君既宗《难经》寸、关、尺三字，强分寸口动脉为三段之说，又疑三段当有界别，于是异想天开，说得天花乱坠。所谓自尺至寸，如藕节之接连，若冈峦之起伏，虽曰羽翼《难经》，而荒谬怪诞，尤有倍甚之者。考《内经》虽分寸、关、尺，而无显隐之说。俞君则变本加厉焉，俞君之言曰："脉体尺中一显至关界，中脉一隐，至寸界，中脉又一隐。"绎其文意是尺显于寸，寸隐于尺，然诘其何以有此显隐也？而俞君又无自释之明文。民叔三复其说，又时时自按脉搏，自试显隐，结果为尺隐于寸，寸显于尺，与俞君之说大相悬殊。尺隐者，肉厚故也，尺之下肉更厚，脉动更深，故脉动且隐，而不可按也；寸显者，肉薄故也，寸之上肉更薄，脉行更浅，故脉动且显而可用目视矣。此为事实，尽人可验。俞君又何以为说耶？俞君以为别部之脉，无似寸口者，其以寸口之长可容三指耶，而不知人迎、太谿亦可容寸、关、尺三部之长也。俞君以圣人知造化，生此寸口，以诊疾苦，似以除寸口外之动脉，皆为无关痛痒者。而不知圣人早已将人迎、寸口并重，为阴阳比类之法，更将人迎、寸口、少阴并重为三部同诊之法，经有明文可复检也。俞君以寸、关、尺平脉大小已自不同，似以寸口一处大小同等者，反为病脉，而不知脉本一条，无三节，纵以伪法绳之亦属错误。《伤寒论》曰："寸口、关上、尺中三处，大小浮沉迟数同等，虽有寒热不解者，此脉阴阳和平，虽剧当愈。"此以大小同等，为虽剧当愈之脉。岂有如俞君寸、关、尺大小不同为平脉之诊断？抑俞君并此条伪法而未之读及，或已读及而竟至遗忘也耶？然何以知此条为伪法也？盖于"寸口、关上、尺中"六字知之耳详，原文但曰三处，三处者即《灵枢·动输篇》常动不休之喉、手、足三部法也。自《难经》伪法盛行后，崇拜之者，乃增寸口、关上、尺中六字于三处之上，意在记识久之，乃混为正文，所谓三处同等，在与经义人迎、寸口齐等之意同，非谓寸口之寸、关、尺也。不然寸口一寸之地，本属一经，不有大变异，何能分出大小、浮沉、迟数之同等与不同等？如此强作解事，影响附会，何能征信于来学？须知仲景序中已有"按寸不及人（后世寸关尺之说大行，误以"尺"字改"人"字），握手不及足，人迎少阴（后世不知趺阳为人迎别名，故仲景集中有趺阳无人迎，何时妄人误以趺阳之"趺"字从足为足部之动脉，而以趺阳改少阴），三部不参"之明文。三部为喉、手、足之三部，而三处即此人、寸、少阴之三部，是三处之非寸口、关上、尺中之三处也，昭然若揭矣。俞君更引尺中脉迟、尺中脉微为证，不知仲景集中所有关、尺字，或为妄人羼补，或为浅人改窜，试一绎之，罅漏百出。夫仲景祖述《内经》，独于诊法何能离经叛道？其在《内经》之人、寸比类也，在仲景则曰阴、阳诊法，如脉阴阳俱紧、脉阴阳俱浮、脉阳浮而阴弱、脉阳微阴浮之类是也。后人昧诸阳为人迎，阴为寸口之义，而以寸阳尺阴解之，宜其不通。又凡脉法中有"而"字者，必为两部，非诊一脉而加以数种名词也。如"寸口脉浮而大，浮则为风，大则为虚。"浮则为风指寸口也，大则为虚，指人迎也。虚训小义，谓寸口小于人迎也。又凡脉法中有"相搏"二字者，必为病状非称脉名。如"寸口脉浮而迟，浮脉则热，迟脉则潜，热潜相搏，名曰沉。"浮脉则热指寸口也，迟脉则潜指人迎也，热潜相搏名曰沉，沉非脉名，所以状其病也。与"少阴脉浮而弱，弱则血不足，浮则为风，风血相搏，即疼痛如掣"之文义正同。至于《内经》三部诊法也，在仲景则曰趺阳、寸口、少阴。如"太阳病六七日，手足三部脉皆至""伤寒六七日，大下后，寸脉沉而迟，下部全不至""趺阳脉浮而涩，少阴如经也，其病在脾""趺阳脉紧而浮，少阴脉不出者，阴肿大而虚"之类是也。后人既昧人、寸、阴、阳之义，更无由而知三部之诊法，徒眩惑于《难经》寸、关、尺之伪法，缩少阴、太谿足脉于两尺，缩阳明、人迎喉脉于左寸，但利简便，不顾事实，凡经传古义，胥无噍类矣。三部且昧，九候尤惑。须知仲景集中有专诊趺阳脉者，有专诊寸口脉者，有专诊少阴脉者，有阴阳比类者，则人、寸合诊是也。有三部比类者，则人、寸、少阴合诊是也。凡未冠以趺阳、寸口、少阴字样，皆为九候脉法。如但曰太阳脉则诊委中，阳明脉则诊冲阳（一名会原，即后人所谓趺阳也。趺阳在喉，为人迎之别名，趺阳、寸口为阴阳公式，冲阳、尺泽为本经私诊。本刊四十期载陈无咎先生大案写真其第三案，有试诊寸口、人迎、趺阳三部，病象皆退云云，以陈君之贤，尚乖误至此甚矣，古义之难明也！）之类是也。后人不能勤求古训，将三部九候之遍诊法皆宗《难经》，统缩于两手寸口之间，宜其为智者所疑，愚者所惑，更无怪俞君力倡吾国以寸关尺诊脉最古最确之论，其误洵深，不可不拔，牢不可破也。俞君果能按寸、关、尺三部而能得虚实病变耶？何以又自谓"然必合于望闻问而练习久久，神专心灵，指下创始了了"耶！其于寸关尺之非古、非确、非逗，露于言外，非彰明于意表也耶！总之，俞君误于古今迷信《难经》者之说，确认《难经》为战国时秦越人所著，又确认仲景以后，如《甲乙》《脉经》《千金》《外台》皆为祖述《难经》者（近阅上海医报第六十九期有梅叔肱君所撰《难经诊脉独取寸口论》一文，力谓《难经》真为秦越人所著，盛称秦越人识脉法真谛，并服其改古法之苦心。又谓仲景书，重证不重脉，种种持论，似专为拙著而发，敢请再将拙著各文试为细阅，即希赐教，详示谬点，俾便互相讨论，所谓理愈阐而愈明，国医古义或因此而有大白之一日也）。民叔于此所以深服吾蜀廖季平先生之卓识，先生之言曰："考后世伪法，自《难经》（二十九难以前专论诊脉）创立新法别为一书外，其以成篇窜入古书者，如《伤寒》之《平脉》《辨脉》二篇、《千金方》之《平脉篇》、《千金翼》之《色脉篇》、《脉经》之一、二、四、十四卷共八篇。此八篇于原书如冰炭水火之相反，苟一推求，罅漏自见。考八篇中，有采取扁鹊及依附《内经》、仲景而小小变易，无足深究。其罪魁祸首，则专为排部位、立脉名。其言部位者，如《千金·平脉五藏脉所属篇》《三关对主篇》《诊三部脉虚实决死生篇》《千金翼·色脉诊脉大意篇》《诊寸口关上尺中篇》《脉经平三关阴阳二十四气篇》《平人迎、气口、神门前后脉》共七篇；其改定脉名者，如伤寒《平脉》《辨脉》二篇、《脉经·脉形状指下秘旨篇》《千金指下形状》共二篇，此当抽出急为焚毁者也。其零星改窜者，如《伤寒》《金匮》中之'关、尺'字共十五条，《千金·五藏六府》每门皆全用《内经》、仲景原文，乃其中杂有《脉经》三关、阴阳二十四气及人迎、气口、神门前后二篇全文，与全书诊法不合。查日本翻印宋代西蜀进呈本目录，所隶《脉经》每条有'附'字，则二篇全文为后人所附无疑。又考《伤寒·平脉》首段二百七十余字，人皆以为仲景原文，初疑其文气卑弱，且全系四字句，不类东汉文格，及考宋本《千金方》称为'脉法赞'，每句脱空排写，初不以为仲景书也，再考《千金翼·平脉》又重载此文，惟未多

'为子条记传与贤人'八字。孙氏一人之书，两载此文，已属可怪。《伤寒·辨脉》竟直以为仲景之书，则为怪之尤甚者矣。初疑《千金·平脉篇》《翼·色脉篇》为后人所羼。及考孙氏全书诊法，无一与二篇相同者，卷首'医学九论'，论诊候在第四，是孙氏论诊详于卷首，无庸复出二卷。且医书体例，论脉必在首卷。乃《千金》三十卷，《平脉》在二十八；《翼》三十卷，《平脉》在二十五，明系伪羼，不取列卷首，故退藏于末。又《千金·第四论诊候》首段三部九候全引《内经》原文，今本作：'何谓三部寸、关、尺也？上部为天，肺也；中部为脾，人也；下部为地，肾也。'何谓九候以下，皆《内经》原文。考《难经》：'何谓三部？寸关尺也；何谓九候？浮中沉也。'欲改孙氏原书，则当全改三部九候，若三部从《难经》，九候从《内经》，牛头马身，岂非怪物！'上部为天，肺也；中部为人，脾也；下部为地，肾也'十八字尤为不通，肺、脾、肾既与下文九部重出，以《难经》法推之，又有右手而无左手，真属不识文义者所为，可谓荒谬绝伦矣！以上所举，皆荦荦大者，零星羼改，殊难毕列。凡《伤寒》《金匮》《甲乙脉经》《千金》《外台》全祖《内经》，道同风一，所有'关、尺'字皆当汰除校正，障碍一去，坦道率由。"民叔至愚，因病攻医，攻而不成者屡矣。迨后得廖季平先生之诱掖，乃洞悉脉法真谛。于是，本先生指示之蹊径，遍读古医书籍，无往不适，所获良多。所惜吾川学术，困于蜀道之难，中原人士鲜有知者。俞君沉沦伪法，固执《难经》"寸、关、尺"之说，著论非难，爰述是篇以为答辩，盖亦援溺以手之意云尔！（完）

乙酉大雪受业上海卞嵩京再读手稿

是《脉法古义》《脉学肤言商榷》两文，为刘师民国二十年前所撰，发表于张赞臣主编《医界春秋》，而《商榷》将《脉法古义》更相阐明，文中大谈《内经》理论，大谈《内经》三部九候诊法，人寸比类、少阴太谿诊法，力辟《难经》缩三部九候于寸口之伪法，以及关尺连诊分配脏腑二十七脉之谬误，并正趺阳即人迎，两者异名同穴，其本一也。以《难经》流传既久，流毒至深，古义难明，今得刘师大力提倡而始见真谛。刘师见承庭训，随祖刘怀、外祖康朝庆学医，少年医学思想在于明清诸家，后得益于蜀中大儒井研廖季平先生，至是专以古医学鸣世。刘师以廖师治经之法以治医，中年医学专宗岐黄。刘师尝曰："迨五十而后，始跳出《内经》圈子，直溯汉魏以前汤液古医，以为脏腑经络皆臆说也。而汤液治病，首重辨证，而证者，实也。灵活运用六经辨证，此即为我中医理论之最高境界，亦即为我中医之朴素唯物辨证所在。"昔陶令有觉今而昨非之说，故廖师一生，经学思想六变，晚号"六译老人"。今刘师一生，医学思想三变，盖追求真理日臻完善是为变也。故其五十而后，撰著多在本经汤液，于此藉以知刘师早年医学思想，夫而后知刘师晚年理论之有自也。然虽欲观今世之能熟知《内经》理论者，亦属几希。忆者章次公先生尝言："今之医者多不好学，洵非虚言也哉！"

乙酉大雪受业上海卞嵩京并记

乙酉处暑　嵩京手稿

诊余纪案

《医界春秋》三十九期　刘民叔

邹君学满，蜀之忠县人。自春由平津南下，寓金神父路之新新里，六月患腹痛、滞下，日四、五次，眠食如常。初病原不甚剧也，旅行客次，诸多不便，乃人住海格路某西医院，两周后形销骨立，壮热、神昏、呃逆、自汗。延余往诊，决其毙期之早晏，非图治也。乃诊其脉数溢兼止，虽似雀啄而沉取不牢，足征胃气尚未竭绝，服药犹堪运输。嘱其搬出该院，处以大剂人参白虎汤，调服紫雪丹，治及四日，计服紫雪一两五钱，石膏则每剂二两，始得热退神清，呃平渴解，旬余赤白乃净，眠食乃安。续以甘凉濡润，善后而廖。夫白虎人参清热益气，两治肺胃者也，大肠与肺为表里，与胃为直接，肺肃则肠清，胃澄则肠洁；兼以紫雪之穿经走络，以泄深陷之热，故效可必耳。但痢疾初起，发热无汗者禁用。

浙宁江庆余君，操劳萦思，形疲、少眠，固阴虚人也。七月病血痢，初起即剧，里急后重，胀痛拒按，登圊无少间之停，乞治于余诊。其脉弦细，以强察其舌，紫绛以燥。盖经营商业，冒日步行，暑邪深踞，毒火亢炽，正所谓气结津枯，正虚邪盛，无英雄用武之地，治而效迟，易招物谤，遂婉词谢之。江君再三恳治，不得已，乃用洋参、苁蓉、海蜇、山药以益气滋液，延胡、金铃、鳖甲、鼠矢以疏肝和脾，银花、绿豆、黄连、黄芩以清火解毒，更以鸡内金、旱三七、苦参子之强有力者，以为调气行血之锐具，连服旬余，始得渐安。后处以滋养膏方调理，久服乃健。

刘克麟先生，蜀渝之知名士，寓沪有年，性静形癯，恒病知医，每病则自服清凉取效，数年来，常若是也。孟秋中旬，溽暑张炽，病重性赤痢，日及百次，气微神颓，招余代拟治法。切脉寸口浮濡如绵，人迎亦不鼓指，瀣出虽赤而紫黯不泽，苔厚若蒙绒，乍静乍躁，肢强不柔。此元阳式微，循环欠清灵之运，气血离决，危不旋踵，不可指里急后重为热候，而轻用芩连以偾事。盖气血运行互为附丽者也，气微则血涣，更因后重以下奔，有若暑痢，实则脱营耳。脱者宜固，

"君其敢服参附汤乎？"刘君首肯，乃以参、附、姜、桂、归、耆、苓、术、龙牡、芍药、桑枝等出入为方，一剂知，数剂效，渐以向愈，后服鹿茸大补，餐履皆健而康。

鲁人，魏值成君，操牙刷业，冒暑饮冰，毫无忌惮。一日赴友宴，友为代乞诊治。按脉浮沉皆弦，头痛、腹痛、寒热往来、里急后重、赤白滞下，曾服芍药汤两剂，未效。余谓此病情形正合喻氏逆流挽舟之法，但彼为表邪内陷，故须人参以助升提，此为表里同困，必加疏利以开结滞，论治处方又有毫厘之差焉。仲师原有四逆散加薤白法，正宜取用，拟柴胡一两五钱、枳实一两、芍药一两、甘草六钱，研为细末，另以薤白一两，煎汤，去滓，煮散三钱，顿服，日二服，夜一服。宴罢归来后，未复诊，固不识其服后如何耳。月余值友于途，语及魏君服药竟未尽剂而瘥，因受经济压迫，致未复诊也。

麻疹述概

《医界春秋》六十九期　刘民叔

（原因）今春，麻疹流行，夭殇甚众，兹当兵燹之际，生计维艰，多有因循坐误，未及延医诊治者，或医非其人，用药不当，辗转至毙者。余既目击，倍觉伤心，爰述梗概，公诸报端，用质通方，即希明教。

（形证）初起，咳嗽，喷嚏，两胞浮肿，眼泪汪汪，鼻流清涕，身体渐热，二三日或四五日始见点于皮肤之上，形如麻粒，色若桃花，间有类于痘大者，但有颗粒而无根晕，微起，泛而不生浆为异耳。

治法：麻疹治法虽多，但归纳之可分三类，一曰宣卫，即透发也；二曰清营，即化毒也；三曰培气血，即调理善后也。明此三法，则麻疹正治了无遗疑矣！

1.宣卫　形点未见之前，或见而未透之际，皆当宣卫为主。宣卫即所以开发皮毛，使麻疹伏毒得以尽行透发也。宣卫如升麻、葛根、荆芥、防风、薄荷、牛蒡、蝉蜕、淡豉、桔梗、杏仁之属，对证选择，审其轻重而定方剂之大小。

2.清营　麻毒原伏血中，自内出外，即是由营达卫，卫气一宣，续当清营，俾热清毒化，无复余留也。清营如生地、元参、丹皮、赤芍、犀角、茅根、黄芩、黄连、栀子、紫草之属，而石膏、知母、花粉、麦冬、苇根、贝母、银花均为清肃肺胃之品，于见点后，俱可随证加入。

3.培气血　托毒外透者，气也；被毒所烁者，血也。故麻疹收没之后，亟宜培养气血，但气根于津，血化于液。只能频用甘寒濡润之剂以资津液之复。若骤用温补，则未有不偾事者也。

（举谬）以上三法，审证施治，择宜而用，千治千生，百无一失。而昧者以为麻疹不外升提一法，升而又升，竟至疾逆于喉，喘闷致毙者，此与揠苗助长不殊也；或以畏惧升提，偏执退热，竟至毒不外透，遏伏致毙者，此与关门捉贼不殊也；或以过虑寒凉冰伏麻毒，始终只用平剂，竟至坐误时日，牵延致毙者，此与扬汤止沸不殊也；或以麻疹下利，骇为漏底坏证，竟至温补杂投，壅塞致毙者，此与抱薪救火不殊也。其有用"规尼烟"治麻疹之发热，而毒伏致喘者有之；用远志治麻疹之疾喘而激发痉厥者有之；用附子治麻疹之厥利，而喘闷窒息者有之。以上各误，目击实多，敢为列举，冀觉误者之悟。

（救逆）麻疹以透发为要，透发则毒化神清。误治神昏、喘急，疹点突然收没者，切勿单用透发之药，必与清营化毒并行，始克有济；若疹色鲜艳而神昏不醒，喘闷益急者，切勿再用透发之药，必大剂清营化毒，始能奏效。牛黄、至宝、紫雪、神犀，亦麻疹危证必备之方，妙其运用，十治十全。

答顾馥棠君《征求医方》

《医界春秋》九十七期　刘民叔

　　读民国二十三年十二月廿二日《申报》第四张，医讯栏载有顾馥棠君《征求医方》一则，细绎之余，当是寒厥失治之病，爰研证之，以供顾君参考，并希同道指正。

　　病源（节录原文一）　内子，现年三十九岁，向有肝阳证，发时手足麻冷，头晕，气滞，甚至昏迷，前后共产子八次，前五次皆安全，第六次小产，第七次亦安全，第八次于去年夏历九月初旬，又系小产。

　　（民叔按）《素问·上古天真论》曰："女子七岁，肾气盛，齿更发长；二七，而天癸至，任脉通，太冲脉盛，月事以时下，故有子；三七，肾气平均，故真牙生而长极；四七，筋骨坚，发长极，身体盛壮；五七，阳明脉衰，面始焦，发始堕；六七，阳脉衰于上，面皆焦，发始白；七七，任脉虚，太冲脉衰少，天癸竭，地道不通，故形坏而无子。"细绎经义，"肾"字在女指胞室，在男指睾丸。太冲、任脉为生殖之本，睾丸、胞室为泄精之机。据此则尊夫人本属冲任两盛之体，所以多子。但以三十九岁间连续产子八次，则冲任两脉之亏耗可知。夫冲、任两脉之均盛时期为二七、三七、四七之年龄，所以前五次产子皆安全。迨至五七以后，冲、任两脉已由盛极而衰，所以第六次、第八次皆系小产。然则产子过多，亏损冲、任，为尊夫人致虚之因，病因虚生，邪乘虚入，所谓邪之所凑，其气必虚是也。又按人身经脉，手足十二经运行于外，奇经八脉运行于内，周而复始，循环无端。医家详手足十二经，道家详奇经之任督，督脉行背，任脉行腹，所以周回于身也。冲脉起于胞中，循行背腹，兼司气血二海。以督言之，则行背；以任言之，则循腹居中御外。故《灵枢·顺逆肥瘦篇》曰："冲脉者，五藏六府之海也，五藏六府皆禀焉。"营卫运行，由冲脉之渗阳灌阴，循任、督、跷、维诸脉以达于手足十二经，则十二经如外藩，任督如内畿，冲脉居中，统驭者也。然则任之与督，为相等之脉耳，其尤重者，厥为冲脉。冲较诸脉为大，所以《素问·上古天真论》名曰"太冲"。冲居任督之中，深不可见，所以《灵枢·百病生死篇》名曰"伏冲"。是则尊夫人以冲任均盛之体，惟因产子过多，亏损冲、任。然任脉之损其害也，不过小产而已。惟其深损冲脉致其祸，有不可深言者，征之经义则《灵枢·顺逆肥瘦篇》"冲脉并少阴之经，故别络结则跗上不动，不动则厥，厥则寒矣。"然则尊夫人之病源，为冲脉亏损之寒厥无疑。

正名（节录原文二）　向有肝阳证，发时，手足麻冷，头晕，气滞，甚至昏迷。

（民叔按）论病必先正名，名正则治无不当。爰据古籍，此正其名焉。考《素问·厥论》曰："阳气衰于下，则为寒厥，寒厥之为寒也，必从五指而上于膝，其寒也，不从外，皆从内也。前阴者，宗筋之所聚，太阴、阳明之所合也。春夏则阳气多，而阴气少；秋冬则阴气盛，而阳气衰。此人者质壮，以秋冬夺于所用，下气上争，不能复精气溢下，邪气因从之而上也，气因于中，阳气衰不能渗营其经络，阳气日损，阴气独在，故手足为之寒也……厥或令人腹满，或令人暴不知人，或至半日远至一日，乃知人者。"兹以尊夫人之病态，与厥论所述两相互证，无不符合。顾君所谓发时手足麻冷也，正与《厥论》之"阳气衰，不能渗营其经络，阳气日损，阴气独在，故手足为之寒"诸语相符合矣；其所谓气滞也，正与《厥论》之"厥，或令人腹满"一语相符合矣；其所谓头晕也，甚至昏迷也，缘头晕为发时而轻之症，亦即为甚至昏迷之渐，甚之昏迷亦即为头晕之极，正与《厥论》之"或令人暴不知人，或至半日远至一日，乃知人"诸语相符合矣。又《素问·调经论》曰："血之与气并走于上，则为大厥，厥则暴死，气复生则生，不反则死。"亦足为尊夫人头晕、昏迷、随厥随苏之解释。所以然者，以冲脉素盛之体，摄纳厥气，使气下反，固较常人为易，是又与《厥论》之"此人者质壮"一语又相符合矣。冲脉亏损，原于产子过多，则与《厥论》"夺于所用，下气上争，不能复精气溢下，邪气因从之而上"诸语又相符合矣，然则尊夫人病名之应为寒厥，信而有征，若以肝阳名之，奚可哉？

经过（节录原文三）　自去年夏历九月初旬，小产后三日，因稍闻炭气，肝阳复发，日见沉重。经中西医疗治至今春，稍见起色。至夏季，已能起坐，行动饮食亦见增进。后由西法推拿数次，中法推拿四十余次，亦未见效。两月前经友人介绍，至沪东某医院治疗。因在院受凉，复见沉重，出院后复延中西医及古法金针科医治，稍见痊可。距至本月三四号又复增剧，饮食不进，昼夜不能安眠，胸腹时觉有气抽动，有时横梗胁骨，痛楚不堪，时则肚腹饱胀，牵动头部作痛，近复加以昏迷，四肢无力，服药无效。

（民叔按）据顾君所述，尊夫人之久病经过，大约可分为三期、三并病，亦即由浅而深之递变也。第一期是单独的寒厥病，第二期是寒厥与寒痹的合并病，第三期是寒厥、寒痹与痿躄的合并病。今略举数例以明之。

《灵枢·五色篇》曰："厥逆者，寒湿之起也。"

《灵枢·本神篇》曰："肾藏精，精舍志，肾气虚，则厥，实则胀。"

《素问·通评虚实论》曰："气逆者，足寒也。"

《素问·解精微论》曰："厥则目无所见。"

《素问·大奇论》曰："脉至如湍，名曰：暴厥，暴厥者不知与人言。"

《灵枢·癫狂篇》曰："厥逆为病也，足暴清，胸若将裂，肠若将以刀割之，烦而不能食……厥逆腹胀满，肠鸣，胸满不得息。"

以上为寒厥之举例。

《灵枢·刚柔寿天篇》曰："寒痹之为病也，留而不去，时痛而皮不仁。"

《素问·逆调论》曰："是人多痹气也，阳气少，阴气多，故身寒如从水中出。"

《素问·气穴论》曰："积寒留舍，营卫不居，卷肉缩筋，肋肘不得伸，内为骨痹，外为不仁，命曰不足，大寒留于谿谷也。"

以上为寒痹之举例。

《素问·痿论》曰："阳明虚则宗筋纵，带脉不引，故足痿不用也。"

《灵枢·经脉篇》曰："虚则痿躄，坐不能起"释文云："躄，两足不能行也。"

以上为痿躄之举例。

论治（节录原文四）　中西医皆谓体亏所致，须静养，方能复元。推照目下情形，恐非静养所能救，不知尚有其他方法否？倘何高明指教，或施方施药，或指示名医，果能因而获愈，则鄙人夫妇感同再生矣。

（民叔按）一病有一病之机要，得其机要，乃足以论治。所谓知其要者，一言而终也。观前"经过"节有曰："因稍闻炭气，肝阳复发"，又曰："因住院受凉，复见沉重"，可知尊夫人以久病淹缠之体，已陷于阴盛阳虚之局，所以只受得清气，受不得浊气，以嗅触炭气，炭气太浊故也，亦只受得暖气，受不得冷气，以住院受凉，凉则益冷故也。然则论治之道，舍用大辛大温，抑阴扶阳外，更将何法可以起一生于九死哉！又观顾君于述治疗经过中，一则曰："经中西医法，推拿数十次亦未见效"，再则曰："复延中西医及古法金针科医治，稍见痊可，距至本月三四号，又复增剧"。然则治尊夫人之病，而徒持诸外治，诚所谓舍其本而逐其末也！顾君又称近复加以昏迷，四肢无力，服药无效，则病势已登峰造极矣。奈何中西医仅谓体亏所致，须静养方能复元？岂以重病难治，特用无可无不可之词，以为敷衍卸责耶？顾君颇悉其隐意，欲另谋救济，登报征求，用心良苦。民叔至愚，谨以仲景之附子汤、理中汤、四逆汤、吴茱萸汤诸方义相贡献，不知有当尊意否耶？但标本权衡，损益进退，是又临诊之士自求于规矩之巧焉。

论伤寒发热，不可用清凉退热之理

《医界春秋》九十八期　刘民叔

　　寒伤于人，理应病冷，乃人之伤于寒也，不但不病冷，而且反病热，则此热者果何为而发乎？夫人体非机械，若以机械之理喻之，则非医药中事矣。须知，人者负阴而抱阳，阳生则阴长。所谓阴者质也，阳者气也，质以寓气，气以运质。故人之生也，全赖乎气。气之在表者，有营有卫，营行脉中，卫行脉外。唯卫者，卫于皮毛之外，有若藩篱墙垣之固也。伤于寒者，即卫气失其固，乃寒也。得以乘其虚，故伤寒之初，只觉形寒畏冷，而不即发热。必经过相当之时间，其热乃发，则此发热者，正元阳奋发，卫气振作，斯为抵抗力之表现。所以《素问·热病篇》在"人之伤于寒也，则为病热"两句之下，特续申之曰"热虽盛不死"为则。治伤寒者，无论其发热到如何高度，但察其兼有恶风、恶寒、头痛、身痛、脉浮、苔薄诸证，便不可用凉药撤热，更不可用冰罨退热。所以然者，以其热为表热，即所谓"热虽盛不死"之热也。不然而以凉药撤热，或以冰罨退热，是不啻若自撤退其抵抗力，而与以病邪遏伏或内陷之机会？故凡伤寒发热之属于表证者，务必用辛温升散，如生姜、葱白、桂枝、麻黄之属，俾收助热出汗之效，未有不一服而愈者。若其人卫阳衰馁，脉气微弱，尤非重用附子不足以胜克敌之任。

《金匮宿食条解》

《医界春秋》一百期　刘民叔

本期为胃病专号，张君赞臣索稿于余，原拟撰述《千金胃腑方疏》一文，借以阐发汉唐间疗治胃病之奥旨，无如诊务缠人，日鲜暇晷，兼以限期甚迫，未便草草交卷。不得已，乃抄录吾蜀先进熊公其言所撰《金匮宿食条解》，意存介绍，非敢掠美，不过聊应张君之命，勉塞索稿之责而已。

问曰："人有病宿食，何以别之？"

宿食者，言食传舍于肠胃，歇宿而不去也。食入于胃，泌津液而化糟粕，小肠受盛，大肠即为传导。曷为歇宿而不去？以寒积胸中，无真气以为输运也。何由知寒积胸中，无真气以为输运？因与漏疝病同一，虚寒从下而上，是以知之也。人既有病宿食，若嚼腐、吞酸、嘈杂、呕吐、饱闷、痞滞、浊苔厚腻，与恶食、伤食、恶闻食臭及大便坚结、闭秘等证，有诸内必形诸外，此在人所恒有，亦为人所易识，其为别之奈何？盖宿食之病，包藏祸心，变幻靡测，固有以上所列病情，亦有未列以上所列病情。一毫未现，即不能认定为宿食，纵多方揣度，断不能由宿食病而处施治。历古以来，因是而致夭折者，殆不知几恒河沙数矣。故设为代门，欲世之操斯术者务在于无可别之中而求其有可别也。

"寸口脉浮而大，按之反涩，尺中亦微而涩，故知有宿食，大承气汤主之。"

阳明脉大，胃气下降则大而不浮。今脉浮而大，且见之于寸口，是胃气上逆，而不获降于下矣。大不应涩，按之反涩，则胸中大气已被阻而不行，加以诊之于尺，由沉及中，以细微之脉变之而为微涩，是肾气下遏，而不得升于上矣。仲师言寸言尺，虽未论及于关，其实寸大而涩，中关之阂而降，俾阳不得通于阴；尺微而涩，由关之拒而不升，俾阴不得交于阳，关格不通，阴阳离决而生机息矣。故知，有宿食，宜下之，以大承气汤也。

"脉数而滑者，实也，即有宿食，下之愈，宜大承气汤。"

脉数而滑，谓之而为实者，盖以大肠糟粕结而为实，积瘀蕴热，无所疏泄，势必蒸腾而上，手太阴所主之脉，适当其冲，不独迫凑之而为数，并今激变之而为滑，数与滑并见，即此行阳行阴之度于迅速中，而杂以流利，可决其中有宿食，宜急下之以大承气，而病乃得愈也。

按涩则不滑，滑则不涩，即微数二脉，亦大相反，何以均主宿食？不知脉涩而微，就浊垢之窒塞于内而言；脉滑而数，就浊热之充溢于外而言。下节又出紧脉亦主宿食，盖言由内达外，切迫中而兼有绞束之象，谓之为涩，不得谓之为滑，更不得故状之为转索。总见顽涎恶垢，碍砾于中，则开阖之机关不利，而脉之所应，亦为变动无常。仲师形容其脉象之变态，最为微妙，虽宿食之证，非此数脉所能尽然。即数脉以为推测一任，病机百出，无难为之抉露矣。

"下利，不欲食者，此有宿食，当下之，宜大承气汤。"

此"利"字作"通"义解，盖言大便未至闭塞，而所下尚属通利。顾下而特别之曰"利"，其中有甚不利者可知；不欲食者，不能食也，不曰不能食，而曰不欲食，正见欲食而不能畅其所欲，又可知独是宿食之病，其最难为辨者，莫如下之不利，食之不欲，兹则举以为纲，其中尤别有精义。盖上窍主纳，下窍主出，食若为宿，固结肠窍，不获节次传导，是下之所出，既有杆格之形，而上之所纳，不无厌弃之状。当此出纳失职，已将宿食病根之所在，露其端倪。又恐人忽焉罔察，不克烛微阐幽以发其隐伏。因于藏之深，深直从无可名状之处，特笔提出"下利不欲食"五字，为认宿食秘法，不啻茫茫大海，定以罗针，使不迷于予午（言）更为之引申其说。举凡大便如常而下出觉艰涩者；多日方解，而粪条极细小者，或不时坠胀而解后觉稍畅者；或随时欲解而下出觉未尽者，俱可以"下之不利"例之；或朝食不能暮食，暮食不能朝食者；或未食觉可畅食，既食转不喜食者；或食下欲作呕吐，而不敢稍为多者；或食后即为胀闷，而移时始得安者，皆可以"食之不欲"括之。然临危施治，必研讯于未病之前，有此以上所列病情，始可引为确据。否则，或因六淫七情之感，寒热错杂于中，则虽充塞于阳明之表，尚未蓄积于阳明之里，不得以暂时之便食不调，而遽认为宿食，贸然下以承气也。从此，细参悟得登大觉路，可以普济无量众生矣。

"宿食在上脘者，当吐之，宜瓜蒂散。"

胃有三脘，上脘主纳，中脘主化，下脘主出。食在上脘，停宿不去，既未腐化，何能下出？当就邪之所在，因而吐之，此所以宜于瓜蒂散也。

"脉如转索无常者，宿食也。"

尤在泾云："脉紧如转索无常者，紧中兼有滑象，不似风寒外感之紧而带弦也，故风寒所束者，紧而不移；宿食所发者，乍滑乍紧，如以指转索之状，故曰无常也。"

按：宿食之病，本属于寒，而有时间化于热。其寒已化热者，下之以咸寒；其寒未化热者，下之以温热。此节紧脉转索无常，与上二节微涩数滑互相比较，上节之脉是寒已化热现象，既均主以大承气汤；此节之脉是寒未化热现象，并未示以应用何方，非脱简也。盖以总义条中，举凡与紧脉相似者，胥可比类而得兹，故不复赘。此乃仲师之微意，特为补录数条，以广宿食治法。

"趺阳脉微弦，法当腹满，不满者，必便难，两胠疼痛，此虚寒从下上也，当以温药服之。"

此节为脏寒腑实立法也，趺阳脾胃之脉，若见微弦，即知足厥阴肝木不能合手少阴心火以生立，反挟足少阴肾水以侮土。虚寒从下而上，横聚于腹，决无轻散之理，不循肠胃之外而为腹满，必入肠胃之内而为便难。既至便难，两胠亦必疼痛，此乃寒邪凝聚，且停积未久，不必遽用下夺，但常服以温药，以助其运化，则便难胠痛之患自可以不作矣。

"其脉数而紧，乃弦状，如弓弦按之不移，脉数弦者，当下其寒。"

此节为脏寒腑热立法也。数则为热，紧则为寒，数与紧合，其状为弦，且按之不移，则不得名为数紧，直可谓为数弦也。夫脉既为数弦，不曰当下其热，而曰当下其寒者，盖以脉数不过为腑之瘀热，而弦是乃为脏之伏寒。恐人知其腑热而略其脏寒，特示以治热为标，治寒为本。于当用承气方中，审系肾寒加入四逆辈、肝寒加入吴茱萸汤、脾寒加入理中汤，变寒下之法而为温下之法也。

"脉紧而迟者，心下如坚，脉大而紧者，阳中有阴，可下之。"

此节为脏腑俱寒立法也。其脉紧迟为寒，按之心下，既已聚之如坚。大为阳脉，若大而兼紧，不得为阳，乃寒气积而不散。更从心下入于足阳明胃、手阳明大肠之中，一派阴霾之气，搏结宿垢而成坚块，不异地冻水冰，此而议下，必为审度，其可者，言外见心下坚结，既非寒下之承气堪除阳胃冷积，尤非温下之大黄辛附能解，惟主以刚猛峻热之剂，如卒病所载之备急丸、九种心痛丸等。间以甘温佐之，以壮阳光而消阴变，则阴邪既散，而阳窍自通也。

"脉紧，头痛，风寒者，腹中有宿食不化也。"

尤在泾云："头痛，风寒者，非既有宿食，而又感风寒也。谓宿食不化，郁积之气，上为头痛，有如风寒之状，而实为食积，类伤寒也。仲师恐人误以为外感，故举以示人曰'腹中有宿食不化'，意亦远矣。"

　　按：尤注"宿食不化，郁积之气，上为头痛"足征特识，但宿食郁积气，既可为之上，则气亦可为之下，气既可由里达表，则气亦可由腑入脏，惜就文衍义，未能通其义于言外，言特为抽引其绪。《伤寒论》有正阳阳明，有太阳阳明，有少阳阳明，三阴寒化皆有自利证，三阴热化皆有可下证。是六经之气，既可传于阳明，且经云"食气入胃，浊气归心，淫精于脉，脉气流经"；是阳明所化浊气，亦可淫精脉络以遍流于六经。可见阳明居中土，与各经联络贯注，并无此疆彼界之分，则知正气从此出入，即可知邪气亦从此出入。今宿食郁积，阻遏气机，内而经络脏腑，外而四肢九窍，病变千端，无微弗到，如神龙之不可方物。则其所现病状，不仅类于风寒病。类风寒，其痛不仅在头，而头不仅有痛，即脉亦不仅为紧，此仲师援例以发其概，不过随举风寒言之，而非截然于脉紧、头痛之外为宿食病，所不能逞其毒也。然宿食之为病，脉紧、头痛既与风寒无异，则脉紧、头痛、风寒与非脉紧头痛风寒从可类推矣，所冀举一反三；于引而不发之中得其跃如之妙。

辨《伤寒》脚挛急

民国廿八年《中国医药》第一卷第四期　刘民叔

伤寒脉浮，自汗出，小便数，心烦，微恶寒，脚挛急，反与桂枝欲攻其表，此误也。得之便厥，咽中干，烦躁，吐逆者，作甘草干姜汤与之，以复其阳；若厥愈足温者，更作芍药甘草汤与之，其脚即伸；若胃气不和，谵语者，少与调胃承气汤；若重发汗，复加烧针者，四逆汤主之。

问曰："证象阳旦，按法治之而增剧，厥逆，咽中干，两胫拘急而谵语。师曰：言夜半手足当温，两脚当伸，后如师言，何以知此？"答曰："寸口脉浮而大，浮为风，大为虚，风则生微热，虚则两胫挛，病形象桂枝，因加附子参其间，增桂令汗出，附子温经，亡阳故也。厥逆咽中干，烦躁，阳明内结，谵言烦乱，更饮甘草干姜汤，夜半阳气还，两足当热，胫尚微拘急，重与芍药甘草汤，尔乃胫伸，以承气汤微溏，则止其谵语，故知病可愈。"

上录仲圣《伤寒论》太阳上篇。

原文两条，细绎文义，疑后条非仲圣所手订，当系魏晋间伤寒家所附之治案评注。王叔和撰次《伤寒论》时，搀混正文，遂存之。兹举两条之轻重出入及抵触诸点而为比类于次。

前条"反与桂枝欲攻其表，此误也"，与后条"证象阳旦，按法治之而增剧"互看，则桂枝汤、阳旦汤同为攻表之方，后条明言"病形象桂枝"，而前条又明言用"桂枝攻表"为非。乃"因加附子参其间"以救亡阳，"增桂令汗出"以温经散寒。又揆以所问，词意则桂枝增桂加附子显是申明组织阳旦汤之方药，故阳旦温经发汗之力倍于桂枝，所以前条服桂枝汤后，其误不过"得之便厥，咽中干，烦躁，吐逆"而已，后条服阳旦汤后，其误则直逼阳明，内结、谵语、烦乱。

后条用阳旦汤之附子与前条用四逆汤之附子本同，盖前条用附子是在重发汗，复加烧针之后，后条用附子是在增桂令汗出之际，所以前条之谵语在已服甘草干姜汤后，而为若有若无之证；后条之谵语在未服甘草干姜汤前，而为势所必有之证。是知两条证治其在未服桂枝汤，或不至逼到胃气不和，而误服阳旦汤则必逼到阳明内结。

前条服桂枝汤后有吐逆证，以邪势上越，故作甘草干姜汤与之；后条服阳旦汤后无吐逆证，则邪势内伏，而更饮甘草干姜汤，殊无对证着落。

前条在未服桂枝汤前无厥逆证，未服甘草干姜汤前无谵语证，乃后条谵语与厥逆并述。谵语属阳明内结，则此厥逆为便结之阳厥。阳厥当下，何可再用干姜？后条"以饮甘草干姜汤后，夜半阳气还，两足当热，胫尚微拘急"，详其语气则似以甘草干姜汤具有治脚挛急之方能，而芍药甘草汤似反为善后之轻剂，核与前条作"芍药甘草汤与之，其脚即伸"之句，岂不大相径庭。

从上评之，则后条与前条必非一人手笔，而叔和不加辨别，搀混集中，列为正文，则有若之似"圣人惟曾子，"以为不可耳。虽然前条因为仲圣所手订者，而条中治例不无谬误，又乌可无辨。若曰仲景为医中圣人，《伤寒》为医中经籍，必多方掩讳曲为注释，是又非钻研之道。民叔也至愚，妄加辨论，毁圣之罪，惟明哲谅之。

脉浮、自汗固为桂枝证，浮为在表，应与桂枝攻表，而反致误者，殆阳虽浮而阴不弱欤？参证后条之"脉浮而大"句，则知此条之脉亦必浮而兼大。所谓"伤寒三日，阳明脉大是也"。阳明者，两阳合明之谓也，风寒入之与燥热同化，故阳明为成温之薮。自汗出，小便数，心烦，非阳明温热郁炽于内之证乎！微恶寒，非阳明病得之一日，恶寒将自罢之机乎！脚挛急，非阳明液伤、宗筋失润之所致乎！证以本条之胃气不和，及后条之阳明内结两语，其必为新伤风寒引发阳明伏温之候无疑。桂枝汤乃发表不远热之方，前医误认为太阳病之风伤卫，而用桂枝攻表，故曰反与也。辛甘发散，如火益热，故曰此误也。得之便厥者，表得桂枝之攻，而津脱无阳也。咽中干者，里得桂枝之温，而液涸化燥也。未服桂枝汤前，仅是心烦；既服桂枝汤后，则烦而兼躁，且火性炎上，升逆为吐，所谓"诸逆上冲，皆属于火"是也。乃仲圣于此，不以人参白虎汤之石膏清解胃热，殊失明察。试读本条"胃气不和"四字，则石膏清胃，实为当务之急。"胃者，阳明也"，《内经》曰："阳明为五藏六府之海，主润宗筋，宗筋主束骨而利机关也"。阳明温热，果得石膏之清解，岂但咽中干、烦躁、吐逆之可治，而脚挛急者亦必随之以俱愈。尝考《千金方》载越婢汤用石膏八两，风缓汤用石膏六两，风引汤用石膏二两，以及防风汤、石膏汤并治两脚疼痛拘急。夫痛甚，则为挛拘急，则为脚不得伸以行。昔吴鞠通治一手足拘挛，前后服药共用石膏六十斤之多，而步履始健，此正可借为石膏主治脚挛急之佐证。惜仲景惑于厥逆、吐逆两证，反作甘草干姜汤与之，冀复其阳，一昧于热深厥逆，再昧于火炎吐逆。智者千虑，必有一失，是何可曲为掩讳者也！干姜下咽，热气流溢，两阳薰灼，厥愈足温，讵得指为阳复厥愈乎？想此际小便数，咽中干，烦躁，或且变本加厉。仲圣见干姜辛温，助火燎原，乃转而用芍药之苦酸，苦以泄热，酸以益阴，热泄而津复，阴益而脚伸，配入甘草，一则甘可缓急：一则甘可复脉，兼以苦甘坚阴，酸甘化阴，所以为对证之良药也。若服甘草干姜汤后，以致胃气不和，谵语者，则当借重调胃承气汤之大黄，又非芍药所能胜任。所以然者，大黄芍药俱善治阳明内结，故仲圣于"胃弱易动，尝以设当行大黄芍药者宜减之"为训，从可识矣；或以芍药性补，大黄性攻非也，至若"重发汗，复加烧针者，四逆汤主之"一节文义不属，且后条无只语涉及，当是错简所致，阙而弗辨，以俟世之博雅君子。

湿温小揭

民国廿八年《中国医药》第一卷

第六期湿温专号　刘民叔

　　湿温非古名，初见于《难经》。考《难经》为齐梁以后之伪书，而托名扁鹊以传者，既不见于《灵素》《甲乙》，复不见于《伤寒》《金匮》，迄于叶、薛、吴、王，始大昌明，岂古无是病欤？抑古人不知是病之治法欤？

　　所谓夏季多湿温者，正为夏伤于寒之病，不过寒在夏季不若冬之严厉耳。在冬则腠理固密，须温经以发汗，在夏则腠理松弛，宜于发汗方内佐人清利小便之品可也。

　　仲景《伤寒论》为统治百病之书，不专为伤寒作也，故于太阳上篇首揭湿痹温病之提纲，二者合病非即后世之所谓湿温欤！

　　寻此以求，则《伤寒论》中自有无尽之藏，惜后世学者，不念思求经旨，以演其所知，各承家技，以为跳出伤寒圈子，狂妄背谬，莫此为甚。今因无暇未能畅述，后当为文论之。

中风论略

民国廿八年《中国医药》第一卷第七期　刘民叔

　　《素问·上古天真论》云："上古圣人之教下也，皆谓之虚邪贼风避之有时。""避之者"谓避虚邪贼风，由外中入也，所以《灵枢·九宫八风篇》云"圣人避风如避矢石"，《金匮要略》云"客气邪风，中人多死"。中风名病，此其义也。《金匮》又云："人禀五常，因风气而生长，风气虽能生万物，亦能害万物，如水能浮舟，亦能覆舟。若五藏元真通畅，人即安和。""人能慎养，不令邪风干忤经络，适中经络，未流传府藏，即医治之，四肢才觉重滞，即导引、吐纳、针灸、膏摩，勿令九窍闭塞。"所惜者《金匮》之于中风，但启其端，弗竟其说，且未出一方治，若候氏黑散、风引汤等又想为后人所附，非《金匮》所原有。致令中风一门，群言淆乱，安得折中于圣，以定方治于一乎！《阴阳应象大论》云："邪风之至，疾如风雨，故善治者，治皮毛，其次治肌肤，其次治筋脉，其次治六府，其次治五藏。治五藏者，半死半生也！"其尤甚者，则《灵枢·五色篇》云："大气入于藏府者不病而卒死矣。"《千金翼论》云："得风之时，则依此次第疗之，不可违越，若不依此，当失机要，性命必危。"《外台秘要》能知此义，观其以深，师桂枝汤、麻黄汤，冠于中风及诸风方一十四首之首，乃浅治风中皮毛肌肤之法也。又以卒中风方七首，次于其后，乃深治风中筋脉腑脏之法也。巢氏《病源》以后，诸家述风不下数十百种之多，大抵皆《素问·风论》："风中五藏六府之俞，亦为藏府之风，各入其门户所中，则为偏风。"盖皆善行而数变之杂风也。考孙真人《千金方》第八卷云："诸急卒病，多是风，初得轻微，人所不悟，宜速与续命汤"，谓初得急卒病，尚轻微，切勿游移，速服续命汤为当务之急也。其后连载九续命汤主治，多为风中五藏之半死生证。观其小续命汤第一方，主治云："卒中风，欲死，身体缓急，口目不正，舌强不能言，奄奄忽忽，神情闷乱。"又小续命汤第二方主治云："中风，冒昧不知痛处，拘急不得转侧，四肢缓急，遗失便利。"又大续命汤第二方主治云："大风经脏，奄忽不能言，四肢垂曳，皮肉痛痒不自知。"又西州续命汤主治云："中风入脏，身体不知自收，口不能言，冒昧不识人，拘急，背痛不得转侧。"细绎诸续命方主治，固无所谓六经形证也。乃后世竟倡依六经见证，加减治之之说。一若续命诸方仅能浅治中风之表证，而不能深及大风经脏之危证者，开人自为托之弊，致令中风危证，百不一救。噫！始作俑者，其无后乎。

至于续命所主，奄忽不能言，冒昧不识人，固有近于厥则暴死之厥也。然厥为内逆病，在血脉；风为外中病，在神机。神机为神气出入游行之道路，西说谓之神经。虽厥逆亦有涉及神经者，而血脉则为其大本也；中风亦有涉及血脉者，而神经则为其大本也。后人以厥为内风，则名已不正，又有以厥为外风，则言更不顺矣！风之与厥，判然两途，然常有会逢其适，并发中风厥逆为风厥者。须知，厥与风异，正以其无中风之口目不正，舌强不能言，拘急，背痛不得转侧诸证也。

《灵枢·寿夭刚柔篇》云："病在阳者，命曰风病。"《五色篇》云："病生于阳者，先治其外。"《素问·至真要大论》云："从外至内者，治其外。"既为由外中人之风，汗而发之，乃正治也，所以续命九方皆宗《神农本草》之"麻黄，味苦温，主中风""发表出汗"，以为主药。西州续命方后且明著汗出则愈之效，故《千金》贼风第三所载之依源麻黄续命汤则迳以麻黄题名矣，此为三代秦汉历圣相传之大法。西晋隋唐经师相授之验方，复幼而学之，长而行之，用以图治，治无不愈，愈无不全，惟此十方之中，人参一品，最遗后患。察用人参者，凡七方之多，岂中风卒病之必用人参哉！征之《伤寒论》桂枝可以配人参，柴胡亦可以配人参，惟麻黄不可以配人参，以桂枝柴胡非必汗之方，而麻黄则为发汗之药，凡病之必须发汗者，断无配用人参之例，然则既以麻黄为主之诸续命汤，主治急卒中风，其不应配用人参，理自显然。乃检《千金方》竟以小续命汤之有人参者，为诸续命方之冠；而以大续命汤之无人参者，殿于其后。不知大续命汤实为宗经之方，而孙真人忽之也。又检小续命汤所附之校注，凡《小品》《千金翼》《深师》《古今录验》救急延年俱未舍去人参，此为习焉，不察之故。晋唐诸师，一间未达，固不仅孙真人一人已也。

试询曾病中风之家，凡久患手臂不能上头，足躄不能履地者，不是未服麻黄发汗，即是早服人参补益。夫始病为急卒之中风，未传为经年累月之痿躄，然何以有未传痿躄之后患？则以始治之医，谋之不臧也。是故风与痿异，乃始传未传而已，若风之与痹，则《灵枢·寿夭刚柔篇》云："病在阳，命曰风病；在阴，命曰痹。阴阳俱病，命曰风痹。"《邪夭藏府病形篇》云："阴之与阳，异名同类。"故风痹之不同者几希。

又考《千金》续命十方有用附子者，有用石膏者，有附子石膏同用者。是则《素问·风论》所谓"风之伤人也，或为寒热，或为热中，或为寒中"也。

至于治积热风方，及地黄煎荆沥汤等，乃中风门之别证，续命方之变治，即后世俗称之类中风也。金元以后，标新立异，倡发因气因火因痰之说，不揣其本，而齐其末，古代精义丧失殆尽。近又有著类中秘旨者，以厥病为类中，舍经义徇俗名，其失也不过名不正而言不顺耳，其后又有用治愈热厥之验方，借以阐发类中秘旨者，不辨真假，不析疑似，竟至题名为中风，翻诠力阐续命诸方，斥为不复适于用，抑孰知中风之本在神经，与厥逆之本在血脉者不同，所以《素问·调经论》云："肌肉蠕动，命曰微风。"《千金方》于"目𥆝动，口唇动，偏喝"诸证，皆须宜服小续命汤，摩神明白膏。又于卒然体痉直如死，皆宜服小续命汤两三剂试检。汉唐之间，诸家治风，如排风、防风、八风等皆不越出续命范围，此其故盖可不言而喻矣。乃中风翻诠既溷风痹痿厥于不分，复淆内外上下于不别，则其失也，岂仅指鹿为马，行将正治中风之法，泯没无遗，不度德不量力，不自知其方效论错之非，工于责人，拙于省己，是以君子深惜其未能取法乎上也。

或问预防中风，则《金匮要略》有云："房室勿令竭之，服食节其冷热苦酸辛甘，不遗彤体有衰，病则无由入其腠理。"此言慎房室以固先天，节服食以培后天。《上古天真论》曰："精神内守，病安从来？"摄生之士，其勉之哉！

古方释义举例

民国廿八年《中国医药》第一卷第八期　刘民叔

附子汤（《圣济总录》）

治柔风，筋骨缓弱不能行立方

附子（炮裂去皮、脐，壹两）

上一味咬咀，如麻豆，以水五升，绿豆五合同煮，至三升，绞去滓，每服半盏，细细饮之，空心日午临卧服。

按：成坚志云："有人服附子酒者，头肿如斗，唇裂血流，急求绿豆、黑豆各数合，嚼食，并煎汤饮之，乃解。"此人者质壮，以有火热蕴伏，误服附子酒，如火益热，升腾莫制，其势然也。不然者，设用于对证之寒湿痼疾，尚有头肿如斗、唇裂血流之变乎？后世本草不实事求是，但作危言自骇骇人，使当用者亦不敢用，医学不古，此其症结也。夫绿豆而为善解附子毒性之药，则圣济附子汤用附子一两，绿豆五合，同煮，去滓，细细饮之，岂不互为中和而失其药效也耶？不偏之谓中，用中之谓和，人而中和，无病可言，药而中和，无效可言。故药者，未有不性味偏驳者也，偏驳为毒，故毒者，所以补偏救弊者也。当其补偏救弊，不觉其毒，用适其反，其毒乃见。然则《圣济》此方并附子绿豆而用者，乃为各取其补偏救弊之长而非取其互为中和之用也，明矣！观其主治"柔风，筋骨缓弱，不能行立"。所谓柔风者，四肢不能收，里急不能仰也。夫风何云柔？兼湿故柔也，《伤寒论》云"湿痹之候，但当利其小便"，绿豆固主利小便者也。《千金方》中著有明文，所以本方之用绿豆，乃取其利小便以辅助附子之不及，不是取其解热毒以中和附子之偏性。若训以《至真要大论》"逆者，正治；从者，反治。"已觉隔膜；再以"寒热温凉，反从其病"为训，则更失之远也。须知，附子、绿豆各有专长，用其专长乃有特效，固非如后世相反而相成之遁辞所可拟议者矣。倡是说非好辩也，谓予不信，可引《本草纲目》附载朱氏集《验方之十种·水气一则》作为说之佐证，其方云："用绿豆二合半，大附子一只，去皮脐，切作两片，水三碗煮熟，空心卧时食豆；次日，将附子两片作四片，再以绿豆二合半，如前煮食；第三日，别以绿豆附子如前煮食；第四日，如第二日法煮食，水从小便下，肿自消。未消，再服。忌生冷，毒物，盐，酒，六十日无不效者。"

乙酉冬至日受业上海卞嵩京再读手稿

瘈狗病概要

民国廿八年《中国医药》第一卷第九期　刘民叔

瘈狗，俗名疯狗。《左传》所谓"国人逐瘈狗入于华臣氏，"又谓"国狗之瘈，无不噬者"是也。瘈，起诣切，狂也。夫狗胡为乎狂，良由春夏之交，伏蛰或起，蛇虺遗毒，杂遍荒坡。而狗性好嗅触之，即中其毒，以致舌出流涎、头低、耳垂、目赤、尾拖、不食不卧、急走无定，见物即噬，此等证状，一经呈露，是名瘈狗。然触蛇虺遗毒而致瘈者，非特狗也，猫、兔、狼、狐间亦有之，此"博医会"译作兽瘈证之所由来也，特传播人体不似狗之剧烈耳。凡当惊蛰之后，春夏之交，长途旅客，都会游士，讵可忽焉而不察乎。

瘈狗之毒，纯在唾液及血液，若人被噬，即传受其毒。然本病之传播，亦能行于不噬时，如表皮剥落或搔创者，一经接触瘈狗之毒液，即窜入经络，潜伏体内，待至毒发，多不可治。凡毒之传染，厉莫甚于此者，故家犬被噬，随及成瘈，至若牛羊亦难幸免。世俗知瘈毒之锐，遂创出抢影之说，谓于日光月光灯光之下，一抢其影即中其毒，是亦言之太过，而失其实耳。自抢影之说行而误会致殆者，时有所闻。尝见某君因瘈狗过其侧，即惧而疑，杂饮各药，竟以致毙，不知俗治瘈狗病之方性俱毒烈，若未中其毒，而漫服其药，诛伐无过奚可哉！中瘈狗毒之证状维何？曰：人被噬伤后，则烦躁、口干、小便涩痛、恶风、咳嗽、口吐渍涎，诊其脉浮，颇似伤风，但不头痛，久则发狂如瘈狗状，逢人则噬，见女则嬲，以扇掮之则颤，畏闻犬吠，鸣锣则惊。此病极为险恶，中西医生俱认为九死一生之证，然治疗方法仅就管窥所及之，可恃者尚不少也。

凡被瘈狗噬伤者，最虑毒隐，宜急用清水，或浓茶，或人尿，或盐汤于无风处洗净污血，用手拍打伤口左右，使毒血流尽，肤成白色。再用黄土和水捏成团，向伤口旋滚数十次，如被咬而未破，皮有伤痕贲肿者，或疮口干者，须用瓷锋或银针刺出恶血，照前洗净，用黄泥丸擦之，然此法为伤轻者道也。

伤之甚者，须用拔法拔之，其法用砂烧酒壶两个，盛大半壶烧酒，先以一壶置火上炖滚，倾去酒即按在破伤疮口，拔出黑血，水满则自落，再以次壶炖热，仍按疮口轮流提按，以尽为度，其证立愈。此法尽美尽善，惟用者多起疑惧而搁置之，不知触受瘈狗毒液者，在初起时，经气犹旺，尚能抗拒，及其继也，瘈毒张炽，经气馁败，于是循经络以内陷，劫脏真而致危，更将何策以为之持危持颠哉？惟此法能拔尽毒血，转危于安。虽为非常罕见之术，实具履险如成之能，用者固不必疑，而病者固不必惧也。

咬伤之处，污血去净后，宜用麝香研末敷之，贫者以玉真散代之（玉真散方：用白芷、南星、羌活、天麻、防风各一两，白附子十二两，研为细末，唾津调敷，如湿烂不已者，用熟石膏二钱，黄丹二分，共研极细加之敷之）。切禁骤用生肌收口诸药，所以然者，炉焰虽熄，灰中有火也。大抵七日后，脓水始尽，或见鲜血，方可用生肌药收口，如毒仍未尽，则用艾绒裹麝香卷成条，约七寸，切大蒜一薄片，贴患处，将艾绒向蒜燃之，燃毕去蒜，伤口必出鲜血，随敷以定风散，亦不可骤贴生肌药也。将愈之时，肉必作痒，切忌指抓，以油灯芯刺炙之，即不痒矣。所谓刺炙者，将灯芯对伤口刺之，如蜻蜓点水，然不可久燃，致伤其肤也。

以上所述噬伤治法为初被噬者设，若迟迟失治，毒渐内陷，烦乱，腹胀，口吐白沫，伤口紫黯，细看其头顶，必有红发数茎，急宜拔去，连用胡桃壳半边，以人粪填满罨在咬处之上，著艾炙之，壳焦粪干则易之，炙至百壮，以玉真散唾津调敷。次日，再炙渐至三五百壮为度。盖炙法能举陷而散毒，但必用人粪者，以浊导浊，所谓衰之以其属也。此证虽恶，但看炙时，著艾之初，便觉心醒，其验可待，炙后治法，一如前例。

至于内服之方，古人多用毒烈之药，殊属不当，惟药性冲和，功盖解毒者宜之。当被毒后先服白糖饮，或以蜂蜜甘草汤，以获其心，临卧饮蟾酥酒一小匙，饮后加被，露首而眠，俟汗出如浆，瘈毒即解。平时以紫竹根，煎水代茶，此物为治瘈圣药，能引毒下行，极平淡而绝不克伐。至七日晚间，即服蟾酥酒一小匙，如此每服，必服一小匙，至毒下始止，或从中毒日起，每中昼、临睡各服蟾酥酒一小匙，七日而止，即可无患。（蟾酥酒方：用大虾蟆数枚，每重半斤为率，愈大愈妙，每枚以真麝香填入口内，每枚用麝香八分，大者用一钱，纳入后，扎紧其口，投磁罐中，每虾蟆一枚，加高粱酒二斤，以此类推。于每年端午日午时，如法炮制，将罐口封固过七日，再将虾蟆取去，仍蜡封其口，遇患者以酒饮之极效。）

噬伤之处，审其轻重，分别用上法后，切禁骤敷生肌收口之药，否则，余毒潜伏，酝酿充斥，一朝猝发，暴不可御。然则欲辨识瘈毒尽否，其法当不可缓矣。昔人用豆豉研末，香油调丸，或用水缸脚泥团丸如弹子大，常揩拭所咬处，掐开看丸内，若有狗毛茸茸，然此系毒气已出，易丸再揩，至无茸毛方止，此法屡用屡验，莫以平淡而废之。

咬伤急治之法，既述大概于上矣，其有治不治法，而瘈毒蕴伏，暨毒液由微创部侵入，不自知觉，在未发现状时，谓之潜伏期。在此期中，患者因无剧烈痛苦，忽焉不察者多矣！但本病之潜伏期，长短不定，大概七日之内其毒始成，故潜伏期多在七日至八十日，然亦有六个月至数年之久，医者于猝发瘈毒，往往误为他病，杂药乱投，促其毙命，吁可慨已！

中毒浅深，初无试验，至被毒之三日或七日，以生清酒、生黄豆探之，如吞之而甘芳绝不作恶者，毒已成也。探之而作恶欲吐者，毒未成或已尽也。

本病在潜伏期中，固无特征证候，唯咬部发痛，脓必极盛，伤痂虽结，仍想破坏。惟宜每日服蟾酥酒一小匙，以消其内毒。饭后口渴不可吃茶，恐其分解药性也。此酒若一时未备，证在急治者，可用蟾酥五厘，麝香三厘，高粱酒半斤，浸三日取饮。

本病当潜伏期时，未用药消其内毒，或虽服药而失当者，虽伤口用药敷治获愈，延日既久，瘈毒内炽，即无其他危险证状。而患者已陷于忧郁之境，于是恶闻声响，甘居寂寞，即昔日之善抱乐天主义者，至此亦必顿改旧观矣，然此忧郁状态，即瘈毒将发之前兆也。若值群犬交吠，锣鼓逐鸣，则引发瘈毒，而狂躁莫制，其主证为筋肉痉挛，身体强直，继则吸气筋发痉挛，呼吸窒塞，声音嘶嘎，同时咽下亦起痉挛，异常强直，恶见饮食，见则发作，见水亦作狂越、躁扰、谵妄、心悸、肢颤、涎流、见物则噬，声音举动，一如瘈狗，种种恶候层见叠出，其痛苦状况，实为吾侪所不忍目睹者，病势至此，殊难为力，若上述证状一经弛缓，则死期迫矣。

西医对于此证，昔时亦无善法，至派斯托尔氏始发明本病之预防接种法。近时，欧洲诸国皆仿效之，然调查其成绩，确实治愈者，亦甚寥寥也。兹将旧籍部法，择其有实效者汇录于次，以备患者刍荛之采择焉。

疗狮犬咬人方（《肘后》）：先嗽却恶血，灸疮中十壮，明日以去，日灸十壮，满百乃止。（按：丹波元简曰："嗽却恶血，人不肯为之，宜用角法嗽之。"）

又方（《肘后》）：生食蟾蜍鲙绝良，亦可烧炙食之，不必令其人知，初得啮便为之，则后不发。

又方（《山居便宜方》）：烧蟾蜍为末，敷之。

治狮犬咬人，毒气攻心闷乱方（《圣济总录》）：虾蟆一枚，烧灰细研为末，以粥饮调，服之即愈。

治狂犬咬人重发方（《圣济总录》）：蟾蜍三个，烧灰，捣，罗为细散，每服二钱七，温水调下，服时不得令人知。

疗风狗咬（《奇效单方》）：急于无风处，以冷水洗净，即服韭菜汁一碗。隔七日，又一碗，四十九日共七碗，百日忌食。徐本齐云：风犬，一日咬三人止，一人用此方得活，亲见其验。一用胆矾末，傅患处立愈。（按《秘方集验》云："韭菜汁一碗，服之，百日内常食韭菜更妙。"丹波元简云："此方原出《千金》。"）

治犬啮内痛，愈后复发，并可服方（《圣济总录》）：韭不拘多少，捣取汁，每服七分盏，和温水饮之，日三服。

治狮犬毒方（《圣济总录》）：韭根三两，故木梳二枚，都用水二升，煮一升，频频饮之。

又方（《圣惠》）：以火灸疮中肿上，捣韭汁，饮三合，日三五度，疮瘥即止。

又方（《圣惠》）：杏仁去皮尖，研作汤，频服之良。

又方（《寿域》）：用生杏仁捣烂，敷之立效。（按《千金》疗凡犬咬，杏仁熬黑，研敷。）

又方（《圣济总录》）：熬杏仁，令黑色细研成膏，敷之。

治狂犬咬人，伤痛方（《圣济总录》）：杏仁（四十枚，去皮尖取仁拍碎），桃白皮（以水二升）切二片，先煮桃皮取汁一升，去滓，下杏仁再煮，减半，去滓，温分三服，得吐乃效。

又方（《危证简便方》）：先用米泔水洗伤处，令极净，再以杏仁口内嚼烂，敷之，以帛缚之，即瘥。（按：《本草衍义》云："凡犬伤人，量所伤大小，杏仁烂咬，敷破处，以帛系定，至瘥无若。"）

疗狗咬，极重者，虽遍身咬碎，搽立刻止痛神效方（《续危证简便方》）：用蚯蚓捣烂，搽敷狗咬眼内，以帕缚之数日，即愈奇验。

治犬咬方（《圣济总录》）：取地龙烂捣，封被咬处，当有毛出，或收得干者，捣末，油调封之。

治狂犬咬人方（《圣济总录》）：以沸汤和灰，捷疮上，又以地龙屎封之，出犬毛，皆验。

又方（《圣济总录》）：以热牛屎涂，又镕蜡灌疮，皆瘥。

又方（《圣济总录》）：地榆二两，捣，罗为散，每服二钱匕，温水调下，更将末涂疮上，良。

又方（《圣惠》）：黑豆，煮汁，服之甚良。

崔氏云："凡初被咬，即觅一切物与吃后不发也。"（《外台》）

众疗不瘥，毒攻心，烦乱咙已作犬声者，天灵盖烧灰末，以东流水和服方寸匕，以活止。

疗犬咬伤，不可便贴膏药及生肌药，闭毒于内也。当先用舟车丸（黑牵牛四两，大黄二两，甘遂、大戟、莞花、青皮、橘红各一两，木香、槟榔各五钱，轻粉一钱，研为细末，水泛和丸如椒子大，每服五分，五更时熟水送下）、禹功散（黑牵牛头末四两，茴香炒一两为散，每服二钱，生姜自然汁调如稀饮，服）、通经散（陈皮一两，当归一两，甘遂以面包不令透水，煮百余沸取出，用冷水浸过去，面焙干，以上三味共为细末，每服三钱，温汤调下，临卧服）等药随便服，利十余次，肿减，痛心后方敷贴。（《儒门事亲》）

定风散，治风犬吠，先口噀浆水洗净，用绵拭干贴药，更不再发，大有神效（《王氏准绳》）：天南星、生防风各等分，共为细末，乾上，更不再发，无脓，效不可具述。

治癫犬咬人方（丹溪）：地黄捣汁，饮之并涂疮口，愈。

考昔哲治瘯毒内服药，多尚斑蝥，且惑于抢影之说，是不可不辩者，尝稽古籍俱无是说。盖中瘯毒者，非直接受其毒液，不能发生本病。虽被瘯狗所噬，若其毒液即为拭去，亦可免本病之危险。然则抢影者，尚能中其毒乎？盖人之皮肤，自具有一种天然的抗毒能力，苟无些微创裂，毒液安能侵入？迷信抢影之说者，非所谓庸人自扰乎！世人一见瘯狗，便日抢影，即服预防毒发之药，而其药不出斑蝥诸品。缪仲淳曰："斑蝥，性大毒，能溃烂人肌肉，若煅之存性，犹能啮人肠胃，发泡溃烂致死。"准缪氏之言，则被啮中毒者，尚难轻服，况抢影在疑似间耶？历考《肘后》《千金》《圣惠》《圣济》诸书所载，治狮犬病诸方从无有用斑蝥者，《本经》《别录》甄权《日华》诸本草，亦无斑蝥主治狮犬毒之明文，惟李时珍《本草纲目》，本诸陋室，益以主治狮犬毒之说。噫！何不察之甚也？大抵用斑蝥者，不曰腹痛如刀割，下恶血而愈，则曰服后当有小狗化为恶血而下。夫恶血之下，岂尽瘯毒耶！抑亦斑蝥溃烂之肌肉耶，何得据为斑蝥打下之瘯毒也。且时珍亦既知其药专走下窍，直至精溺之处，蚀下败物，痛 不可当矣。即果中瘯毒者服之，所下败物亦必为斑蝥所溃烂之好肉，则抢影致疑者，更难取用于此。益征斑蝥之用，抢影之疑，罗织成莫须有之冤狱，古今来始不知若干人也。《验方新编》云：不可误吃斑蝥，毒药以致小便疼痛，洵历练之谈！或谓有毒服之，小便痛楚万状，无毒服之茎中不作痛，纸上空谈，不足信也！

嵩京得丐帮所传治狂犬病方今附录于下

（二〇〇六年一月二日记）

一、急救方：防风、白芷、郁金、木鳖子、山甲、山豆根各一钱，银花、山慈菇、乳香、川贝、杏仁各一钱五分，苏薄荷三分，煎汤灌之。

二、常服方：真琥珀八分，绿豆粉八分，黄蜡、乳香各一钱，水飞朱砂六分，雄黄精六分，白矾六分，甘草五分，研末为散，日一服，连服三月，断根永不复发。

（二〇〇六年元旦）

论附子炮用生用

刘民叔

民国廿九年，复与中医第一卷第三期，上海中医专科学校第一届毕业纪念专刊。

《伤寒论》新校正序"晋代皇甫谧序《甲乙针经》云：伊尹以元圣之才，撰用《神农本草》，以为《汤液》；汉代张仲景论广《汤液》，为十数卷，用之多验。近世太医令王叔和，撰次仲景遗论甚精，皆可施用。是仲景本伊尹之法，伊尹本神农之经"。据此，则《神农本草》《伊尹汤液》《伤寒》为一贯之薪传也。夫欲知《本草》所载附子之生用、炮用，必当求之于汤液，但《汤液经》既为仲景论广，故又不得不求之于《伤寒论》矣。按论中之附子炮用者计附子汤、甘草附子汤、芍药甘草附子汤、桂枝附子汤、桂枝附子去桂加白术汤、桂枝加附子汤、桂枝去芍药加附子汤、麻黄附子细辛汤、麻黄附子甘草汤、附子泻心汤、真武汤、乌梅丸合为十二方是也。其附子生用者计干姜附子汤、四逆汤、四逆加人参汤、茯苓四逆汤、通脉四逆汤、通脉四逆加猪胆汤、白通汤、白通加猪胆汤合为八方是也。考生用附子，惟通脉四逆汤、通脉四逆加猪胆汤并于附子下注云"大者一枚"，及四逆汤方后注云"强人可大附子一枚"，用生大附子者，仅此三方而已，其余五方亦皆用一枚，但非大者，则是生附子无用二枚之例也；至于炮用附子，则附子汤、甘草附子汤皆用二枚，桂枝附子汤、桂枝附子去桂加白术汤皆用三枚，其余八方均是一枚，则是炮附子固有用二枚、三枚之例也。若云生用性烈，炮用性和，何不于炮用二枚、三枚之附子改用生附子小者一枚之为愈乎？然则附子之不得以生烈、炮和为训也，明矣。若云生用性攻，炮用性补，则麻黄细辛附子汤之攻表，附子泻心汤之攻里，固皆炮用者，而茯苓四逆汤及四逆加人参汤，又皆为生用附子，然则附子之不得以生攻炮补为训也，又明矣。若云生用性急，炮用性缓，则附子泻心汤之攻痞，攻痞为急，乃附子别煮取汁；亦尚炮用于姜附子汤之安眠，安眠为缓，而附子乃又生用不炮，若谓倒行岂非逆施？然则附子之不得以生急炮缓为训也，亦可以明矣。夫如之何而能为之别其或生或炮之用哉？斯则不得不上溯于《神农本草》矣，按《神农》于附子主治，别为风寒、寒湿两类，其一云"风寒，咳逆，邪气、温中、金创、破癥坚，积聚，血瘕"，其二云"寒湿踒躄拘挛，膝痛不能行步"曰风寒，曰寒湿，"寒"字虽同，风湿则别，风为天气，湿为地气。《素问·五运行大论》云"风以动之，湿以润之，寒以坚之"，性不同也。风性虽动，得寒坚而益刚；湿性本润，得寒坚而益结，所以风寒虽刚，不若寒湿凝结之重，以寒湿必挟水气故耳。寒湿用附子宜生，风寒用附子宜炮，此其大较也。谓余不信请试述之，观诸附子生用之方，其必具之证有五，曰四肢拘急，曰下利清谷，曰汗出而厥，曰小便复利，曰脉微欲绝是也。四肢拘急，为水湿淫于筋；下利清谷，为水湿注于肠；汗出而厥，为水湿溢于表；小便复利，为水湿渗于下；脉微欲绝，为水湿内盛阳微欲亡。凡此五者，皆为水湿内寒，旁磅淫溢之证，若真武汤治"腹痛，小便不利，四肢沉重疼痛，自下利者，此为有水气"，甘草附子汤治"骨节疼烦，挛痛不得屈伸，近之则痛剧，汗出短气，小便不利，恶风不欲去农"，桂枝加附子汤治"遂漏不止，其人恶风，小便难，四肢微急，难以屈伸"。此三方者与拘急下利汗出皆相符合，而附子之不生用者，以其小便不利或小便难故也。又桂枝附子汤治"身体疼烦，不能自转侧，不呕，不渴，脉浮虚而涩"。方内附子已用三枚之多，而必炮者，以其脉浮虚涩而未至沉微故也。据此则知附子生用所必具之五证，以小便利、脉沉微最为重要，否则当皆炮用无疑先君国材公尝言"附子主寒湿踒躄，拘挛，膝痛不能行步，必遵生用，去皮破八片之法，始克有济"。至哉，大人之言也。

乙酉嵩京六十七岁手稿

后 记

以上编集先业师刘民叔先生医学论文二十余篇，惟嵩京生亦晚年，甫十五师事先生时，先生已近花甲。是编皆先生早年所撰，记载先生中年学术思想，时在民国二十年间，陆续发表于上海各中医杂志、医界春秋、中国医药等刊物。二十世纪六十年代初，嵩京于上海徐家汇藏书楼历时半月，搜求得之，惟散佚仍多，未能一一觅全。

先生曾祖怀公业医，祖承先公亦业医，幼承庭训，随外祖康朝庆公学医。少年医学思想在于明清诸家，后复请业与蜀中大儒井研廖季平，得所传。至是专以古医学鸣世，先生以廖师治经之法以治医，中年医学思想专宗岐黄，编中如《脉法古义》《脉学肤言商榷》《诊余读书记》《篌后轩读书记》《与吴羲民君谈谈尺字》《辨素问五藏别论之奇恒之府》等文，大谈内经理论，且每有新解，而《脉法古义》《脉学肤言商榷》两文更相阐明内经三部九候诊法、人寸比类，少阴太谿诊法，力辟难经缩三部九候于寸口之伪法，以及关尺连诊分配脏腑二十七脉之谬误，并正跌阳即人迎，两者同穴异名，其本一也。以《难经》流传既久，流毒至深，古义难明，今得先生大力提倡而始见真谛。

先生尝曰：迨五十而后，始跳出《内经》圈子，直溯汉魏以前汤液。古医以为脏腑、经络、阴阳、五行，皆臆说也，而汤液治病首重辨证。而证者实也，灵活运用六经辨证，此即为我中医理论之最高境界，亦即为我中医之朴素唯物辨证之所在。昔陶令有觉，今是而昨非之说，故廖师一生经学思想六变，晚号六译老人。今先生一生医学思想之变，盖追求真理日臻完善是为变也。故其五十以后，撰著多在本经汤液，盖内经理论皆岐黄家言，为针灸家设，不与汤液药治家法同谋也。于此借以知先生早年医学思想，夫而后知先生晚年理论之有自也。然虽欲观今世之能熟知内经理论者亦属几希，良可浩欢。乙酉腊八受业上海卞嵩京，谨跋先生远行已四十余年，嵩京怀念。